全国高职高专医药院校康复治疗技术专业
工学结合规划教材

康复推拿技术

供高职高专康复治疗技术等专业使用

Kangfu Tuina Jishu

主　编　张登山　叶新强　肖宗苗
副主编　张翠芳　傅惠萍　王庆芬　李　永
编　委　（以姓氏笔画为序）
王小兵　（金华职业技术学院）
王庆芬　（宝鸡职业技术学院）
邓成哲　（邢台医学高等专科学校）
叶新强　（武汉民政职业学院）
刘　燕　（安庆医药高等专科学校）
李　永　（南京特殊教育职业技术学院）
肖宗苗　（泉州医学高等专科学校）
张晓哲　（邢台医学高等专科学校）
张登山　（邢台医学高等专科学校）
张翠芳　（湖北省荣军医院）
周国庆　（湖北省荣军医院）
胡玉兰　（武汉华仁医院）
姜　海　（湖北省荣军医院）
傅惠萍　（泉州医学高等专科学校）
薛家鹏　（湖北医药学院附属太和医院）

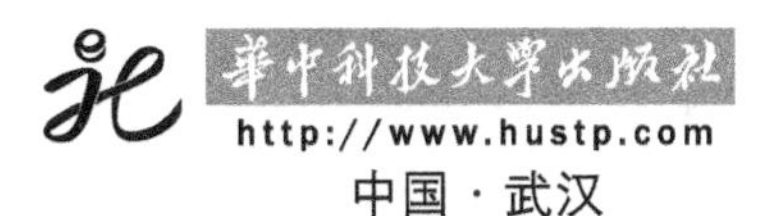

中国 · 武汉

内容简介

本书是全国高职高专医药院校康复治疗技术专业工学结合规划教材。

本书把推拿技术整合为三个项目十三个任务，内容涵盖推拿基本知识、推拿基本手法、推拿练功、成人疾病推拿和儿科疾病推拿，并在疾病推拿项目中按照评估、计划、实施、评价等“基于工作过程”的要素进行组织，而且强调推拿治疗流程。

本书供高职高专康复治疗技术等专业使用。

图书在版编目(CIP)数据

康复推拿技术/张登山，叶新强，肖宗苗主编. —武汉：华中科技大学出版社，2013.2(2025.2重印)
ISBN 978-7-5609-8488-9

Ⅰ.①康… Ⅱ.①张… ②叶… ③肖… Ⅲ.①康复-按摩疗法(中医)-高等职业教育-教材
Ⅳ.①R49 ②R244.1

中国版本图书馆 CIP 数据核字(2012)第 276256 号

康复推拿技术 张登山 叶新强 肖宗苗 主编

策划编辑：罗 伟
责任编辑：孙基寿
封面设计：范翠璇
责任校对：马燕红
责任监印：徐 露
出版发行：华中科技大学出版社(中国·武汉) 电话：(027)81321913
武汉市东湖新技术开发区华工科技园 邮编：430223
录 排：华中科技大学惠友文印中心
印 刷：广东虎彩云印刷有限公司
开 本：787mm×1092mm 1/16
印 张：25.75
字 数：574 千字
版 次：2025 年 2 月第 1 版第12次印刷
定 价：68.00 元

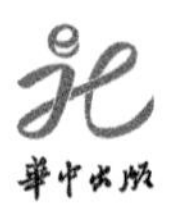

本书若有印装质量问题，请向出版社营销中心调换
全国免费服务热线：400-6679-118 竭诚为您服务

全国高职高专医药院校康复治疗技术专业
工学结合规划教材编委会

总 序

世界职业教育发展的经验和我国职业教育发展的历程都表明，职业教育是提高国家核心竞争力的要素之一。近年来，我国高等职业教育发展迅猛，成为我国高等教育的重要组成部分，与此同时，作为高等职业教育重要组成部分的高等卫生职业教育的发展也取得了巨大成就，为国家输送了大批高素质技能型、应用型医疗卫生人才。截至2010年底，我国各类医药卫生类高职高专院校已达343所，年招生规模超过24万人，在校生78万余人。

康复医学现已与保健医学、预防医学、临床医学并列成为现代医学的四大分支之一。现代康复医学在我国发展已有近30年历史，是一个年轻但涉及众多专业的医学学科，在我国虽然起步较晚，但发展很快，势头良好，在维护人民群众身体健康、提高生存质量等方面起到了不可替代的作用。据不完全统计，截至2010年底，我国开设有康复治疗技术专业的高职高专院校已达100所，年招生量近10 000人。

教育部《关于全面提高高等职业教育教学质量的若干意见》中明确指出，高等职业教育必须“以服务为宗旨，以就业为导向，走产学结合的发展道路”，“把工学结合作为高等职业教育人才培养模式改革的重要切入点，带动专业调整与建设，引导课程设置、教学内容和教学方法改革”。这是新时期我国职业教育发展具有战略意义的指导意见。高等卫生职业教育既具有职业教育的普遍特性，又具有医学教育的特殊性，许多卫生职业院校在大力推进示范性职业院校建设、精品课程建设，发展和完善“校企合作”的办学模式、“工学结合”的人才培养模式，以及“基于工作过程”的课程模式等方面有所创新和突破。高等卫生职业教育发展的形势使得目前使用的教材与新形势下的教学要求不相适应的矛盾日益突出，加强高职高专医学教材建设成为各院校的迫切要求，新一轮教材建设迫在眉睫。

为了顺应高等卫生职业教育教学改革的新形势和新要求，在认真、细致调研的基础上，在教育部高职高专医学类及相关医学类专业教学指导委员会专家和部分高职高专示范院校领导的指导下，我们组织了全国42所高职高专医学院校的近200位老师编写了这套以工作过程为导向的全国高职高专医药院校康复治疗技术专业工学结合规划教材。本套教材囊括了康复治疗技术专业的所有学科，由我国开设该专业较早、取得显著教学成果的专业示范性院校引领，多所学校广泛参与，其中有副教授及以上职称的老师占52%，每门课程的主编、副主编均由来自高职高专院校教学一线的主任或学科带头人组成。教材编写过程中，全体主编和参编人员进行了认真的研讨和细致的分工，在教材编写体例和内容上均有所创新，各主编单位高度重视并有力配合教材编写工作，责任编辑和主审专家严谨和忘我地工作，确保了本套教材的编写质量。

本套教材充分体现新一轮教学计划的特色，强调以就业为导向、以能力为本位、贴近学生的原则，体现教材的“三基”(基本知识、基本理论、基本实践技能)及“五性”(思想性、科学性、先进性、启发性和适用性)要求，着重突出以下编写特点：

(1) 紧扣新教学计划和教学大纲，科学、规范，具有鲜明的高职高专特色；

(2) 突出体现“工学结合”的人才培养模式和“基于工作过程”的课程模式；

(3) 适合高职高专医药院校教学实际，突出针对性、适用性和实用性；

(4) 以“必需、够用”为原则，简化基础理论，侧重临床实践与应用；

(5) 紧扣精品课程建设目标，体现教学改革方向；

(6) 紧密围绕后续课程、执业资格标准和工作岗位需求；

(7) 教材内容体系整体优化，基础课程体系和实训课程体系都成系统；

(8) 探索案例式教学方法，倡导主动学习。

这套规划教材作为全国首套工学结合模式的康复治疗技术专业教材，得到了各学校的大力支持与高度关注，它将为高等卫生职业教育康复治疗技术专业的课程体系改革作出应有的贡献。我们衷心希望这套教材能在相关课程的教学中发挥积极作用，并得到读者的青睐。我们也相信这套教材在使用过程中，通过教学实践的检验和实际问题的解决，不断得到改进、完善和提高。

全国高职高专医药院校康复治疗技术专业工学结合规划教材
编写委员会

前言

教育部在《关于全面提高高等职业教育教学质量的若干意见》(教高[2006]16号)文件中明确指出,要在高职高专院校中大力推进工学结合的教学模式改革。全国各高职高专院校积极响应,不断探索改革思路和方法,也取得了一定的改革成果。但推行"工学结合"的教学模式改革的落脚点必须进行"基于工作过程"的课程改革。目前高职高专传统康复技术类教材分科较多,未能体现"基于工作过程"的课程改革目标。基于此,我们在华中科技大学出版社的组织下编写了这本体现了"工学结合"的教材。

为了体现以能力培养为主线,本书把推拿技术整合为三个项目十三个任务,内容涵盖推拿基本知识、推拿基本手法、推拿练功、成人疾病推拿和儿科疾病推拿,并在疾病推拿任务中按照评估、计划、实施、评价等"基于工作过程"的要素进行组织,而且强调推拿治疗流程。这使学生能明确任务,熟悉治疗流程和规范,注重技能操作,从而有利于提高学生的学习兴趣,使学生对技能的学习由被动转为主动。

本书在内容上既秉承了以往推拿教材的宗旨,又有所创新:一是在对每一种疾病的阐述和推拿操作中,不仅从中医理论去推理和治疗,同时兼顾现代康复医学中的知识、手段和方法,做到既继承了传统医学的精髓,又紧跟目前康复医学发展的步伐;二是针对学生接受能力的不同,在每个任务后设计了知识链接,目的是拓展学生思路,为学生的可持续发展奠定基础,并体现高职高专"强技能、宽口径"的教育特色。

本书的编写得到了全国各相关高职高专院校的教师和医院康复一线工作的专业人员及其所在单位的大力支持,在此一并致谢!

由于时间仓促,水平有限,书中难免有不妥之处,敬请广大读者批评指正。

编　者

目　录

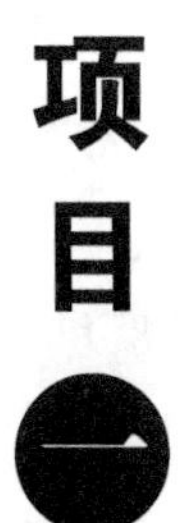

推拿技术基础知识

推拿，古称“按摩”“按跷”“乔摩”等。

推拿技术是以中医学理论为指导，运用推拿手法或借助于一定的推拿工具作用于患者体表的特定部位或穴位来防治疾病的一种治疗技术，属于中医外治法范畴，是中医学的重要组成部分之一，为中医学理论体系的建立积累了丰富的资料。

任务一　认识推拿技术

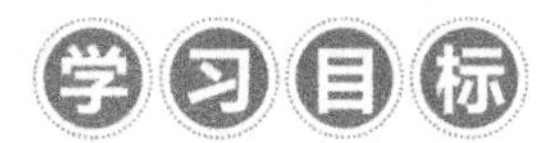

熟悉：各历史时期推拿发展的特点及主要著作。

了解：推拿在我国的起源及发展过程。

推拿起源于劳动实践，萌发于人类的自我防护本能。原始社会，人类在艰苦繁重的生产过程中因发生损伤和病痛而不自觉地用手抚摸伤痛局部及其周围。在实践中，人们逐渐发现抚摸能使疼痛减轻或消失。有思维的原始人就从中积累了经验，由自发的本能发展到自觉的医疗行为，经过不断的总结、提高，它就成为一门医术。

推拿历史源远流长，从有文字记载到现在，根据各个时期的不同发展特点，大致可分为以下六个阶段。

一、先秦两汉时期

随着社会的进步，推拿疗法不断地发展，与针灸、汤药等其他疗法一样，推拿作为主要的医疗方法，用以诊治多种疾病。2000 多年前，我国的医学著作就较完整地记载了推拿防治疾病的方法。据《汉书・艺文志》所载，当时有推拿专著《黄帝岐伯按摩十卷》，该书是我国推拿史上第一部推拿专著，以养生为主，将推拿作为主要保健方法。

秦汉时期推拿独特的治疗体系已经形成，有大量推拿相关文献的记载。如《黄帝内经》中记载了对痿厥寒热、痹症、口眼歪斜、胃痛、心痛等病症的治疗，还列出了推拿的适应范围，分析了什么病症推拿可治，什么病症推拿无益，什么病症推拿会加剧病情的不同情况；介绍了两种推拿工具，即可“指摩分间，不得伤肌肉，以留分气”的圆针和“主按脉勿陷，以致其气”的提针。

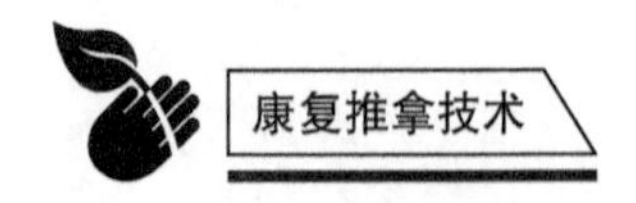

在古代，推拿也可用于抢救。《周礼注疏》中记载：扁鹊治虢太子暴疾尸厥之病，使子明炊汤，子仪脉神，子术按摩。这是对春秋战国时期名医扁鹊运用推拿等方法成功抢救尸厥患者一事的描述。在推拿操作上，已注意与其他方法相结合，如：《史记·扁鹊仓公列传》中记载了汉代淳于意以寒水推头，治疗头痛、身热、烦满等症；《金匮要略》中提到，对四肢重滞的患者可用导引、吐纳、针灸、膏摩等法治疗。其中：膏摩就是将药煎成膏剂涂在患处进行按摩；用"寒水"作介质进行推，以药膏作介质进行摩，两者相互加强作用。秦汉既是推拿独特治疗体系的形成时期，也是推拿发展史上第一个承前启后的鼎盛时期。

二、魏晋隋唐时期

这个时期，推拿已发展成为一门独立的学科，成为骨伤病的普遍治疗方法，不仅适应于软组织损伤，而且对骨折、脱位也应用推拿手法整复。推拿治疗范围逐渐扩大，渗透到内、外、儿诸科。《唐六典》中载有按摩可除风、寒、暑、湿、饥、饱、劳、逸八疾，并说："凡人肢节脏腑积而疾生，宜导而宣之，使内疾不留，外邪不入。"孙思邈尤其推崇将按摩疗法应用于小儿疾病，认为小儿"鼻塞不通有涕出""夜啼""腹胀满""不能哺乳"等病证，都可用按摩治疗。推拿不仅治疗多种常见疾病，还有不少应用于抢救的记载。如晋·葛洪在《肘后备急方》中记载了用推拿治疗"卒腹痛""卒心痛""卒霍乱"等危急病症。治卒心痛方："闭气忍之数十度，并以手大指按心下宛宛中取愈。"治卒腹痛方："使病人伏卧，一人跨上，两手抄举其腹，令病人自纵重轻举抄之，令去床三尺许便放之，如此二七度止，拈取其脊骨皮，深取痛引之，从龟尾至顶乃止，未愈更为之。"治卒腹痛方所介绍的"拈取其脊骨皮，深取痛引之"的方法，是最早的捏脊法。

另外，推拿与导引结合，用于预防疾病、保健养生，其疗效也较为突出，如隋·巢元方在《诸病源候论》中，几乎在每卷卷末都记有导引按摩之法。唐之前，常常将导引和按摩联系在一起称谓。其实，这是两种不同的防治方法。从古文献中可知，导引是一种配合呼吸，进行自我手法操作，自主活动的防治疾病和强身保健的方法。推拿则是一种可以配合呼吸，既自动又他动地进行手法操作的防病治病的方法。导引和推拿也是两种密切相关的疗法，尤其是自我手法操作，既可谓之推拿，也可称之导引。1973年，长沙马王堆出土的西汉帛画《导引图》描绘了44种导引姿势，其中有捶背、抚胸、按压等动作，并注明了各种动作所防治的疾病。这些动作，就是自我推拿的方法。自我推拿即导引，在这一时期得到了广泛的重视，唐·孙思邈在《千金要方》中详细介绍的"婆罗门按摩法"和"老子按摩法"都是自我推拿、自我锻炼的方法。自我推拿的广泛开展，说明推拿疗法开始注重预防保健，注意发挥患者与疾病作斗争的主观能动性。

这一时期，推拿不但设有专科和专科按摩医生，而且还开始了有组织的教学工作。如：隋代所设置的全国最高的医学教育机构——太医署，有按摩博士的职务；唐代的太医署所设置的四个医学部门中就有按摩科，其按摩博士在按摩师和按摩工的辅助下，教授按摩生“导引之法以除疾，损伤折跌者正之”。这是我国最早的有组织的医学教育之一。

膏摩疗法在唐代亦极为盛行，发展迅速，并广泛地运用于各科疾病的治疗，出现了许多可以根据不同病情选择使用的摩膏，如莽草膏、木防己膏、丹参膏、乌头膏、陈元膏和野葛膏等。孙思邈在《千金要方》中指出：“小儿虽无病，早起常以膏摩囟上及手足心，甚辟寒风。”说明推拿膏摩用于防治小儿科疾病已经萌芽。

隋唐时期是我国历史上政治、经济、文化、交通最繁荣昌盛的时期，随着对外经济文化的交流，推拿也陆续地传入朝鲜、日本、印度和西欧等。医史界一般认为，我国推拿在唐代开始传到日本，同时，国外的推拿方法也流入我国。例如，《千金要方》中介绍的“婆罗门按摩法”，“婆罗门”即是古印度，说明与我国同样具有古代文明的印度，很早就与我国有推拿学术交流活动。

三、宋金元时期

唐以后，推拿作为一门独立的学科，其学术体系在发展中不断丰富和完善。在隋唐的基础上，推拿的应用范围进一步扩大，除了用于治疗各种疾病外，还用于催产、治目疾、治外感等病症。例如，《古今图书集成医部全录·医术名流列传·宋一》记有宋代名医庞安时“为人治病率十愈八九……有民家妇孕将产，七日而子不下，百术无所效……令其家人以汤温其腰腹，自为上下拊摩，孕者觉肠胃微痛，呻吟间生一男子……”的催产法。宋·《圣济总录》记有：“治风热冲目……以生铁熨斗子，摩顶一二千下，兼去目中热毒，昏障痛涩。”可见推拿在应用中开始借助器械，以增强疗效。

推拿作为一种治疗方法，不仅广泛地应用于临床各科，而且在此基础上产生了丰富的诊疗理论，使人们对推拿治疗作用的认识得到了不断深化。值得提出的是，宋代高度重视对推拿手法作用的具体分析，强调推拿手法的辨证应用，提出了把推拿与导引明确区别开来，推拿不能盲目地与导引合用的观点，是推拿在理论认识上的一个重要突破和发展，对后世研究推拿治疗作用产生了重大的影响。宋代的大型医学著作《圣济总录》中明确地提出：对按摩手法要进行具体分析，要正确地认识它在按摩中的作用和在临床上的应用。该书卷四“治法”一章中说：“可按可摩，时兼而用，通谓之按摩，按之弗摩，摩之弗按，按止以手，摩或兼以药，曰按曰摩，适所用也。……世之论按摩，不知析而治之，乃合导引而解之。夫不知析而治之，固已疏矣；又合以导引，益见其不思也。大抵按摩法，每以开达抑遏为义。开达则壅蔽者以之散发，抑遏则慓悍者有所归宿。……前所谓按之痛止，按之无益，按之痛甚，按之快然有如此者。夫可按不可若是，则摩之所施，亦可以理推矣。”该书中还提出了按摩具有“斡旋气机，周流荣卫，宣摇百关，疏通凝滞”的作用，可达到“气运而神和，内外调畅，升降无碍，耳目聪明，身体轻强，老者复壮，壮者复治”的目的。书中对于“凡坠堕颠扑、骨节闪脱、不得入臼、遂致磋跌者”强调用按摩手法复位，对骨折者“急需以手揣搦，复还枢纽”，最后“加以封裹膏摩”。金代创立“攻邪论”的张从正在《儒门事亲》一书中，认为按摩也具有汗、吐、下三法的作用，对推拿的治疗作用提出了新的见解。《圣济总录》首列"按摩"专论，对按摩疗法进行总结和归纳，是现存最早最完整的推拿专论。

此时，膏摩疗法也有新的发展，《太平圣惠方》是历代医书中记载膏摩方最多的医书，对后世膏摩疗法的发展影响巨大。推拿还用于保健，并有了成套的自我导引按摩方法，如《圣济总录》中记载了"神仙导引法"，其中详细地谈到了"导引按跷""摩手熨目""试摩神庭""上朝三元""下摩门生"等十四种方法。

四、明清时期

明代，太医院设十三医科进行医学教育，推拿成为医术十三科之一。同期，明代医家薛己的《正体类要》是一部骨伤科疾病的诊疗著作，重视内外治并重。在外治法中，介绍了正骨手法十九条。这是推拿手法治疗骨伤疾病的总结，对后世正骨推拿的发展有一定的影响。中期以后，推拿逐渐不被重视，推拿科从太医院内被取消，推拿一术，流传于民间。清代，推拿每况愈下，备受歧视，医学分科数度变动，大医院未设推拿专科。但推拿无论在临床实践中，还是在理论总结上仍得到了一定的发展。特别是小儿推拿得到空前发展，并形成了系统的理论体系。

如：小儿推拿的穴位有点，也有线（前臂的"三关"和"六腑"）和面（手指指面部的"脾""肝""心""肺""肾"）；在手法应用上，较多地使用推法和拿法，并有复式操作法等；在临床治疗中，配合药物，既用药物作介质行操作手法，又用药物内服。

小儿推拿专著出现了零的突破，数以十计的小儿推拿专著纷纷面世。如明・陈氏（佚名）著的《小儿按摩经》（现收入《针灸大成》）可谓我国现存最早的一本推拿及小儿推拿专著。太医龚云林的《小儿推拿方脉活婴秘旨全书》（又称《小儿推拿秘旨》和《小儿推拿方脉全书》），属单行本流行最早者。周于蕃的《小儿推拿秘诀》又名《推拿仙术》，完成于万历三十三年（1605 年）。三书详述了小儿推拿穴位、手法、证、治，基本奠定了小儿推拿体系。清代熊应雄的《小儿推拿广意》对前人的推拿论述与经验进行了比较全面的总结，在详细介绍推拿疗法时，收录了不少小儿病症的内服方剂，具有较大的实用价值。张振鋆的《厘正按摩要术》在《小儿推拿秘诀》一书基础上增补了一些新的内容，书中所介绍的"胸腹按诊法"为其他医书所少见，且博采众家之长，独创体例，成为一本集光绪十四年之前小儿推拿疗法大成之专著，屡经翻印。该书首次提出了小儿推拿八法，即"按、摩、掐、揉、推、运、搓、摇"。此外，还有不少小儿推拿专著，如骆如龙的《幼科推拿秘书》、钱怀的《小儿推拿直录》、夏云集的《保赤推拿法》等，都是小儿推拿实践和理论的总结。

此外，以骨伤科疾病为对象的正骨推拿也形成了相对独立的学科体系。由明朝皇帝朱棣收集编写的《普济方》和王肯堂的《证治准绳》等记载了 20 余种整复手法。清・吴谦等在《医宗金鉴・正骨心法要旨》一书中总结了正骨推拿手法，即"摸、接、端、提、按、摩、推、拿"八法，将"按、摩、推、拿"列为"正骨八法"中的主要手法，提出了手法操作的要领，并对手法的作用、补泻及其临床应用等问题作了精辟的论述。从诊断、辨证、治疗方面对推拿做了系统总结。对骨折、脱位的手法诊治意义，不仅提出了整复的作用，而且还指出了它的康复价值。可见推拿在伤科方面的应用有了很大的发展，形成了许多较完善的推拿分支，如点穴推拿、一指禅推拿、眼科推拿、伤科推拿、内功推拿等。

作为中医外治法之一的推拿与其他外治法和药物疗法在临床应用中相互补充，相互结合。吴尚先所著的《理瀹骈文》(1864 年)是清代外治法中成就最大最有影响的一部著作。该书将推拿、针灸、刮痧等数十种疗法列为外治方法，并介绍了将药物熬膏，或敷、或擦、或摩、或浸、或熨、或熏的方法。这使古代的膏摩疗法和药摩疗法得到了较大发展。

五、民国时期

民国时期，国民党政府不重视中医，尤其不重视操作型的医疗技术，曾一度提出“废止旧医”与“国医在科学上无根据”，一律不许执业的方针，使中医遭到严重的摧残，推拿更是濒于湮没，当时从事医疗推拿者寥寥无几。但是，推拿以它的独特疗效，深受人民的喜爱，广泛地活跃在民间与武林，并得到了一定的发展。这一时期是推拿发展史上承上启下，形成流派的关键阶段，如鲁东湘西的儿科推拿、北方的正骨推拿、江浙的一指禅推拿、山东的武功推拿、川蓉的经穴推拿等。这个时期，由于西方医学的传入，推拿在冲击中吸收了西方医学的解剖、生理等基础知识，如上海的㨰法推拿就是在这种情况下发展起来的。这些众多的学术流派，是我国推拿学科的一大特色。

六、新中国成立后

新中国成立后，在党的中医政策指引下，中医事业得到了重视与发展，推拿也随之获得了新生。20 世纪 50 年代以后，推拿学科有了显著的发展。1956 年首先在上海开设推拿训练班，1958 年在上海建立了国内第一所中医推拿门诊部，成立了中国第一所推拿专科学校——原上海中医学院附属推拿学校，邀请当时全国著名推拿专家任教，培养了一大批推拿专业的后继人才，继承和整理了推拿的学术经验。1976 年后，随着国家的稳定和经济发展，推拿事业得到了跨越式的发展，人才辈出。20 世纪 70 年代后期和 80 年代，推拿作为一种无创伤、非介入性的自然疗法，被国内外医学界有识之士重新认识，高等中医院校正式设置推拿专业，推拿教学体系日趋完善，特别是 1979 年全国第一届推拿学术经验交流会在上海召开以后，继上海中医学院成立针灸推拿系、开办推拿专业班，北京、山东、安徽、浙江、天津、湖北、南京、陕西、成都、福建等各中医学院也陆续成立了针灸推拿系或推拿教研室，有的已经开办了推拿专科班，培养推拿高级中医师，1985 年上海中医学院还招收了第一批推拿硕士研究生。全国的医疗机构、康复(保健)机构普遍设立了推拿(按摩)科，推拿被更为广泛地应用到临床各科。卫生部还先后组织力量编写了各级推拿学教材。

推拿科研发展迅速，我国相关专家筹建了全国推拿研究中心，1987 年在上海成立了全国性的推拿学术团体——中华全国中医学会推拿学会；并组织力量整理与发掘推拿文献，如推拿古籍、内部刊物《二指定禅》、《一指阳春》等。对推拿的作用原理开始了初步的研究，推拿实践及临床经验的总结日趋科学化，先后出版了大量推拿新著，如《推拿学讲义》《儿科推拿疗法简编》《脏腑按摩图说》《小儿推拿学概要》(《按摩疗法》(第一集))《按摩》《推拿学》《推拿简编》《推拿疗法与医疗练功》《中医推拿学》等数十部专著，发表各种论文800余篇。上述著作中总结和创造了许多新的推拿疗法，如耳穴推拿、足穴推拿、第二掌骨推拿法、运动推拿、推拿麻醉等。尤其突出的是，中医推拿特色标志之一的学术流派，得到了充分的继承和发扬。据近几年的统计，我国主要的推拿学术流派有小儿推拿、正骨推拿、运动推拿、指压推拿、保健推拿、一指禅推拿、㨰法推拿、内功推拿、经穴推拿、腹诊法推拿等10余家。

在临床研究方面，20世纪50年代后期，推拿的临床应用范围有伤、内、妇、外、儿等科病症。如1959年上海中医学院附属推拿学校根据世代相传的民间推拿临床经验整理编著的《中医推拿学》，所列出的治疗病症即达70余种。其中：内科病症有头痛、感冒、中暑、胃和十二指肠溃疡等；妇科病症有经闭、痛经、盆腔炎等；伤科病症有椎间盘突出症、腱鞘炎、伤气等；儿科病症有脊髓灰质炎后遗症、腹泻、惊风等；外科病症有痈、乳蛾等。20世纪50年代末期及60年代初期，医学临床开始逐步应用推拿治疗食道癌、胆道蛔虫病、小儿蛔虫性肠梗阻、小儿腹泻、流行性感冒、白喉、疟疾、乳腺炎、电光性眼炎、麦粒肿等。20世纪70年代初，根据推拿止痛的作用，开展了推拿麻醉，应用于甲状腺摘除、疝修补、剖腹产、胃大部切除等10余种手术。20世纪70年代中期到80年代，推拿治疗内儿科疾病有了迅速的进展，如推拿治疗冠心病心绞痛、高血压、婴幼儿轮状病毒性腹泻、糖尿病等疗效及其作用原理，都可通过现代检测仪器加以证实并作了阐述。

在实验研究方面，20世纪60年代推拿开始步入这个领域；80年代以来，在与各个基础学科相互渗透的情况下，得到比较快的发展。其研究主要从四个方面展开：①推拿手法动力学研究；②推拿镇痛研究；③推拿对内脏功能的影响；④推拿对周围循环的影响。

推拿具有独特的医疗作用，引起了国际医学界的重视，20世纪70年代后期以来，中国推拿界与国外进行了广泛的交流。许多国家都派人来我国学习中医推拿和邀请我国派遣推拿人员去工作与讲学，并且开展关于此方面的研究工作。当代，生物医学模式正在发展到生物-心理-社会医学模式；由于疾病谱的变化，人们治疗疾病的方法正在从偏重于手术和合成药物，向重视自然疗法和非药物治疗转变；在科学发展的新时代，学科之间相互渗透。在这样的背景和条件下，传统而古老的中国推拿学得到了充分的发展，可以预言，古老而又新兴的推拿疗法将越来越为人民所喜爱，它必将为人类的医疗保健事业作出更大的贡献，推拿事业将进入一个崭新的时期。

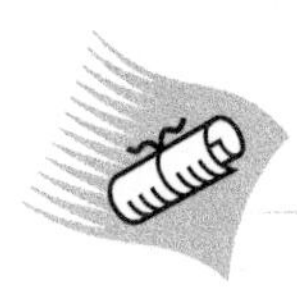

知识链接

按摩与推拿

有学者认为：按摩是由按法和摩法组成的，推拿是由推法和拿法组成的；盲人做手法叫按摩，正常人做手法叫推拿；按摩手法重，推拿手法轻。以上认识均错误。

从发展史上看，按摩不等于推拿：按摩包括的手法相对较少，临床治疗的病种亦少，范围较窄；推拿包括的手法相对较多，临床治疗的病种亦多，范围涉及临床各科的疾病。按摩改称推拿是从明代开始的，明代之前均称按摩，明代开始称推拿。从一般意义上来说，按摩就是推拿，推拿就是按摩。

小　结

推拿是以中医理论为指导，在人体一定的部位和穴位上，通过推拿按摩等手法预防和治疗疾病的技术，属于中医学的外治法。

先秦时期，《五十二病方》记载按摩治疗的疾病有骨伤科、内科、小儿科等病症。秦汉时期，第一部按摩专著《黄帝岐伯按摩十卷》成书。魏晋隋唐时期，按摩开始了有组织的教学，按摩成为骨伤病的常用治法，广泛用于临床各科及防病养生，膏摩盛行。宋金元时期，按摩在养生保健中得到了更广泛的应用，并用于治疗妇产科的疑难病症及目病，还运用导引按摩以发汗解表。明代始有推拿之名称，明清时期，推拿分支越来越细，小儿推拿自成体系，我国现存最早的一本推拿及小儿推拿专著《小儿按摩经》问世，《医宗金鉴·正骨心法要旨》将“摸、接、端、提、按、摩、推、拿”手法列为正骨推拿八法。民国时期推拿也有一定的发展，较为突出的是在一指禅推拿及练功的基础上，逐渐发展形成了多种推拿流派，并出版了《按摩术实用指南》等名著。新中国成立后，推拿事业蒸蒸日上，开设了推拿培训班，成立了推拿系，推拿专科学校等，培养推拿专业人才。推拿治疗范围也扩大了，涉及内、外、妇、儿、伤、五官各科疾病及心脑血管、神经、内分泌等疑难杂症，并开展了推拿治病原理和文献的研究工作，对外交流广泛，推拿事业进入了一个崭新的发展时期。

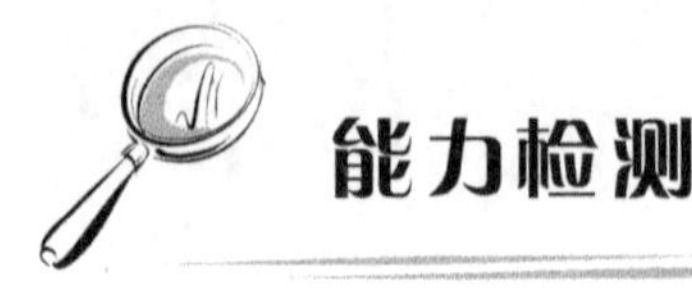

1. 我国现存最早的推拿专著是什么?
2. 简述隋唐时期推拿的发展特点。

任务二　推拿的作用原理、治疗原则和治疗方法

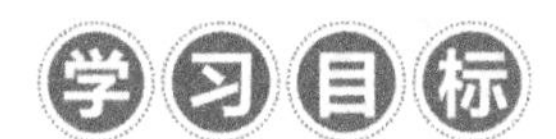

掌握:推拿治疗八法。
熟悉:推拿的作用原理。
了解:推拿的治疗原则。

子任务一　推拿的作用原理

推拿的适应证范围较为广泛,涉及骨伤科、内科、外科、妇科、儿科和五官科等各科的许多病症,所以其作用原理也是多方面的,但总括起来主要有以下几点。

一、调整阴阳、疏通经络,活血化瘀

人体内部的一切矛盾斗争与变化均可用阴阳概括,阴阳失调是疾病的内在根本:无论外感病还是内伤病,其基本病理变化都是阴阳的偏盛或偏衰。推拿可以根据症候的属性来调节阴阳的偏盛或偏衰,使机体转归于阴平阳秘,恢复其正常的生理功能,从而达到治愈疾病的目的。这种调整阴阳的功能,主要是通过经络、气血而起作用的。

经络遍布全身,内属脏腑,外络于肢节,是人体运行全身气血、联系脏腑肢节、沟通上下内外的通路。经络疾病产生的重要因素是经络不通。推拿手法作用于局部,能调整和激发经气,疏通经络,影响经络所连属的脏腑、组织的功能活动,以调节机体的生理、病理状况。对肠蠕动亢进者,在腹部和背部使用适当的手法,可使亢进受到抑制而恢复正常。反之,肠蠕动功能减退者,亦可通过手法促其蠕动,恢复正常。有学者通过对两侧脾俞、胃俞、足三里等穴位进行推拿,观察胃的运动,结果表明:脾俞、胃俞在推拿后可引起胃运动增强,足三里则可引起胃运动抑制;进一步研究发现,在胃运动增强时,推拿后胃的运动减弱,而在胃的运动减弱时,推拿后胃的运动增强。

瘀血是气血运行障碍，机体某一局部的血液凝聚而形成的一种病理产物，这一病理产物又可成为某些疾病的致病因素，推拿可以通过适当的手法消除瘀血，其作用表现在以下几个方面。

（1）促进血液流通　现代医学研究表明，微循环障碍是形成瘀血的主要原因之一，推拿手法虽然作用于体外，但手法的压力能传递到血管壁，使血管壁有节律地压瘪、复原，驱动微循环内的血液从小动脉流向小静脉，这对血液流通有很大的促进意义。有人通过实验发现在肩部进行推拿时，手指的甲皱微循环明显加快，流速明显提高。还有人观察了在动物的腹部使用摩法后，动物肠的微循环区域微血管清晰度，微血管的排列，襻顶瘀血，血液的流速、流态及颜色发生了明显的改变。

（2）改善血液流变　瘀血与血液的流变有很大的关系，血液的黏稠度越高，越不容易流动，当流速降低到一定程度时，血液就会聚集、凝固。通过推拿手法的挤压作用，可以提高流速，改善血液的流变。现代实验研究已证明，推拿对瘀血症患者的血液流变学有一定的影响，全血比的黏稠度亦有一定程度的下降，红细胞的变形能力得到增强，血液流速明显提高。

（3）降低血流阻力　血流阻力是血液流通的一个重要环节，推拿可以直接松弛血管平滑肌，扩大管径。另外，通过推拿，一方面降低交感神经的兴奋性，另一方面促进血液中游离肾上腺素、去甲肾上腺素的分解、排泄，从而促进小动脉管径扩张，降低血流阻力。同时，推拿产生的摩擦力大量地消耗了血管壁上的脂类物质，使血管壁的弹性得到了恢复，改善了管道的通畅性，降低了血流阻力。

二、补虚泻实，调整脏腑功能，增强抗病力

一般来说，人体物质不足或组织某一功能低下则为虚，邪气有余或组织某一功能亢进则为实。推拿运用各种手法刺激体表穴位、痛点，通过经络的传导作用，补虚泻实，改善和调整脏腑功能，使人体气血津液，脏腑与经络起到了相应的变化，阴阳重新平衡协调，就能治愈疾病，增强抗病能力。

现代研究表明：对某一组织来说，弱刺激能活跃、兴奋其生理功能，强刺激则抑制其生理功能。临床上：脾胃虚弱的患者用轻柔的一指禅推法，在脾俞、胃俞、中脘、气海等穴进行较长时间的有节律的刺激，可取得好的疗效；胃肠痉挛患者，在其背部相应的俞穴，用点、按等较强的手法做短时间刺激，痉挛即可缓解。高血压病治疗也是如此：肝阳上亢的高血压病，可在桥弓穴用推、按、揉、拿等手法做重刺激，平肝潜阳，从而降低血压；痰湿内阻的高血压病，则可在腹部及背部脾俞、肾俞用推摩等手法，做较长时间的轻刺激，健脾化湿，从而可降低血压。可见，虽无直接补、泻物质进入体内，但推拿依靠手法在体表一定的部位刺激，可起到促进机体功能或抑制其亢进的作用。

三、理筋整复，解痉止痛，滑利关节

各种损伤使人体筋骨、肌肉、关节原有的形态及解剖位置发生改变，失去正常的生

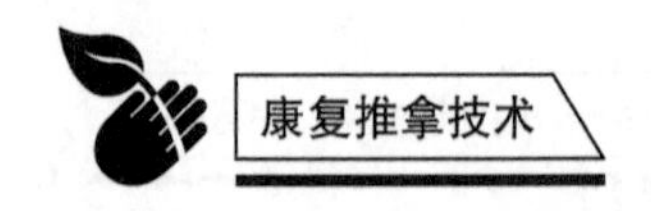

理功能。根据不同情况，采用相应的推拿手法，使错位或移位得以还原，使筋络通顺，气血运行通畅，有利于局部组织的修复和功能的重建。

推拿对关节脱位者，可以通过运动关节类手法使关节回复到正常的解剖位置，如骶髂关节半脱位患者，因关节滑膜的嵌顿挤压和局部软组织的牵拉而出现疼痛，可通过斜扳、伸屈髋膝等被动运动，将脱位整复，疼痛亦随之减轻、消失。脊柱后关节紊乱患者，棘突偏向一侧，关节囊及邻近的韧带因受牵拉损伤，也可用斜扳法进行纠正。腰椎间盘突出症患者，由于突出物对神经根的压迫而引起腰部疼痛及下肢的放射痛，应用强迫直腿抬高、斜扳、牵引等手法，可以改变突出物与神经根的位置，从而解除突出物对神经根的压迫，消除疼痛。

对软组织错位者，也可以通过推拿手法使之回复正常。如肌腱滑脱者，在滑脱部位可以摸到条索样隆起，关节活动严重障碍，可使用弹拨或推扳手法使其回复正常。肌肉、肌腱、韧带部分断裂者，使用适当的理筋手法，可使组织抚顺，然后固定。关节内软骨板损伤者，常因关节交锁而使肢体活动困难，适当的推拿手法可解除关节的交锁。

肌肉的收缩、紧张直至痉挛、疼痛是推拿临床的常见症状，推拿可以解痉止痛，消除症状，治疗病痛。研究表明：推拿可通过运动关节类手法拉长受损的肌肉，消除肌肉紧张、痉挛；通过提高局部组织的温度，可使肌紧张、痉挛得到缓解。

推拿还可起到镇静、镇痛作用，缓解疼痛导致的肌紧张、痉挛，达到舒筋通络的作用。推拿的镇静作用一方面是手法刺激对大脑皮层电活动的诱导作用，另一方面是内啡呔的作用，推拿可以提高下丘脑内啡肽的浓度。对慢性疼痛患者的研究表明：在推拿前血清中内啡呔含量比正常人低，推拿后明显增高，疼痛明显缓解，手法操作的时间越长，推拿的次数越多，血清中内啡呔的含量越接近于正常水平。目前，推拿极有效的镇痛作用已得到公认。疼痛是一种较为复杂的特殊感觉，对机体来说，任何刺激只要超过了其痛阈都会产生疼痛感觉，推拿可以通过改善局部组织的微循环，消除机械压迫、牵拉，加快炎性介质的破坏，阻止疼痛信号的产生，提高机体痛阈和降低刺激量而达到止痛作用。

子任务二　推拿的治疗原则

治疗原则又称治疗法则，它是以中医基础理论为指导，针对临床病症归纳出的具有普遍指导意义的治疗规律。推拿的治疗原则和中医各科的治疗原则是一致的，是治疗疾病必须遵循的基本原则，正确掌握推拿的治疗原则是极其重要的。

一、治病求本

“治病必求其本”是中医推拿辨证施治的基本原则之一。求本，是指治病要了解疾病的本质，了解疾病的主要矛盾，针对其最根本的病因、病理进行治疗。“本”是相对于“标”而言的。标与本是相对的概念，有多种含义，可用以说明病变过程中各种矛盾的主次关系。如：①从正邪双方来说，正气是本，邪气是标；②从病因与症状来说，病因是本，症状是标；③从病变部位来说，内脏是本，体表是标；④从疾病先后来说，旧病是本，新病是标，原发病是本，继发病是标等。

在推拿的临床治疗过程中，一定要在各种错综复杂的临床征象中运用"四诊八纲"等辨证手段，同时结合西医的一些临床检查，了解疾病的全部情况，并进行综合分析，抓住疾病的最本质的东西，确定相应的治疗方法，这就是"治病求本"。

例如，颈痛（疼痛是标，引起颈痛的原因是本），可由椎骨错位、椎间盘突出、感受风湿、颈肌劳损等多种原因引起，治疗时不能简单地对症止痛，而应通过全面综合分析，找出最基本的病理变化，分别用整复椎骨错位、纠正椎间盘突出、活血祛风、舒筋通络等方法进行治疗，这样才能取得满意的疗效。

在临床运用治病求本的原则时，必须分清标本缓急，正确处理"正治与反治"、"治本与治标"和"标本同治"之间的关系。

1. 正治与反治

1）正治

正治又叫逆治，适用于疾病的本质与征象一致的病证。正治法是临床上最常用的治疗方法，临床应用主要有寒者热之、热者寒之，虚则补之、实则泻之等。

寒者热之：胃寒痛、胃脘痛暴作、畏寒喜暖、喜热饮等寒象，治疗宜温中散寒，摩中脘、摩腹。

实则泻之：胃脘食积、胃脘胀痛、嗳腐吞酸、呕吐不消化食物，治疗宜消食导滞，顺时针摩腹。

2）反治

反治又叫从治，适用于疾病的征象与本质不一致的病证。反治的临床应用主要有塞因塞用、通因通用、寒因寒用、热因热用等。

通因通用：小儿伤食腹泻、腹胀满、暴泻、大便酸臭、纳呆嗳气、苔厚脉滑，治疗宜消食导滞泻下，推下七节骨。

塞因塞用：脾虚腹胀、纳呆、嗳气、舌质淡、脉虚，治疗宜健脾益气，擦背部脾胃区。

2. 治标与治本

（1）急则治其标：适用于标病甚急，若不及时解决可危及生命的情况。例如，心绞痛，冠状动脉硬化狭窄是本，冠状动脉痉挛，引起心肌缺血缺氧是标。治疗宜按揉心俞、厥阴俞，可使冠状动脉扩张，增加心肌的供血供氧。

（2）缓则治其本：适用于慢性疾病，标病不危急的情况。例如，肩周炎，其本是肩关节广泛粘连，其标是肩关节疼痛、活动功能障碍，治疗宜摇、扳肩关节，以松解粘连、滑利关节。

（3）标本兼治：适用于标本并重的疾病。例如，急性腰扭伤（滑膜嵌顿）本是滑膜嵌顿于后关节，疼痛剧烈，其标是腰肌保护性痉挛，加剧疼痛，治疗宜先按揉委中、承山以减轻疼痛、放松肌肉，再做腰椎旋转复位扳法以纠正滑膜嵌顿。

二、扶正祛邪

疾病的发生、发展过程是人体正气与外邪相争的过程，在这个过程中：若正气盛，邪不得侵，则病退；若邪气盛，正不能胜邪，则病进。因此，治疗疾病的根本目的就是要改变正邪双方的力量，扶助正气，祛除邪气，使疾病向痊愈的方向转化。在临床治疗中，推拿就是通过手法作用与练功来增强体质、调理气机、提高机体的抵抗力，以达到祛除病邪、恢复健康的目的。

(1) 扶正：适用于正气虚，邪气不盛的虚证疾病。如：阳虚者补阳，擦背部督脉；气虚者补气，按揉气海、关元；阴虚者滋阴，擦涌泉穴；血虚者补血，擦背部脾胃区。

(2) 祛邪：适用于邪气盛、正气未衰的实证。如：表邪盛者，发汗解表，推拿风池、肩井；食积胀满者，消积导滞，摩腹。

三、调整阴阳

疾病发生发展的根本原因是阴阳平衡失调，治病的根本方法就是恢复阴阳平衡。推拿时必须从以下几个方面调整阴阳，恢复平衡。

(1) 损其偏盛：用来治疗阴阳偏盛，即阴或阳一方过盛有余的病证。

① 阳热亢盛的实热证，治宜清热泻火，如小儿高热用打马过天河手法。

② 阴寒内盛的寒实证，治宜温散阴寒，如过食生冷的胃寒证，摩中脘、关元，按揉脾俞、胃俞。

(2) 补其偏衰：用来治疗阴阳偏衰，即阴或阳一方虚损不足的病证。

① 阴虚阳亢的虚热证，治宜滋阴潜阳。如阴虚阳亢型高血压，擦涌泉。

② 阳虚阴寒的虚寒证，治宜补阳制阴。如肾阳虚五更泄泻，擦肾俞、命门。

四、因时因地因人制宜

疾病的发生与发展受多种因素的影响，推拿在治疗疾病时，要根据多方面的情况，如四时气候的变化，地区环境的特点，患者的年龄、体质、性别、生活习惯及耐受程度和职业等，选取不同的穴位或部位，选择手法，决定手法的刺激量、操作方向与操作时间，才能取得预期的治疗效果。

1. 因时制宜

根据不同季节的气候特点来考虑治疗原则，称为因时制宜。

例如，夏季暑热，治宜发汗解表，刮痧、扯印堂，其手法刺激量，在春夏季节则手法略轻，在秋冬季节则手法略重。

2. 因地制宜

根据不同的地区特点来考虑治疗原则，称为因地制宜。

例如，山区潮湿，易患风湿病、关节炎，高原地区氧气稀薄，易患缺血性心脏病，诊断、治疗时应考虑这些因素。

3. 因人制宜

根据患者的性别、年龄、体质等不同特点来考虑治疗原则，称为因人制宜。

(1) 性别　女性有月经、怀孕等情况，治疗女性腰痛时：在月经期推拿可能会延长经期或使经量增多；在怀孕期推拿可能会引起流产、早产。所以女性在月经期、妊娠期，其腹部和腰骶部不宜推拿。

(2) 年龄　老年人骨质疏松，骨脆性大，手法不宜粗暴，以轻为宜。婴幼儿机体组织结构未发育完全，皮肤骄润，手法应轻柔。

(3) 体质　体质强壮的人(如运动员、男性等)，手法刺激量应大些。体质虚弱的人(如老人、儿童和女性等)，手法刺激量应轻些。

子任务三　推拿的治疗方法

推拿的治疗方法是根据辨证而确立的治疗大法，有温、通、补、泻、汗、和、散、清八法。它是临床治疗必不可少的最基本的方法，要根据这些治疗方法来选择手法，确定施法的穴位或部位。

(1) 温法　“劳者温之”,“损者温之”。温法就是运用温柔的一些手法，如按、揉、摩、擦、㨰、一指禅推等手法，在一定的穴位或部位上进行缓慢而柔和的长时间操作，使之产生一定的热力渗透到组织深部，起到扶助阳气、温经散寒的作用，本法适用于虚寒证。如：摩、按、揉腹部的中脘、气海、关元，可温中散寒；擦背部督脉，可温通全身阳气；按、揉、一指禅推心俞、厥阴俞，可温通心阳。

(2) 补法　使用轻柔的手法，如一指禅推、㨰、揉、擦、摩、振等手法，在一定穴位或部位上进行长时间的操作，达到补虚驱邪的目的。本法适应范围较广，凡功能衰弱，体虚者均可用之，临床常用的有补脾胃、补腰肾、补肺气等。如：一指禅推或按揉中脘、天枢、气海、关元、足三里、脾俞、胃俞；横擦背部脾胃区，能补脾胃，增强脾胃的生理机能；一指禅推或按、揉肾俞、命门、志室，擦肾俞、命门、腰阳关，按、摩气海、关元，能补腰肾。

(3) 和法　和法即和解之法，是以调和气血、调整阴阳为主要作用的一种方法。凡病在半表半里者宜用之，手法应平稳而柔和，以振动类和摩擦类手法为主，临床上可分为调和气血、调和脾胃与疏肝理气等。如：顺时针摩腹部、擦背部脾胃区、振中脘，均可调和脾胃；一指禅推肝俞，揉章门、期门，可疏肝理气；㨰、揉、搓四肢及背部、拿肩井，可调和气血。

(4) 散法　“结者散之”,“摩而散之”。散法就是运用由缓慢而渐快的轻柔手法，如摩、搓、揉、推、一指禅推等，在一定穴位或部位上操作，使结聚疏通，达到消瘀散结的目的，不论有形或无形的积滞，均可用。如：无形积聚、气郁胀满，以一指禅推、摩、擦胁肋，可散郁除满；有形的凝滞积聚，以一指禅推、摩、擦、揉病变的脏腑、经络，可消积散瘀。

(5) 通法　“通则不痛，痛则不通”，痛症或经络不通的病症，宜用本法治之，以祛除病邪壅滞。手法运用时要刚柔兼施，常用推、拿、按、揉、擦等手法。如：拿、搓四肢可通

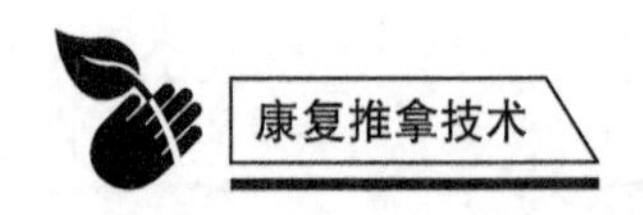

调经络；拿肩井可通气机，和气血；点、按背部俞穴可通脏腑气血；摇、扳、拔伸肢体关节可疏通经络，滑利关节。

（6）泻法　泻法为攻逐结滞、通泄大便的治法，一般用于下焦实证，以挤压类和摩擦类的手法为主，手法较重而刺激性强，或手法由慢逐渐加快。如：实证便秘，胃肠结滞，用一指禅推或摩或指揉天枢、长强、神阙，可通腑泻实；虚证便秘，阴虚火旺，津液不足者，顺时针摩少腹，可通便不伤阴。

（7）汗法　汗法有开泄腠理、祛除表邪的作用，适应于外感风寒或风热之邪，多用拿、按和推、揉及一指禅推等手法。如：拿、按、揉风池、风府，可疏散风邪；按、拿合谷、外关，可驱一切表邪；按、揉大椎，可发散热邪，通三阳经气。

（8）清法　以清热为主要作用，用刚中有柔的手法，在一定穴位或部位上进行操作，可达到清热除烦的目的，常选用摩擦类手法。如：表热证，轻推背部膀胱经，可清热解表；气分实热，自大椎至长强轻推督脉，可清泻气、分实热；血分虚热，轻擦腰部，可养阴清热。

以上八法是伤、内、妇、儿、外和五官等各科临床常见病治疗中的基本方法，对于内、妇、儿三科常见病的治疗更为重要。

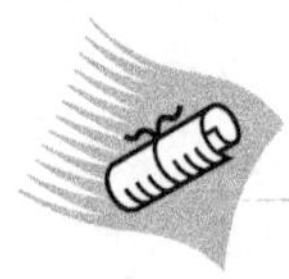

知识链接

推拿的补泻作用

推拿的补泻作用与手法的频率和方向相关：高频率的手法，能量扩散少，能有效地渗透于组织，起“清、消、托”等作用，称为泻，反之则为补。如：一般频率的一指禅推法，能舒通经络、调和营卫；高频率的一指禅推法则具有活血消肿，托脓排毒的作用，临床上常用来治疗痈疖等疾病。手法的方向在特定的治疗部位有不同的补泻作用。如：在腹部摩腹，手法操作方向与治疗部位移动的方向为顺时针时，有明显的泻下作用；若手法的操作方向为逆时针，而治疗部位的移动方向为顺时针时，则有增加肠胃的消化功能，起到补的作用。

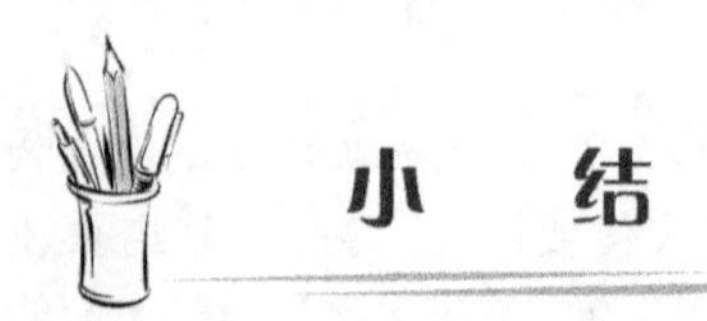

小　结

推拿的作用原理是多方面的，总括起来主要有三个方面：调整阴阳、疏通经络、活血化瘀；补虚泻实、调整脏腑功能、增强抗病力；理筋整复、解痉止痛、滑利关节。从现代科学来看，推拿通过力的作用，可达到纠正解剖位置的异常、改变有关系统的能量状态、调整信息等治疗作用。根据中医“通则不痛”的理论，推拿的作用有三个方面：对伤筋可舒筋通络，使紧张痉挛的肌肉放松，气血得以畅通；理筋整复，使经络关节通顺；活血化瘀，使损伤部位气血流动。概括地讲，推拿可起到“松则通”“顺则通”“动则通”三方面的作用。

推拿的治疗原则和中医学的治疗原则相一致，主要有治病求本、扶正祛邪、调整阴阳、三因制宜四大原则，是治疗疾病必须遵循的基本原则。其治疗大法是温、通、补、泻、汗、和、散、清八法，是内、儿、妇、外、伤、五官等各科疾病的基本治疗方法，对内、妇、儿三科常见病的治疗尤为重要。

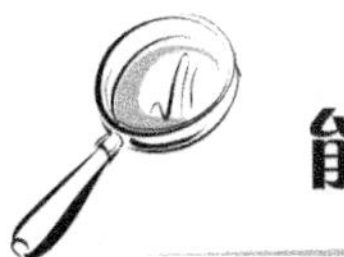

能力检测

1. 推拿的基本治法有哪些？分别说出各种方法的适应证及常用手法，并举例说明。

2. 试述推拿的作用原理。

任务三　推拿常用检查方法

掌握：各部特殊检查的操作及临床意义。

熟悉：推拿的一般检查方法。

推拿常用检查分为一般检查与特殊检查两大类，一般检查与中医的望、闻、问、切和西医的视、触、叩、听内容相似，本书主要介绍特殊检查方法。

子任务一　头面部的检查

一、一般检查

1. 望诊

观察头颅的大小、形状：头形过大者常见于脑积水和呆小病；头形过小者见于大脑发育不良；方头畸形者多见于佝偻病患儿。睑裂变小者多见于动眼神经麻痹、颈交感神经损害及面肌痉挛，睑裂变大者多见于面神经麻痹。眼球单侧突出者多见于眶内肿瘤，双侧突出者多见于颅内压增高等，眼球震颤者多见于脑部病变。头轻度前倾、姿势牵强，多为颈椎病、落枕；小儿头倾向患侧，额面部转向健侧，呈倾斜状态，多见于小儿肌性斜颈。头部不自主震颤，可见于老年人或震颤麻痹患者。一侧不能闭眼，额部皱纹消失，作露齿动作时，口角斜向健侧，鼻唇沟消失，多为面神经麻痹。下颌关节强直：发生于单侧时，则见颏部偏斜于患侧，患侧丰满，健侧扁平；发生于双侧时，则见整个下颏骨发育不良，颏部后缩。

2. 触诊

落枕、颈椎病患者常可摸到肌肉的强硬痉挛。小儿哭闹或颅内出血等颅内压增高可使前囟隆起，小儿吐泻失水过多可使前囟凹陷。额窦、筛窦或上颌窦等压痛者多见于鼻窦炎。

二、特殊检查

张口度测定：张口时，上、下颌牙齿之间的距离，相当于自己食指、中指、无名指三指并拢时末节的宽度，如下颌关节强直时，则可见宽度减小，或牙关紧闭。

子任务二　胸腹部的检查

一、一般检查

1. 望诊

观察胸廓前面两侧是否对称：桶状胸多见于肺气肿及支气管哮喘患者；鸡胸多见于佝偻病患者。脊柱结核，老年驼背，也会造成脊柱后凸，使胸部变短，肋骨互相接近或重叠，胸廓牵向脊柱。注意胸腹部有无凹陷或膨隆：站立时上腹凹陷，脐部及下腹部隆起，多为胃下垂；多发性肋骨骨折，伤侧胸部可明显塌陷，并出现反常呼吸；胸部严重损伤时，为减轻疼痛患者常采用腹式呼吸；腹部膨隆并见静脉曲张，多见于肝硬化腹水。此外，还要注意观察皮肤的颜色，若胸部外伤，皮肤可见青紫瘀斑。

2. 触诊

沿肋骨走行方向触摸，如有明显压痛点，提示肋骨骨折；触摸肋软骨部时有压痛，多提示肋软骨炎；触摸肋间隙时有疼痛，多提示肋间神经痛。腹部内脏病变按照该脏器的解剖位置，在相应的体表有疼痛及压痛，如阑尾炎发作时，在右髂前上棘与脐连线的中、外 1/3 交点处有压痛，在阑尾穴也有压痛或酸胀感，以右侧较为明显；胆囊炎时在右季肋缘与腹直肌右缘的交角处有压痛；胃溃疡时在上腹部正中和偏左有范围较广的压痛；十二指肠溃疡时在上腹部偏右有明显的局限压痛点。下腹部触痛应进一步了解盆腔脏器中有无膀胱、输尿管、尿道、直肠等的损伤，如在腹部触摸到肿块时，应进一步了解肿物的大小、界限、质地的软硬程度，表面是光滑的还是有结节感，有无波动及搏动，有无活动度，触痛是否敏感。

二、特殊检查

（1）压胸试验　又称胸廓挤压试验。患者端坐或站立，医者一手按住其胸骨，一手按住其脊部正中，然后轻轻对压，如有肋骨骨折，则骨折部会出现疼痛。

（2）腹壁反射　患者仰卧，两下肢屈曲，腹壁放松，医者用钝尖物轻而迅速地由外向内划腹壁皮肤（两季肋部，脐平面和髂部），正常见腹肌收缩，反射中心为：上腹壁在第7～8胸髓；中腹壁在第9～10胸髓；下腹壁在第11～12胸髓。一侧腹壁反射消失见于锥体束损害；某一水平的腹壁反射消失，提示相应的周围神经和脊髓损害。

子任务三　脊柱部的检查

一、一般检查

1. 望诊

患者正立位、正坐位或俯卧位，暴露脊柱部。观察脊柱部的生理曲度有无改变，改变者多见于脊柱退行性病变、强直性脊柱炎等椎体病变。观察姿势有无异常，如脊柱侧弯、倾斜、驼背、骨盆歪斜等。脊柱前突畸形，多由于姿势不良所致或见于小儿麻痹症；脊柱后突畸形如驼峰状，多见于小儿佝偻病和脊柱结核。腰椎异常弯曲，角状后凸畸形，多见于单个椎体或2～3个椎体病变，如椎体压缩性骨折、脱位、椎体结核或肿瘤致椎体骨质破坏；弧形后凸畸形，则由多个椎体病变所致，如类风湿性关节炎、老年性骨质疏松症；腰椎生理前凸加大，见于骶椎、下腰椎滑脱，小儿双侧先天性髋关节脱位等。此外，还要观察脊柱部皮肤的颜色是否正常，有无肿块、瘀斑，有无疮疹、瘢痕、脓肿、窦口等。

2. 触诊

（1）检查棘突情况　患者俯卧，医者立于一旁，以一手的食、中二指挟压于脊柱的棘突两旁，另一手加压叠于食、中二指上，从上向下拖动食、中二指，如两指运动为一直线，则棘突无偏歪为正常，反之，棘突偏向一侧，则说明脊柱有侧弯或棘突有偏歪。另外，医者以食指和无名指挟压于棘突两侧，中指指面压于棘突上，从上往下运动，如中指在两棘突之间有阶梯状感觉，可能有椎体的滑脱，最常见的是第五腰椎在第一骶椎上方向前滑脱或第四腰椎在第五腰椎上方向前滑脱。若感觉胸椎部棘突有明显的滑脱，多表明胸椎体有压缩性骨折或胸椎结核、肿瘤等而使椎体受到破坏。

（2）检查脊柱压痛点　脊柱有轻压痛，表明病变部位比较表浅，如棘上韧带、棘间韧带的损伤等，其压痛点多位于棘突上或棘突与棘突之间。脊柱有重压痛、间接压痛、叩击痛均表明深部组织如椎体、小关节、椎间盘等有病变。叩击腰部时，患者感觉舒适，说明有子宫后倾、肾下垂、神经衰弱等症状性腰痛。检查时要先上后下，先健侧后患侧，先两旁后中央。

3. 关节运动功能检查

1）颈椎

正常时颈椎可前后屈伸35°～45°，左右旋转30°～40°，左右侧屈45°。寰枕关节有病变时，前屈（点头）动作受限；寰枢关节有病变时，旋转动作（摇头动作）及伸屈活动发生障碍；寰枕关节及寰枢关节发生病变或固定后，颈部的旋转及屈伸可丧失50%左右。

2）腰椎

正常时腰部前屈可达80°～90°，后伸可达30°，左、右旋转可分别达30°，左、右侧弯可分别达20°～30°。腰椎椎间关节或腰骶关节病变时，伸展、侧屈过程中出现疼痛，活动范围减小。腰椎管狭窄症，后伸受限，局部疼痛及向患肢的放射痛明显加重。脊柱各种关节病变等，各项活动均可产生疼痛，旋转运动时亦发生疼痛。

二、特殊检查

1. 压顶试验（又称椎间孔挤压试验）

检查方法：患者坐位，医者位其后方，双手手指互相嵌夹相扣，以手掌面下置于患者头顶，两前臂掌侧夹于患者头两侧保护，向各个不同的方向挤压。

阳性体征：挤压时，颈部疼痛或同侧上肢部放射痛。

临床意义：本试验阳性多见于颈椎病，提示颈神经根受压，如神经根型颈椎病、颈椎间盘突出症。

2. 叩顶试验（又称颈椎间接叩击试验）

检查方法：患者坐位，医者立于其后，以一手掌面置于患者头顶，另一手握拳轻叩垫手掌背。

阳性体征：叩击时患者颈部或上肢部、腰腿部出现疼痛或麻木。

临床意义：本试验阳性多见于颈椎病，如颈椎骨病变，颈椎间盘、后关节病变。引起颈痛并有上肢串痛和麻木感，提示颈神经根受压；引起患者一侧腰腿痛者，提示腰神经根受压。

3. 屈颈试验

检查方法：患者坐位或仰卧，双下肢伸直，医者位于一侧，患者作主动或被动的屈颈1～2 min。

阳性体征：腰部疼痛，下肢放射性痛。

临床意义：本试验阳性提示腰神经根受压。

4. 臂丛神经牵拉试验

检查方法：患者坐位或站位，颈部前屈，头向健侧侧弯。医者一手抵住患者患侧头部，另一手握患肢腕部，反方向牵拉。

阳性体征：颈部及患肢出现放射痛、麻木。

临床意义：本试验阳性多为臂丛神经受压，常见于颈椎综合征患者。

5. 直腿抬高试验

检查方法：患者仰卧，双下肢伸直靠拢。医者位于一侧，嘱患者先将一侧下肢伸直抬高到最大限度，然后放回检查床面，再将另一侧下肢伸直抬高到最大限度，两侧对比。正常时，腿和检查床面之间的角度在60°以上，两侧对等。

阳性体征：两侧抬高不等，小于60°，抬高过程中出现腰痛和下肢放射痛。

临床意义：本试验阳性提示坐骨神经根受压，常见于腰椎间盘突出症、梨状肌综合征、椎管内肿瘤等病变。

6. 直腿抬高加强试验

检查方法：患者仰卧，医者立于一侧，一手握患者踝部，在直腿抬高中如果患者出现腰部、下肢的疼痛，则将患腿放低5°～10°，直至疼痛减轻或消失，再突然将足背屈起，背伸踝关节。

阳性体征：患者腰部疼痛及下肢放射痛再度出现。

临床意义：本试验对单纯性坐骨神经受压更有意义，阳性可进一步证明是坐骨神经根受压。

7. 挺腹试验

检查方法：患者仰卧，医者立于一侧，嘱患者以足和肩着力，挺起腹部，使腰部、骨盆部离开床面，同时用力咳嗽一声（腹压增高）。

阳性体征：腰部疼痛，下肢放射性痛。

临床意义：本试验阳性提示腰部神经根受压。

8. 仰卧屈膝屈髋试验

检查方法：患者仰卧，两腿靠拢，医者立于一侧，嘱其尽量屈髋、屈膝。医者双手按压患者双膝，使大腿尽量靠近腹壁。

阳性体征：腰骶部出现疼痛。

临床意义：本试验阳性提示腰骶韧带损伤或腰骶关节病变。

9. 骨盆挤压试验

检查方法：患者仰卧，医者立于一侧，两手分别于髂骨翼两侧，同时向中线挤压骨盆。

阳性体征：骨盆发生疼痛。

临床意义：本试验阳性提示骨折或骶髂关节病变。

10. 骨盆分离试验

检查方法：患者仰卧，医者立于一侧，两手分别置于两侧髂前上棘前面，同时向外下方推压骨盆。

阳性体征：骨盆出现疼痛。

临床意义：本试验阳性表明骨盆骨折或骶髂关节有病变。

11. 床边试验

检查方法：患者仰卧于床边，患侧下肢悬垂于床边，使之后伸；另一下肢髋膝关节屈曲，并用双手抱住膝部。医者一手按住屈曲的膝部，另一手按压悬于床边的膝部，两手相对用力，使髋后伸。

阳性体征:骶髂关节发生疼痛。

临床意义:本试验阳性多见于骶髂关节的病变,腰骶关节患者不会发生疼痛。

12. “4”字试验(又称盘腿试验)

检查方法:患者仰卧,被检查一侧下肢膝关节屈曲,髋关节屈曲、外展、外旋,将足架在另一侧的膝关节上,双下脚呈“4”字形,医者一手放在屈曲的膝关节内侧,另一手放在对侧髂前上棘前面,然后两手向下压。

阳性体征:下压时骶髂关节处出现疼痛。

临床意义:本试验阳性表明患侧骶髂关节或髋关节有病变。

13. 跟臀试验

检查方法:患者俯卧,双下肢伸直,医者立于一侧,一手握患者踝部,使其屈膝,跟部触到臀部。

阳性体征:腰骶部出现疼痛,甚至骨盆、腰部随之抬起。

临床意义:本试验阳性提示腰骶关节有病变。

子任务四　上肢部的检查

一、肩部

(一)一般检查

1. 望诊

患者坐位或站位,充分暴露肩部,从前、后、侧方仔细观察,注意三角肌、锁骨上下窝的深浅,两个肩胛骨的高低,肩胛骨内缘与脊柱的距离,冈上、下肌有无萎缩,双侧是否对称等。锁骨骨折患者,其肩部常向患侧倾斜,两侧不对称。骨折、脱位、肩部的先天性疾病等都会引起肩部畸形,如:肩锁关节脱位时,肩上部出现高凸畸形;肩关节脱位时,出现高肩畸形;臂丛神经损伤引起肩部肌肉麻痹时,可出现垂肩畸形;前锯肌麻痹、进行性肌萎缩时可出现翼状肩胛。此外,还要观察肩关节有无肿胀、擦伤、水泡、瘢痕、窦道,皮肤颜色有无改变,肩关节肌肉有无萎缩等。

2. 触诊

触摸时医者用手指沿锁骨关节面滑动触摸,先触摸锁骨内侧 2/3 的凸面,再触摸其外侧 1/3 的凹面,注意有无骨突出、骨擦音或骨折而引起的骨中断。在锁骨凹面的最深处,可触摸到喙突,注意喙突处有无压痛或异常的活动。在锁骨向外约 2.5 cm 处,可触摸到肩锁关节,让患者伸屈活动肩关节数次,即可触到肩锁关节的活动,注意有无压痛、摩擦音和锁骨外端的弹性活动。肩外侧最高点的骨性突起为肩峰,检查有无压痛、异常活动。肩峰下方的骨性高突为肱骨大结节,检查其有无压痛、异常活动。沿肩峰向后、内触摸,肩峰和肩胛冈形成一个连续的弓形,依次检查肩胛骨的脊柱缘、外缘、内上角、下角的骨轮廓,将两侧进行对比,注意有无压痛。肩肱关节脱位时,在肩峰的外侧向下可触及明显的凹陷和空虚感，在腋窝部或肩前方能触摸到球形的肱骨头。肌腱袖撕裂或在止点处撕脱，触摸时有压痛，以冈上肌最易发生撕裂，尤其易发生在靠近其止点处。肩峰下滑囊炎时，滑液囊可有触痛，肩关节活动也受限。触摸腋窝的前锯肌、胸大肌、背阔肌时，注意肌肉的张力、形状、大小及有无压痛。触摸胸大肌、肱二头肌、三角肌等肩胛带肌肉，注意两侧对比，了解肌肉的张力、形状及发现不正常的形态、结节或肿块等。肱二头肌长头肌腱有明显压痛，多为肱二头肌长头肌腱炎；触摸到异位的长头肌腱，多为肱二头肌长头肌腱滑脱；长头肌腱撕裂时，在上臂前中部可触及隆起的球形。三角肌构成肩部明显的外观形状，肩部外伤或腋神经的损伤，均可使三角肌萎缩。

3. 关节运动功能检查

外展运动：肩部正常外展可达 90°，主要参与肌肉有三角肌、冈上肌、前锯肌。

内收运动：肩部正常内收可达 40°，主要参与肌肉有胸大肌、背阔肌、三角肌前部、大圆肌等。

外旋运动：肩部正常外旋可达 30°，主要参与肌肉为冈下肌、小圆肌、三角肌后部。

内旋运动：肩部正常内旋可达 80°，主要参与肌肉为胸大肌、小圆肌、三角肌前部等。

前屈运动：肩部正常前屈可达 90°，主要参与肌肉为三角肌、前肱肌、胸大肌、肱二头肌。

后伸运动：肩部正常后伸可达 45°，主要参与肌肉为背阔肌、大圆肌、三角肌后部、小圆肌等。

（二）特殊检查

1. 搭肩试验

检查方法：患者坐位或站立位，先嘱患者屈肘，将手搭于对侧肩上，正常时手能搭到对侧肩部，且肘部能贴近胸壁。

阳性体征：手能搭到对侧肩部，肘部不能靠近胸壁；或肘部能靠近胸壁，手不能搭到对侧肩部。

临床意义：本试验阳性提示肩关节脱位。

2. 落臂试验

检查方法：患者立位，将患肢被动外展 90°，然后令其缓慢放下。

阳性体征：不能慢慢放下，出现突然直落到体侧。

临床意义：本试验阳性提示肩部肌腱袖有破裂。

3. 肱二头肌抗阻力试验

检查方法：患者坐位，医者立其前方，嘱患者屈肘 90°，医者一手扶住患者肘部，一手扶住腕部，给予阻力，嘱患者用力屈肘。

阳性体征：出现肱二头肌肌腱滑出，或肱骨结节间沟处疼痛。

临床意义：出现肱二头肌肌腱滑出，提示有肱二头肌长头肌腱滑脱；出现疼痛，提示肱二头肌肌腱炎。

4. 直尺试验

检查方法：医者用直尺贴于患者上臂外侧，一端接触肱骨外上髁，另一端接触肱骨大结节。

阳性体征：肩峰位于肱骨外上髁与肱骨大结节的连线上。

临床意义：正常时肩峰位于肱骨外上髁与肱骨大结节连线的内侧，本试验阳性提示肩关节脱位或肩胛骨颈部明显移位骨折。

5. 肩关节外展活动试验

检查方法：患者坐位或站立位，医者位于一侧，观察患者肩关节的外展活动，对肩部疾病作大致鉴别。

体征和临床意义如下。

肩关节外展活动丧失或只能轻微外展，并伴有剧烈疼痛者，提示肩关节脱位或骨折。

肩关节从外展到上举过程中皆有疼痛，提示肩关节炎。

肩关节在外展开始时不痛，越接近水平位时肩越痛，提示肩关节粘连。

肩外展 30°～60°时，患侧三角肌明显收缩，但不能外展上举上肢。如果患者越用力越耸肩，或被动外展患肢越过 60°，患者就越能主动上举上肢，则提示冈肌肌腱断裂或撕裂。

肩关节外展时疼痛，上举时反而不痛，提示三角肌下滑囊炎。

外展开始时不痛，在 60°～120°范围出现疼痛，越过此范围后反而不痛，提示冈上肌肌腱炎。

肩关节从外展到高举 60°～120°的范围内有疼痛，超过这个范围反而不痛或痛减，提示锁骨骨折。

二、肘部

（一）一般检查

1. 望诊

肘外翻畸形多见于肘部骨骼先天性发育异常、肱骨远端骨折复位不良或损伤了肱骨远端骨骺者。肘内翻畸形多见于肱骨髁上骨折复位不良或创伤中损伤了肱骨远端骨骺。肘部后突畸形多见于肱骨髁上骨折复位不良，肘部梭形畸形多见于类风湿性关节炎时。肘关节的某一个局部出现肿胀，多见于外伤造成的撕脱性骨折，如肱骨内上髁撕脱性骨折，肿胀多发生在肘内侧；肱骨外上髁骨折、桡骨头骨折，肿胀多发生在肘外侧；尺骨鹰嘴骨折时，肿胀多出在肘后方。肘关节炎症，引起关节内积液时，在早期表现为肘后尺骨鹰嘴两侧正常的凹陷消失，变得饱满；积液较多时，则肱桡关节也肿胀；大量积液时，肘关节呈半屈位，肿胀严重。若肘关节弥漫性肿胀，超出关节界线部位，多见于肘部骨折或严重的挤压伤。

2. 触诊

触摸尺骨鹰嘴，如鹰嘴骨折，大多数可触及连续性中断，局部有明显压痛。尺骨鹰嘴内侧可触及肱骨内上髁，外侧可触及肱骨外上髁，如有压痛，多见于肱骨内上髁炎、肱骨外上髁炎。触摸桡骨头，了解有无位置的异常及压痛。肘后三角关系被破坏，多见于肘关节脱位，尺骨鹰嘴、肱骨内上髁或肱骨外上髁骨折移位，但当肱骨髁上发生骨折时，肘后三角关系不发生改变。肘后部如触摸到软而肥厚的囊性包块，多见于尺骨鹰嘴滑囊炎；尺骨鹰嘴的两侧如触摸到可移动的结节或硬块，多见于关节内的游离体。肱动脉、正中神经通过肘关节前面的肘窝中，注意触摸肱动脉的搏动是否正常。

3. 关节运动功能检查

屈肘运动：正常时屈肘可达140°，主要参与运动的肌肉有肱二头肌、肱肌、肱桡肌、旋后肌等。

伸肘运动：正常时伸肘0°～5°，主要参与运动的肌肉为肱三头肌、肘肌。

旋前运动：正常时肘部旋前约80°，参与运动的肌肉主要为旋前圆肌、旋前方肌等。

旋后运动：正常时肘部旋后运动可达90°，参与运动的肌肉主要为旋后肌、肱二头肌等。

（二）特殊检查

1. 网球肘试验

检查方法：患者坐位或站位，医者立其前方，嘱患者前臂稍弯曲，手半握拳，腕关节尽量屈曲，然后将前臂完全旋前，再将肘伸直。

阳性体征：肘伸直时，肱桡关节外侧疼痛。

临床意义：本试验阳性，多提示有肱骨外上髁炎，即网球肘。

2. 肘关节检查(又称肘三角检查)

检查方法：患者坐位，医者在患者的伸直位和屈肘时分别检查肱骨内上髁、肱骨外上髁与尺骨鹰嘴的关系。

体征和临床意义：正常的三点关系被破坏，提示肘关节脱位或组成肘三角的骨骺发生骨折并移位。

三、腕掌部

（一）一般检查

1. 望诊

腕和手指的畸形，对推拿临床有较大的诊断意义。餐叉样畸形多发生于桡骨远端伸直型骨折，骨折后远端向背侧移位，从侧面观察形如餐叉。爪形手见于前臂缺血性肌痉挛引起的损伤，掌指关节过伸，近端指间关节屈曲，形似鸡爪。猿形手见于尺神经和正中神经的合并损伤，表现为大、小鱼际肌萎缩，掌部横弓消失，掌心扁平，又称铲形手、扁平手。垂腕见于桡神经损伤，前臂伸肌麻痹，不能主动伸腕。锤状指见于手指伸肌肌腱止点及止点附近断裂，或手指伸肌肌腱止点处发生撕脱骨折。短指畸形、并指畸形、巨指畸形、缺指畸形、多指畸形则多与先天性遗传有关。匙状指甲多是真菌严重感染的结果，杵状指甲多见于呼吸系统疾病或先天性心脏病。

此外，腕部肿胀多由于关节内损伤或病变，如腕部挫伤，关节囊或韧带撕裂，腕骨骨折或月骨脱位。腕部呈梭形肿胀，不红不热，多见于腕关节结核。双腕对称性肿胀，时肿时消，多见于风湿性关节炎。鼻烟窝饱满肿胀多见于腕舟骨的骨折。

2. 触诊

在腕关节触压桡骨茎突和尺骨茎突，以判断其骨轮廓是否正常，是否存在压痛。桡骨茎突处压痛明显，多见于拇短伸肌、拇长展肌腱鞘炎。患者伸开拇指，于鼻烟窝处触诊，如有压痛，可能是腕丹骨的骨折。在手腕背侧中央触摸，如有空虚感，并在腕掌侧中央能触摸到向前移动的骨块，多提示为月骨脱位。尺骨茎突高凸且有松弛感，下尺桡关节处压痛，多提示为下尺桡关节分离。腕部背侧触摸到局限性肿块，且肿块可顺肌腱的垂直方向轻微移动，但不能平行移动者，多提示为腱鞘囊肿。指间关节侧方压痛或伴有侧向活动，多提示为侧副韧带损伤。腕掌部骨折时，多在骨折断端有明显的肿胀、压痛、畸形、轴心叩击痛等，发生率最高的是第五掌骨，第一掌骨基底部骨折也较常见。患者屈腕，医者用拇指按压腕管近侧缘，如患者正中神经分布区皮肤麻木加重，并有疼痛放射至中指、食指，多见于腕管综合征。尺神经通过豌豆骨与钩骨钩部之间的骨性纤维鞘管，尺神经综合征时，患者多有小鱼际肌及骨间肌的萎缩，小指及无名指尺侧皮肤感觉迟钝。

3. 关节运动功能检查

伸腕运动：正常时伸腕可达 60°，参与运动的主要肌肉为桡侧腕长、短伸肌，尺侧腕伸肌。

屈腕运动：正常时可屈腕 60°，主要参与运动肌肉有桡侧腕屈肌、尺侧腕屈肌。

桡偏运动：正常时桡偏可达 30°，主要参与运动肌肉有桡侧腕屈肌、桡侧腕伸肌。

尺偏运动：正常时尺偏可达 40°，主要参与运动的肌肉有尺侧腕屈肌、尺侧腕伸肌。

屈指运动：正常时掌指关节可屈曲 80°～90°，近端指间关节屈曲 60°～90°。主要参与运动的肌肉：掌指关节为蚓状肌；近端指间关节为指浅屈肌；远端指间关节为指深屈肌。

伸指运动：正常时掌指关节伸直位为 0°时，可过伸 15°～25°，近端指间关节，远端指间关节伸直时为 0°，无过伸运动。主要参与运动的肌肉为指总伸肌、食指固有伸肌、小指固有伸肌等。

手指外展、内收运动：正常时小指、无名指、食指有 20°的外展运动，参与运动的主要肌肉为骨间背侧肌、小指外展肌、骨间掌侧肌等。

拇指背伸、屈曲运动：正常拇指背伸时拇指与食指之间的夹角可达 50°，拇指掌指关节屈曲可达 50°，指间关节屈曲可达 90°。拇指背伸主要由拇短伸肌和拇长伸肌完成，拇指屈曲主要由拇短屈肌和拇长屈肌完成。

拇指掌侧外展、背侧内收运动：正常时拇指掌侧外展，拇指与掌平面构成的角度约为70°，背侧内收为0°。掌侧外展主要由拇长展肌和拇短展肌完成，背侧内收主要由拇内收肌完成。

拇指对掌运动；正常时拇指指端可触及其他各手指指端。

（二）特殊检查

1. 握拳试验（又称桡骨茎突腱鞘炎试验）

检查方法：患者坐位，屈肘90°，前臂中立位握拳，拇指握在掌心中；医者立其前方，一手握住患肢前臂远端，另一手握其手部，使腕关节向尺侧屈腕。

阳性体征：桡骨茎突部剧烈疼痛。

临床意义：本试验阳性提示桡骨茎突狭窄性腱鞘炎或拇长展肌与拇短伸肌腱鞘炎。

2. 屈腕试验

检查方法：患者坐位，医者立其前方，嘱患者将腕关节极度屈曲。

阳性体征：手指部出现麻木，疼痛。

临床意义：正中神经由腕管中通过，在屈腕时，正中神经受到挤压而出现麻木、疼痛。本试验阳性提示腕管综合征。

子任务五　下肢部的检查

一、髋部

（一）一般检查

1. 望诊

望诊时，患者站立，医者观察其两侧髂前上棘、髂后上棘是否等高。如髂前上棘不等高，多由两侧下肢不等长，继发骨盆倾斜所致。髂后上棘不等高，一侧向上移位或向后突出，表明骶髂关节错位。观察骨盆区皮肤有无青紫瘀斑、肿胀等，尤其需要注意坐骨部和股骨大转子部。从侧面观察腰臀部，正常的腰椎部分有一个前凸弧度，如果弧度消失，可能是椎旁肌肉痉挛所致；弧度明显加大，可能是腹壁肌肉无力，髋部屈曲畸形或先天椎体滑脱引起；弧度明显加大，臀部明显后突，髋部呈现屈曲位，则可能是髋关节结核等病变。在臀部上方，髂后上棘之上，有两个凹陷的小窝，正常时应在同一水平，如骨盆倾斜，则两侧不在同一水平上。此外，臀部后面应注意观察臀横纹是否对称，髋部前面应注意观察腹股沟是否对称。

2. 触诊

患者仰卧，触摸髂前上棘，检查髂嵴是否有压痛，了解骨轮廓，注意两侧是否等高，有无骨盆倾斜。触摸两侧股骨大转子，若为浅表压痛，并有柔软的波动感，多提示大转子滑囊炎；若为局部深压痛，多提示大转子骨折、结核或肿瘤等；大转子有增厚感，并在髋关节屈伸活动时有弹响声，多提示大转子处髂胫束增厚；轻叩大转子，髋关节产生疼痛，多见于股骨颈、股骨头、髋臼骨折；在股骨颈骨折有移位或髋关节脱位时，大转子的位置可上移。患者俯卧，触摸髂后上棘，如两侧髂后上棘不等高，骶髂关节处有压痛，多提示骶髂关节半脱位。按压臀大肌区，如压痛明显，多见于臀大肌筋膜炎。在大转子和坐骨结节连线中点用力下压，如产生深压痛或压痛沿坐骨神经走向放射，多见于梨状肌综合征。患者侧卧，尽量屈髋屈膝，可触摸到坐骨结节表面，如该处压痛明显，提示坐骨滑囊炎；如摸到囊性肿物，提示坐骨结节囊肿。

3. 关节运动功能检查

前屈运动：正常髋关节前屈可达145°，主要参与运动的肌肉有髂腰肌、股直肌。前屈运动可检查患者髋关节有无屈曲畸形。嘱患者一侧髋关节作前屈运动，即将一侧大腿屈在胸前，而另一条腿伸直，正常时伸直的腿可平放于检查床上。如伸直的腿不能平放于检查床上，或伸直的腿虽能平放于检查床上，但身体向前移动，胸背部从检查床上抬起或腰部弓起，均提示髋关节有屈曲畸形。

后伸运动：正常时髋关节可后伸30°～40°，主要参与运动的肌肉为臀大肌、国绳肌。后伸运动可检查患者髋关节有无屈曲挛缩。医者一手位于患者大腿根部，抬起大腿，若大腿不能后伸，或骨盆随之抬起离开检查床面，提示髋关节有屈曲挛缩畸形。

外展运动：正常时髋关节外展可达45°，主要参与运动的肌肉为臀中肌、臀小肌。

内收运动：正常时髋关节的内收可达30°，主要参与运动的肌肉为大腿内收肌群。

外旋运动：正常时髋关节的外旋可达30°，主要参与运动的肌肉为髋部外旋肌群。

内旋运动：正常时髋关节的内旋可达35°，主要参与运动的肌肉为臀中肌、臀小肌。

（二）特殊检查

1. 站立位屈髋屈膝试验（又称单腿独立试验）

检查方法：患者站立，医者立于其后，嘱患者单腿站立，并保持身体直立，当一腿离开地面时，负重侧的臀中肌立即收缩，将对侧的骨盆抬起，表明负重侧的臀中肌功能正常。

阳性体征：不负重一侧的骨盆不抬高，甚至下降。

临床意义：本试验阳性提示负重侧臀中肌无力或功能不全。此试验须两侧对比，常用于脊髓灰质炎后遗症、先天性髋关节脱位、陈旧性髋关节脱位、髋内翻、股骨头坏死骨骺滑脱等疾病的检查。

2. 屈髋挛缩试验

检查方法：患者仰卧，双下肢伸直，医者立于一侧，一手握住患者的踝关节，另一手扶住膝部，嘱患者一侧屈髋屈膝，使大腿贴近腹壁，腰部贴近床面。

阳性体征：伸直一侧的腿自动离开床面，大腿与床面之间形成夹角。

临床意义：本试验阳性提示髋关节屈曲挛缩畸形，多见于髋关节结核、类风湿性关节炎等疾病。

3. 髋关节过伸试验（又称腰大肌挛缩试验）

检查方法：患者俯卧，屈膝90°，医者立于一侧，一手握其踝部，将下肢提起，使髋关节过伸。

阳性体征：骨盆随之抬起。

临床意义：本试验阳性提示腰大肌脓肿、髋关节早期结核、髋关节强直。

4. 髂坐连线检查

检查方法：患者侧卧，从髂前上棘到坐骨结节的连线，正常时股骨大转子的顶点恰在该连线上。

阳性体征：大转子超过此线以上。

临床意义：本检查阳性提示股骨大转子上移，多见于髋关节脱位、股骨颈骨折移位、髋内疾病等。

5. 掌跟试验

检查方法：患者仰卧，下肢伸直。医者立于一侧，嘱患者将足跟放在医者的掌面上。正常情况下，足直向上。

阳性体征：足向外，呈外旋位。

临床意义：本试验阳性多提示有股骨颈骨折、髋关节脱位或截瘫。

6. 足跟叩击试验

检查方法：患者仰卧，双下肢伸直。医者立于一侧，一手将患肢抬起30°，另一手拳击其足跟。

阳性体征：击足跟时髋关节处疼痛。

临床意义：本试验阳性提示髋关节病变，如股骨颈骨折、股骨粗隆骨折等。

7. 屈膝屈髋分腿试验

检查方法：患者仰卧，医者立于一侧，嘱患者两下肢屈曲外旋，两足底相对，医者将两下肢被动分开。

阳性体征：两下肢不易完全分开或分开时大腿内侧疼痛。

临床意义：本试验阳性多提示股内收肌综合征。

二、膝部

（一）一般检查

1. 望诊

正常膝关节的生理外翻角是5°～10°，伸直时，可有0°～5°的过伸，佝偻病、脊髓灰质炎后遗症、骨折畸形愈合、骨骺发育异常等可使膝关节的外翻角改变。超过15°时，形成外翻畸形，单侧外翻为“K”形腿，双侧外翻“X”形腿；外翻角消失，形成小腿内翻畸形，两侧对称为“O”形腿。膝关节滑膜炎、风湿性关节炎、膝关节结核、肿瘤等病变可见全膝关节肿胀，如肿胀时伴局部皮肤发红，灼热而剧痛，多见于膝关节急性化脓性炎症。在胫骨结节处出现明显的肿块，多为胫骨结节骨骺炎。膝关节后侧出现囊性肿块，多为腘窝囊肿。股骨下端或胫骨上端的内、外侧有局部隆突时，要注意骨软骨瘤。检查膝关节时，尤其要注意股四头肌的萎缩，任何引起下肢活动障碍的病变,如膝关节半月板的损伤,膝关节结核,腰椎间盘突出症,下肢骨折长期固定等,均可引起股四头肌的萎缩。

2. 触诊

检查膝关节前面,触摸髌骨,如髌骨边缘凹凸不平,多见于继发性骨关节炎;髌骨下脂肪垫触痛,提示脂肪垫肥厚或挫伤;触摸到缺损,并有明显压痛,提示髌韧带撕裂。检查膝关节内侧副韧带,注意是否连续、中断或触痛。若内侧副韧带从内上髁处撕裂,常附带有撕裂的小骨片;若内侧副韧带从中点处断裂,则可触摸到局部缺损。患者膝关节屈曲,医者用拇指插入外侧关节间隙,触摸外侧半月板。髂胫束位于膝关节外侧的稍前方,触摸髂胫束的紧张度及有无挛缩。触摸膝关节后面腘窝部,如摸及囊性肿块,多为腘窝囊肿。

3. 关节运动功能检查

屈曲运动:正常屈膝可达 145°,主要参与运动的肌肉为国绳肌。

伸直运动:正常伸膝为 0°,青少年及女性有 5°~10°的过伸,主要参与运动的肌肉为股四头肌。

外旋、内旋运动:正常膝关节在伸直位时无内、外旋运动,但屈曲 90°时,有 10°~20°的内、外旋运动,主要参与运动的肌肉为半腱肌、半膜肌、股二头肌等。

(二)特殊检查

1. 研磨、提拉试验

1)研磨试验

检查方法:患者俯卧,膝关节屈曲 90°,医者一手固定腘窝部,另一手握住患者足部,向下压足,使膝关节面靠紧,然后作小腿旋转动作。

阳性体征:膝关节疼痛。

临床意义:本试验阳性提示半月板破裂或关节软骨损伤。

2)提拉试验

检查方法:患者俯卧,膝关节屈曲 90°,医者一手按其大腿下端,另一手握住患肢足踝部,提起小腿,使膝离开检查床面,作外展、外旋或内收、内旋活动。

阳性体征:膝外侧或内侧疼痛。

临床意义:本试验阳性提示内侧或外侧副韧带损伤。

2. 膝侧副韧带损伤试验

检查方法:患者仰卧,膝关节伸直,医者一手扶其膝侧面,另一手握住踝部,然后使小腿作被动的内收或外展动作。如检查内侧副韧带,则一手置患者膝外侧推膝部向内,另一手拉小腿外展。若检查外侧副韧带,则一手置膝内侧推膝部向外,另一手拉小腿内收。

阳性体征:膝关节松动感,内侧或外侧疼痛。

临床意义:本试验阳性提示膝关节内侧或外侧副韧带损伤或断裂。

3. 抽屉试验

检查方法：患者仰卧，双膝屈曲 90°，医者坐在床边，用大腿压住患者的足背，双手握住小腿近端用力前后推拉。

阳性体征：小腿近端向前或向后移动。

临床意义：本试验用于检查膝关节交叉韧带有无断裂。如果小腿近端向前移动，表明前交叉韧带断裂；向后过多移动，表明后交叉韧带断裂。

4. 浮髌试验

检查方法：患者腿伸直，医者一手压在髌上囊部，向下挤压，使积液局限于关节腔。然后用另一手拇、中指固定髌骨内、外缘，食指按压髌骨。

阳性体征：髌骨漂浮，重压时下沉，松指时浮起。

临床意义：本试验阳性提示膝关节腔内积液。

5. 回旋挤压试验(又称膝关节旋转试验)

检查方法：患者仰卧，医者立于一侧，一手握其足，一手固定膝关节，使患者膝关节极度屈曲，尽力使胫骨长轴内旋。医者固定膝关节的手放在膝外侧推挤膝关节使其外翻，小腿外展，慢慢伸直膝关节。按上述做相反动作，使膝关节外旋内翻，小腿内收，然后伸直膝关节。

阳性体征：膝关节弹响、疼痛。

临床意义：本试验外侧有弹响和疼痛提示外侧半月板损伤，本试验内侧有弹响和疼痛提示内侧半月板损伤。

三、踝部

（一）一般检查

1. 望诊

踝关节常见畸形如下。内翻足：足底向内翻转，行走时足背外侧缘着地。外翻足：足底向外翻转，行走时足内侧缘着地。马蹄足：行走时足前部着地负重，足跟悬起，踝关节跖屈位。仰趾足：行走时足跟着地负重，前足仰起，踝关节保持背伸位。高弓足：足的纵弓异常升高，行走时足跟和跖骨头着地。扁平足：足纵弓塌陷变平，足跟外翻前足外展。踝关节肿胀明显，早期以踝部前方为主，进而发展为全关节的肿胀，多见于内、外踝骨折或胫骨下端骨折；若肿胀形成缓慢，多见于踝关节结核或骨性关节炎。

2. 触诊

触摸时让患者坐于检查床边，两小腿自然下垂，医者一手握其足跟，固定住足部。先在足底前部触摸第一跖骨头和第一跖趾关节，注意跖骨头周围是否有骨疣，跖趾关节是否肿、变形、局部发红，有无滑囊增厚，此处为痛风和滑囊炎多发部位。触摸足舟骨结节，须注意有无足舟骨的无菌性坏死。紧靠足舟骨的近端是距骨头的内侧，扁平足患者足内侧距骨头明显突出。触摸足内踝，注意压痛、异常活动等。紧靠内踝远端的后面可摸到距骨内侧结节，是踝关节内侧副韧带后侧部的附着点，注意有无压痛。在足外侧面触摸第五跖骨粗隆，该部位易发生骨折。沿骨外侧缘向近端摸，可摸到跟骨，注意压痛点，在跟骨周围的压痛点往往就是病灶的位置。患者放松跟腱，医者用拇指及其余手指分别放在跟腱两侧，触摸跟骨后侧，跟骨发生压缩性骨折时，此处明显增宽。跟骨发生骨刺时，在跟骨内侧结节明显突出且有触痛。

3. 关节运动功能检查

踝背伸运动：正常时踝背伸可达30°，主要参与运动的肌肉为胫骨前肌、趾长伸肌等。

踝跖屈运动：正常时踝跖屈可达45°，主要参与运动的肌肉为小腿三头肌。

踝内翻运动：正常时踝内翻可达30°，主要发生在跟距关节，主要参与运动的肌肉为胫骨后肌。

踝外翻运动：正常时踝外翻可达30°，主要参与运动的肌肉为腓骨长肌、腓骨短肌。

足趾运动：足趾屈曲主要发生在远端和近端趾间关节，背伸主要发生在跖趾关节。例如，第一跖趾关节屈曲可达30°，背伸可达45°。

（二）特殊检查

足内、外翻试验如下。

检查方法：患者坐位或仰卧，医者一手固定小腿，另一手握足，将踝关节极度内翻或外翻。

阳性体征：同侧或对侧疼痛。

临床意义：同侧疼痛提示内踝或外踝骨折，对侧疼痛提示内侧或外侧副韧带损伤。

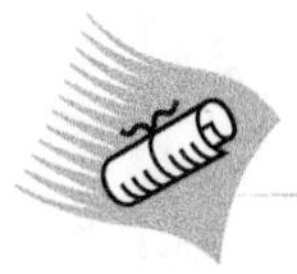

知识链接

X线检查

透视是最简单的X线检查方法，可以了解被透视部位的情况。在透视时，必须注意全面仔细地观察。不过，对于有些疾病，依靠透视是不可能完全清楚地了解情况的，这就需要借助于摄片。摄X线平片可以更清楚地观察所需检查部位的情况，是临床诊断最常用的方法，一般在摄片时必须拍正、侧两个方位的片子，必要时还可根据需要加拍不同角度和局部的平片。在读片时要认真仔细，善于区别正常、异常和病变等不同情况与不同角度的X线征象，以免造成误诊和漏诊。另外，对胃肠、胆囊、脊髓、膝关节等部位的病变，只凭摄平片往往难以确诊，还必须用造影透视或加摄局部片的方法来帮助我们作出最后的诊断。

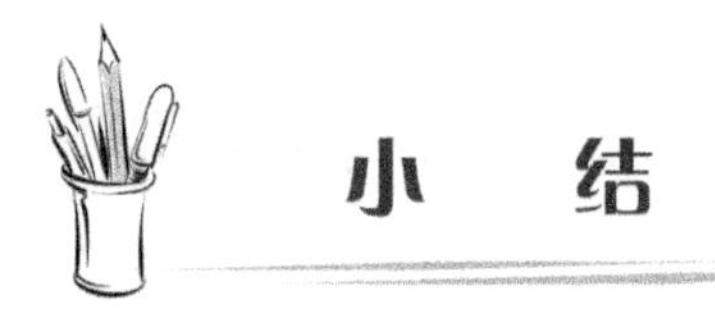

小　结

推拿常用检查方法分为一般检查与特殊检查：一般检查主要有望诊，望神色、形态、畸形、肿胀、肢体功能等；触诊，触压痛点、触畸形、触异常活动、触肿块、触肤温等。特殊检查主要有压顶、叩顶试验，屈颈试验，双膝、双髋屈曲试验，骨盆分离或挤压试验，“4”字形试验，直腿抬高和足背伸试验，搭肩试验，握拳试验，抽屉试验，足内、外翻试验等。掌握这些特殊检查方法及其阳性临床意义，对疾病的诊断至关重要，这些方法也可借用到推拿治疗中，作为一种治疗手法来使用。另外，X线、CT、核磁共振等现代检查方法也普遍使用。

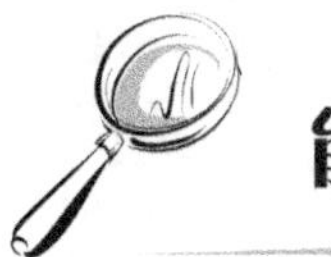

能力检测

1. 写出叩顶试验的检查方法及其阳性临床意义。
2. 写出双膝双髋屈曲试验的检查方法及其阳性临床意义。
3. 写出抽屉试验的检查方法及其阳性临床意义。
4. 写出直腿抬高试验及加强试验的检查方法及其阳性临床意义。
5. 简述肩关节外展试验的内容及对肩部疾病的大致鉴别。
6. 详述腰部常见压痛点的位置及阳性意义（五处以上）。

（傅惠萍）

任务四　推拿基本常识

掌握：推拿治疗的体位、常用介质和异常情况的处理。

熟悉：推拿的适应证、禁忌证和注意事项。

了解：推拿的特点和补泻。

推拿基本常识有推拿前准备、推拿的特点和补泻及适应证、禁忌证和注意事项，及其异常情况的处理。

子任务一　推拿前的准备

一、推拿时的体位

在推拿操作时，医者与患者均要选择好最佳体位。医者以操作时发力自如、操作方便为原则，患者以舒适、安全、放松为原则。

患者的体位一般有仰卧位、俯卧位、侧卧位、端坐位和俯坐位等，由医者根据治疗需要而定。医者操作时常取站位，有时取坐位。患者为小儿时，其体位多取仰卧位、俯卧位或坐位，而医者一般取坐位。

1. 患者体位

（1）仰卧位　患者头下垫薄枕，仰面而卧，肌肉放松，呼吸自然，下肢伸直，上肢自然置于身体两侧；亦可根据治疗需要，上肢或下肢采取外展、内收、屈曲位。在颜面、胸腹及四肢前侧等部位施用手法时常采取此体位。

（2）俯卧位　患者腹部向下背面向上而卧，头转向一侧或向下，下颌下垫薄枕，或面部向下放在推拿床的呼吸孔上，上肢自然置于身体两旁或屈肘向上置于头部两侧，双下肢伸直，肌肉放松，呼吸自然。在肩背、腰臀及下肢后侧施术时常采用此体位。

（3）侧卧位　患者侧向而卧，两下肢屈曲，或上侧下肢屈曲，下侧下肢伸直。在臀部及下肢外侧施术时常采用此体位，做侧卧位腰部斜扳法时亦采用此体位。

（4）端坐位　患者端正而坐，肌肉放松，呼吸自然，患者所坐凳子的高度最好与膝后腘窝至足跟的距离相等。在头面、颈项、肩及上背部施用手法时常采用此体位。

（5）俯坐位　患者端坐后，上身前倾，略低头，两肘屈曲支撑于两膝上或桌面（椅背）上，肩背部肌肉放松，呼吸自然。在项、肩部及上背部操作时常采用此体位。

2. 医者体位

医者根据患者被操作的部位和体位及所选用的手法，选择一个合适的位置、步态与姿势，从而有利于手法操作技术的运用。一般来说，医者的体位有站立位和坐位两种，常用的体位是站立位。站立位又分正立、丁字步、弓步和马步等。医者操作时要含胸拔背，收腹蓄臀，自然呼吸，切忌屏气；操作过程中，要全神贯注，思想集中，从容沉着，不要左右观顾、心不在焉。此外，医者的体位与姿势应根据手法操作的需要，随时作相应的调整、变换，做到进退自如，转侧灵活，使施术过程中全身各部位动作协调一致，这也是推拿的一项基本功。

二、推拿的介质

推拿时，为了减少对皮肤的摩擦损伤，或者为了借助某些药物的辅助作用，可在施术部位的皮肤上涂些液体、膏剂或撒些粉末，这种液体、膏剂或粉末统称推拿介质，亦称推拿递质。推拿时应用介质,在我国有悠久的历史。早在《金匮要略》中就有“膏摩”的记载,经后世医家不断发展,到了隋唐以后,便被广泛地运用于预防与治疗,出现名目繁多的膏摩方,一直衍用至今(尤其是小儿推拿)。

1. 介质的种类与作用

(1) 滑石粉　即医用滑石粉。有润滑皮肤的作用,一般在夏季常用,适用于各种病症,是临床上最常用的一种介质,在小儿推拿中应用最多。

(2) 爽身粉　即市售爽身粉。有润滑皮肤和吸水的作用,质量较好的爽身粉可代替滑石粉应用。

(3) 葱姜汁　将葱白和生姜捣碎取汁,或将葱白和生姜片用75%的乙醇浸泡而成。有加强温热散寒的作用,常用于冬春季及小儿虚寒证。

(4) 白酒　即食用白酒。适用于成人推拿,有活血驱风,散寒除湿,通经活络的作用,对发热患者尚有降温作用,一般用于急性扭挫伤。

(5) 冬青膏　由冬青油、薄荷脑、凡士林和少许麝香配制而成。具有温经散寒和润滑作用,常用于治疗软组织损伤及小儿虚寒性腹泻。

(6) 薄荷水　取5%薄荷脑5 g,浸入75%乙醇100 mL中配制而成。具有温经散寒、清凉解表、清利头目和润滑作用,常用于治疗小儿虚寒性腹泻及软组织损伤,用按揉法、擦法可加强透热效果。

(7) 木香水　取少许木香,用开水浸泡,放凉去渣后使用。有行气、活血、止痛作用,常用于急性扭挫伤及肝气郁结所致的两胁疼痛等症。

(8) 凉水　即食用洁净凉水。有清凉肌肤和退热作用,一般用于外感热证。

(9) 红花油　由冬青油、红花、薄荷脑配制而成。有消肿止痛等作用,常用于急性或慢性软组织损伤。

(10) 传导油　由玉树油、甘油、松节油、乙醇、蒸馏水等量配制而成,用时摇匀。有消肿止痛,驱风散寒的作用,适用于软组织慢性劳损和痹症。

(11) 麻油　即食用麻油。运用擦法时涂上少许麻油,可增强手法透热作用,提高疗效,常用于刮痧疗法中。

(12) 蛋清　将鸡蛋穿一小孔,取蛋清使用。有清凉去热、祛积消食作用,适用于小儿外感发热,消化不良等症。

(13) 外用药酒　取归尾30 g、乳香20 g、没药20 g、血竭10 g、马钱子20 g、广木香10 g、生地10 g、桂枝30 g、川草乌20 g、冰片1 g,浸泡于1500 mL高浓度白酒中,2周后使用。有行气活血、化瘀通络的功效,适用于骨和软骨退行性病症。

2. 介质的选择

(1) 辨证选择　根据证型的不同选择不同的介质。总之,可分为两大类,即辨寒热和辨虚实。寒证,用有温热散寒作用的介质,如葱姜水、冬青膏等;热证,用具有清凉退热作用的介质,如凉水、医用乙醇等。虚证,用具有滋补作用的介质,如药酒、冬青膏等;实证,用具有清、泻作用的介质,如蛋清、红花油、传导油等。其他证型可用一些中性介质，如滑石粉、爽身粉等，取其润滑皮肤的作用。

(2) 辨病选择　根据病情的不同选择不同的介质。软组织损伤，如关节扭伤、腱鞘炎等选用活血化瘀、消肿止痛、透热性强的介质，如红花油、传导油、冬青膏等；小儿肌性斜颈选用润滑性较强的滑石粉、爽身粉等；小儿发热选用清热性能较强的凉水、酒精等。

(3) 根据年龄选择　成年人，水剂、油剂、粉剂均可选用；老年人常用的介质有油剂和酒剂；小儿主要用滑石粉、爽身粉、凉水、乙醇、薄荷水、葱姜汁、蛋清等。

子任务二　推拿的特点和补泻

一、推拿的特点

推拿是人类在长期与疾病作斗争的过程中，逐步认识、总结发展起来的一种最古老的医疗方法，是一门年轻又有发展前途的医学学科。

推拿是一种物理疗法，属于中医的外治疗法之一，它不仅对骨伤科、内科、外科、妇科、儿科和五官科等各科的许多疾病有较好的治疗效果，更具有保健强身、预防疾病、却病延年的作用，深受人们的喜爱。同时，它无服药之不便、针刺之痛苦，故易为患者所接受。

当前，生物医学模式正在向生物-心理-社会医学模式转变。由于疾病谱的变化，人们治疗疾病的方法正在逐渐从偏向于手术和合成药物治疗向重视自然疗法和非药物疗法方向转变。推拿具有简便、舒适、安全、有效的特点，这种独特的医疗方法已经引起了国外临床医学工作者的高度重视。

可以预言，古老而又新兴的推拿疗法，将越来越为人们所喜爱，它将为人类的医疗保健事业作出更大的贡献。

二、推拿的补泻

推拿治疗和针灸一样，就科别和技术上来说，虽然各有各的特色，各有各的价值，但是，就其补泻原则而论是一致的。推拿亦有补、泻，根据《内经》“盛则泄之，虚则补之，热则疾之，寒则留之，陷则灸之，不盛不虚以经取之”的原则，通过推拿补泻虚实，疏通人体的气血，达到愈病、保健、强身的目的。现将常用的补泻手法分述如下。

1. 轻柔补泻法

补法是较轻刺激的推拿手法，手法柔和、轻快，时间短促。例如，轻揉、轻按能疏通气血、扶正补虚。泻法是重刺激的推拿手法，手法重而强，用力由轻而重，作用时间长。例如，重揉、重按能止痛活血以疏散凝结，开导闭塞肿胀，减轻疼痛。

2. 左右旋转补泻法

推拿时，以中指、食指、拇指，或用大鱼际按摩某一被推拿部位或穴位，顺时针旋转(向右旋转)为补。或以拇指、中指并按两穴，或以食指、中指和无名指并按三穴，顺时针旋转(向右旋转)亦为补法。

以中指或食指按住某一被推拿部位或穴位,逆时针旋转(向左旋转)为泻。或以拇指、中指并按两穴,或以食指、中指和无名指并按三穴,逆时针旋转(向左旋转)亦为泻法。

关于推拿的左右旋转补泻,诸书记载不一。周于蕃曾说:"急摩为泻,缓摩为补,摩法较推则从轻,较运则从重,或用大指或用掌心"又说:"轻推、顺推皆为补。"《按摩经》曾说:"揉涌泉,涌泉在足心,揉之左转止吐,右转止泻,若女用反之。"《小儿推拿广意》中曾说:"揉外劳宫和五脏,治潮热。左转清凉,右转温热。"《厘正按摩要术》载推胃脘法云:"由喉往下推,止吐,由中往上推,则吐。"《推拿指南》又立"清胃脘"及"补胃脘"二法,如清胃脘法云"用两大指外侧,由穴向上交互推之,能使儿吐",又补胃脘法云"用两大指侧,由喉向下,交互推之,能止吐"。这些都是前人的宝贵经验,需要我们在实践中认真总结研究,不断探索推拿补泻的规律。例如,上述左右旋转补泻法,是我们在学习前人补泻手法的基础上通过实践总结出来的在临床上经常运用的一种手法,有待今后临床和实验研究的进一步证实。

3. 迎随补泻法

《灵枢·九针十二源篇》对迎随补泻有具体的说明,它说:"……往者为逆,来者为顺,明知逆顺,正行无问。逆而夺之,恶得无虚,追而济之,恶得无实,……迎而夺之者,泻也,追而济之者,补也。"临床推拿时,需通而补者,应顺其经脉的走向进行按摩,如在与患病有关的经脉下段,顺着经脉方向,在穴位上进行短时间的轻快手法推拿,或顺其经脉方向施以推法揉法,可以使气血通畅,使虚实的组织器官恢复正常的机能活动。这就是随其气去而济之的手法,是一种补虚的手法。需行而泻之者,应逆其经脉的走向进行推拿,如在与患病有关的经脉上段,逆着经脉的方向,在经穴上进行长时间的重手法推拿,或逆其经脉方向以重力推法,或用压法、掐法,运用掐法时要逆着经脉的方向揉动,借使方盛的病势在经脉上恢复平衡,这就是逆其气至而夺之的手法,是一种泻实的手法。

如周于蕃在"推肚脐"一节中曾说:"推肚脐,须熬汤往小腹下推,则泻,由小腹往肚脐上推,则补。"因为足三阴经从足走腹,交手三阴,往小腹下推,是逆其经脉循行的方向,故为泻法;往上推为顺其经脉循行的方向,故为补法。

4. 平补平泻法(调法)

推拿时,以中指或拇指按住某一被推拿部位或经穴,逆时间旋转半圈顺时针旋转半圈,往返旋转为平补平泻手法;或以拇指、中指并按两穴,或以食、中、无名指并按三穴,逆时针旋转半圈,顺时针旋转半圈,往返旋转亦为平补平泻手法;或手指平放在穴位上左右旋转捻动,或五个手指并拢用指腹左右旋转捻动,亦为平补平泻,能活血调气。

躯干、四肢推拿按摩时,需通行经络者,应先顺经推,或顺经按摩。稍停,再逆经推,或逆经按摩,往返推送按摩,即为平补平泻法。

子任务三　推拿治疗的适应证、禁忌证和注意事项

一、推拿的适应证

推拿适应证涉及骨伤、神经、内、外、妇、儿、五官等科疾病，同时亦可用于保健、美容、减肥等方面。

（1）骨伤科疾病　包括各种筋伤、扭挫伤、脱位等，如颈椎病、落枕、前斜角肌综合征、胸腰椎后关节紊乱、胸胁迸伤、胸肋软骨炎、腰椎间盘突出症、急性腰扭伤、慢性腰肌劳损、轻度腰椎滑脱症、第三腰椎横突综合征、退行性脊柱炎、类风湿性关节炎、骶髂关节紊乱症、臀中肌损伤、梨状肌综合征、尾骨挫伤、下颌关节脱位、肩关节脱位、肘关节脱位、桡尺远端关节分离症、髋关节脱位、骨折后遗症、肩关节扭挫伤、肘关节扭挫伤、腕关节扭挫伤、半月板损伤、脂肪垫劳损、侧副韧带损伤、踝关节扭伤、跟腱损伤、肩周炎、肱二头肌长头腱鞘炎、肩峰下滑囊炎、肱骨外上髁炎、肱骨内上髁炎、桡骨茎突部狭窄性腱鞘炎、腕管综合征、指部腱鞘炎等。

（2）内科疾病　如感冒、头痛、肺气肿、哮喘、胃脘痛、胃下垂、胆绞痛、呃逆、便秘、腹泻、高血压、脑卒中后遗症、眩晕、失眠、冠心病、糖尿病、尿潴留、昏厥、阳痿等。

（3）妇科疾病　如月经不调、痛经、闭经、慢性盆腔炎、乳癖、子宫脱垂、产后缺乳、妇女绝经期综合征、产后耻骨联合分离症等。

（4）儿科疾病　如脑性瘫痪、小儿麻痹后遗症、小儿肌性斜颈、臂丛神经损伤、桡骨头半脱位、发热、咳嗽、顿咳、百日咳、惊风、泄泻、呕吐、疳积、佝偻病、夜啼、遗尿、斜视、脱肛、鹅口疮等。

（5）五官科疾病　如近视、视神经萎缩、慢性鼻炎、慢性咽炎、急性扁桃体炎、耳鸣、耳聋等。

（6）外科疾病　如乳痈初期、压疮及术后肠粘连等。

二、推拿的禁忌证

推拿疗法虽适应范围广，安全度大，但有些疾病使用推拿治疗不仅无效，反而可能加重病情，故对这些疾病禁用推拿治疗；有些疾病可使用推拿治疗，但操作不当，也会给患者带来不必要的痛苦或引起不应有的医疗事故，对这些疾病应慎用推拿治疗。因此，临床上要严格掌握推拿的禁忌证。一般认为，患有以下疾病者禁用或慎用推拿治疗。

（1）各种急性传染病，如肝炎、肺结核等。

（2）各种感染性疾病，如骨髓炎、化脓性关节炎、脑脓肿等。

（3）某些急性损伤，如脑部或中枢神经的急性损伤、内脏的挫裂伤、骨折早期、截瘫初期、皮肤破裂等。

（4）诊断不明者，如骨折、骨裂、颈椎脱位、急性脊柱损伤，尤其伴有脊髓症状者，在

明确诊断之前，不要轻易施以推拿。

(5) 某些严重疾病，如心脏病、肝病、恶性肿瘤、脓毒血症等。

(6) 某些急腹症，如胃、十二指肠等急性穿孔。

(7) 各种出血症，如外伤出血、便血、尿血等。

(8) 烧伤、烫伤及溃疡性皮炎的局部。

(9) 孕妇的腹部、腰骶部及臀部。

(10) 妇女月经期间小腹部及腰骶部不宜或慎用推拿。

(11) 不能安静的精神病、年老体弱、久病体虚、过饥过饱、醉酒者。

三、推拿的注意事项

(1) 推拿医师要熟练掌握手法技能，并且掌握有关中西医学知识，从而做到诊断明确，操作得当；操作过程中要认真，严肃，注意力集中，不能边操作边嬉笑、谈话等。随时观察患者对手法的反应，若有不适，应及时进行调整，以防发生意外事故；要经常修剪指甲，不戴装饰品，以免操作时伤及患者的皮肤。

(2) 治疗室要光线充足，通风保暖。

(3) 除少数直接接触皮肤的手法(如擦法、推法、掐法等)外，治疗时要用按摩巾覆盖治疗部位。给推拿小儿要使用介质，以保护其娇嫩的皮肤。

(4) 对于过饱、酒后、暴怒后及大量运动后的患者，一般不可立即施以推拿治疗。

(5) 推拿的 1 个疗程以 10～15 次为宜，疗程间宜休息 2～3 日。

子任务四　推拿异常情况的处理

推拿是一种安全有效的医疗方法，但如果手法运用不当，也可出现一些异常情况。所以，操作时要谨慎，防止发生意外，一旦发生，要及时处理。

一、软组织损伤

软组织包括皮肤、皮下组织、肌肉、肌腱、韧带、关节附件等。皮肤损伤在推拿临床最为常见，如出现皮肤疼痛、瘀斑、破皮等。其原因是多方面的，如：初学推拿者，手法生硬，不能做到柔和深透，从而损伤皮肤；手法粗蛮，粗蛮施加压力或过度地使用推、擦、揉等法，可导致皮肤损伤；手法操作过久，局部皮肤及软组织的感觉相对迟钝，痛阈提高，导致皮肤损伤。

预防与处理：要求医者加强手法基本功的训练，正确掌握各种手法的动作要领，提高手法的娴熟程度。

二、骨与关节损伤

在推拿临床上，由于手法过于粗暴，或对关节认识不足，毫无准备地施行手法操作，被动运动超过正常关节活动度，可造成医源性骨与关节、软组织的损伤；或由于对疾病的认识不足，造成病理性骨折。施术者要深刻了解骨与关节的解剖结构和正常的活动幅度，在推拿治疗时要合理使用强刺激手法，被动活动不可超越关节的活动范围，一旦发生意外应及时处理，同时要分辨是局部损伤还是合并有邻近脏器的损伤。

1. 胸腰椎压缩性骨折

此种类型的骨折多由高处下坠或足臀部着地，其冲击力由下向上传递到脊柱，从而发生腰椎上部或胸椎下部骨折。病员仰卧位，过度地屈曲双侧髋关节，使腰椎生理弧度消失，并逐渐发生腰椎前屈，胸腰段椎体前缘明显挤压，在此基础上，再骤然增加屈髋、屈腰幅度，则容易造成胸腰段椎体压缩性骨折。

预防与处理：双下肢屈膝屈髋操作是用来检查腰骶部病变的特殊检查方法之一，在临床上也常用此法来解除腰骶后关节滑膜的嵌顿和缓解骶棘肌痉挛。运用此种方法时，只要在正常髋、骶关节活动范围内，且屈双下肢髋关节的同时，不再附加腰部前屈的冲击力，胸腰椎压缩性骨折是完全可以避免的。特别是对老年人、久病体弱或伴有骨质疏松的患者，行此法时更需谨慎。

单纯性椎体压缩性骨折，是指椎体压缩变形小于 1/2，且无脊髓损伤者，可采用非手术疗法。指导患者锻炼腰背伸肌，可以使压缩的椎体复原，早期锻炼可避免产生骨质疏松现象，通过锻炼可增强背伸肌的力量，避免慢性腰痛后遗症的发生。对于脊柱不稳定的压缩性骨折，即椎体压缩变形大于 1/2，并伴有棘上、棘间韧带损伤或附件骨折，或伴有脊髓损伤者，应予以手术治疗。

2. 肋骨骨折

肋骨共有 12 对，左右对称，连接胸椎和胸骨，组成胸廓，对胸部脏器起着保护作用。肋骨靠肋软骨与胸骨相连，肋软骨俗称“软肋”，能缓冲外力的冲击。造成肋骨骨折的因素主要是直接和间接的暴力。在推拿治疗时，由于过度挤压胸廓的前部或后部，可致肋骨的侧部发生断裂。如患者俯卧位，医者在其背部使用双手重叠掌根按法或肘压法或踩跷法等重压手法，在忽视患者的年龄、病情、肋骨有无病理变化等情况下，易造成肋骨骨折。

预防与处理：目前的推拿治疗床一般是硬质铁木类结构，在俯卧位上背部推拿时，要慎重操作。对年老体弱的患者，由于肋骨失去弹性，肋软骨也常有骨化，在受到外力猛烈挤压时易造成骨折；某些转移性恶性肿瘤致肋骨有病理变化者，于其背部及胸部施行按压手法，极易造成医源性或病理性骨折。

单纯的肋骨骨折，因有肋间肌固定，很少发生位移，可用胶布外固定胸廓，并限制胸壁呼吸运动，让骨折端减少位移。肋骨骨折后出现反常呼吸、胸闷、气急、呼吸短浅、咯血、皮下气肿时，应考虑肋骨骨折胸部并发症，要及时转科会诊治疗。

3. 环枢关节脱位

第一颈椎，又称环椎，无椎体、棘突和关节突，由前弓、后弓和两个侧块构成；第二颈椎，又称枢椎，椎体小而棘突大，椎体向上伸出一指状突起，称齿突。环枢关节由两侧的环枢关节和环枢正中关节组成，可围绕齿突做旋转运动。环枢外侧关节由环椎下关节面和枢椎上关节面组成，环枢正中关节由齿突和环椎前弓和环椎横韧带组成。正常情况下，进行颈部旋转、侧屈或前俯后仰的运动类推拿手法，一般不会出现环枢关节脱位。当上段颈椎有炎症或遭受肿瘤组织破坏后，在没有明确诊断的情况下，操作者盲目地做较大幅度的颈部旋转运动或急剧的前屈运动，可导致环椎横韧带撕裂、环枢关节脱位；有齿突发育不良等先天异常者，可因盲目的颈部手法操作，如姿势不当、手法过度等，引起环枢关节脱位。

预防与处理：环枢关节脱位也可因推拿不当所致，也可由颈部、咽后部感染引起的环枢韧带损伤而致。故在颈部手法操作前，特别是颈部旋转复位类手法操作之前，应进行X摄片，做血常规、红细胞沉降率等检查，以排除颈部、咽部及其他感染病灶，了解其疾病的变化和转归后，方可行颈部旋转手法，动作不宜超过45°，颈部扳法不要强求弹响声。

4. 肩关节脱位

肩关节由肩胛骨关节盂与肱骨头构成。其解剖特点如下：肱骨头大，呈半球形，关节盂小而浅，约为肱骨头关节面的1/3，关节囊被韧带和肌肉覆盖，其运动幅度最大，能使上臂前屈、后伸、上举、内收、外展、内旋、外旋。由于肩关节不稳定性结构和活动度大，所以它是临床最常见的易受损关节之一。推拿治疗肩部疾病时，如果方法掌握不当，或不规范地做肩部被动运动，就可能造成医源性肩关节脱位，甚至并发肱骨大结节撕脱性骨折、肱骨外科颈骨折等。

预防与处理：要求施术者对肩关节的解剖结构和关节正常的活动幅度有深刻的了解，在做被动运动时，双手要相互配合，运动幅度要由小到大，顺势而行，切不可急速、猛烈、强行操作；对于肩部有骨质疏松改变的患者，在推拿治疗时不应使用强刺激手法及大幅度的肩关节外展、外旋的被动运动，尤其是医者的双手不能同时作反方向的猛烈运动。一旦造成单纯性的肩关节脱位，可用手牵足蹬法整复；如肩关节脱位合并肱骨大结节骨折，骨折块无移位者，只要脱位一经整复后，骨折块也随之复位。如造成肱骨外科颈骨折，应分析其骨折类型，再确定整复手法，必要时须转外科进行手术治疗，以免贻误治疗时机。

三、神经系统损伤

推拿手法使用不当，还可造成神经系统损伤，包括中枢神经和周围神经损伤两大类。其危害程度居推拿意外之首，轻则造成周围神经、内脏神经的损伤，重则造成脑干、脊髓损伤，甚至死亡。

腋神经、肩胛上神经损伤：腋神经从属锁骨部分支，由第五、六颈神经前支组成。在腋窝发自臂丛后束，穿过四边孔间隙，绕行于肱骨外科颈至三角肌下间隙部，其肌支支配三角肌和小圆肌，其皮支由三角肌后缘穿出，分布于肩部和臂部的皮肤。肩胛上神经从属锁骨上部分支，由第五、六颈神经前支组成，起于臂丛上干，向后经肩胛骨上缘入冈上窝，转至肩峰下方入冈下窝，支配冈上肌和冈下肌。

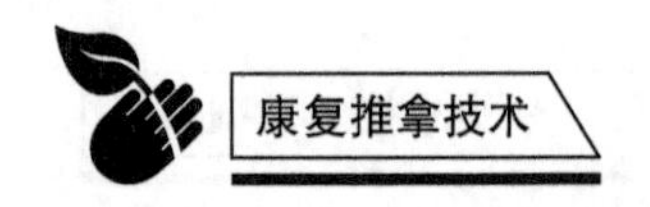

推拿治疗颈部疾病时，如强行做颈椎侧屈被动运动，易导致受牵拉侧的臂丛神经和关节囊损伤，同时对侧关节囊也易受挤压而损伤。一般在行手法治疗后，若立即出现单侧肩、臂部阵发性疼痛、麻木，肩关节外展受限，肩前、外、后侧的皮肤感觉消失，应警惕神经损伤的可能性，日久可出现三角肌、冈上肌废用性肌萎缩。

预防与处理：在行颈部侧屈被动运动时，尤其要注意颈椎侧屈运动的生理范围只有45°，绝对不可超过此范围，同时切忌使用猛烈而急剧的侧屈运动。

四、休克

推拿治疗的过程中，不当的手法持续刺激，或在患者空腹、过度疲劳、剧烈运动后行手法治疗，可引发休克。休克早期，由于脑缺氧，神经细胞的反应进一步降低，神经细胞功能转为抑制，患者表现为表情淡漠、反应迟钝、嗜睡、意识模糊甚至昏迷，皮肤苍白、口唇甲床轻度发绀、四肢皮肤湿冷、脉搏细弱而快、血压下降、呼吸深而快、尿量明显减少等各类休克的共同表现。

预防与处理：为了防止推拿治疗诱发休克，使用重手法刺激时，必须在患者能够忍受的范围内，且排除了其他器质性疾病。对空腹患者不予推拿治疗，对剧烈运动后或过度劳累后的患者不予重手法治疗。

推拿治疗时，一旦发生休克应立即停止手法刺激，如仅表现为心慌气短、皮肤苍白、冷汗等症状，应立即让患者平卧，头低足高，口服糖水或静脉注射50%葡萄糖注射液。如病情较重应立即予以抗休克治疗，补充血容量，维持水、电解质和酸碱平衡，运用血管扩张剂，以维护心、脑、肾脏的正常功能，必要时立即请内科会诊治疗。

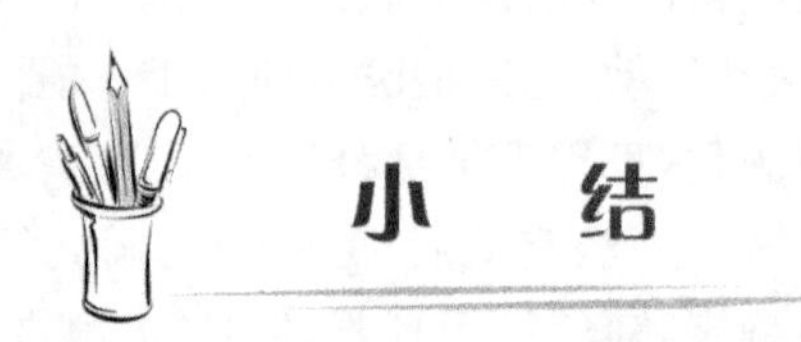

推拿疗法具有简便、舒适、安全、有效等特点。对临床各科的许多疾病有较好的治疗效果和保健作用。临床治疗时，无论是患者与医者，都应选择一个最佳的体位。为了防止损伤皮肤和加强疗效，在手法操作前涂抹在治疗局部皮肤表面的一种物质，称为推拿介质。临床上为了杜绝意外事故的发生，严格掌握推拿的禁忌证、注意事项及推拿异常情况的处理等是十分重要的。

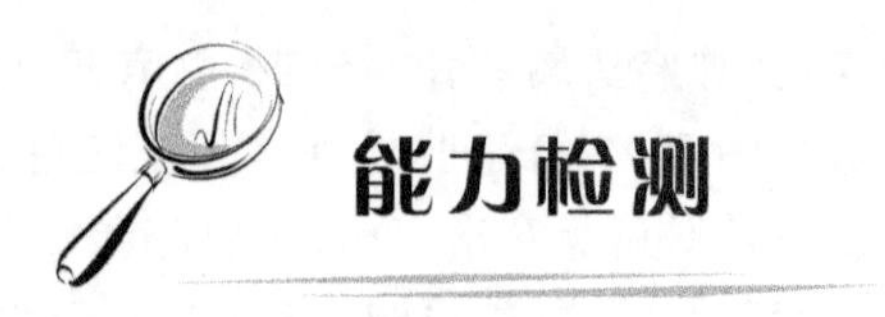

1. 试述推拿的适应证、禁忌证及注意事项。

2. 推拿时的体位有哪些？应如何选择体位？
3. 试述推拿介质的种类及其作用。
4. 推拿疗法有哪些特点？如何选择手法的补泻？
5. 如何避免推拿异常情况的发生？一旦发生如何处理？

（肖宗苗）

任务五　推拿练功

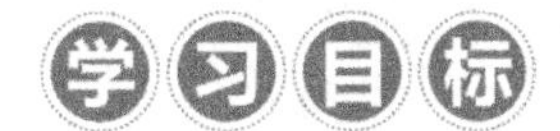

掌握：推拿练功的要领。
熟悉：练功的意义和注意事项。
了解：推拿练功的基本姿势与常用功法。

推拿练功是在古代“导引”“跷引”“吐纳”等技术的基础上，经过历代辗转相传、演变而来的。它强调在呼吸运动时，配合身体的各种运动形式，达到疏经络、调气血、强筋骨和脏腑，防治疾病的目的。

推拿练功是推拿学的一个重要组成部分。坚持锻炼，不仅可增强推拿医师全身各部力量，而且能调整内脏功能，增强体质，提高手法的技巧。所以，长期以来推拿练功成为推拿医师传统的锻炼方法。练功是推拿的基本功，是学习与掌握推拿疗法及其应用于临床治疗的基础，它必须经过长期坚持不懈的刻苦锻炼才能获益。故“勤学苦练，持之以恒”是推拿名家指导练功的基本思想。

推拿医师主要是运用推拿手法在患者体表特定的穴位、经络或部位进行治疗和保健，因此，推拿手法的功力技巧，是推拿疗效差异的关键，良好的推拿手法必须具备“持久、有力、均匀、柔和、深透”五大要求，必须具有强劲的指力、腕力、臂力、腰力、腿力及整体力量，也必须具备规范的推拿手法、身形和敏锐的指感，这些并不能完全通过体育运动训练获得，必须通过特定的推拿功法锻炼，逐渐达到“内练一口气，外练筋骨皮”和“意、气、力”三者并存以及“调气、导气”，从而达到调理气机的基本功夫。推拿医师只有具备了良好的身体素质和心理素质，方能更好地为临床服务。

推拿练功的种类极为丰富，但各家和各流派所规定的内容和功法又各不相同，目前，一般多主张选用基本姿势、少林内功和易筋经三种功法为主进行锻炼，其他如八段锦、五禽戏、太极拳和太极剑等亦可选练。不管选练何种功法，在进行锻炼时都应注意如下几点。①态度端正，目的明确，持之以恒，循序渐进。②练功前做好准备活动，要宽衣松带，穿软底鞋。③练功时要专心致志，呼吸均匀、平稳、缓慢、深长，意守丹田，排除杂念，动作准确。④一般宜在清晨练功，选择清静而又避风的环境，练功后应做全身或局部的放松运动，注意保暖，切忌汗后当风。⑤过饥、过饱、妊娠等均不宜练功。久病之后，妇女经期，可酌情练功。

推拿练功分为身体基本素质训练、推拿专业练功和传统功法训练三个部分。本书主要介绍目前在推拿专业练功中常采用的基本姿势和易筋经、少林内功等练功方法。

子任务一　基本姿势练习

基本姿势是推拿练功中的基础练习方法之一，每一种练功方法，虽都有其自身的动作姿势和要求，但均可以从下列基本姿势开始练习，为练习其他功法打下一定的基础。基本姿势练习主要有提高和增强下肢肌力、霸力与持久力的功用。

一、并步

（1）基本动作　两脚贴靠并拢，全脚掌着地；两腿髋、膝关节放松，伸直并立；头如顶物，两目平视前方，下颏微向里收，口微开，舌尖轻抵上腭；两肩关节放松，手臂自然下垂于身体两侧，五指并拢，中指贴近裤缝；挺胸收腹，直腰拔背，蓄臀收二阴；排除杂念，自然呼吸（图 1-5-1）。

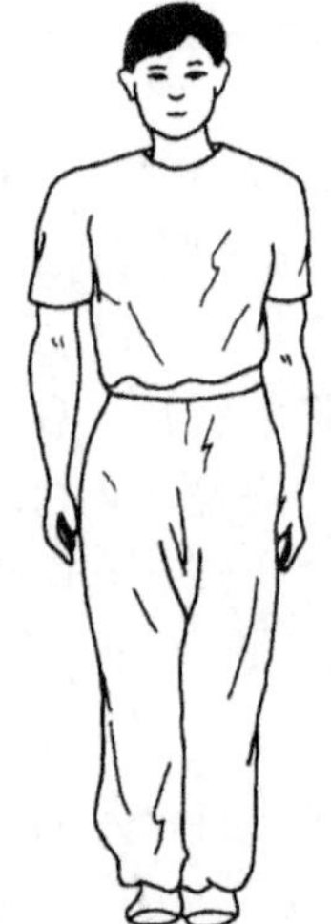

图 1-5-1　并步

（2）动作要领　定心息气，神情安详；“三直四平”，“三直”即臀、腰、腿要直，“四平”即头、肩、掌、脚要平；两脚运用霸力。松肩，下垂上肢，挺胸收腹；舌抵上腭，呼吸自然，两目平视。

（3）锻炼作用　本动作是推拿练功各种姿势锻炼前的预备动作，要求足部五趾抓地，两腿以内侧肌群，如耻骨肌、股薄肌、长收肌、短收肌以及大收肌等为主收缩夹紧，运用霸力，劲由上贯下注足。上肢下垂，凝劲于四肢，使气贯四肢。四肢末端乃十二经脉之本，练习本动作可通调十二经脉气血，外荣四肢百骸，内灌五脏六腑，从而调和阴阳，疏通气血，调整脏腑功能，起到扶正祛邪的作用。本动作是推拿练功的预备动作，适当延长并步的练习时间，可以较快地进入练功状态，为推拿练功的其他动作打下基础。

二、虚步

（1）基本动作　两脚前后开立，后腿屈髋屈膝下蹲，身体重心落于后腿上，后腿的全脚掌着地，足尖略向外撇；前腿的膝关节微屈，向前伸出，以脚尖虚点地面；两手护于腰部；头如顶物，两目平视，身体正直，呼吸自然（图 1-5-2）。在练习中，练习者可根据自身的体质状况，调整身体重心的高度，当后腿膝关节屈曲成近 90°时，前腿脚背绷紧，仅以脚尖虚点地面时为低虚步；当后腿膝关节、髋关节微屈，前腿以脚的前脚掌着地以撑身体部分重量时为高虚步。

(2) 动作要领　挺胸拔背,直腰收腹,虚实分明。

(3) 锻炼作用　本动作是推拿练功中的主要步型之一,以锻炼下肢力量为主,通过下肢屈、伸肌群的相互作用,保持身体重心的稳定,为临床推拿治疗时,适应手法操作者体位的高低打下基础。本动作前松后实,以意运气,以气随意,使全身气血得以畅达,这样使身体各部分保持充分潜力。

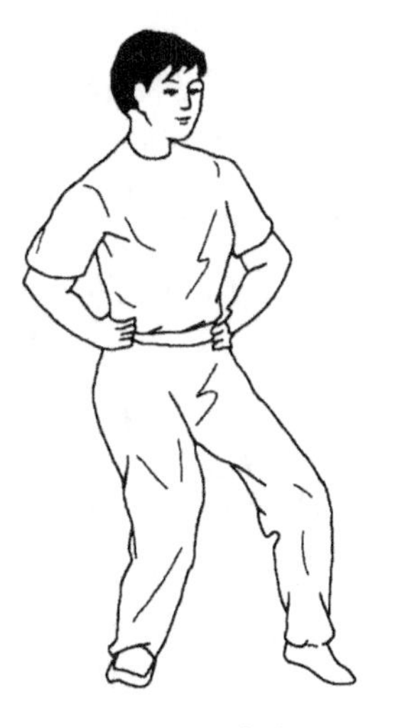

图 1-5-2　虚步

三、弓步

(1) 基本动作　两腿前后开立(距离可根据自己身体高矮取其自然),在前之腿屈膝半蹲,大腿与小腿约成垂直线,足尖微向内扣,全脚掌着地;在后之腿,膝部挺直,全脚着地,足尖向外展 45°～60°,前足跟和后足尖在一直线上;两手握拳,护于两腰;上身正对前方,重心下沉,头如顶物,挺胸拔背,臀微收(图 1-5-3)。

(2) 动作要领　挺胸收腹,重心下沉,前弓后箭,蓄势待发,呼吸自然。

(3) 锻炼作用　本动作是推拿练功的主要步型之一,也是锻炼裆势的重要运动之一。要求成前弓后箭之势,即以髂腰肌、股直肌、阔筋膜张肌、缝匠肌以及半腱肌、半膜肌、股二头肌和腓肠肌为主,使前腿屈髋屈膝;以股四头肌为主使后腿挺直。锻炼时要用劲后沉,使姿势有待发之态,练至一个阶段就可结合上肢动作。

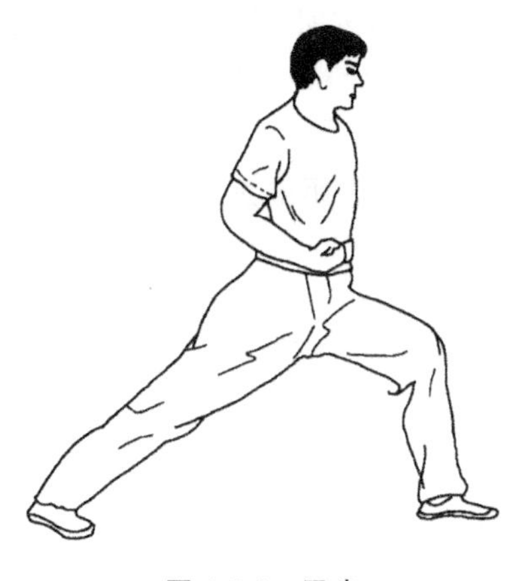

图 1-5-3　弓步

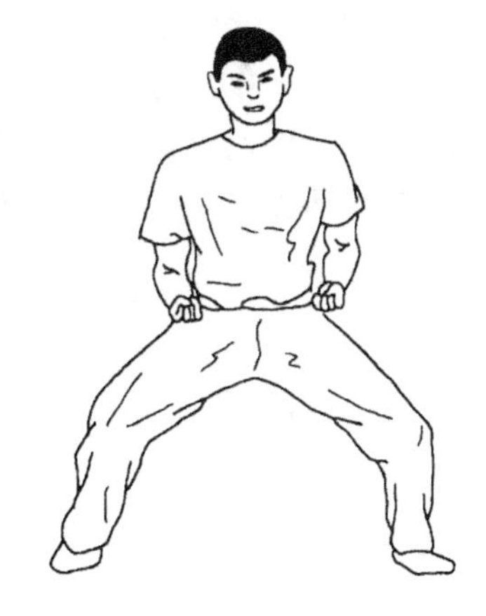

图 1-5-4　马步

四、马步

(1) 基本动作　两脚左右平行开立(距离约为肩宽的 2 倍),两脚掌着地成平行或微内扣,十趾用力抓地;两手握拳,护于两腰间;屈膝屈髋下蹲,两膝微向内扣,身体重心落于两足跟之间;头如顶物,两目平视,身体正直,呼吸自然(图 1-5-4)。

(2) 动作要领　沉腰屈膝,挺胸收腹,重心平稳,两目平视,呼吸自然。

(3) 锻炼作用　本动作是推拿练功中的主要步型之一，即所谓练架力的功夫，它要求以半腱肌、半膜肌、股二头肌、缝匠肌、股薄肌以及腓肠肌为主，使两膝屈膝下蹲并使膝部和脚尖微向内扣，以其拮抗肌即股四头肌收缩，保持马步姿势。并通过骶棘肌和腹直肌、腹斜肌和腹横肌等的作用，以挺胸收腹，将重心放在两腿之间，从而起到健腰补肾之功。

子任务二　易筋经练习

易筋经是我国古代流传的一种健身方法，相传为 5 世纪 70 年代达摩和尚所创，清代凌延堪《校礼堂文集》认为是天台紫凝道人所创，假托达摩之名而问世。其实古本十二式易筋经原是劳动人民仿效舂谷、载运、进仓、收囤和珍惜谷物等各种农活的姿势演化出来的一套形象的锻炼动作，明清以后，在民间广泛流传。易筋经的“易”有改变的意思，“筋”是肌筋，“经”是方法，即通过锻炼能改变筋骨，使之强健的练功方法。目前，易筋经不仅为广大推拿和骨伤科医生的常用练功方法之一，也是人们防治疾病，延年益寿的常练功法。

易筋经的主要特点如下：身心并练，内外兼修，外练筋骨皮，内练精气神。多数动作与呼吸配合，并采用静止性用力；练功前要换宽松衣服，穿练功鞋或软底布鞋，充分活动肢体，集中注意力。练功时动作尽量舒展缓慢，用力适度，刚柔相济，神态安宁祥和，精神内守。初习者以自然呼吸为宜，到一定程度后，可逐渐动作与呼吸配合。练功后注意保暖，不可当风，并做肢体放松运动。易筋经共有十二势，锻炼时可视个人情况，选练其中几势或全套动作，但必须循序渐进，持之以恒。练习的时间和次数以及锻炼的强度等，都要因人、因地而异，一般以练到微微出汗为宜。

易筋经历史悠久，经过历代相传、演变，流派众多，这里选用的是以姿势多变、拳掌并用的十二势。

一、韦驮献杵一势

1. 原文

立身期正直，环拱手当胸，气定神皆敛，心澄貌亦恭。

2. 动作姿势

(1) 预备姿势(下同)　并步，头如顶物，两目平视前方，口微开，舌轻抵上腭，下颌微里收，含胸舒背，蓄腹吸臀，松髋屈膝；两手臂自然下垂置于身体两侧，五指并拢微屈，中指贴近裤缝；两脚相靠，足尖并拢，保持身体正直(图 1-5-5)。

(2) 下肢动作　左腿向左平跨一步，两膝微松，足掌踏实。

(3) 上肢动作　两手臂内旋，两上肢徐徐提起至肩高时，腕关节背屈，十指自然分开，两掌心内凹，于胸前成抱球势(图 1-5-6)。

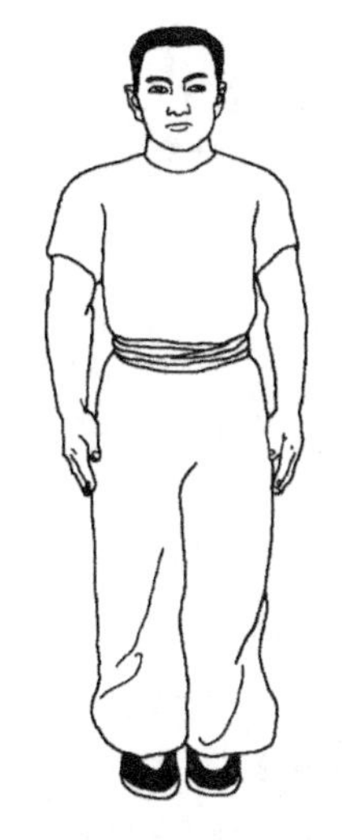

图 1-5-5　预备姿势

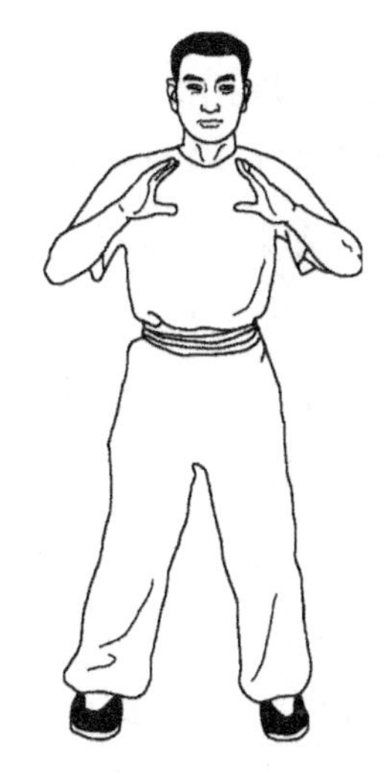

图 1-5-6　韦驮献杵一势

3. 动作要领

(1) 两脚之间距离与肩等宽，两脚平行。

(2) 两手上提腕与肩等高。

(3) 沉肩，屈肘略下垂，松腕，两手臂合抱成圆形。

(4) 两掌心相对，两手指端距 13～16 cm。

(5) 凝神调息。初学者 1～3 min，逐渐增至 5～10 min。

4. 锻炼作用

(1) 重点锻炼上肢三角肌、肱二头肌，增强臂力与旋劲。

(2) 平心静气，安神定志，对神经衰弱、心烦失眠有一定效果。

二、韦驮献杵二势

1. 原文

足趾柱地，两手平开。心平气静，目瞪口呆。

2. 动作姿势

接上势，两掌徐徐各向左右平分至肩，肘、腕、掌背相平，上肢成一字平开，掌心向下，四指并拢，指尖关节伸直(图 1-5-7)。

3. 动作要领

(1) 两上肢平行与外展皆成一直线。

(2) 松肩，气沉丹田，调匀呼吸，勿屏气。

(3) 初学者 1～2 min，后根据个人情况酌情增加至 3～5 min。

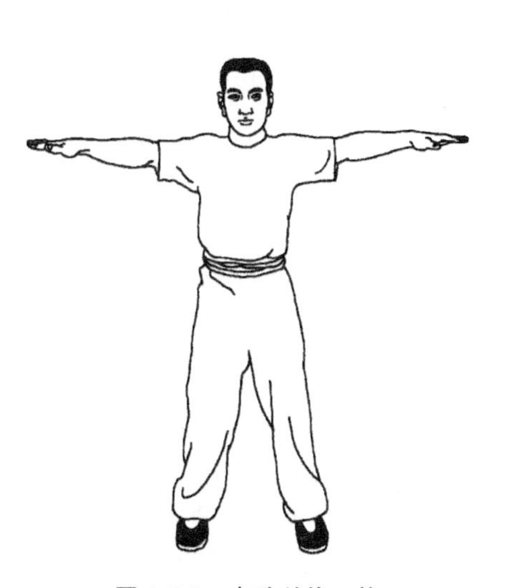

图 1-5-7　韦驮献杵二势

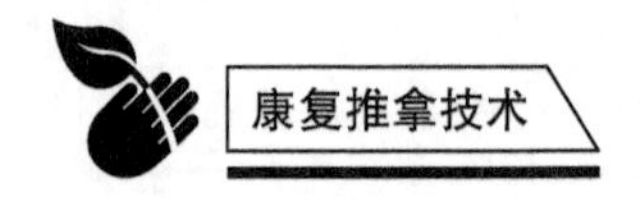

4. **锻炼作用**

(1) 重点锻炼上肢三角肌、下肢股四头肌、小腿三头肌，增强臂力、腿力。

(2) 宽胸理气，疏通血脉，平衡阴阳，改善心肺功能，对共济失调有一定疗效。

三、韦驮献杵三势

1. **原文**

掌托天门目上观，足尖着地立身端；力周腿胁浑如植，咬紧牙关不放宽；舌可生津将腭抵，鼻能调息觉心安；两拳缓缓收回处，用力还将挟重看。

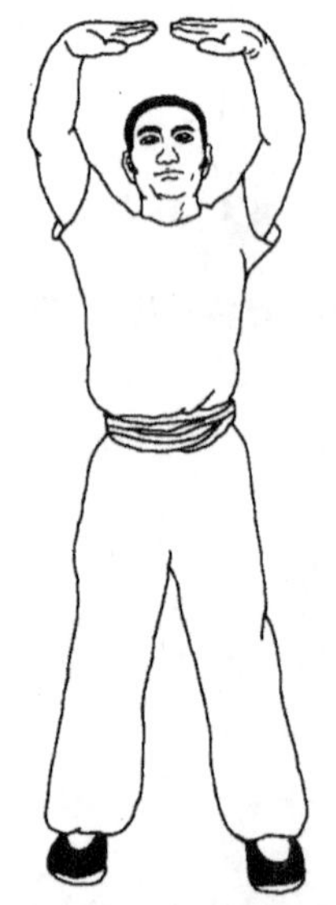

图 1-5-8　韦驮献杵三势

2. **动作姿势**

旋臂翻掌伸腕，掌心朝天，手指伸直，大拇指与四指分开；两掌上托，高过头顶；肘微曲，仰头，目观掌背；随势足跟提起，以足尖着地支撑身体(图1-5-8)。收势时，两掌变拳，旋动前臂，然后上肢用劲，缓缓将两拳自上往下收至腰部，拳心向上；在收拳同时，足跟随势缓缓下落，两拳至腰时，两足跟恰落至地。

3. **动作要领**

(1) 上身微前倾，不可挺腹。

(2) 手起足跟缓缓提起同时进行，足跟离地以不能再升为度。

(3) 握拳回收与足跟下落同时进行。

4. **锻炼作用**

(1) 可锻炼上肢肌群、背阔肌、臀大肌、小腿三头肌、股四头肌，增强臂力、腰力、腿力。

(2) 调理三焦，激发脏腑之气，引血上行，增加头部血流量。对脑供血不足、低血压、心肺疾病、脾胃虚弱、妇科病等有一定疗效。

四、摘星换斗势

1. **原文**

只手擎天掌覆头，更从掌中注双眸；鼻端吸气频调息，用力收回左右眸。

2. **动作姿势**

(1) 预备姿势，并步同韦驮献杵势。

(2) 右足稍向右前方移步，与左足成斜丁八字步形。

(3) 接上势，屈左髋膝，提右足跟，上身向下成右虚步；两上肢同时运劲，左手握空拳置于身后，右手五指微握如勾状，下垂于裆前。

(4) 接上势，提右勾手，使肘略高于肩，勾手置于头之右前方。

(5) 接上势，外旋前臂，勾尖向右，头微偏，目注右掌心，凝神调息，使气下沉，意守丹田(图 1-5-9)。左右同之。

3. 动作要领

(1) 上身正直不可前倾后仰,勿挺腹凸臀。

(2) 沉肩,肘稍高于肩部,尽量内收,前臂垂直于地面。

(3) 前足尖着地,足跟提起约 6.5 cm,重心在后足跟,前虚后实。前腿虚中带实,负体重的 30%~40%,后腿实中求虚,负体重的 60%~70%。

(4) 屈髋屈膝要求在 30°以下,膝勿过足尖。

(5) 舌抵上腭,口微开,呼吸调匀,使气下沉丹田。

4. 锻炼作用

(1) 重点锻炼屈腕肌群、肱三头肌、下肢前后肌群、肱三头肌、背腰肌,增强腕力、臂力、腰力、腿力。

(2) 作用于中焦,使肝、胆、脾、胃等脏器受到柔和的自我按摩,增强消化功能。

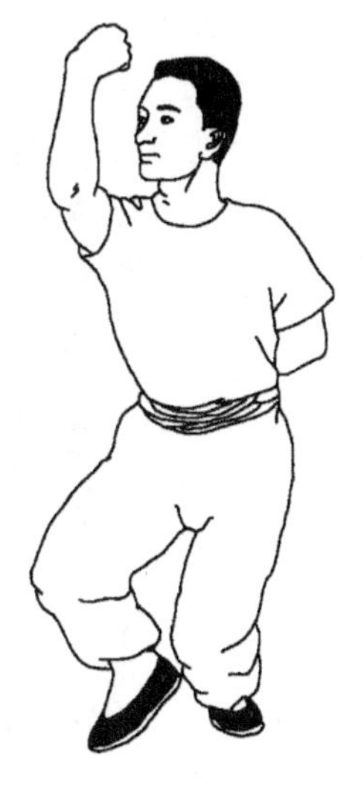

图 1-5-9　摘星换斗势

五、倒拽九牛尾势

1. 原文

两腿后伸前屈,小腹运气空松;用意存于两膀,观拳须注双瞳。

2. 动作姿势

预备姿势同前。

(1) 左腿向左平跨一大步,两足尖内扣,屈膝屈髋下蹲成马步势;两手握拳由身后划弧线形向裆前,拳背相对,拳面近地,随势上身略前俯,松肩,直肘,昂头,目前视(图 1-5-10)。

(2) 接上势,两拳上提至胸前,由拳化掌成抱球势(图 1-5-11)。

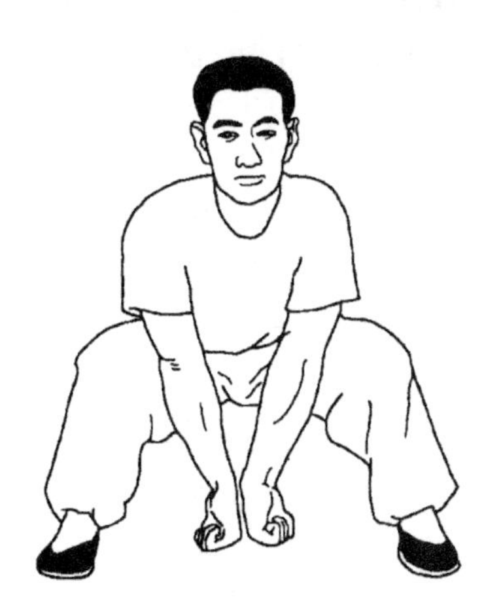

图 1-5-10　倒拽九牛尾势(一)

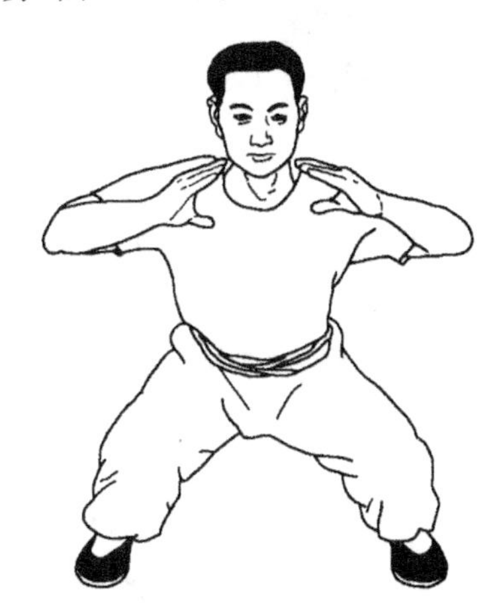

图 1-5-11　倒拽九牛尾势(二)

(3) 接上势,伸指旋动两掌,腕背曲,拇指分开成八字形,随势运劲徐徐向左右平(分)推至肘直,成一字形(图 1-5-12)。

(4) 接上势,身体向左转侧成左弓右箭势(面向左方);两上肢同时运动,左上肢外旋屈肘约成半圆状于胸前,拳心对面,双目观拳,拳高与肩平,肘不过膝,膝不过足尖;右拳背离臀,后伸达 30°,左右同之(图 1-5-13)。

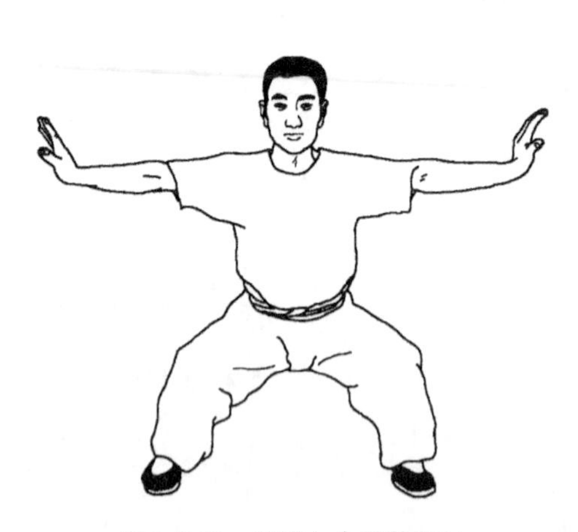

图 1-5-12 倒拽九牛尾势(三)

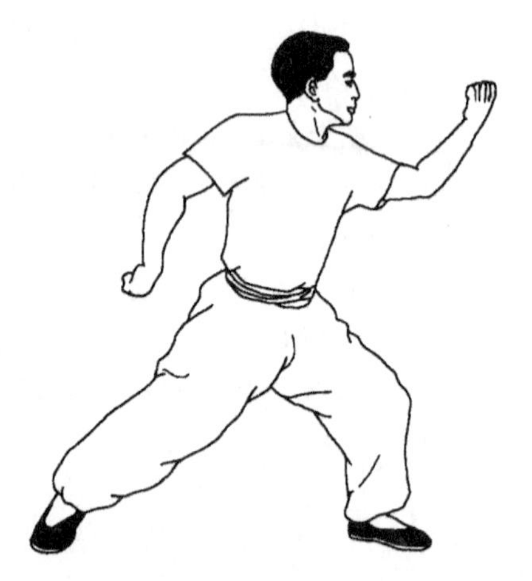

图 1-5-13 倒拽九牛尾势(四)

3. 动作要领

(1) 马步屈膝屈髋须在 45°以下,膝不过足尖,挺胸直腰,头端平,目前视。

(2) 松肩,气沉丹田,两手臂变换动作自然、柔和、舒展。

(3) 弓箭步前跪达 45°以下,后腿膝关节伸直,两脚踏实,脚底勿离地。

(4) 上身正直,塌腰收臀。前手臂尽量外旋,后手臂尽量内旋。

4. 锻炼作用

舒筋活络,可防治肩背、腰、腿肌肉损伤,也可增加臂力,尤其是两臂旋前、旋后肌群和五指的力量。

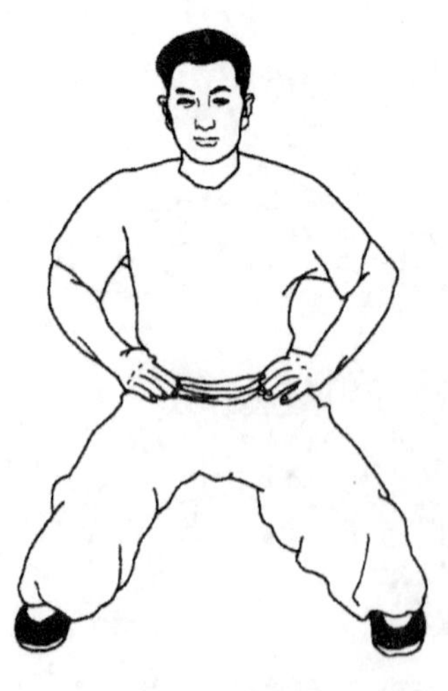

图 1-5-14 三盘落地势(一)

六、三盘落地势

1. 原文

上腭坚撑舌,张眸意注牙;足开蹲似踞,手按猛如拿;两掌翻齐起,千金重有加;瞪睛兼闭口,起立足无斜。

2. 动作姿势(预备姿势同前)

(1) 左足向左平跨一步,两足之距较肩为宽,足尖内扣,屈膝下蹲成马裆势,两手叉腰,挺胸直腰,头端平,目前视(图 1-5-14)。

(2) 接上势,两手由后向前抄抱,十指相互交叉而握,掌背向前,虎口朝上,肘微曲,肩松,两上肢似一圆盘放于上胸。

（3）继上势，旋腕转掌，两掌心朝前，运动上肢，使两掌向左右划弧线而下，至下腹部成仰掌沿腹胸之前徐徐运劲上托(图 1-5-15)。

（4）接上势，内旋前臂，翻掌，掌心朝下，虎口朝内，沿胸腹之前运劲下按，成俯掌置于膝盖上部，两肩扯开，肘微屈曲，两臂略向内旋，前胸微挺，头如顶物，双目前视(图 1-5-16)。

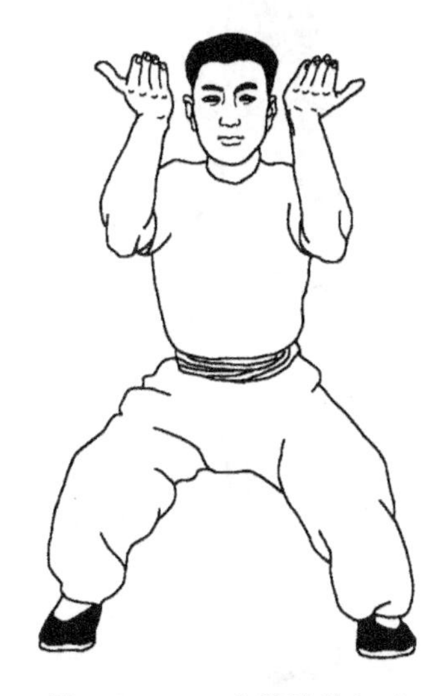

图 1-5-15　三盘落地势(二)

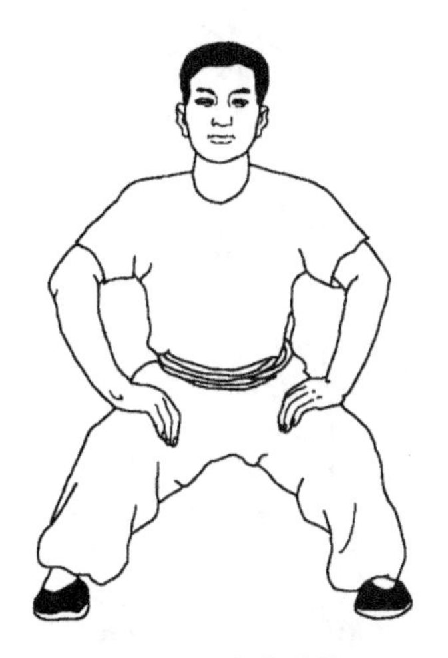

图 1-5-16　三盘落地势(三)

3. 动作要领

（1）两脚距离约三个脚掌长度。

（2）沉肩、松肘，上肢运动要缓慢、柔和，变换动作要自然。

（3）两腿屈膝屈髋达 45°以下，挺胸直腰，重心尽量向后坐，膝不得超过足尖。

（4）上托两掌，高不过眉，两掌距离不大于两肩之宽，掌心摊平，拇指与四指分开。

（5）两掌下按，两肘微曲成圆弧形。

（6）凝神调息，气沉丹田勿屏气。

4. 锻炼作用

（1）重点锻炼下肢股四头肌、背腰肌、股二头肌，增强腿力、腰力。

（2）促进大腿和腹腔静脉血液的回流，消除盆腔瘀血，对腰腿痛、盆腔炎等有一定效果。

七、青龙探爪势

1. 原文

青龙探爪，左从右出，修士效之，掌平气定。力周肩背，围收过膝，两目注平，息调心谧。

2. 动作姿势(预备姿势同前)

(1) 左腿向左平跨一步,两手仰掌护腰,立身正直,头端平,目前视(图 1-5-17)。

(2) 接上势,左上肢仰掌向右前上方伸探,掌高过顶,随势身略向右转侧,面向右前方,右掌仍作仰掌护腰势,目视手掌心,两足踏实勿移动(图 1-5-18)。

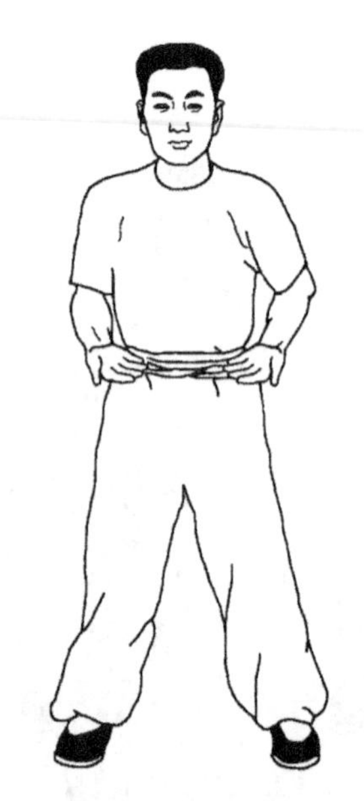

图 1-5-17 青龙探爪势(一)

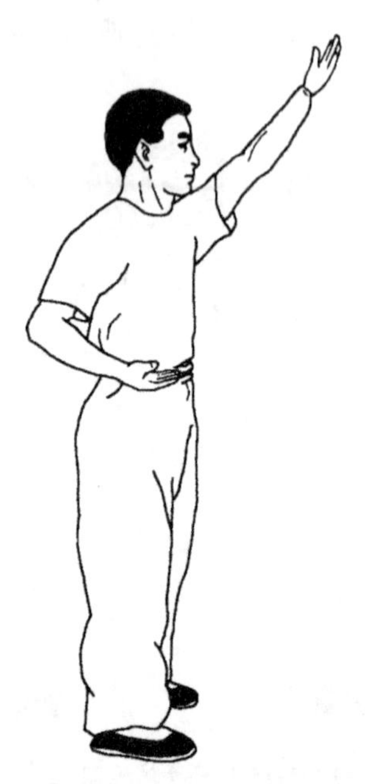

图 1-5-18 青龙探爪势(二)

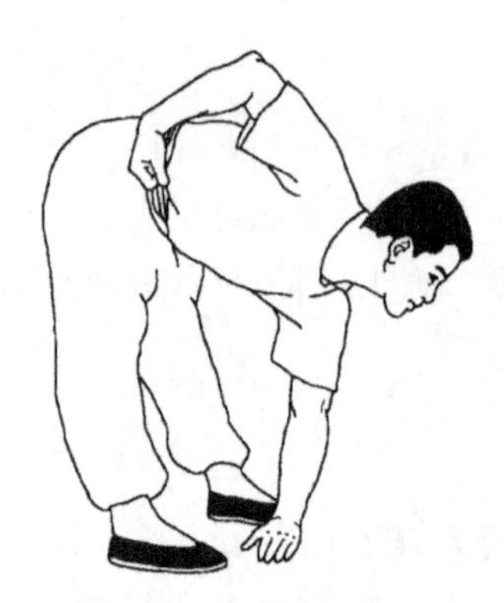

图 1-5-19 青龙探爪势(三)

(3) 接上势,左手大拇指向掌心屈曲,双目视大拇指。

(4) 接上势,左掌内旋,掌心向下,俯身探腰,随势推掌至地,膝直,昂首,目前视(图 1-5-19)。收势,左掌离地,围左膝上收至腰部,成两仰掌护腰。左右轮换之。

3. 动作要领

(1) 两足平行之间距与肩等宽。

(2) 含胸拔背,虚领顶劲。

(3) 仰掌时掌心摊平,掌心朝天,目视掌心。

(4) 身转约 45°,两足跟勿离地。

(5) 弯腰下按,掌跟着地,勿屈膝,抬头,目前视。

4. 锻炼作用

(1) 本式重点锻炼肋间肌、腹外斜肌、背阔肌、臀大肌、大腿小腿后侧肌群,增强腰力、腿力。

(2) 疏肝利胆,宣肺束带,调节五脏气机,对呼吸系统疾病、肝胆疾病、妇科经带疾病有较好作用。

八、出爪亮翅势

1. 原文

挺身兼怒目，推窗望月来；排山望海汐，随息七徘徊。

2. 动作姿势（预备姿势同前）

（1）两手仰掌放于腰部两侧，掌心朝天，四指伸直并拢。

（2）接上势，两手沿胸前徐徐上举过头，内旋前臂翻掌，掌心朝天，十指用力分开，中指食指（左与右）相接，仰头目观天门，随势足跟提起离地，以两足尖支持体重，肘微曲，直腰，膝不得屈。

（3）接上势，两掌缓缓分向左右而下，达肩平，上肢成一字平举（掌心向下），随势足跟落地（图 1-5-20）。

（4）接上势，十指用力分开，前臂外旋，掌心朝天（图 1-5-21）。

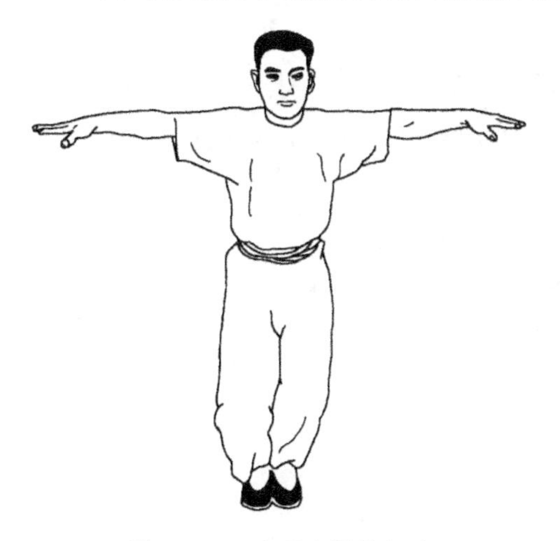

图 1-5-20　出爪亮翅势（一）

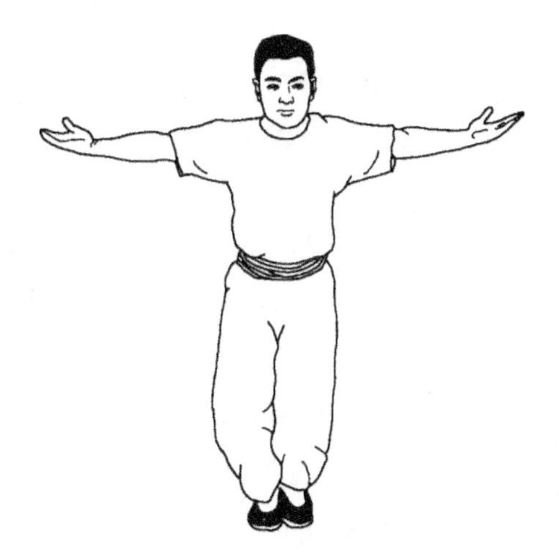

图 1-5-21　出爪亮翅势（二）

（5）接上势，两手仰掌化拳徐徐屈肘收回，置于腰间（图 1-5-22）。

（6）接上势，两拳化为仰掌护腰，前臂内旋，化仰掌为俯掌，掌心向下，置于腰部两侧（图 1-5-23）。

（7）接上势，两手十指用力撑开，由胸前徐徐向前推至肘直，随势足跟提起离地，继而两掌背屈，使掌心朝前（图 1-5-24）。

（8）接上势，十指仍用力分开，屈肘回收至腰部，掌心向下俯掌护腰，足跟随势而落下。

3. 动作要领

（1）松肩，直腰，勿屈膝挺腹，两手与肩同高等宽。

（2）足跟起落须与上肢动作同步进行，足跟提起 7～10 cm。

（3）手臂前推，进度缓慢，十指尽量用力分开，不可松劲。

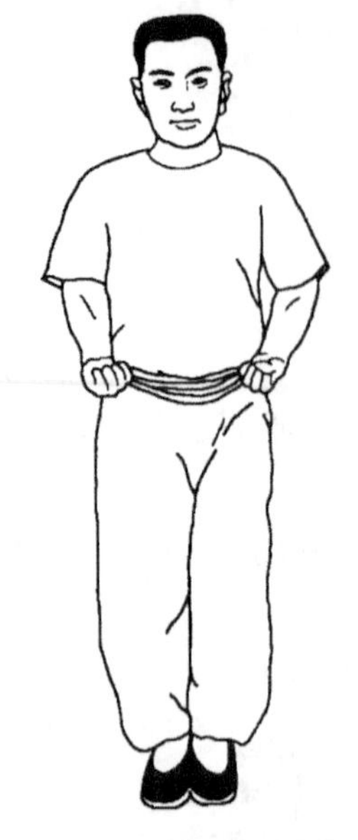

图 1-5-22　出爪亮翅势(三)

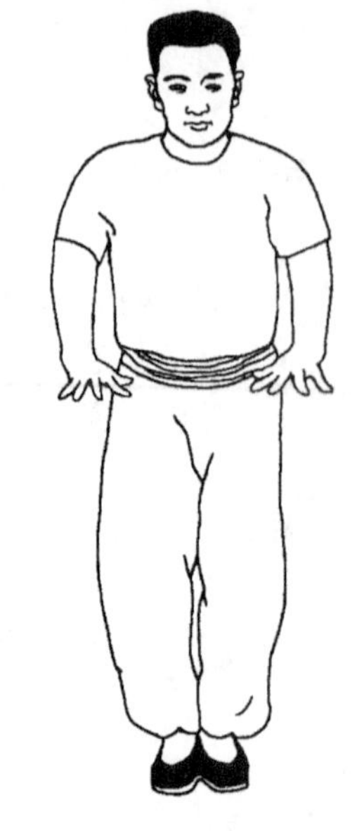

图 1-5-23　出爪亮翅势(四)

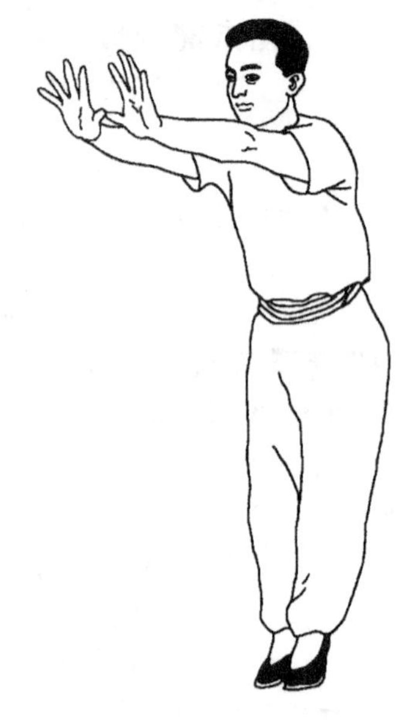

图 1-5-24　出爪亮翅势(五)

4. 锻炼作用

(1) 重点锻炼上肢前臂屈肌群、伸肌群,增加臂力及指力。

(2) 疏泄肝气,调畅气机;培养肾气,增强肺气。对老年性肺气肿、肺心病有一定效果。

九、九鬼拔马刀势

1. 原文

侧身弯肱,抱顶及颈;白头收回,弗嫌力猛;左右相轮,身直气静。

2. 动作姿势(预备姿势同前)

(1) 足尖相衔足跟分离成八字形,腰实腿坚,膝直足霸,同时两臂向前成交叉掌至于胸前(左在右上),腕部相靠,掌背相对(图 1-5-25)。

(2) 接上势,运动两臂,左臂经上向左画弧往背后成钩手,置于身后,右臂经上向右画弧往胸前。肘略屈,掌心微向内凹,虎口朝上,掌根着实,蓄劲于指。

(3) 接上势,右臂上举过头,由头部右侧屈肘俯掌下覆,使手抱于颈项;同时身稍前倾,头略俯,左上肢松肩,屈肘,钩手化掌,使左掌心贴于背(指端向上,五指自然分开),在生理许可的范围内尽可能向上(图 1-5-26)。

(4) 接上势,头用力上抬,欲使头后仰,上肢着力,掌用劲下按,欲使头前俯,手项争力;挺胸直腰,腿坚脚实,使劲由上贯下至踵。鼻息调匀,目微左视。左右轮换。

3. 动作要领

(1) 身直气静,两膝勿屈,两脚成内八字形。

(2) 置于胸前的手腕与肩同高,指端伸直上竖;后钩手时,松肩,直肘,屈腕,钩尖向

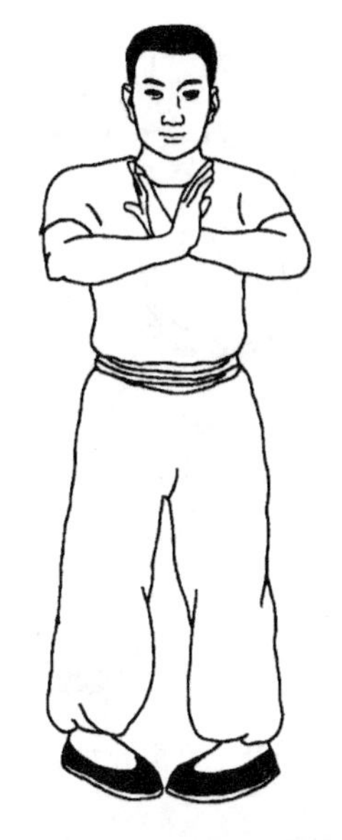

图 1-5-25　九鬼拔马刀势(一)

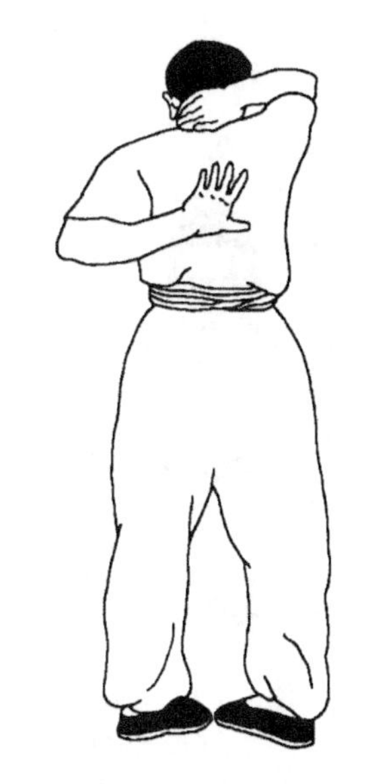

图 1-5-26　九鬼拔马刀势(二)

上，臂后伸达 30°。

(3) 手项相争，同时用力，动作协调，屈颈后仰，勿弯胸腰部。

4. 锻炼作用

(1) 重点锻炼肱三头肌、斜方肌、背阔肌，增强臂力与腰力。

(2) 增强脊柱及肋骨各关节的活动范围，有利于疏通督脉、宽胸理气、改善头部血液循环，对防治颈椎病、肺气肿、脑供血不足有一定效果。

十、饿虎扑食势

1. 原文

两足分蹲身似倾，屈伸左右腿相更。昂头胸作探前势，偃背腰还似砥平。鼻息调元均出入，指尖着地赖支撑。降龙伏虎神仙事，学得真形也卫生。

2. 动作姿势(预备姿势同前)

(1) 右腿向右跨出一大步。

(2) 接上势，屈右膝关节下蹲成左仆步势；两俯掌相扶右膝上，挺胸直腰，两目微视左前方(图 1-5-27)。

(3) 接上势，身体向右侧转，右腿挺直，屈左膝成左弓右箭步；扶于膝上两掌从身体两侧屈肘上举于耳后颈之两旁，十指微曲，用力分开，徐徐运动向前推出至肘直，目视前方(图 1-5-28)。

(4) 接上势，俯腰，两掌下按，掌或指着地，按于左足前方两侧，掌实，肘直，两足底勿离地，昂首，目视前方(图 1-5-29)。

(5) 接上势，在前之腿离地后伸，使足背放于后足跟上，同时提后足跟，用后足尖着

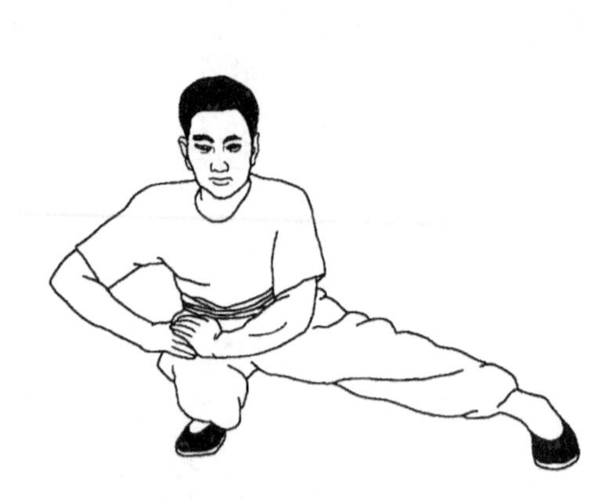

图 1-5-27 卧虎扑食势(一)

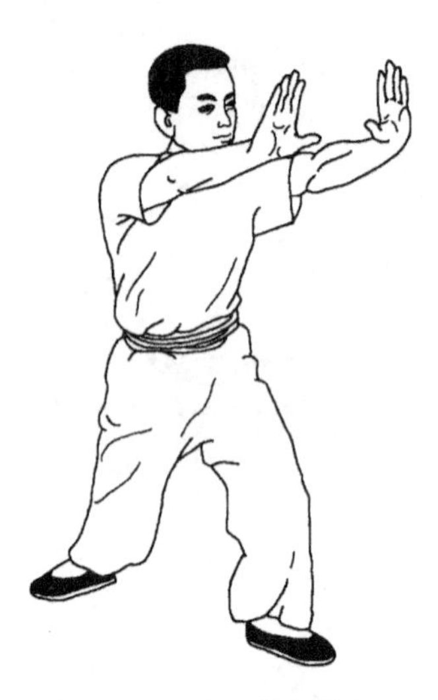

图 1-5-28 卧虎扑食势(二)

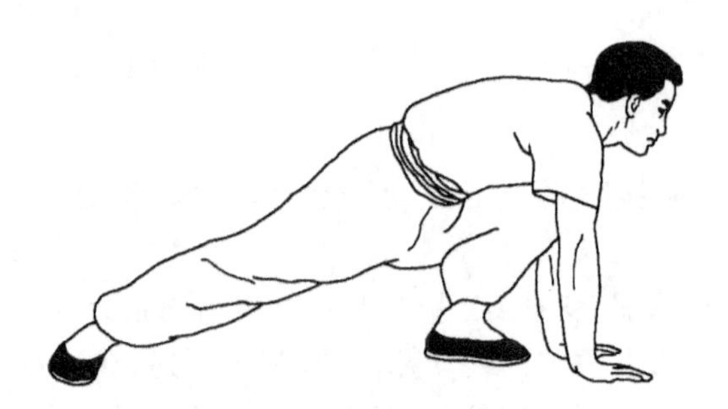

图 1-5-29 卧虎扑食势(三)

地，以使两掌或指及后足之足尖支撑身体。

(6) 接上势，屈膝弯腰，使身体缓缓向后收，重心后移，胸腹部内收，臀部突起，蓄劲待发(图 1-5-30)。

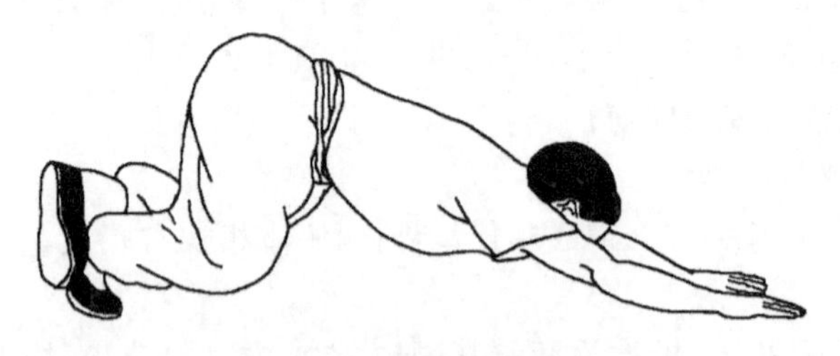

图 1-5-30 卧虎扑食势(四)

(7) 接上势，足尖发劲，屈曲的膝部缓缓伸直，两掌或指使劲，使身体徐徐向前，身子应尽量前探，重心后移，成波浪形往返运动，势如饿虎扑食。

(8) 接上势，用两手臂撑起，昂头抬胸，伸直肘部(图 1-5-31)。

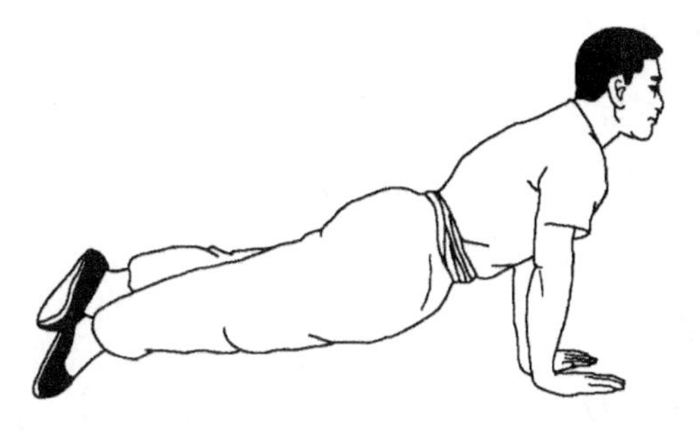

图 1-5-31　卧虎扑食势(五)

3. 动作要领

(1) 仆步势,前足尖内扣,足底勿离地,前膝不可屈,挺胸直腰。

(2) 十指须用力撑开,缓缓由耳旁推出。

(3) 放于足两侧之掌或指的距离约与肩宽。

(4) 屈膝屈髋弯腰时,臀部须紧靠足跟。

(5) 上身前俯时,腰臀部随头胸部塌下,膝髋伸直勿靠地。

(6) 掌与指撑起时,肘须伸直,昂首挺胸。

(7) 全身向后收回时吸气,前探时呼气,往返动作,切勿屏气,应量力而行,力求平衡。

(8) 初练时可手掌及五指着地,后逐渐减至三指(拇、食、中指)、二指(拇指与食指)、一指(拇指)着地。练习次数量力而行。

4. 锻炼作用

强腰壮肾,舒筋健骨。久练可增加指力、臂力和下肢力量,并能锻炼腰腹肌群。

十一、打躬势

1. 原文

两掌持后脑,躬腰至膝前,头垂探胯下,口紧咬牙关。舌尖微抵腭,两肘对平宽,掩耳鸣天鼓,八音奏管弦。

2. 动作姿势(预备动作如前)

(1) 立身正直,左腿向左平跨一步,两足之距比肩宽,足尖内扣,两手仰掌徐徐分向左右而上,成平举势,头如顶物,目前视。松肩,伸肘。腕勿屈,肩、肘、腕相平。

(2) 接上势,屈肘,十指交叉相握,两掌心抱耳,手指置于后脑,鸣天鼓 24 次。

(3) 接上势,屈膝屈髋下蹲成马步(图 1-5-32)。

(4) 接上势,直膝弯腰前俯,两手用力使头尽量接近胯下(图 1-5-33)。

3. 动作要领

(1) 两足之距离为三足之长。

(2) 上身正直,勿挺腹凸臀。

(3) 手指交叉相握,抱持脑后,两肩尽量外展与胸成水平,目前视,勿低头。

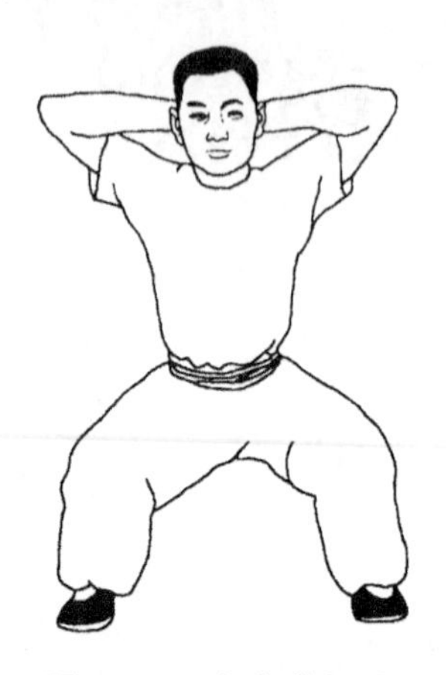

图 1-5-32　打躬势(一)

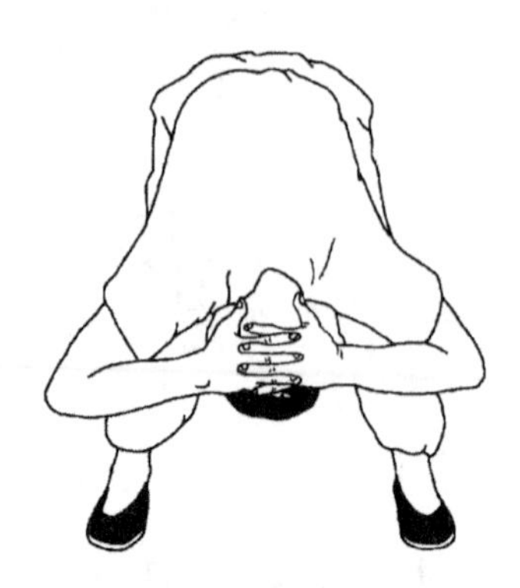

图 1-5-33　打躬势(二)

(4) 前俯弯腰,两膝不得屈曲,足跟勿离地,弯腰低头达胯下。

4. 锻炼作用

(1) 重点锻炼胸大肌、下肢后侧肌群,增强臂力、腰力、腿力。

(2) 醒脑明目,益聪固肾,可增强头部的血液循环,消除耳鸣,增强听力,并缓解脊背腰部紧张疲劳,但高血压患者禁练本势。

十二、工尾势

1. 原文

膝直膀伸,推手至地,瞪目昂头,凝神一志,起而顿足,二十一次,左右伸肱,以七为志。更作坐功,盘膝垂眦,口注于心,调息于鼻,定静乃起,厥功维备。

2. 动作姿势(预备姿势同前)

(1) 两手仰掌由胸前徐徐上举过头顶,双目视掌,随掌上举而渐移,身立正直,勿挺腹凸胸。

(2) 接上势,十指交叉而握,旋腕翻掌上托,掌心朝天,两肘欲直,目向前平视。

(3) 接上势,仰头,腰向后伸,上肢随之而往,目上视(图 1-5-34)。

(4) 接上势,俯身向前,推掌至地,昂首瞪目,肘直,足跟勿离地(图 1-5-35)。或双掌推至地,将头部微微摇转,两掌上举后,左右各挥动七次,两足各踩地七次。

3. 动作要领

(1) 直立时,上身保持正直,勿挺胸凸腹。

(2) 腰后伸不得小于 30°,膝伸直勿弯曲。

(3) 弯腰时,上肢勿弯,至地,膝不得屈,足跟踏实。意念集中在掌心。

(4) 呼吸采用自然呼吸法。意念集中,呼吸放松。呼吸放松后,才能由动入静。

4. 锻炼作用

(1) 疏通经络,强健筋骨,增强腰、下肢、手臂的力量和柔韧性。

(2) 本势为结束动作,尚能通调十二经脉、奇经八脉,畅通气血。

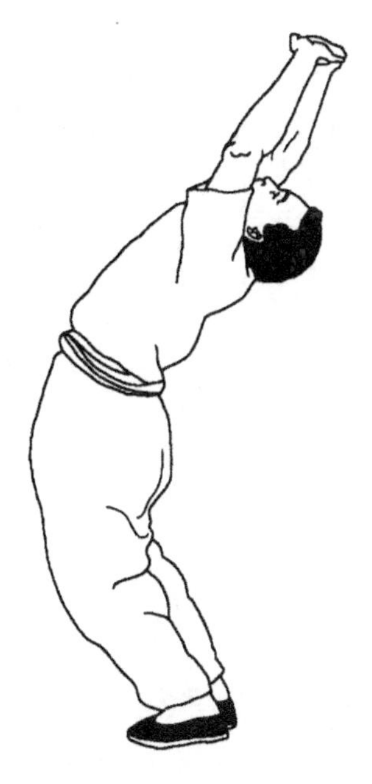

图 1-5-34　工尾势(一)

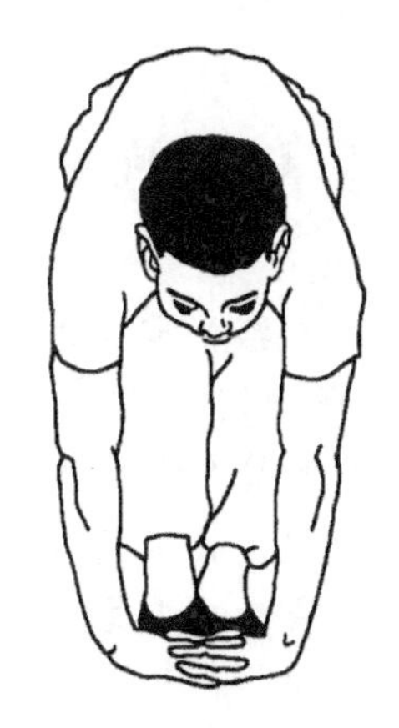

图 1-5-35　工尾势(二)

子任务三　少林内功的练习

少林内功是一种运动量较大的功法，着重于腰腿的霸力和上肢锻炼。练少林内功时，要求心静，不静则气不清，神不定；前胸微挺，后背要拔，腹要蓄，腰要塌；后臂宜敛。通过有意识的动作配合呼吸蓄力养气，徐徐运力，以“内练精、气、神”，“外练筋、皮、骨”，通经络，调气血，和脏腑，活四肢，达到气与力同练，内与外俱壮。初练时，每势一般练 3～5 次，练纯熟后再逐渐增加。每势练后，必须接着练站裆或指定的裆势，达到动静结合的要求。

少林内功的功法繁多，这里仅选最常练的几种功法加以介绍。

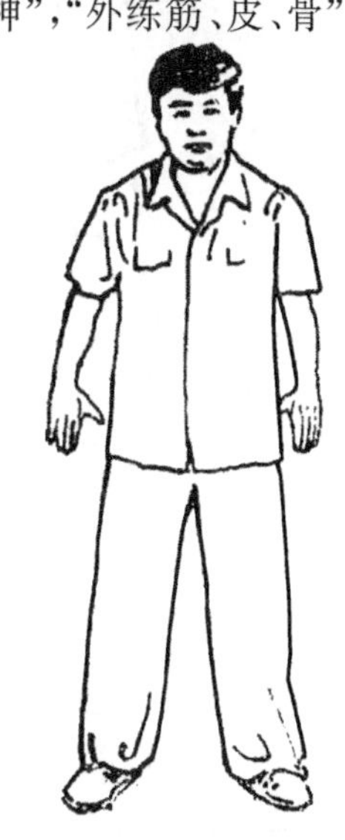

图 1-5-36　伸臂亮掌

一、伸臂亮掌

1. 预备姿势

立正。

2. 动作要领

(1) 左脚向左横跨一步，与肩同宽，足尖内扣成内八字，五趾着地，为中裆。

(2) 两手后伸，肘直腕屈，四指并拢，拇指外分，前胸微挺，后臂要蓄，两目平视，精神贯注，呼吸随意(图 1-5-36)。

3. 锻炼要点

本势为锻炼少林内功的基础站桩功，能扶助正气，行气血，健脏腑，使阴阳周流平衡。锻炼时要"三直四平"（即腿、身、臂"三直"，肩、手、脚、眼"四平"），精神贯注，呼吸随意，蓄劲注掌。久练则能以意运气，以气生劲，劲循经络达于四末，调整脏腑之功能，使精力充沛，增强指、臂、腰、腿等力，以达却病延年的作用。锻炼时间，从 1～10 min 逐渐加长。

二、前推八匹马

1. 预备姿势

站好中裆或指定的裆势，两手屈肘，掌心向上，置于两胁部（图 1-5-37）。

2. 动作要领

(1) 两肩臂徐徐用力前推，推时掌心相对，拇指伸直，四指并拢，劲注指端，以达肩与掌相平为度。胸微挺，臂略收（图 1-5-38）。

(2) 两肩臂运动，缓缓屈肘收回到两胁，收时拇指上跷，虎口做力，指端力求与手臂成直线。

(3) 由直掌变俯掌下按，两臂后伸，同站裆势或指定的裆势。

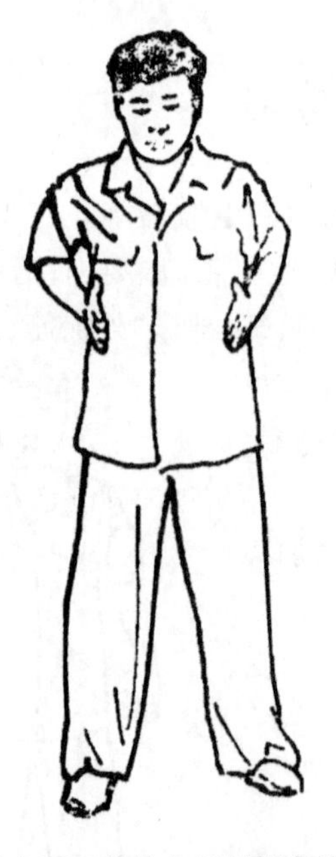

图 1-5-37 前推八匹马预备姿势

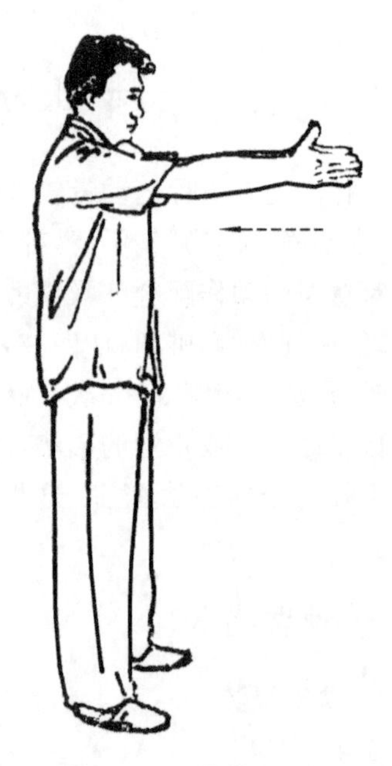

图 1-5-38 前推八匹马

3. 锻炼要点

本势为培本的基本姿势，是以腰部为主的锻炼手臂、指端之功法，以气催力，贯掌达指，即所谓蓄劲于腰、发力于指，是临床应用于推拿治疗的基本功。

三、倒拉九头牛

1. 预备姿势

站好中裆或指定的裆势，两手握拳，置于两胁。

2. 动作要领

（1）两拳化掌渐渐内旋运动前推，推时掌心相对，边推边虎口朝下，指端相对，四指并拢，拇指外分，肘直腕曲，运动达掌，勿抬肩，力求掌与肩平。

（2）五指向掌心屈曲化拳，如握物状，劲注拳心（图1-5-39），旋腕，拳眼朝上，紧紧内收，势如向后倒拉，徐徐行达两胁，上身微前倾，臀部微收。

（3）将收回之拳变俯掌下按，两臂后伸，回站裆势或指定的裆势。

3. 锻炼要点

本势以意行气，使气随意，为锻炼两臂之悬劲与掌之握力的主要姿势，是临床应用推、拿、点、运诸法的基本功。

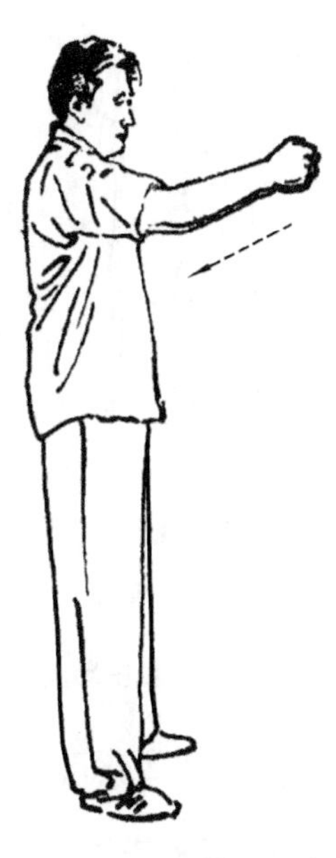

图 1-5-39　倒拉九头牛

四、凤凰展翅

1. 预备姿势

同“前推八匹马”。

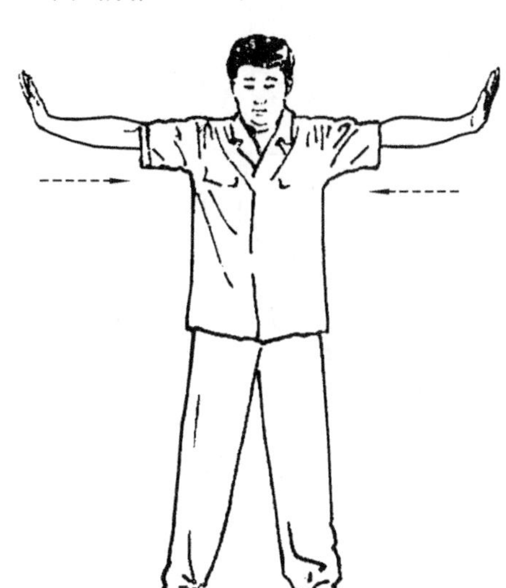

图 1-5-40　凤凰展翅

2. 动作要领

（1）两掌交叉，掌背相对，处于上胸，两臂运动，缓缓向左右外分，犹如开弓之势。指欲跷，腕欲曲，肩、肘、腕须平（图 1-5-40）。

（2）两掌旋腕，屈肘内收，两臂蓄劲着力，徐徐收回，使掌心逐渐相对，处于胸前交叉成立掌。

（3）变俯掌下按，两臂后伸，同站裆或指定的裆势。

3. 锻炼要点

本势为锻炼肩、臂、肘、腕、指端的基本姿势，尤其对腕、指功力有很大裨益。要求以意领气，以气发劲，蓄劲如开弓，发劲如放箭，劲由肩循臂、肘贯于腕达于指，为临床应用推、提、揉、按、摇诸法的基本功。

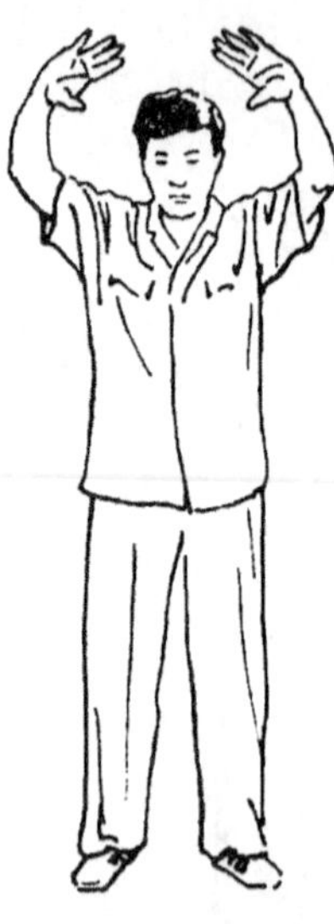

图 1-5-41　霸王举鼎

五、霸王举鼎

1. 预备姿势

同“前推八匹马”。

2. 动作要领

(1) 两掌用劲缓缓上托，掌心朝天，过于肩部掌根外展，指端由左、右向内旋转，虎口相对，犹如托重物徐徐上举，肘部微挺，两目平视(图 1-5-41)。

(2) 旋腕翻掌，指端朝上，掌心相对，蓄力而下达于腰。

(3) 将腰部之仰掌化俯掌下按，两臂后伸，同站裆或指定的裆势。

3. 锻炼要点

使气随意，以气发劲，劲由肩循臂贯腕注于掌心，为临床应用推、按、拔伸、抖、搓诸法的基本功。

六、风摆荷叶

1. 预备姿势

同“前推八匹马”。

2. 动作要领

(1) 两臂屈肘，掌心向上，在胸前指端相对，虎口外旋，徐徐运劲前推，待推出后缓缓向左右外分平举，四指并拢，拇指外侧向下蓄劲以达肩、肘，掌平(图 1-5-42)。

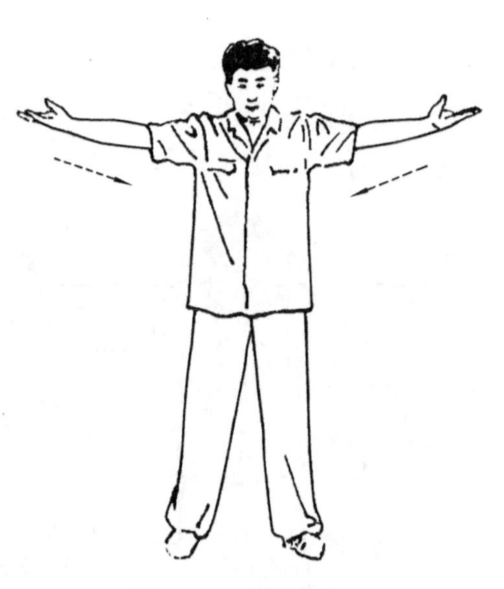

图 1-5-42　风摆荷叶

(2) 两臂用劲慢慢合拢，左在右上或右在左上，交叉相叠，掌心朝上。

(3) 将相叠仰掌回收，屈肘由胸前变俯掌下按，两臂后伸，同于站裆或指定的裆势。

3. 锻炼要点

蓄力运动时，劲由肩循臂贯肘达予指端，为增加臂力和悬劲的一个主要功法，为临床应用推、拿、点、揉、捻诸法的基本功。

七、饿虎扑食

1. 预备姿势

站好大弓裆，两拳心向上，置于腰部。

2. 动作要领

(1) 两拳化掌用劲前推，推时，边推边指端内展，虎口朝下，掌心朝前，腰亦随势前俯，下部要稳，前腿得势似冲，后腿使劲不可松(图 1-5-43)。

(2) 两手握拳，用劲内收至腰，收时，五指用力内收拳，旋腕，拳眼朝天，劲注掌心，屈肘紧紧内收，身随势正。

(3) 将收回之拳变俯掌下按，两臂后伸，同于大弓裆或指定的裆势。

3. 锻炼要点

本势是锻炼腿部力量与肩、臂悬劲的基本功法，为临床应用推、按、扳、击、揉诸法的基本功。

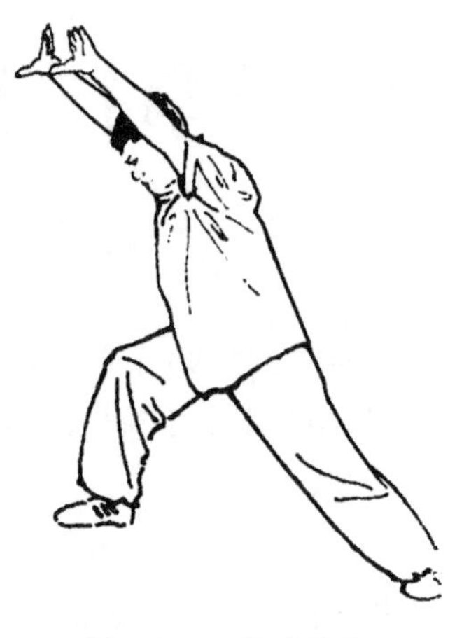

图 1-5-43　饿虎扑食

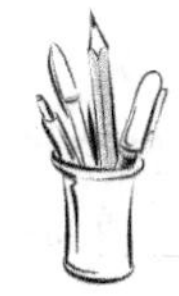

小　结

推拿练功是推拿的基本功，是学习与掌握推拿疗法及其应用于临床治疗的基础。做到“松”“静”“自然”，树立“信心”“恒心”“决心”，避免“三天打鱼，两天晒网”，循序渐进，功到自然成。

目前推拿专业练功常采用的方法有基本姿势、易筋经和少林内功等练功方法：基本姿势是推拿练功中最基本的功夫，通过基本姿势的锻炼，为进一步练功打下良好的基础；易筋经，顾名思义，就是介绍将松弛无力的筋肉变得强壮坚实的一种锻炼方法；少林内功是一种运动量较大的功法，它着重于腰腿的霸力和上肢的锻炼。

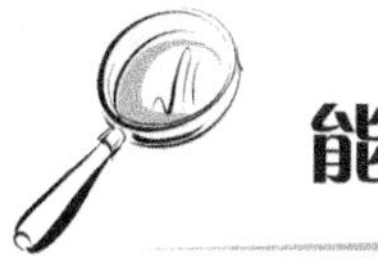

能力检测

1. 什么是推拿练功？推拿练功有什么作用？
2. 试述推拿练功的注意事项。
3. 何谓基本姿势？基本姿势的锻炼方法如何进行？
4. 何谓易筋经？易筋经的锻炼方法如何进行？
5. 何谓少林内功？少林内功的锻炼方法如何进行？
6. 如何选择推拿练功方法？

（肖宗苗）

项目

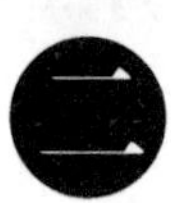

推拿技术的操作方法

推拿治疗疾病时，施术者用手或肢体的其他部位，按各种特定的技巧和规范化的动作，以力的形式于人体的体表进行操作或使人体关节做一定的被动运动的方法，称为推拿手法。

推拿手法是一种技巧，是一种高级的运动形态，是推拿治疗疾病的基本手段，是从事推拿医务工作者必备的一项专门的基本技能。推拿疗效的好坏与手法的熟练程度以及手法运用是否恰当有直接的关系。因此，要提高疗效，熟练掌握操作手法以及在恰当的穴位或部位上运用恰当的手法是一个关键的环节。重视手法的研究和使用，特别要在“法”字上下工夫。《医宗金鉴·正骨心法要旨》中说：“法之所施，使患者不知其苦，方称为法也。”又曰：“伤有轻重，而手法各有所宜……”故而，不讲究技巧的简单动作是不能称为手法的。

手法要求持久、有力、均匀、柔和，从而达到深透和渗透的目的。“持久”是指按手法的要求持续作用一定时间。“有力”是指手法要有一定的力度，达到一定的层次。在用力时应根据患者的体质、病情选择适当的力量，力量是可大可小的，大时力量可达肌肉、骨骼；小时仅达皮肤和皮下，也就是说力量并不是越大越好。“均匀”是指手法的力量、速度及操作幅度要均匀，动作要有节奏。在操作时力量不可时轻时重，速度不可时快时慢，幅度不可时大时小。在改变力量、速度、幅度时要逐渐地均匀地改变。所谓“柔和”，是指手法要轻柔和缓，不使用蛮力、暴力，做到“轻而不浮，重而不滞，松而不懈，紧而不僵”。“渗透”是指一些手法产生的效果是从浅层组织渗透到深层组织，如应使按摩法产生的热逐渐渗透到深层组织，这称为“透热”。手法是防病、治病、保健的关键，因此要达到良好的效果，首先必须熟练掌握每个手法的操作、动作要领、作用及作用层次、手法的特点及手法的注意事项。其次应该细心揣摩练习，达到由生到熟，由熟到巧，并能得心应手地运用。正如《医宗金鉴》所言：“……巧生于内，手随心转，法从手出。”只有手法掌握得纯熟，才能极尽运用之妙。

手法在临床运用中，同样要贯彻辨证施治的精神，才能取得更好的疗效。根据患者的年龄、体质的强弱、病症的虚实及治疗部位的特殊情况，选择恰当的手法和适宜的力度。因此，过与不及都会影响治疗的效果。

本项目从成人推拿常用手法和小儿推拿常用手法两个方面进行介绍。

任务一　成人推拿常用手法

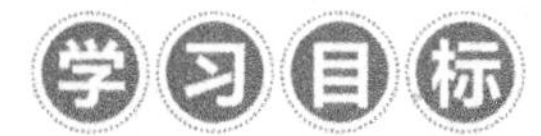

掌握：成人推拿手法的动作要领、适用部位及其临床应用。

熟悉：成人推拿常用手法的概念。

了解：成人推拿常用手法运用的注意事项。

成人推拿手法，是与小儿推拿手法相对而言的。其特点是手法种类多，治疗范围广。现有的手法已多达百余种，治疗范围包括伤科、内科、妇科、五官科等各种临床学科的疾病。根据手法的动作形态及其作用，推拿手法可归纳为摆动类、摩擦类、挤压类、叩击类、振动类、运动关节类等六类，每种各由数种手法组成，现就其操作方法、要领、功效、注意事项等进行详细介绍。

子任务一　摆动类手法

以指或掌、腕关节做协调的连续摆动，称为摆动类手法。本类手法主要包括一指禅推法、㨰法和揉法等。

一、一指禅推法

1. 定义

手握空拳，拇指伸直盖住拳眼(使拇指位于食指第二节处)，用大拇指指端，螺纹面或偏锋着力于一定的部位或穴位上，以肘为支点，以前臂摆动带动腕部摆动，拇指关节做屈伸活动，从而产生轻重交替、持续不断的作用力的一种手法，称为一指禅推法。

2. 操作

根据着力点的不同分为指端推法、螺纹面推法、偏峰推法、屈指推法及蝶推法。

(1) 一指禅指端推法　施术者以拇指指端着力于体表一定部位、穴位上，拇指自然伸直，其余四指的指间关节和掌指关节自然屈曲。腕关节自然屈曲 90°，腕部放松，悬腕，垂肘 120°、沉肩，前臂的主动摆动带动腕关节有节律地左右摆动，摆动时拇指指间关节自然地伸直与屈曲交替，使产生的功力通过拇指指端轻重交替、持续不断地作用于施术部位或穴位上。摆动频率为每分钟 120～160 次(图 2-1-1)。

(2) 一指禅螺纹面推法　施术者以拇指螺纹面着力于体表一定部位或穴位上，拇指自然过伸，其运动过程同一指禅指端推法，唯其拇指指间关节尽量保持在自然的过伸位而不屈曲(图 2-1-2)。

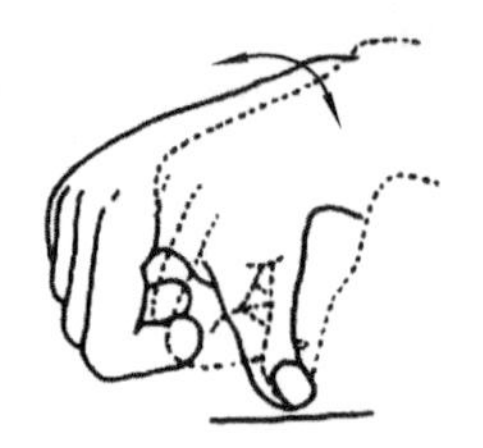
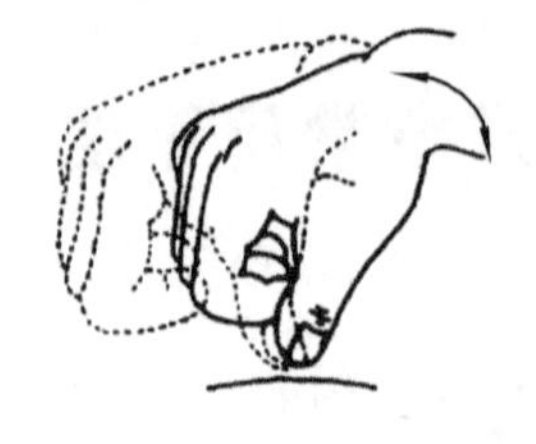

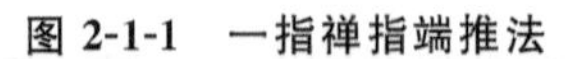

图 2-1-1 一指禅指端推法

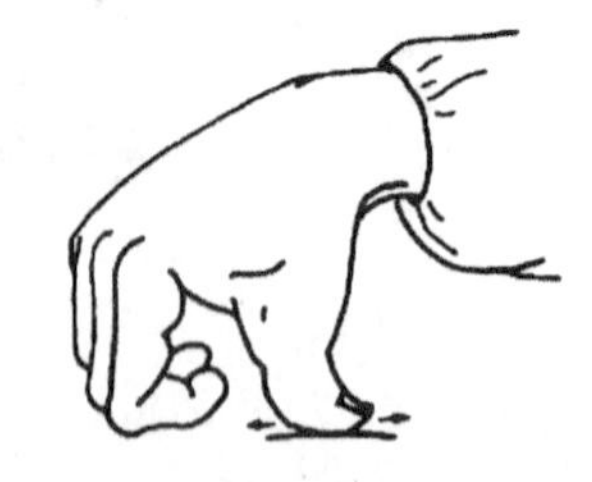

图 2-1-2 一指禅螺纹面推法

(3) 一指禅偏峰推法 施术者以拇指桡侧缘着力于一定的部位或穴位上,拇指自然伸直并内收,其余指间关节及掌指关节自然伸直,腕关节微屈或自然伸直,其运动过程同一指禅指端推法,仅其腕关节的摆动幅度较小,有时只是旋动(图 2-1-3)。

(4) 一指禅屈指推法 施术者拇指屈曲,指端压在食指桡侧缘或以螺纹面附于食指指背,以拇指指间关节桡侧或背侧着力于一定部位及穴位上,其余四指屈曲,运动过程同一指禅指端推法(图 2-1-4)。

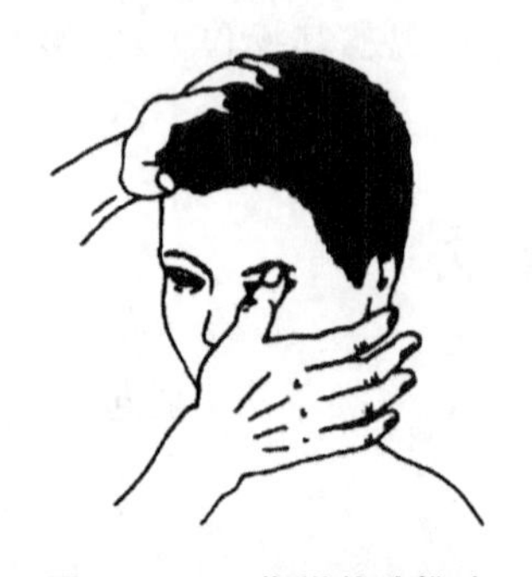

图 2-1-3 一指禅偏峰推法

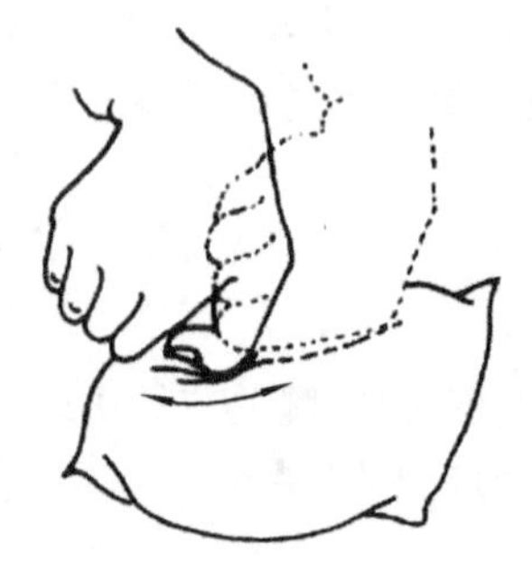

图 2-1-4 一指禅屈指推法

(5) 一指禅蝶推法 施术者以双手拇指指端分别着力于患者颈项及前额两侧,其余四指自然伸开,两手交叉推动,形似蝴蝶翻飞,故称为蝶推法。

3. 动作要领

一指禅推法要求手法刚柔相济,灵活度大,深透力强,整个动作都贯穿着一个"松"字,操作时施术者必须姿势端正,神气内聚,肩、肘、腕、指各部位放松,以气御劲,蓄力于掌,发力于指,将功力集中于着力部位,这样才能形神兼备,持续操作,不致疲劳。

(1) 十字诀(沉肩、垂肘、悬腕、指实、掌虚) 沉肩:肩关节放松,双肩端平,禁止耸肩用力,以腋下能容一拳为宜。垂肘:肘关节放松,自然下垂,屈曲 120°,肘关节桡侧缘低于腕关节。以肘部为支点,前臂作主动摆动,带动腕部摆动。悬腕:在腕关节放松的基础上,腕关节自然屈曲 90°(一指禅偏峰推腕关节微屈或自然伸直),腕关节摆动时,大多尺侧缘低于桡侧缘,内摆到最大时,尺、桡侧持平。指实:拇指指端、偏峰或螺纹面自然着实吸定于一点,使产生的"力"持续地作用于治疗部位上,不能产生跳跃,同时切忌拙力下压。掌虚:除拇指外,其余四指及掌部自然放松屈曲,呈握空拳状(一指禅偏峰推四指及掌部自然放松伸直)。

（2）紧推慢移　一指禅推法的操作过程中，前臂及腕关节的摆动较快，频率达到每分钟120～160次，但着力面（拇指指端、螺纹面或偏峰）移动的速度缓慢。

4. 适用部位

指端推法、螺纹面推法适用于全身各部俞穴。屈指推法多用于背部俞穴。偏峰推法适用于头面部。

5. 临床应用

（1）功效　具有舒筋活络、调和营卫、活血化瘀、解痉止痛、健脾和胃以及调节脏腑功能等。

（2）应用　一指禅推法的着力点较小，因而压强较大，加上对经络穴位做持续不断的柔和而有力的刺激，所以有较强的深透作用，可适用于全身各部位的穴位。临床上常用于治疗内、外、妇、儿、伤各科的多种疾病，尤以治疗头痛、失眠、久泄、便秘、原发性高血压、胃脘痛、痛经以及各部关节酸痛等症见长。

6. 注意事项

（1）一指禅推法操作过程中着力部位的压力变化、摆动的幅度要均匀，动作要灵活，要使其产生的力轻重交替。

（2）着力部位应吸定，不要随腕部的摆动而与体表产生滑动、摩擦，紧推慢移时应在吸定的基础上缓慢移动。

（3）可采用屈伸拇指指间关节和不屈伸拇指指间关节两种术式：一般指端推采用屈伸拇指指间关节；而螺纹面推则多采用不屈伸拇指指间关节。前者较为灵活、刺激柔和；后者着力较稳、刺激较强。施术者应熟练掌握两种操作方法，以便临床灵活选择使用。

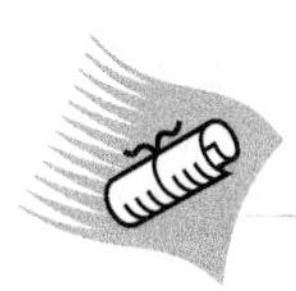

知识链接

缠　　法

一指禅推法的频率提高到每分钟220次以上，称为缠法，意为缠绵不休。本法动作与一指禅推法基本相同，用拇指指端或偏峰着力于体表一定部位以减少接触面，减少腕关节摆动的幅度，同时降低对体表的压力来提高摆动的频率。缠法相对于一指禅推法而言，每次的刺激量减小，对皮肤的压力减小，但由于频率的加快，每分钟的刺激量并没有减少，刺激量的堆积更强地作用于皮下组织，因此缠法具有较强的消散作用，临床上常用于实热证及痈疖等外科病症的治疗。本法只有在熟练掌握一指禅推法的基础上才能正确操作。

二、擦法

1. 定义

小指掌指关节背侧着力于一定的部位，由腕关节的伸屈和前臂的旋转摆动的复合运动，使小鱼际与手背在施术部位上持续不断地擦动的一种手法，称为擦法。

2. 操作

根据着力面的不同，擦法分为小鱼际擦法、掌指关节擦法、拳尖擦法。

(1) 小鱼际擦法　拇指自然伸直，无名指和小指的掌指关节屈曲 90°，其余掌指关节及指间关节自然屈曲，手背呈一自然弧形，以第五掌指关节背侧为起始着力点，吸定于体表治疗部位上，肘关节微屈，以肘关节为支点，前臂主动摆动，带动腕部做伸屈和前臂旋转运动，使小鱼际尺侧部在施术部位上进行持续不断的擦动(图 2-1-5)。

(2) 掌指关节擦法　在上述操作基础上，仍以第五掌指关节背侧为起始着力点，以小指、无名指、中指及食指的掌指关节背侧为擦动着力面，腕关节稍屈向尺侧，前臂做主动的前后推旋，带动腕关节做小幅度的屈伸活动，使其产生的力持续地作用在施术部位上。

(3) 拳尖擦法　拇指自然伸直，其余四指半握空拳状，以小指、无名指、中指及食指的第一指间关节背侧为起始着力点，肘关节微屈，以肘关节为着力点，前臂作主动的前后推拉摆动，带动腕关节做无尺、桡偏移的屈伸活动，使小指、无名指、中指及食指的第一指背、掌指关节背侧、指间关节背侧为擦动着力面，在施术部位上产生持续的擦动(图 2-1-6)。

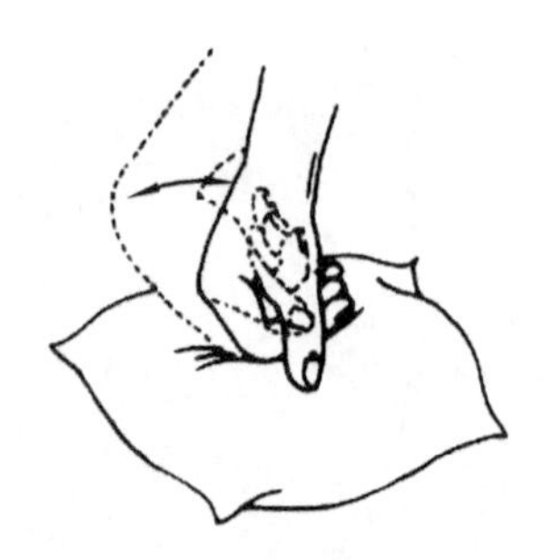

图 2-1-5　小鱼际擦法

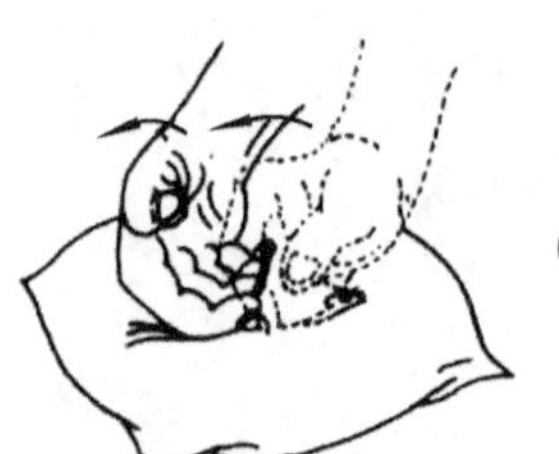

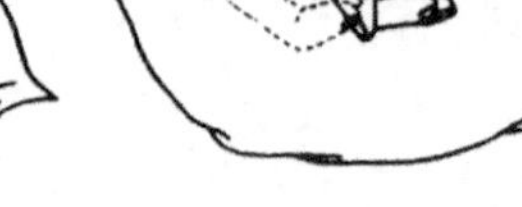

图 2-1-6　拳尖擦法

3. 动作要领

(1) 擦法的吸定点是小指掌指关节背侧。手法吸定的部位要紧贴体表，不能拖动、辗动或跳动。但拳尖擦法例外，因该手法没有前臂的擦动。

(2) 沉肩，上肢的肌肉及肘关节尽量放松。屈肘，肘关节屈曲 100°～120°，肘关节离躯体半尺远，置于身体侧前方。以肘部为支点，前臂做主动摆动，带动腕部作伸屈和前臂旋转运动。腕关节屈伸范围在 120°左右(即前擦至极限时屈腕约 80°，回擦至极限时伸腕约 40°)使掌背部分的 1/2 面积(尺侧)依次接触治疗部位。

(3) 擦动时要尽量减小摩擦力，要有明显的擦动感，要动作协调而有节律，压力、频率、摆动幅度要均匀，不可忽快忽慢或时轻时重。

(4) 紧㨰慢移：㨰动的频率为每分钟 120～160 次，随腕关节的屈伸作用而缓慢地向前移动，移动幅度小。

4. 适用部位

小鱼际㨰法适用于肩臂部，掌指关节㨰法适用于肩颈部、胸背部，拳尖㨰法适用于腰臀部及下肢后部。

5. 临床应用

(1) 功效　具有舒筋活血、缓解痉挛、滑利关节、消除疲劳的功能。

(2) 应用　本法压力大，接触面也较大，刺激量大，渗透性强。适用面广，用于肌肉较丰富的颈项、肩背、腰臀与四肢等部位。临床上多用于风湿痹痛、痿证、中风偏瘫、肢体麻木、腰肌劳损、运动功能障碍等疾病及养生保健推拿。

6. 注意事项

(1) 手法操作过程中要充分放松腕关节，腕关节的屈伸活动是由前臂的主动运动带动的自然运动，禁止运用腕关节的拙力，拙力使动作出现打击感、跳动感，并造成腕关节的僵硬，使腕关节的屈伸幅度不够，从而减少了手背部的接触面积，使动作缺乏柔和感。

(2) 施术的体表接触面应为肌肉丰厚处，尽量避免掌指关节的骨突部与脊椎棘突或其他关节的骨突处发生猛烈撞击。

(3) 㨰法对体表产生均匀一致的刺激，前㨰和后㨰时着力轻重一致，避免出现“有去无回”或“有来无去”而产生的顿挫感。

三、揉法

1. 定义

用手掌大鱼际、小鱼际、掌根、肘尖或手指螺纹面着力吸定于一定部位或穴位，前臂作主动摆动，带动该处的皮下组织，一起做轻柔和缓的回旋运动的一种手法，称为揉法。

2. 操作

根据用力部位的不同分为掌根揉法、大鱼际揉法、小鱼际揉法、拇指揉法、中指揉法、多指揉法、肘揉法。

(1) 掌根揉法　用掌根部自然着力于施术部位或穴位上，腕关节充分放松并稍背伸，手指自然弯曲，以肘部为支点，前臂做主动摆动带动腕部作轻柔和缓的回旋运动。摆动频率为 100～200 次 / 分(图 2-1-7)。

(2) 大鱼际揉法　以大鱼际自然吸定于施术部位或穴位上，手指自然伸直，腕关节充分放松，以肘部为支点，前臂做主动摆动带动腕部摆动，使大鱼际和吸定部位的皮下组织一起做轻柔和缓的回旋运动。摆动频率为 200 次 / 分(图 2-1-8)。

(3) 小鱼际揉法　用小鱼际自然吸定于施术部位或穴位上，手指自然屈曲，其余操作同大鱼际揉法。

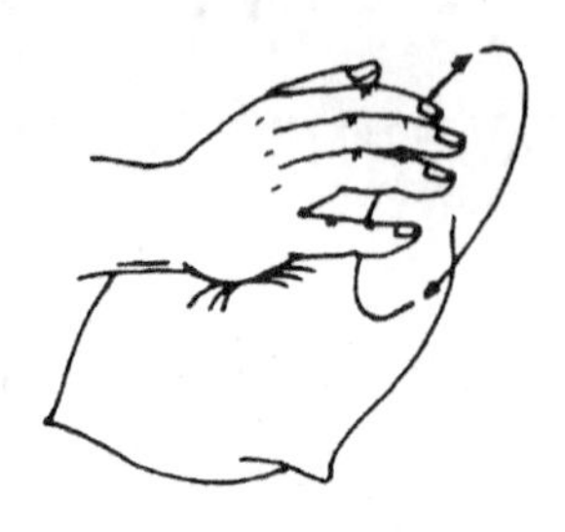

图 2-1-7 掌根揉法

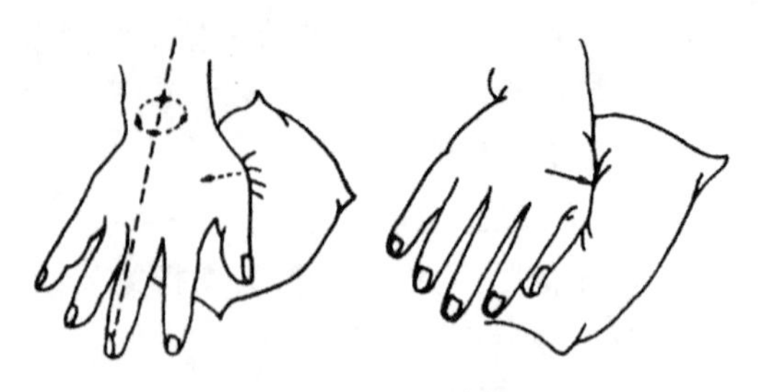

图 2-1-8 大鱼际揉法

(4) 拇指揉法 用拇指螺纹面自然吸定于某一部位或穴位上，其余四指自然伸直放于体表合适位置以助力，以肘部为支点，前臂做主动摆动带动手及大拇指做轻柔的小幅度旋转运动。摆动频率为 120～160 次 / 分(图 2-1-9)。

(5) 中指揉法 用中指指腹着力于施术部位或穴位上，其余手指自然伸直，腕关节微屈，以肘部为支点，前臂做主动摆动带动腕关节、中指及指腹下的皮下组织做小幅度的回旋运动。摆动频率为 120～160 次 / 分(图 2-1-10)。为加强揉动的力量，可以用食指螺纹面压在中指远侧指间关节背侧进行操作。

(6) 多指揉法 用食、中、环指指腹着力于施术部位或穴位上，拇指自然伸直，以肘部为支点，前臂做主动摆动带动三指、腕关节及指腹下的皮下组织做小幅度的回旋运动。摆动频率为 120～160 次 / 分(图 2-1-11)。

(7) 肘揉法 用尺骨鹰嘴着力于一定的施术部位，以肩关节为支点，以上身的摆动带动上臂、肘关节及施术部位的皮下组织做回旋或左右揉动运动。摆动频率为 40～60 次/分。

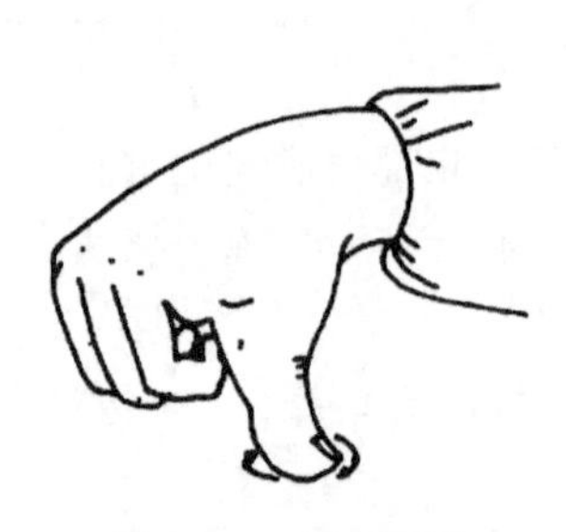

图 2-1-9 拇指揉法

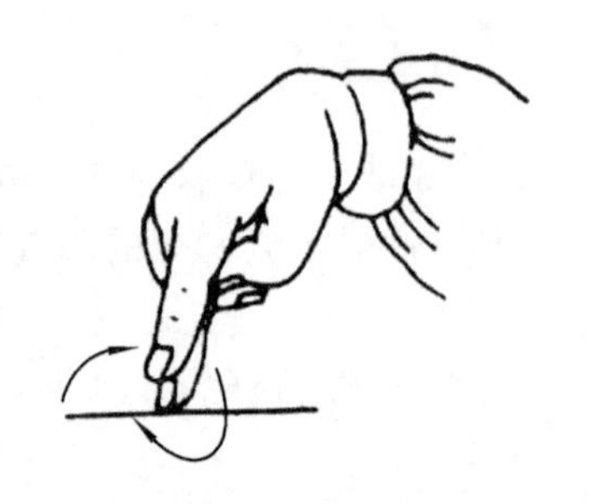

图 2-1-10 中指揉法

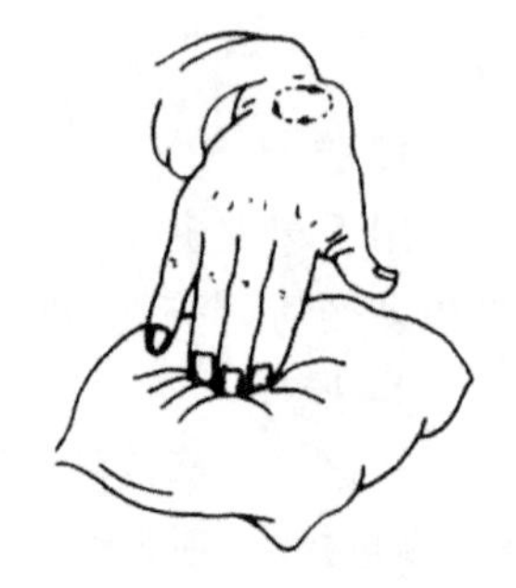

图 2-1-11 多指揉法

3. 动作要领

(1) 手腕部放松，沉肩，垂肘，以肘部为支点，前臂做主动摆动带动腕、指的回旋运动(肘揉法则以上身主动摆动带动)。

(2) 着力点要带动施术部位的皮下组织做回旋运动，而皮上组织与着力点保持相对不动，尽量不与皮肤发生摩擦，所谓“肉动而皮不动”。着力点紧贴体表，压力要轻柔，动作要协调连续而有节律。

(3) 紧推慢移：在每次揉动吸定的基础上，可逐渐在一定的施术部位或面上缓慢地移动，回旋的速度快，而移动的速度慢。为加强刺激，临床上常和按法结合使用而成按揉法。

4. 适用部位

掌根揉法适用于腰背及四肢面积大而平坦的部位；大鱼际揉法适用于头面部、胸胁部等病变部位较浅处；小鱼际揉法常用于四肢部、脘腹部；中指揉法、拇指揉法及多指揉法适用于全身各部的穴位，皮下脂肪薄处如头面、胸胁小关节处；肘揉法多用于臀部、腰背等肌肉丰厚处。

5. 临床应用

(1) 功效　调和气血、宽胸理气、舒筋活络、缓解痉挛、消肿止痛、消积导滞、健脾和胃。

(2) 应用　本手法接触面积较大，用力轻柔和缓，刺激量小，可使皮下组织产生摩擦而产生温热作用，老幼皆宜，适用于全身各部位。临床多用于脘腹胀痛、便秘泄泻等胃肠疾病，外伤所致的红肿疼痛等软组织损伤及各种痛症，以及养生保健推拿。

6. 注意事项

(1) 伤筋的急性期(伤后的 24 h 内)不宜采用揉法治疗，以免加重局部的皮下出血，加重肿胀。

(2) 局部有皮损或传染性皮肤病者不宜采用揉法治疗。

(3) 局部肿胀较重或关节内积液较多者，不宜用揉法在局部操作。

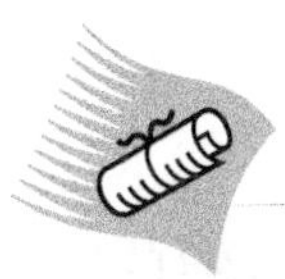

知识链接

叠掌揉法　用两手掌叠掌，下一手掌的掌根按于施术部位，肘关节伸直以肩关节为支点，上身的摆动带动手臂、腕关节及治疗部位的皮下组织做回旋运动。摆动频率为 40～60 次/分(图 2-1-12)。

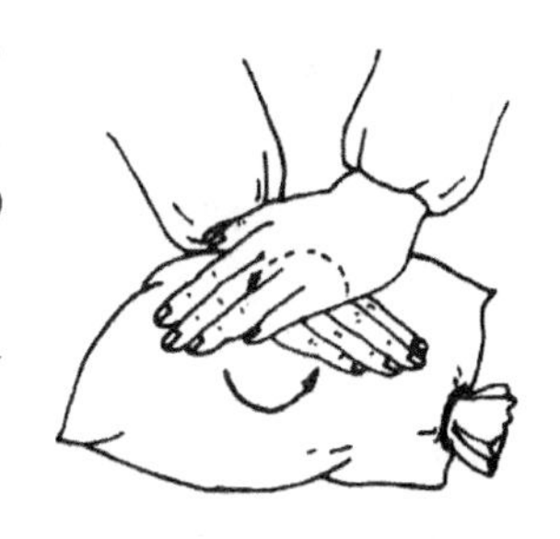

图 2-1-12　叠掌揉法

前臂揉法　用前臂的尺侧着力于一定的施术部位，其余操作同上，用力做环旋揉动或左右揉动。

以上两法均适用于腰背、臀部肌肉丰厚处。

子任务二　摩擦类手法

以掌、指或肘臂部贴附于体表做直线或环旋移动，使之产生摩擦的一类手法称为摩擦类手法。本类手法主要包括推法、搓法、摩法、擦法、抹法等。

一、推法

1. 定义

用指、掌、拳、肘部着力于一定的施术部位或经络上，紧贴体表作单方向的直线运动的一种手法，称为推法，所谓“按而送之，推而行之”。

2. 操作

根据着力部位的不同分为拇指推法、多指推法、掌推法、鱼际推法、拳推法、肘推法。

（1）拇指推法　用两手或单手拇指螺纹面着力于体表的一定部位，其余四指自然分开固定于体表，腕关节微屈，拇指向四指的方向做单方向的直线推动（图 2-1-13）。

（2）多指推法　除拇指外的四指伸直并拢，以第一指和第二指的指腹着力于施术部位上，腕关节微屈，通过前臂向前斜下方主动施力，使四指向指端方向做单方向的直线推动（图 2-1-14）。用食、中、无名指并拢，以其指端部或螺纹面着力施术部进行的操作，称为三指推法。

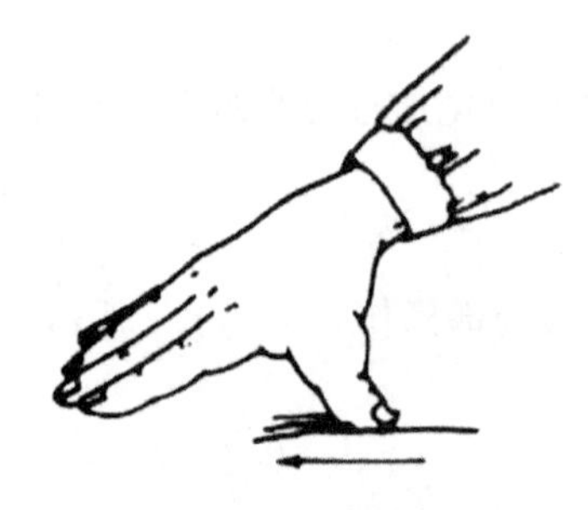

图 2-1-13　拇指推法

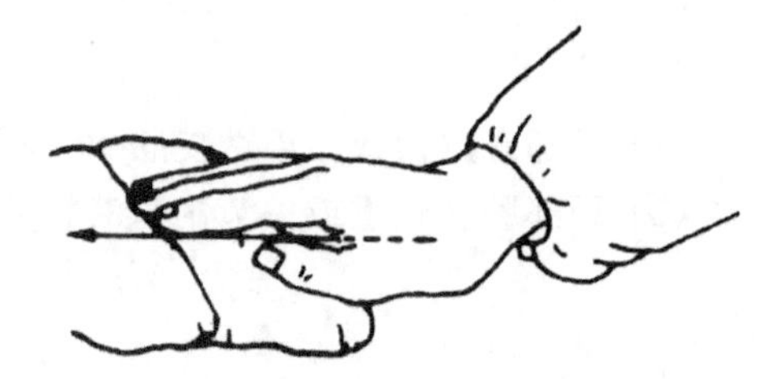

图 2-1-14　多指推法

（3）掌推法　以掌根处着力于施术部位，五指微屈自然置于体表，腕关节背伸，通过前臂向前斜下方主动施力，带动手掌向指端方向做单方向的直线推动（图 2-1-15）。

（4）鱼际推法　用掌根和大鱼际着力于体表，腕关节稍背伸，五指微屈自然放于体表，通过前臂向前斜下方主动施力，带动掌根和大鱼际向虎口方向做单方向的直线推动（图 2-1-16）。

（5）拳推法　手握实拳，以食指、中指、无名指及小指的近侧指间关节的背侧关节突起部着力于体表施术部，腕关节用劲伸直，通过前臂向前斜下方主动施力，带动背侧关节突起部做单方向的直线推动（图 2-1-17）。

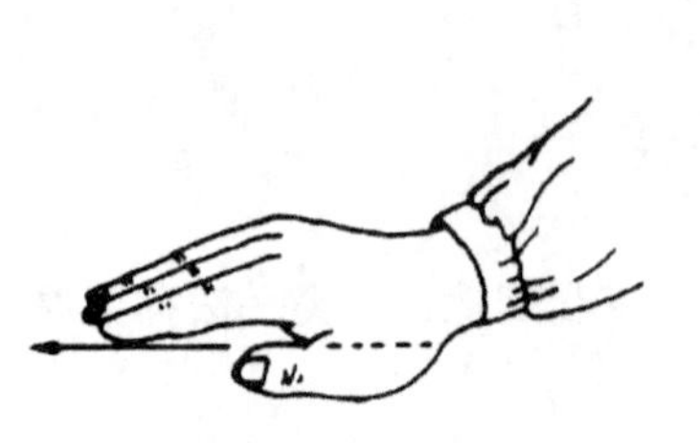

图 2-1-15　掌推法

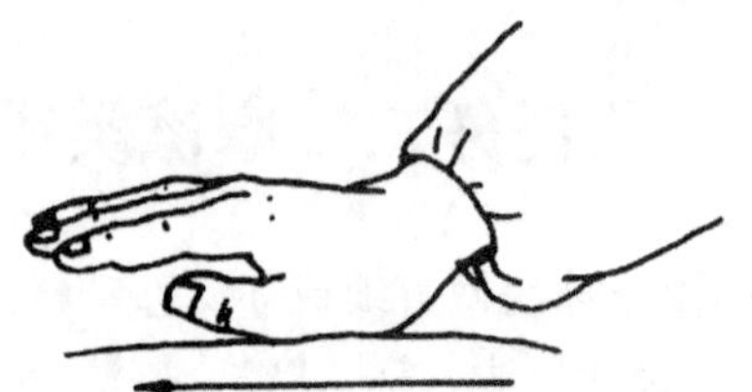

图 2-1-16　鱼际推法

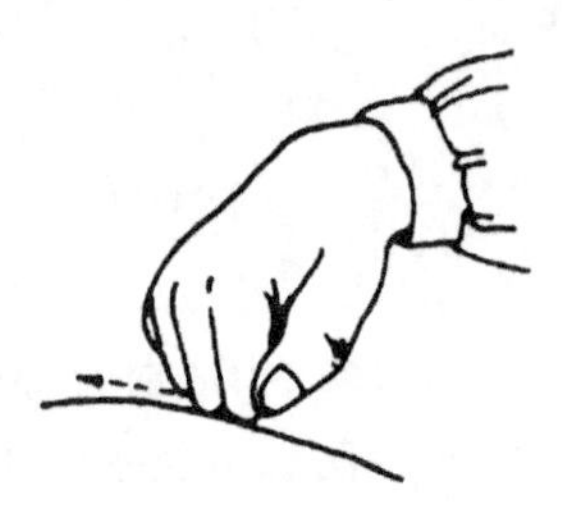

图 2-1-17　拳推法

(6) 肘推法　屈肘，将肘关节鹰嘴突起部着力于施术部位，以肩关节为支点，通过上臂部向前斜下方主动施力，带动肘关节鹰嘴部做较缓慢的单方向直线推动(图 2-1-18)。

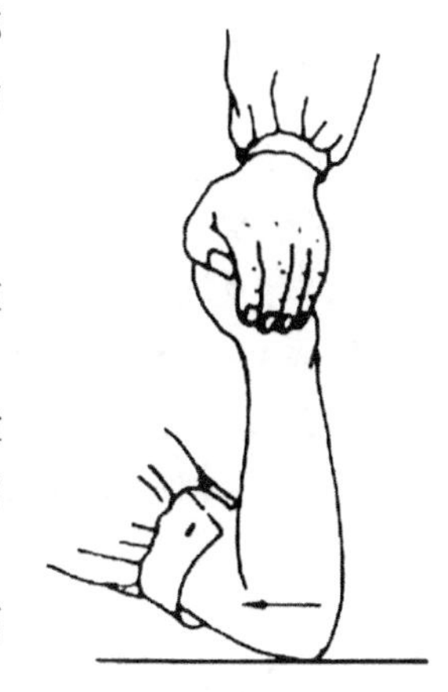

图 2-1-18　肘推法

3. 动作要领

(1) 施术者呼吸自然，不可屏气。沉肩，垂肘，肘关节微屈或屈曲。

(2) 指、掌、肘要紧贴体表，推动的线路呈直线，方向一般顺经络、肌纤维及静脉的走行方向，压力要平稳，速度要均匀而缓慢，不要在体表产生跳跃、歪斜。

(3) 拇指推法的推动距离较短，其余推法的推动距离宜长。

4. 适用部位

拇指推法和多指推法多适用于头面、颈项、四肢等部位，掌推法多用于腰背、胸腹、季肋、下肢，大鱼际推法多用于头面部、四肢，拳推法多用于腰背、臀部及下肢，肘推法适用于肌肉肥厚处或感觉迟钝处。

5. 临床应用

(1) 功效　行气活血、消肿止痛、舒筋活络、理筋整复、健脾和胃。

(2) 应用　本法灵活多变，可在全身各部位操作，患者常感觉温热舒适，是临床最常采用的推拿治疗方法之一。常用于治疗各种痛症及气机阻滞的各类疾病，如：风湿痹痛、腰腿痛、软组织损伤、局部肿痛等痛症；胸胁胀闷不舒、烦躁易怒等气机郁阻病症；高血压、头痛、头昏、失眠等气机上逆病症；腹胀、便秘、食积不化等气滞中焦病症。

6. 注意事项

(1) 常适当运用滑石粉等介质，以防止皮肤破损。

(2) 推动的速度不可过快，压力不可过重也不可过轻，且只能做单方向直线推进。

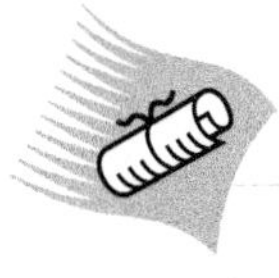

知识链接

(1) 拇指分推法　以两手拇指的桡侧置于前额部位，自前额正中线向两旁分推。

(2) 十指分推法　十指微屈，自胸部正中线沿肋间隙向两侧分推，亦称为开胸顺气。

(3) 鱼际分推法　以两手拇指桡侧及大鱼际着力于腹部，自腹正中线沿肋弓向两侧分推。

(4) 合推法　以两手拇指或掌从施治部位的两边向中间推动，称为合推法。

二、搓法

1. 定义

用双手掌面挟住一定的部位，相对用力做方向相反、自上而下、来回快速搓揉的一种手法，称为搓法。《厘正按摩要术》说："搓以转之，谓两手相合而交转以相搓也。或两指合搓，或两手合搓，各极运动之妙。"

2. 操作

根据施术部位的不同，操作可分为如下几种。

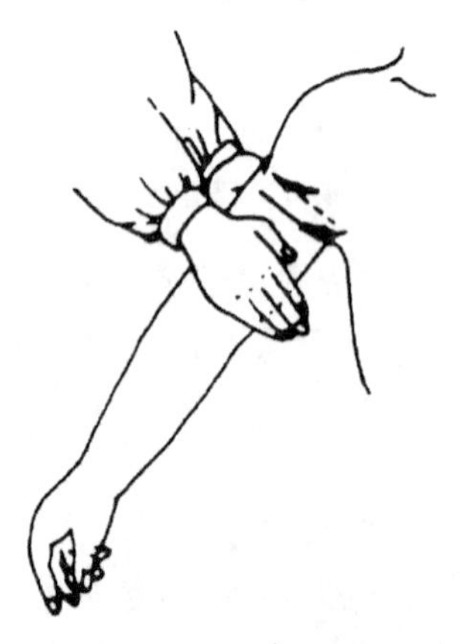

图 2-1-19　肩及上肢部搓法

(1) 肩及上肢部搓法　受术者坐势，肩臂放松，自然下垂。施术者于侧，上身略前俯，用双手分别夹住其肩前后部，相对用力做快速搓揉，并同时循臂而下移动至腕部，如此往返 3～5 遍(图 2-1-19)。

(2) 胁肋部搓法　受术者端坐，两臂略外展。施术者站于其后，用两掌分别夹住其左右两胁，自腋下搓向腰部两侧数遍。

(3) 下肢搓法　受术者仰卧位，下肢屈膝约 60°。施术者站于床侧，用双手夹住大腿前后或内外侧，自上往下搓至小腿部。

3. 动作要领

(1) 施术者沉肩，垂肘，腕关节放松，上身稍前屈，双手自然伸开，五指并拢，以双手掌着力于施术部位相对用力。

(2) 挟住部位要松紧适当，双手用力要对称，搓动要快，从上往下移动要慢，动作要连贯。搓法频率为每分钟 120～150 次，不可使受术者身体摇晃。整个操作过程要协调，动作要灵活，一气呵成。

4. 适用部位

本法适用于肩、上肢、胸胁及下肢，尤以肩及上肢多用。

5. 临床应用

(1) 功效　舒经通络、解痉止痛、调和气血、祛风散寒、疏肝理气、放松肌肉。

(2) 应用　本手法轻快柔和，为临床常用的辅助手法之一。常用于肩背疼痛、腰背酸痛、胸胁胀闷、风湿痹痛及损伤性疾病等以及养生保健。常作为推拿治疗的结束放松手法之一。

6. 注意事项

(1) 手法施力要深沉，但不可用暴力，以免损伤皮肤。

(2) 施术时指、掌、腕配合协调，动作要轻快灵活，力量要均匀连贯，快慢适宜，以皮肤发热为度。

(3) 施术者不能屏气，呼吸自然均匀。

三、摩法

1. 定义

运用手掌掌面或食、中、无名指指面附着于一定施术部位或穴位上，以腕关节为中心，连同前臂或掌、指做节律性的环旋运动的一种手法，称为摩法。

2. 操作

根据着力部位不同，分为指摩法和掌摩法两种。

(1) 指摩法　指掌部自然伸直，食指、中指、无名指并拢，其螺纹面自然贴附在体表，腕关节稍屈并保持不动，以腕关节为中心，三指做轻柔的环旋运动与体表产生摩擦(图 2-1-20)。

(2) 掌摩法　手掌自然伸直，腕关节自然微微下垂，将手掌贴附在治疗部位，腕关节保持不动，以腕关节为中心，手掌在体表做轻柔的环旋运动与体表产生摩擦(图 2-1-21)。

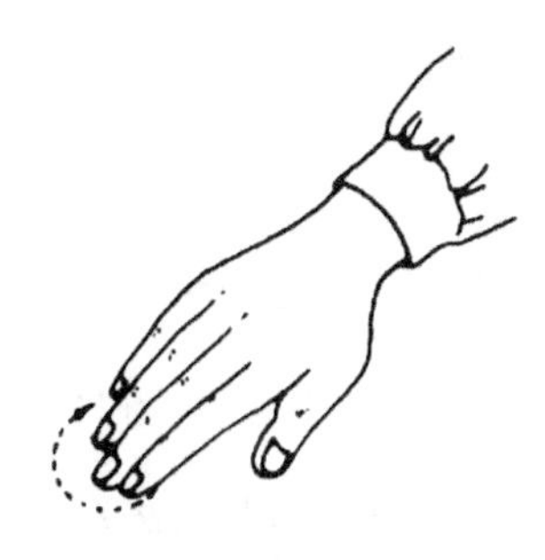

图 2-1-20　指摩法

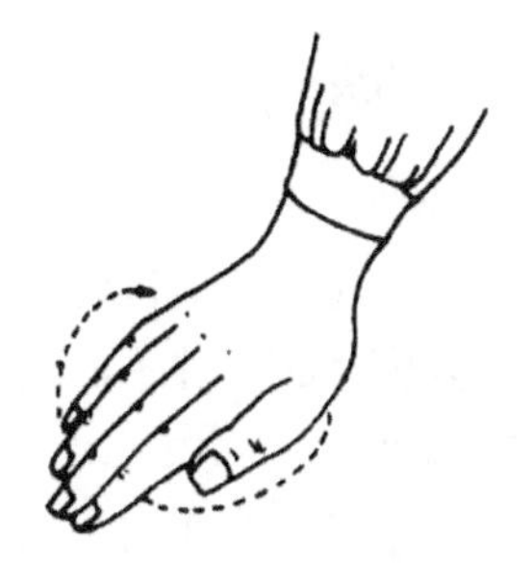

图 2-1-21　掌摩法

3. 动作要领

(1) 肘关节自然屈曲，沉肩，腕关节放松，指掌自然伸直，动作和缓而协调，运动过程中腕关节尽量保持不动。

(2) 压力轻柔，指掌接触体表部位时自然贴附，不要产生向下的拙力。

(3) 指掌与皮肤做出顺时针或逆时针的相对运动，幅度大而不带动皮下组织，即“皮动而肉不动”，与揉法相对。

(4) 摩动的速度、压力宜均匀，频率为每分钟 120 次左右。

4. 适用部位

指摩法适用于颈项、头面及四肢等部位，掌摩法适用于胸腹、胁肋及背腰等部位。

5. 临床应用

(1) 功效　提神醒脑、行气舒肝、温中和胃、消积导滞、活血散瘀、温阳益气。

(2) 应用　本手法刺激轻柔和缓，临床应用广泛。常用于治疗：脘腹胀痛、消化不良、泄泻、便秘等胃肠道疾病；咳嗽、哮喘、胸闷气紧等呼吸道疾病；痛经、月经不调、阳痿、遗精等生殖系统疾病；外伤肿痛、风湿痹痛等四肢痛症；阳虚、中气不足等症。

6. 注意事项

(1) 临床应用时,可根据操作的缓急和方向不同而有补泻之分,常以急摩为泻、缓摩为补,摩腹时顺时针方向可消积导滞为泻,逆时针方向可温中健脾为补。

(2) 平补平泻时操作速度不宜过快,也不宜过慢;压力不宜过轻,也不宜过重。《圣济总录》:"摩法不宜急,不宜缓,不宜轻,不宜重,以中和之意取之。"

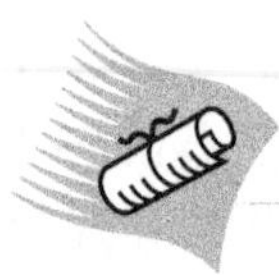

知识链接

膏摩:指古代应用摩法时常配以药膏,以加强手法的治疗效果。《圣济总录·治法》说:"按止以手,摩或兼以药。"又说"若疗伤寒以白膏摩体,手当千遍,药力乃行。"近代则常用葱姜汁、冬青膏、松节油及酒精等作为摩法的辅助用药,以加强治疗效果。

四、擦法

1. 定义

用指掌的一定部位附着于体表,稍向下用力,做快速的直线往返运动,于体表发生摩擦产生热感的一种手法,称为擦法。

2. 操作

根据具体着力面的不同可分为掌擦法、大鱼际擦法、小鱼际擦法(侧擦法)。

(1) 掌擦法　用掌面紧贴施术部位皮肤,手掌及腕关节自然伸直,以肩关节为支点,通过肘关节及肩关节的屈伸活动带动手掌做快速的直线往返运动,使体表产生热量(图 2-1-22)。

(2) 大鱼际擦法　掌指并拢微屈成虚掌,以大鱼际及掌根桡侧缘紧贴施术部位的皮肤,其余操作同掌擦法(图 2-1-23)。

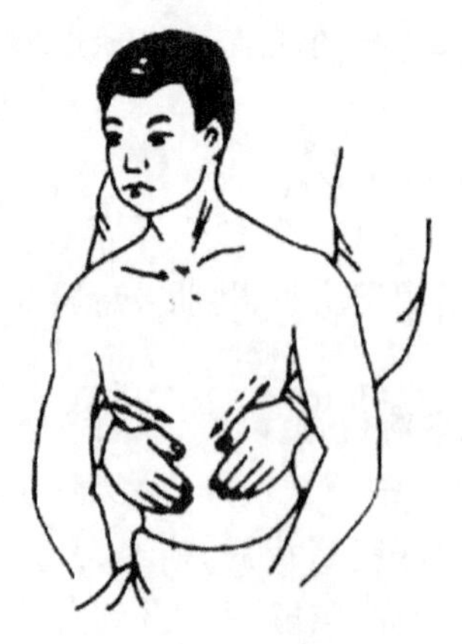

图 2-1-22　掌擦法

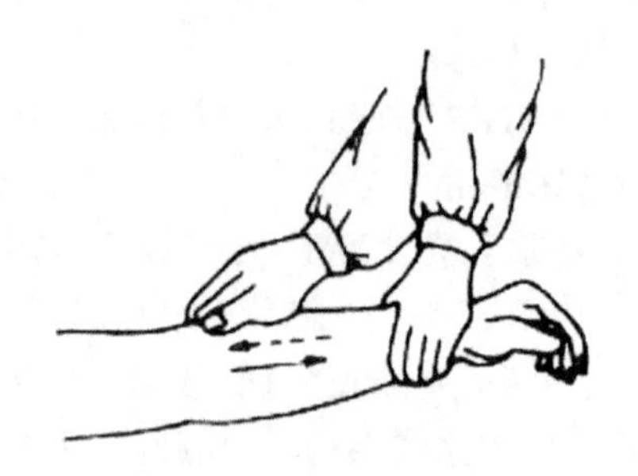

图 2-1-23　大鱼际擦法

（3）小鱼际擦法（侧擦法） 掌指并拢稍用劲绷直，腕关节伸直稍桡偏，用小鱼际的尺侧缘紧贴施术部位的皮肤，其余操作同掌擦法（图 2-1-24）。

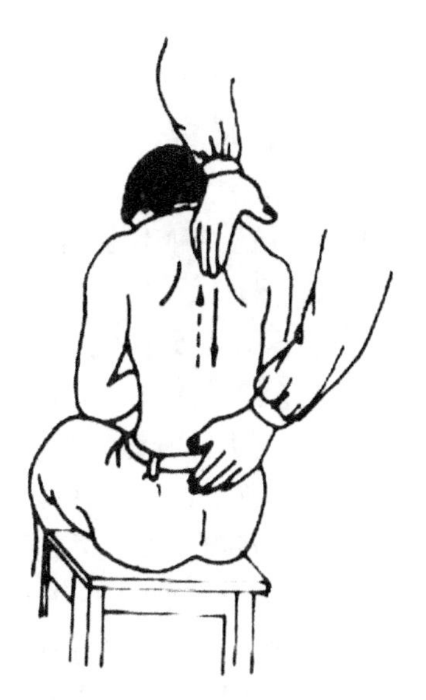

图 2-1-24 小鱼际擦法

3. 动作要领

（1）上肢放松，腕关节平伸，前臂与腕骨处于同一水平，肩关节的屈伸活动为动力源，带动着力部位做直线运动。

（2）动作均匀连续，不可跳跃跨越，也不可中途停顿；着力部位紧贴体表，压力不宜太大，用力适中均匀，但推动的幅度要大，且不可使皮肤产生皱褶。

（3）应在一定的距离内摩擦，摩擦使治疗部位产生一定热量，以透热为度。擦法频率为每分钟 120 次左右。

4. 适用部位

掌擦法应用广泛，可用于全身各部位：大鱼际擦法主要适用于四肢、颈肩部及面额部；小鱼际擦法（侧擦法）适用于胸背部、腰骶部。

5. 临床应用

（1）功效 活血化瘀、消肿止痛、温通经络、祛风散寒、宽胸理气、健脾和胃。

（2）应用 本手法是一种温热而柔和的刺激，局部既可出现潮红、痧线、瘀点，又有清热、透热之功。小鱼际擦法较大鱼际产生的热量高。临床上常用于治疗咳嗽、哮喘、肺气肿等呼吸系统疾病，腹胀、腹泻、消化不良、胃下垂等消化系统病症，四肢伤筋、软组织肿痛、风湿痹痛等运动系统疾病，阳痿、遗精、月经不调、女子不孕等生殖系统疾病，头痛、眩晕、高血压等疾病，外感发热、阳明热证等热证以及养生保健。

6. 注意事项

（1）操作时往返用力均匀稳当，施术者呼吸自然，不可屏气。

（2）压力方向为前斜下方，压力不大也不小：压力过大则手法重滞，并容易擦破皮肤；压力过小则摩擦力不够，不易生热。

（3）擦动的路线要保持直线，不要歪斜，否则不能达到治疗效果。

（4）擦法操作不可隔衣进行，应充分暴露施术部位，擦法的距离宜长不宜短，掌握好手法操作要领，不要擦破皮肤。另外，施术者要把指甲修剪平滑，防止戳破皮肤。还要注意保持室内温度，防止着凉。

（5）为了更好地保护好皮肤，擦时应使用一定的介质（如冬青膏、红花油、按摩乳等），这些介质既可防止破皮，又可使药力借热度深入组织，加强疗效。

（6）该手法操作完成时，在施术部位不应再用其他手法，以免导致皮肤受损，故该手法多为结束手法。

五、抹法

1. 定义

用单手或双手拇指螺纹面或掌面紧贴皮肤，在体表作上下、左右往返抹动或弧形曲线的抹动的一种手法，称为抹法。

2. 操作

根据着力面的不同可分为拇指抹法、多指抹法、掌抹法。

（1）拇指抹法　用单手或双手拇指螺纹面着力于操作部位，其余手指置于相应的位置用于固定，通过拇指掌指关节的主动屈伸活动，带动拇指做上下或左右、直线或弧形曲线的抹动。可根据施术部位的不同而灵活采取不同形式的抹动（图 2-1-25）。

（2）多指抹法　用双手食指、中指和无名指螺纹面分置于前额正中线两侧，以腕关节为支点，通过腕关节为支点的主动屈伸动作，带动手指自前额向两侧分抹，经太阳穴至耳上角，反复操作数次（图 2-1-26）。

（3）掌抹法　以单手或双手掌面紧贴于施术部位，腕关节放松，以肘关节为支点，通过肘关节的主动屈伸动作，带动掌面做上下或左右、直线或弧形曲线的抹动。

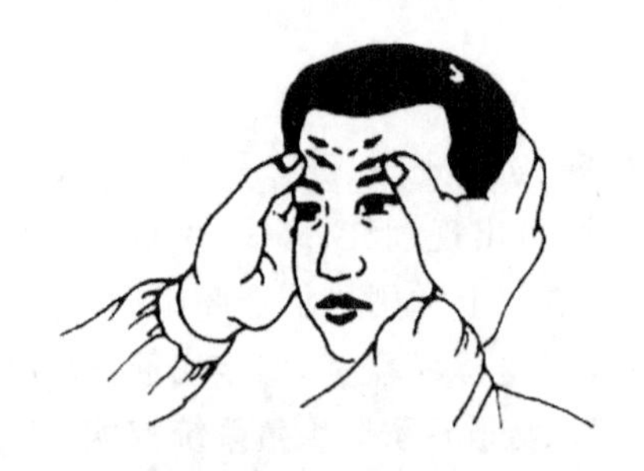

图 2-1-25　拇指抹法

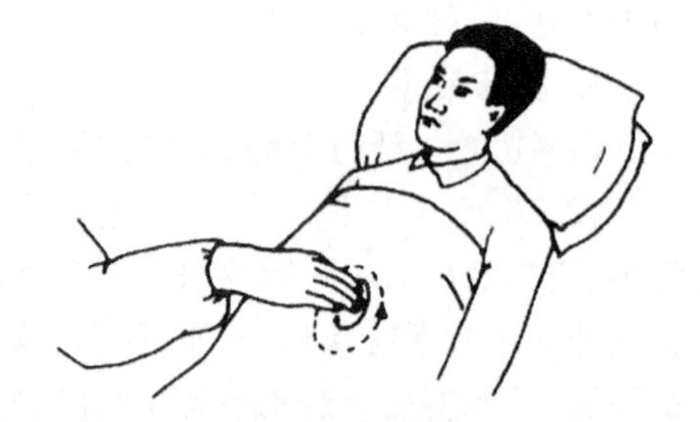

图 2-1-26　多指抹法

3. 动作要领

（1）沉肩，垂肘，着力面紧贴施术部位的皮肤。

（2）操作时用力要求“轻而不浮、重而不滞”，频率宜轻快，动作均匀协调，不可带动皮下深部组织。

4. 适用部位

拇指抹法适用于面部、项部，多指抹法多用于前额及头顶部，掌抹法适用于面部、腹部以及四肢部。

5. 临床应用

（1）功效　开窍镇静、活血通络、醒脑明目、疏肝理气、解除痉挛。

（2）应用　本手法轻快柔和。临床上常用于治疗感冒、头痛头昏、失眠、面瘫、高血压以及肢体疼痛、软组织损伤等病症，并常作为治疗时的开始或结束手法。

6. 注意事项

（1）抹法中掌抹法最重，性平降，多指抹法最轻，性升散，临床应用时应有区别。动作要和缓灵活，不要过度摩擦产热。

(2) 注意抹法与推法的区别：推法是单方向的直线运功；抹法则是或上或下，或左或右，或直线往返，或曲线运转，根据部位灵活变化运用。

(3) 作为常用的面部保健推拿手法之一，在操作时常用适当的介质以润滑皮肤。

子任务三　挤压类手法

用指、掌、肘或肢体的其他部位按压或对称性地挤压体表的一类手法称为挤压类手法。该类手法有按压类和捏拿类两类。按压类手法是最早出现的推拿手法之一，推拿古称按摩、按跷就来源于此。按压类手法是用指、掌、肘或肢体的其他部位垂直用力按压体表的手法，其代表手法为按法，还包括点法、压法、拨法和踩跷法等。捏拿类手法是用指、掌对称性地挤捏体表或肢体的手法，此类手法包括捏法、拿法、捻法等。故挤压类手法主要包括按、压、点、拿、捏、捻、拨和踩跷等法。

一、按法

1. 定义

用手指指腹或手掌着力于一定的施术部位或穴位上，用力沿体表垂直方向由轻到重逐渐按压，按而留之的一种手法，称为按法。

2. 操作

根据着力面的不同，可分为指按法、掌按法。

(1) 指按法　用拇指指峰、螺纹面或整个指腹按压于体表，其余四指自然伸直置于相应的位置以固定助力，腕关节悬屈 40°～60°，拇指垂直向下用力按压，用力从轻到重，到最大力时停顿片刻，“按而留之”，然后渐减压力，再重复加压施以上述操作，使整个动作过程既平稳又富有节奏性(图 2-1-27)。

(2) 掌按法　用单手手掌掌面或一手掌面叠压在另一手手背上着力于施术部位，手指自然伸直放于体表，腕关节背伸，肘关节微屈，上半身前倾，双足跟略离开地面，将上半身的重量逐渐通过肩、肘传至手掌面，垂直向下按压，用力方式同指按法(图 2-1-28)。

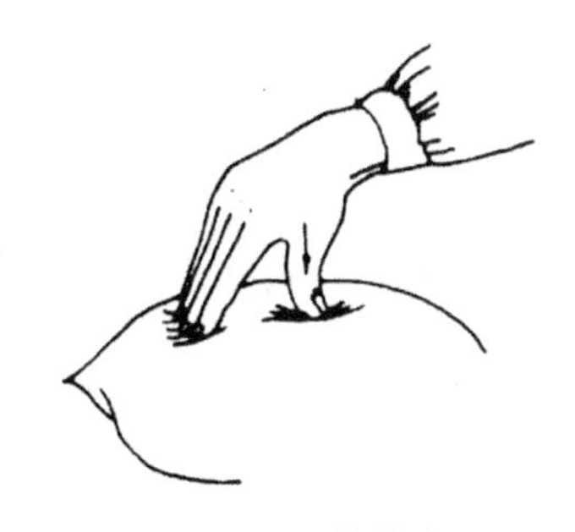

图 2-1-27　指按法

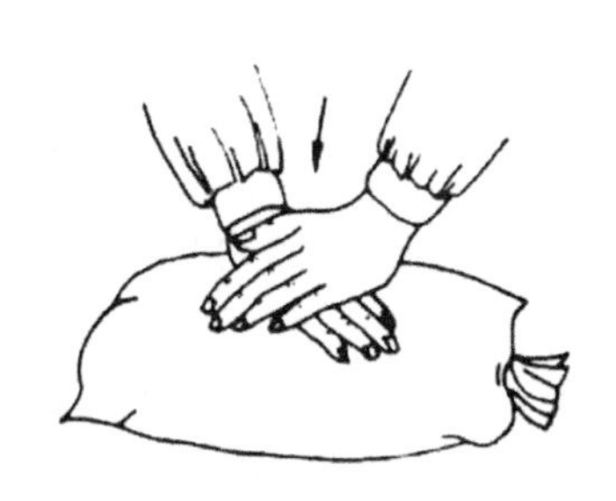

图 2-1-28　掌按法

3. 动作要领

(1) 沉肩,垂肘,着力部位要紧贴体表,部位固定,不可移动。

(2) 按压方向为垂直向下,用力从轻到重,再由重到轻,有一定的节奏性,使刺激逐步渗透到组织内部,以有“得气感”为度。不可突加暴力或蛮力。

(3) 指按法要悬腕并自然屈曲,拇指按定体表,其余四指固定于相应的位置,使拇指着力更平稳着实。

(4) 掌按法用于腰背及胸腹时要求患者配合呼吸,呼气时逐渐用力向下按,吸气时逐渐减压。操作过程中患者不宜说话。

4. 适用部位

指按法适用于全身各处穴位;掌按法适用于面积大而平坦的部位,尤以腰背、脊柱、腹部为宜。

5. 临床应用

(1) 功效　具有舒筋通络、解痉止痛、温经散寒、开通闭塞的功能。

(2) 应用　该手法是最早出现的推拿手法之一,刺激性较强,尤其指按法常可替代针刺,也常称之为指针手法。临床上常与揉法结合使用,组成按揉复合手法,即在按压达到一定力度时,再做小幅度的缓缓揉动,做到刚中兼柔。用于治疗头痛、三叉神经痛、腰腿痛、坐骨神经痛、痹症等各种痛症,以及风寒感冒、风湿麻木、颈项强直等症。

6. 注意事项

(1) 指按法接触面积小而刺激较大,故临床上常与揉法结合应用,边按边揉,有“按一揉三”的说法,即重按一下,轻揉三下,形成有规律的按揉结合的连续操作手法。

(2) 按法的用力一定要逐渐加压,从轻到重,从重到轻,总的过程是轻→重→轻,禁止突发突止,暴起暴落,以免造成骨折。

(3) 掌按法在腰胸部位应用时要注意患者的骨质情况,避免造成医疗事故。

7. 禁忌证

(1) 骨质疏松、骨结核、骨肿瘤等骨质病变时禁用掌按法。

(2) 严重肺胸疾病禁用掌按法。

(3) 有心脏疾病或严重代谢疾病时禁用按法。

(4) 年老体弱者、孕妇等禁用按法。

二、压法

1. 定义

用拇指螺纹面、掌面或肘关节尺骨鹰嘴部位着力于施术部位持续按压的手法称为压法。

2. 操作

根据着力部位的不同,分为指压法、掌压法、肘压法。

(1) 指压法　用拇指指峰、螺纹面或整个指腹按压在体表,其余四指自然伸直置于相应的位置，固定助力，腕关节屈曲 40°～60°，拇指垂直向下用力持续按压。其手法形态同指按法。

（2）掌压法　用双手或单手手掌掌面紧贴于体表，手指自然伸直放于体表，腕关节背伸，肘关节微屈，上半身前倾，将上半身的重量通过肩、肘渐传至手掌面，垂直向下持续按压，其手法形态同掌按法。

（3）肘压法　一手握拳，肘关节屈曲，用肘关节尺骨鹰嘴部的最高点着力于治疗部位，另一手握住该手的拳背面，手臂抬起帮助稳定肘关节，上半身前倾，将上半身的重量通过肩渐传至肘关节尺骨鹰嘴部，垂直向下持续按压(图 2-1-29)。

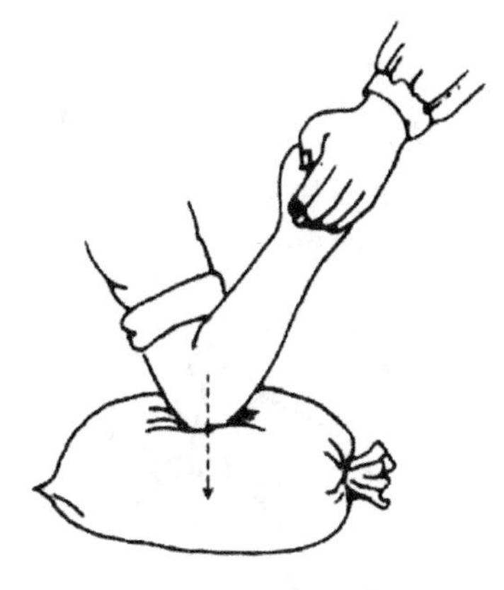

图 2-1-29　肘压法

3. 动作要领

（1）指压法和掌压法的手形与准备动作、用力的方向同指按法和掌按法。

（2）压法与按法的主要区别在于用力的方式，压法是持续地向下压，按法则是有节奏地向下压，可以说按法包括了几个压法的过程，有节奏轻重交替的重复过程，压法则相对静止，压住不动。

（3）压法用力仍从轻到重，然后压住不动，持续一段时间，再逐渐减压。

4. 适用部位

指压法适用于全身各处穴位，掌压法适用于面积大而平坦的部位，肘压法主要用于腰臀部等肌肉丰厚部位。

5. 临床应用

（1）功效　舒筋通络、解痉止痛。

（2）应用　指压法、掌压法与指按法、掌按法的作用和适应证相同，肘压法多用于治疗腰肌劳损、腰椎间盘突出症以及顽固性腰腿痛等疾病。

6. 注意事项

同按法。

三、点法

1. 定义

以手指指端或指间关节突起部着力于一定的施术部位或穴位，持续地垂直向下进行点压的一种手法，称为点法。点法首见于《保生秘要》，从按法衍化而来，可属于按法的范畴。

2. 操作

根据着力面的不同，可分为指端点法、屈指点法。

（1）指端点法　用拇指或中指指端着力于施术部位或穴位，其余手指自然屈曲握空拳，肩肘放松，上臂主动用力下压，通过肘、腕关节传导，使指端持续向下点压（图

2-1-30)。

(2) 屈指点法　用拇指或食指、中指屈曲的近节指间关节背侧着力于施术部位或穴位，其余手指自然屈曲握实拳，肩肘放松，上臂主动用力下压，通过肘、腕关节传导，使指间关节屈曲面持续向下点压(图 2-1-31、图 2-1-32)。

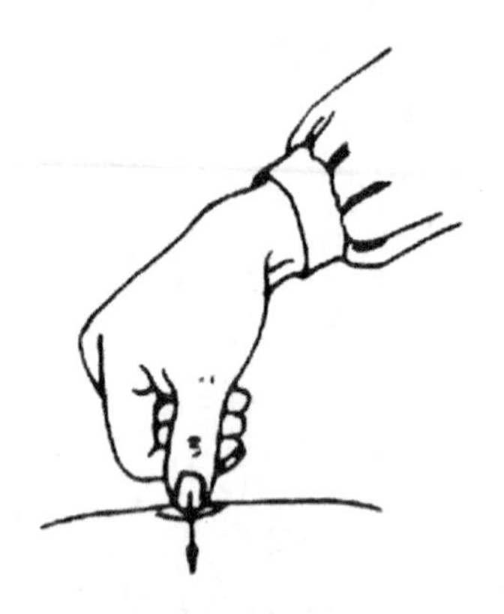

图 2-1-30　指端点法

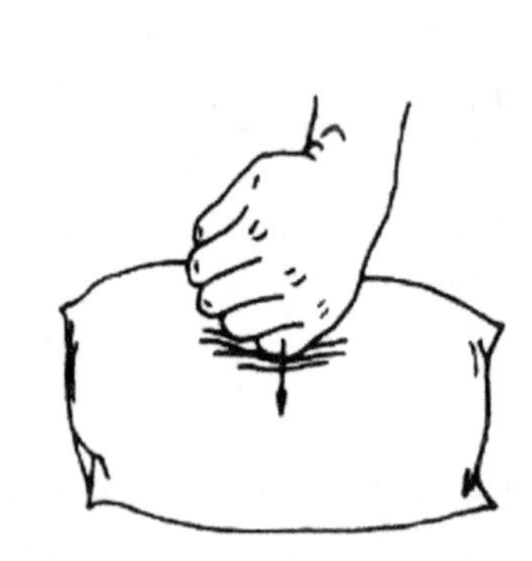

图 2-1-31　屈指点法(一)

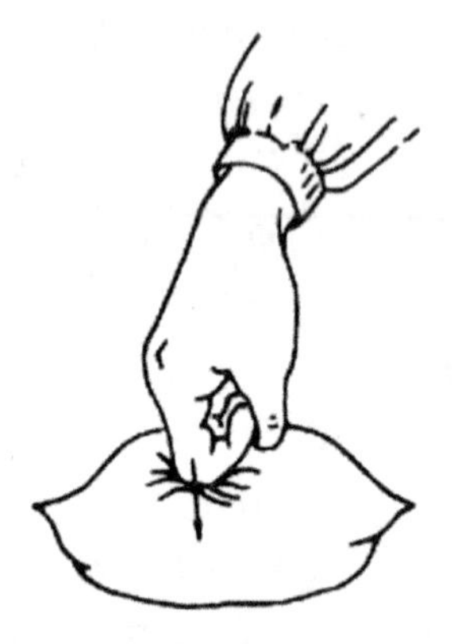

图 2-1-32　屈指点法(二)

3. 动作要领

(1) 点法操作时，沉肩，垂肘，应由肩或前臂发力，并施以身体的重量，意念集中于着力部位。

(2) 指端点法宜手握空拳，用相邻的手指固定着力指第一指间关节，如拇指则将第一指间关节紧贴食指第一指间关节的外侧，中指则用拇指及食指螺纹面紧贴其第一指间关节掌侧及背侧，以免用力时损伤指间关节。

(3) 屈指点法宜手握实拳，手指自然屈曲握紧以便对用力指起固定和助力作用。

(4) 点法用力要由轻到重，持续而稳定，再逐渐减力，使刺激逐步渗透到机体的组织深部，使之产生“得气”的感觉，并以患者能忍受为度，不宜久点。

(5) 点法的用力方向多与受力面相垂直，点在穴位上时，压力方向常常与针刺穴位的方向相一致。

4. 适用部位

指端点法可用于全身各处穴位及痛点，屈指点法适用于背部、腰臀部俞穴及肌肉浅薄的骨缝处。

5. 临床应用

(1) 功效　镇静止痛、开通闭塞、疏通经络、活血化瘀、调整脏腑、解除痉挛。

(2) 应用　本手法着力面小，刺激性强。多用于穴位或压痛点，“以指代针，点法是也”，故有“点穴疗法”和“指针”之说。一般认为，点法与按法的区别在于：接触面积大，压力较为和缓的为按法；接触面积小，压力较大的则为点法，有以指代针之义。点法常用于治疗各种痛症，如头痛、颈痛、落枕等。头痛，点风池、太阳、鱼腰、百会等穴；颈痛、落枕，点风池、华佗夹脊穴、天宗、拇指根部等；腰腿痛，点肾俞、气海俞、大肠俞、八髎、环跳、阳陵泉、委中、承山等;牙痛,点合谷、下关、听会、颊车、翳风等;胃脘痛、腹痛,点脾俞、胃俞、足三里、上巨虚、内关等。

以上各种痛症采用点法治疗,均具有很好的止痛疗效,常和按法、压法和揉法等在上述穴位配合操作。

6. 注意事项

(1) 点法用力要注意逐渐加力和逐渐减力,即施力是由小→大→小,并且力量的大小既要产生“得气”感,又要以患者能耐受为度,避免造成局部损伤。

(2) 禁止使用暴力和蛮力。如突然施力或突然收力,会给患者造成较大的不适和痛苦,如使用蛮力,可造成施术部位紧张而无法受力。

(3) 对于年老体弱、久病体虚的患者慎用点法,犹以有心脏疾病的患者忌用。

(4) 在临床上点法常与揉法配合使用,边点边揉,可以避免气血积聚和局部软组织损伤。

四、拿法

1. 定义

用拇指和其余手指指面夹住施术部位的肌肤,相对用力地提捏的一种手法,称为拿法,故而有“捏而提之谓之拿”的说法。“推拿”一词最早出现于明代,在当时拿法被作为普遍应用的代表性手法。后世的“拿坛子”“抓沙袋”等功法的训练,即主要针对拿法而立,以增加手腕的力量。

2. 操作

根据拇指与其配合手指的数目,可分为三指拿法、五指拿法。

用单手或双手的拇指与其余手指的指面夹住并着力于施术部位的肌肤,腕关节放松,掌指主动施力,以拇指与其余手指相对用力挤压,同时提拽,循序进行,连续不断轻重交替地提捏(图 2-1-33)。

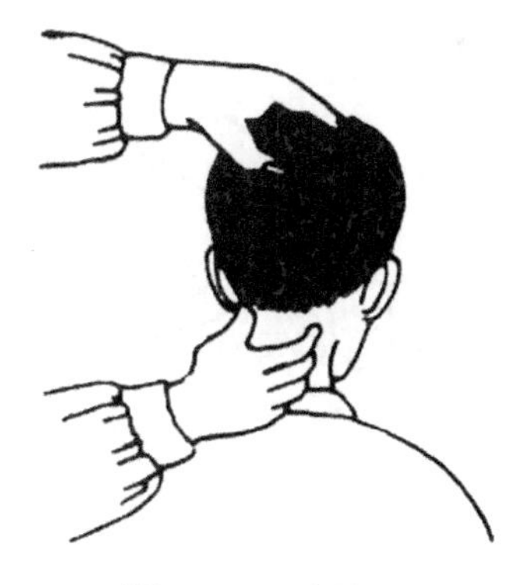

图 2-1-33 拿法

3. 操作要领

(1) 沉肩,垂肘,悬腕,腕关节要放松,动作灵巧,连绵不断,力量柔和,富有节律性。

(2) 挤捏和提起时用拇指和其余手指的指面着力,避免使用指端着力,且指面、虎口及掌面尽可能紧贴体表。

(3) 提拿方向与肌肉垂直,在拿起肌肉组织后应稍待片刻再松手。力度由轻到重,再由重而轻,不可突然用力。以局部酸胀、微痛或放松感觉舒适为度。

(4) 拿法含有捏、提且略有揉的动作,宜将三者融合为一体进行操作。临床上拿法亦常同揉法配合应用,组成复合手法即拿揉法。

4. 适用部位

三指拿法常适用于颈项、肩部，五指拿法多适用于头部、腰部及四肢。

5. 临床应用

（1）功效　舒筋通络、解痉止痛、祛风散寒、升举阳气、行气活血、消积导滞。

（2）应用　本手法刺激性较强，既有力又柔和，患者感觉轻松舒适，临床应用比较广泛。常用于治疗各种疾病，如落枕、颈椎病、肩周炎、偏瘫、四肢酸痛等症，腹痛、腹胀、消化不良等症，感冒、头痛身痛、发热恶寒等症，以及养生保健。拿后宜采用摩、搓、揉等手法，缓解因刺激引起的不适感。本手法是推拿的结束手法之一。

6. 注意事项

（1）拿时一紧一松地提起、放下，用力由轻到重，和缓而有节律性，逐步达到渗透的作用，切忌突然加力、减力。

（2）操作时要注意腕关节的灵活性，动作协调，可双手交替操作或同时操作，避免动作死板、僵硬。

（3）初习者不可用力久拿，避免损伤手指和腕关节。

五、捏法

1. 定义

以拇指和其他手指相对用力，在施术部位做有节律的一紧一松的挤捏，并做匀速上下移动的一种手法，称为捏法。

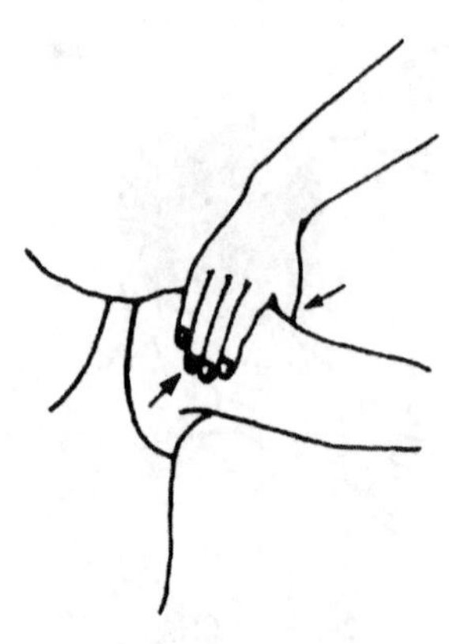

图 2-1-34　捏法

2. 操作方法

根据拇指与其他手指配合的多少分为三指捏法、五指捏法。

用拇指与食、中指的指面，或用拇指和其他四指的指面自然贴附在体表的两侧，相对用力挤捏，随即放松，再用力挤捏、放松，反复重复挤捏和放松动作，并循序匀速移动（图2-1-34）。

3. 动作要领

（1）沉肩，垂肘，腕关节放松，拇指和其他手指的指面及虎口、掌面自然紧贴在体表，且拇指和其余手指以指面着力。

（2）操作以腕关节活动为主，带动掌指关节做连续不断的，轻快灵活、一松一紧、有节奏的挤压动作。施力时双手用力对称，均匀轻柔，轻重交替。频率可快可慢。

（3）移动时要连贯而有节律，不可呆滞。

4. 适用部位

三指捏法适用于颈项部、肩部，五指捏法适用于四肢、背部。

5. 临床应用

（1）功效　通经活络、行气活血、解痉止痛、消炎利肿、健脾和胃、调和阴阳。

（2）应用　本手法刺激中等，轻重适中，柔和。临床常用于治疗以下疾病：疲劳性四肢酸痛、四肢关节疼痛、颈痛等痛症，四肢部用捏法自四肢的近端捏向远端，颈椎病、颈痛，以捏法从两侧风池穴向下捏至颈根部；水肿、脉管炎、骨折后期四肢肿胀等，常采用向心性挤捏；养生保健。

6. 注意事项

（1）避免指端用力，应使用指面着力，腕关节放松。如使用指端着力则失去挤压的作用。

（2）挤捏移动的方向不同，其作用效果有差异。抬高肢体，向心性移动，能使津血归心、消炎利肿；反之，肢体下垂，离心性移动，可使气血发散、活血化瘀。临床应用时应加以区别。

（3）挤捏时不要含有揉、提的手法，如捏中带揉、提，则类似拿法。

（4）挤捏前，可先在腋下或腹股沟处点按、弹拨，从而使经脉畅通。

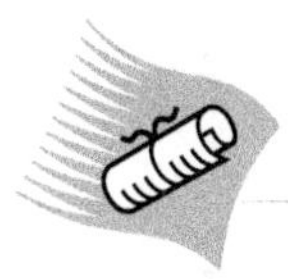

知识链接

捏脊法：捏法应用于脊柱部。常应用于小儿消化不良。又可称为捏脊法。

（1）患者俯卧位，背部肌肉放松。医者坐于侧方，用两手拇指桡侧顶住脊柱两侧皮肤，食、中二指前按与拇指相对用力，轻轻捏起皮肤，随捏随提，双手交替捻动并逐渐由下向上移动，自龟尾穴沿脊柱向上至大椎穴止，为捏脊一遍。

（2）姿势同上。将两手食指屈曲，以食指中节的背面紧贴脊柱两侧皮肤，拇指前按与食指中节相对用力，轻轻提捏皮肤，双手交替捻动并由龟尾穴起沿脊柱向上至大椎穴止，为捏脊一遍。

六、捻法

1. 定义

用拇指和食指夹住受术者的指、趾或肌腱等部位，做对称、快速的捻线状搓揉，并上下往返移动的一种手法，称为捻法。

2. 操作

用拇指、食指螺纹面或拇指与食指桡侧缘相对捏住施术部位，稍用力做对称的快速的捻线状搓揉动作，并做上下往返移动(图 2-1-35)。

3. 动作要领

（1）捻动时肩、肘、腕关节放松，用力灵活、均匀，不可呆滞，又不可浮动，夹持力适中，状如捻线。

（2）拇指和食指在捻动时揉劲宜多，搓劲应少，两指捻动的方向相反，是一种相向

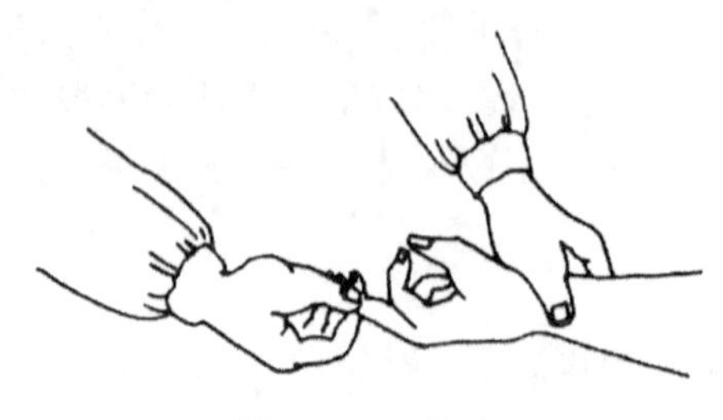

图 2-1-35　捻法

运动。

(3) 捻动的速度要快,上下左右的移动慢而有连贯性。

(4) 捻动时着力面与皮肤之间尽量不产生摩擦,主要是移动皮下组织。为避免损伤皮肤,可使用介质。

4. 适用部位

本手法常用于指间关节、趾间关节及浅表肌肤、肌腱处,常作为上肢手法治疗的常规手法之一。

5. 临床应用

(1) 功效　理筋通络、消肿止痛、活血化瘀、滑利关节。

(2) 应用　本法刺激量较轻,动作较小,一般适用于四肢小关节。临床上常用于治疗指间关节扭伤、类风湿关节炎、屈指肌腱鞘炎等筋伤疾病,表现为指(趾)间关节的酸痛、肿胀或屈伸不利等症。

6. 注意事项

(1) 操作时两指夹持力以能夹持住施治部位为宜,太重则捻动呆滞,太轻则摩擦过大,揉动力减少。

(2) 捻动时,常常稍同时牵拉施治部位,使之理筋、顺筋,作用更好。

(3) 捻法与搓法相似,搓法着力部位是手掌,夹持部位较大,用力大,搓动、上下移动幅度大;捻法着力部位是手指,夹持部位较小,用力小,搓动、上下移动幅度小。

七、拨法

1. 定义

以手指端深按于施术部位,进行单方向或往返的拨动的一种手法,称为拨法,又称为指拨法、拨络法等。该手法是临床常用的手法之一,其临床应用有"以痛为腧,不痛用力"的说法。

2. 操作

根据着力指端的不同可分为拇指拨法、三指拨法。

(1) 拇指拨法　五指自然伸直,腕关节自然屈曲,以拇指指端着力于治疗部位,其余手指置于相应位置以固定和助力。拇指用力下压至一定的深度,使局部产生酸胀感时,再做与肌腱、韧带、肌纤维或经络成垂直方向的单向或来回拨动。单指力量不足时,亦可用双拇指重叠进行拨动(图 2-1-36)。

(2) 三指拨法　五指自然伸直,腕关节自然伸直,食指、中指和无名指并拢,以其指端着力于治疗部位,下压至一定的深度,使局部产生酸胀感时,再做与肌腱、韧带、肌纤维或经络成垂直方向的单向或来回拨动。在颈部操作时,常用两手相向对称用力下压拨动。

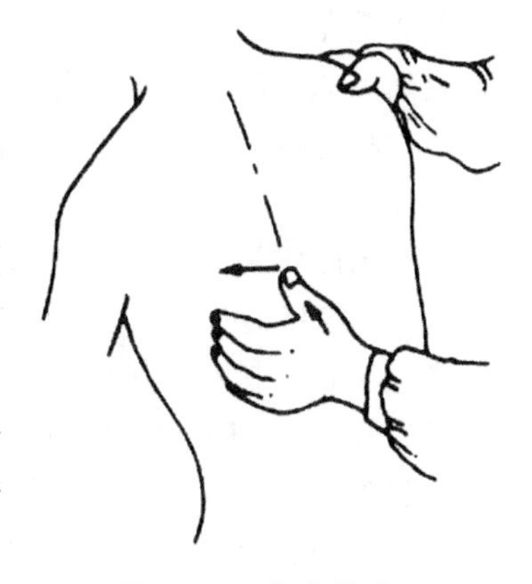

图 2-1-36　拇指拨法

3. 动作要领

(1) 按压力与拨动力方向相互垂直。拨动时指端应按住皮下肌纤维、肌腱或韧带,带动其一起运动,指端尽量不与皮肤产生摩擦。

(2) 拨动的用力应由轻到重,然后由重到轻,不可突加猛力。

4. 适用部位

操作部位位于施术者同侧时常用拇指拨法,操作部位在对侧时,则可用三指拨法。

5. 临床应用

(1) 功效　解痉止痛、松解粘连、活血化瘀。

(2) 应用　本手法刺激较强,着力面积小,可在全身多处应用,尤多用于阿是穴。临床常用于治疗各种伤筋疾病:颈椎病、落枕、颈椎小关节紊乱等颈部伤筋,常在颈椎两侧及项背部酸痛点或有筋结、筋聚等处拨动。肩周炎、网球肘、弹响髋等四肢伤筋疾病,肩周炎常在疾病的后期软组织粘连严重、功能障碍时,拨动肱二头肌长、短头肌肌腱附着处及三角肌与肱三头肌交接处和肩贞、天宗等穴位;网球肘,常拨动肱骨外上髁前臂伸肌肌群附着处;弹响髋,则常拨动髂胫束在股骨粗隆上滑动处。腰肌劳损、腰椎小关节紊乱等腰部伤筋,常在痛点或肌痉挛处拨动。

治疗以上伤筋疾病时常配合病变处的按揉法、点法等同时使用。

6. 注意事项

(1) 拨动用力要注意掌握"以痛为腧,不痛用力"的原则。先在某一体位于患处找到最痛的一点,用拇指按住此痛点,顺后转动患部肢体,在运动中找到并保持在指端下的痛点由痛变为不痛的新体位,然后再使用拨法。

(2) 操作时,要与复式手法中的弹拨法区别,弹拨法力量更强,且拨法对皮肤无摩擦移动,而弹拨法除对肌纤维、肌腱或韧带施以弹拨外,与表皮之间亦有较重的摩擦。

八、踩跷法

1. 定义

通过吊环、吊杆或床边两侧扶杆,控制医者的体重,以医者的体重作为按摩的力量,用单足或双足有节律地踩踏施术部位,以达到防病和治病的目的的一种方法,称为踩跷法。此法临床上应用广泛,踩踏的力量沉稳着实,可深入骨间及脏腑,且施术者因以身体的体重化为手法之力，所以省力并持久。但踩跷法危险度较高，要求准确地掌握适应证及熟练的脚法。传统的踩跷法是在胸部和下肢股部各垫 2～3 个枕头，使腰部悬空，然后在腰部进行踩踏。因其危险性高及副作用较多，故临床上现在几乎已废除不用。

2. 操作

常用的踩跷法有踤步式踩跷法、弓步式踩跷法及摇摆式踩跷法。

(1) 踤步式踩跷法　受术者采取俯卧位，踩跷者用双手扶在固定的扶手上，通过双手来调节和控制向下踩踏的力量。准备好后，踩跷者将双足平行踏于受术者腰骶部正中，双足以走踤步的方式，脚尖靠脚后跟一起一落地进行节律性踩踏，身体的重心随双足的起落而转移。双足依次从腰骶部循脊柱向上踩踏到第 7 颈椎下缘，再循脊柱退回腰骶部，如此反复多次操作。在踩踏过程中，可做 1～2 次腰部弹压踩踏，即将双足踩踏于脊柱两侧，用足掌前部着力而足跟提起，身体随膝关节及踝关节的屈伸而一起一落，通过足前掌对腰部做一轻一重的按压，常一次连续弹压 15 次左右(图 2-1-37)。

(2) 弓步式踩跷法　受术者采取俯卧位，踩跷者准备动作同踤步式踩跷法，双足分踏于肩胛部和腰骶部，面部朝向受术者头部，两腿呈弓箭步姿势，一足横踏于腰骶部，与脊柱垂直，另一足踩于肩胛部的内侧，紧扣于一侧肩胛骨内侧缘，而足的内侧缘与脊柱平行。以腰为轴，通过身体节律性的前倾后移，将重心在两足间交替移动，前倾时重心落在前足，后移时重心落于后足，如此有节律地一前一后地踩踏(图 2-1-38)，亦可将双足分踏于背部和腰部进行踩踏。

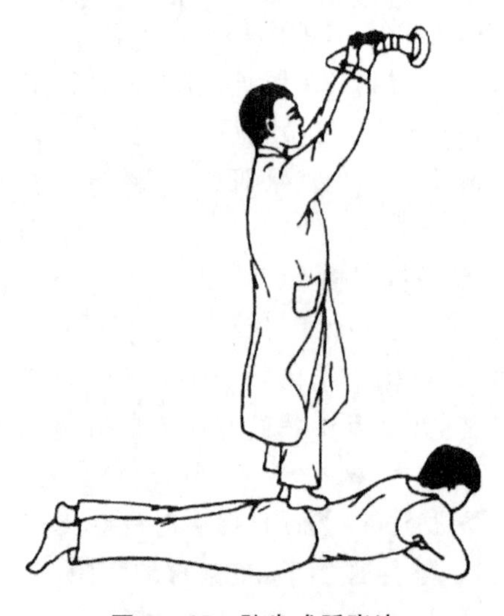

图 2-1-37　踤步式踩跷法

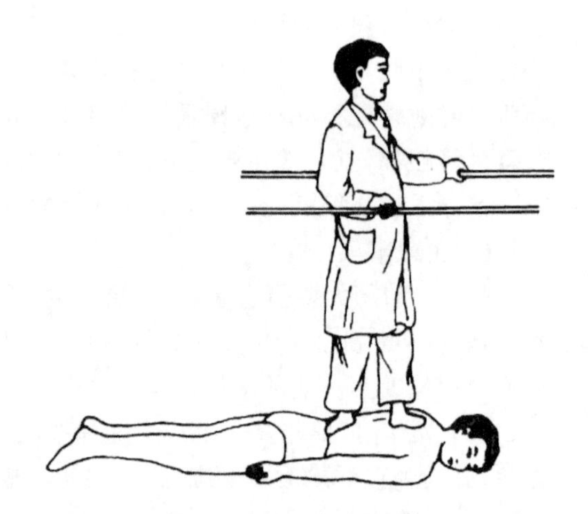

图 2-1-38　弓步式踩跷法

(3) 摇摆式踩跷法　受术者采取俯卧位，踩跷者准备动作同踤步式踩跷法，双足呈外八字分踏于双下肢的臀横纹处，身体重心有节律地持续左右摇摆，通过身体重心在双足间的交替移动，使两足做连续而有节律的踩踏，并循大腿后缘下移至腘窝，再沿原路线返回臀部，如此反复操作多遍(图 2-1-39)。

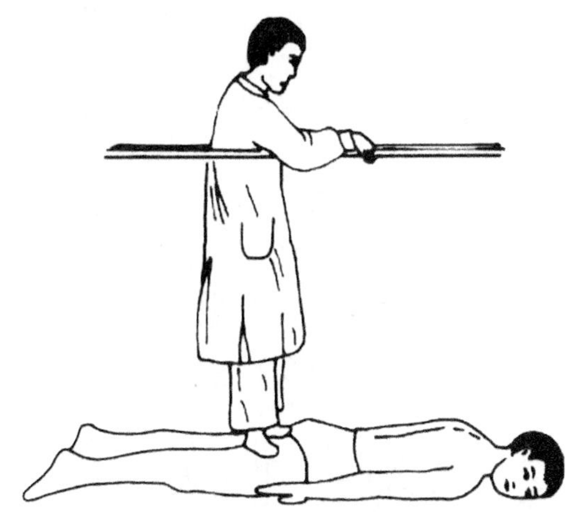

图 2-1-39 摇摆式踩跷法

3. 动作要领

(1) 患者俯卧,医者单手或双手攀住固定在墙上的扶手(如横木、铁环等),用以控制自身体重和踩跷时的力量。

(2) 用双足踩踏时以踝关节活动为主,双足前掌与足尖着力,踩、踏、揉、搓患者施术部位。

(3) 踩踏时要柔和、均匀、有节律,呈轻踏步样,足底离开体表不要太高,以身体重心能移至对侧足部为宜。踩踏的速度快慢适中,常以每分钟踩踏 60 次左右为宜。

(4) 弹压踩踏时足尖不可离开患者体表。以腰为轴,两腿呈弓箭步踩踏时,两足均不离开被踩踏的部位。

(5) 踩踏的力量、次数和时间根据患者的体质状况和病情灵活调节,在操作过程中,如患者难以忍受或不愿配合,应立即停止,不可勉强。

4. 适用部位

适用于腰骶部、背部、肩胛部及下肢后侧肌肉较丰厚处。

5. 临床应用

(1) 功能　舒筋通络、理筋整复、行气活血、解痉止痛、消除肌肉紧张、增强抵抗力。

(2) 应用　本法刺激强,具有省力、易持续、易渗透的特点,具有较强的作用力。本法常用于治疗脊柱疾病及某些内科杂症,如:腰椎间盘突出症、腰背筋膜劳损等腰腿痛疾病,可用踏步式踩跷法反复踩踏腰部、背部,间以外八字踩跷法踩踏两下肢后侧;颈椎病、菱形肌劳损等症,导致肩背部酸痛者,可用倾移式踩跷法重踩肩胛部;头痛,痛势悠悠,缠绵难愈者,可用外八字踩跷法较长时间地踩踏两下肢后侧。

6. 注意事项

(1) 必须严格把握适应证,明确诊断。凡体质虚弱,有心、肝、肾疾病,有骨质疏松或其他骨质病变者禁用。

（2）年老体弱或小儿及因病不能受力者禁用。孕妇禁用，妇女月经期慎用。

（3）做好初诊者治疗前说明、解释工作。踩床床垫宜厚软，治疗时采用俯卧位。

（4）操作时不可在一处长时间踩踏。腰骶部及肾区若踩踏时间过久，即可产生肩胛部酸痛、头晕等症状。

（5）观察、询问患者反应，出现异常反应时应立即停止治疗。医者操作时要熟练，得心应手。

（6）医者体重过重应慎用踩跷法，一般以体重 50～75 kg 为宜。

（张登山）

子任务四　叩击类手法

叩击类手法是指用手掌、拳背、手指或特制的器械有节奏地叩击拍打体表。本类手法包括：拍法、击法、叩法、啄法和弹法等。

一、拍法

（1）定义　五指并拢，用虚掌平稳而有节奏地拍打体表，称为拍法。

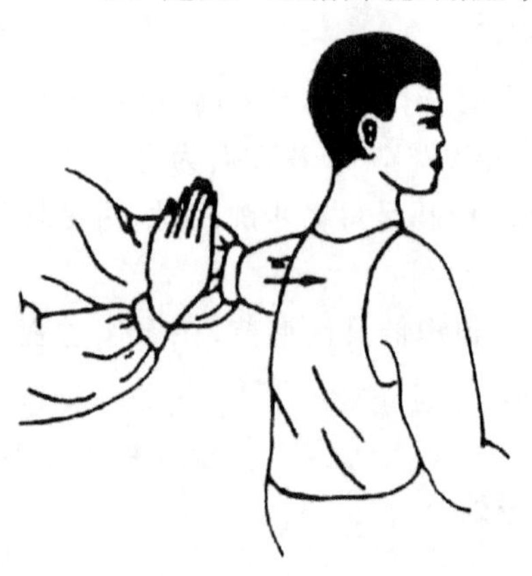

图 2-1-40　拍法

（2）操作　术者五指自然并拢，掌指关节微屈曲，掌心空虚，用虚掌有节奏地拍击体表施术部位的皮肤，拍击时常可以听到清脆的响声。可以单手拍打，也可以双手交替拍打（图 2-1-40）。

（3）动作要领：

① 五指自然并拢，动作要平稳。

② 腕关节自然屈伸，手腕发力，用力时轻巧而有弹性。

③ 动作协调灵活，频率 80～160 次／分。

（4）适用部位　本法适用于胸部、腹部、下肢、腰部、骶部、臀部。

（5）功效　舒筋通络、活血化瘀、缓急止痛、消除疲劳。

（6）应用　主要用于腰背筋膜劳损、腰椎间盘突出症、糖尿病、高血压。颈背痛者，用拍法拍颈背部；落枕，用拍法在颈项部、肩背部治疗；腰椎间盘突出症患者，用拍法在腰部和下肢部治疗；四肢肌肉酸痛，用拍法拍四肢。本手法不仅能疏散肌表经络阻塞之病气，更能宣泄五脏六腑郁闭之邪气，常作为推拿结束手法和保健手法。

（7）注意事项　冠心病、肿瘤、结核患者禁用此法。

二、击法

(1) 定义　用指尖、掌根、掌侧小鱼际、拳背或器具等击打体表的一定区域，称为击法。

(2) 操作：

① 指尖击法　术者手指半握，腕关节放松，运用腕关节做小幅度或较大幅度的屈伸，以指端轻轻击打或重力击打施术部位，击打时常五指同时着力(图 2-1-41)。

② 掌根击法　术者手指自然松开、微屈，腕关节略微背伸，以掌根为着力点击打施术部位(图 2-1-42)。

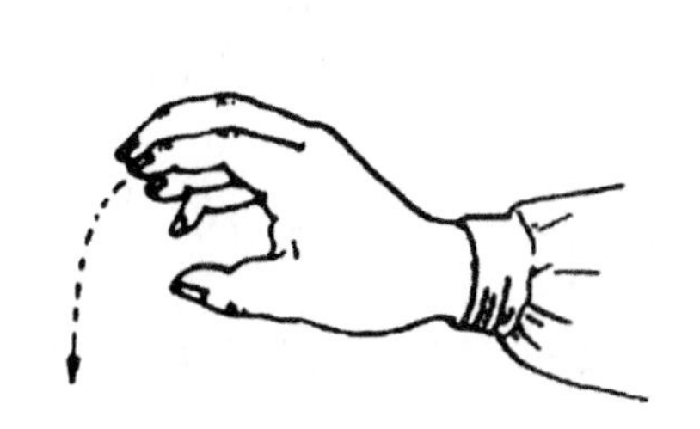

图 2-1-41　指尖击法

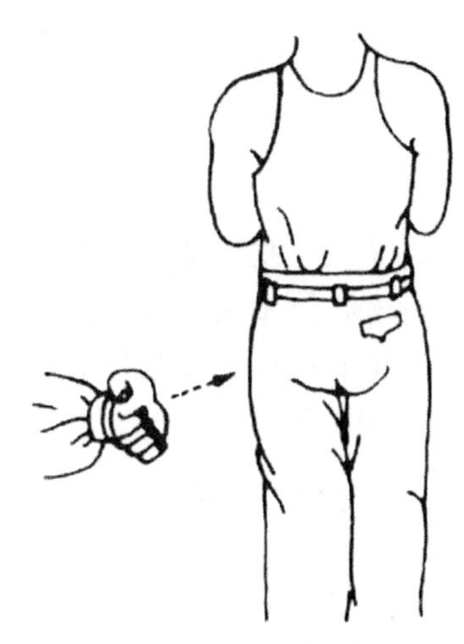

图 2-1-42　掌根击法

③ 掌侧小鱼际击法　术者掌指关节伸直，腕关节略背伸，用单手小鱼际击打或双手小鱼际交替击打施术部位(图 2-1-43)。

④ 拳背击法　术者手握空拳，腕关节伸直，用拳背平击施术部位(图 2-1-44)。

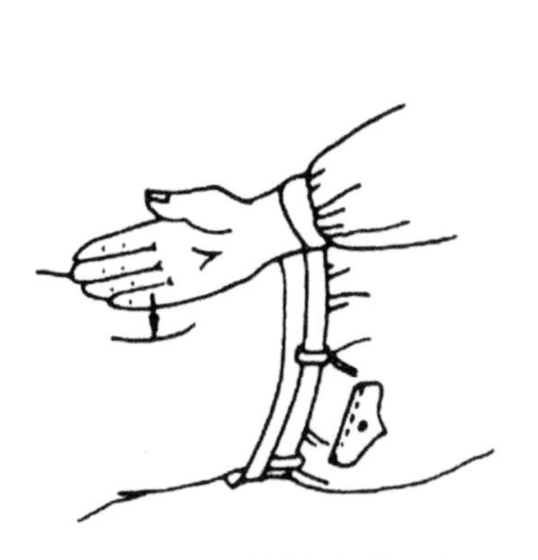

图 2-1-43　掌侧小鱼际击法

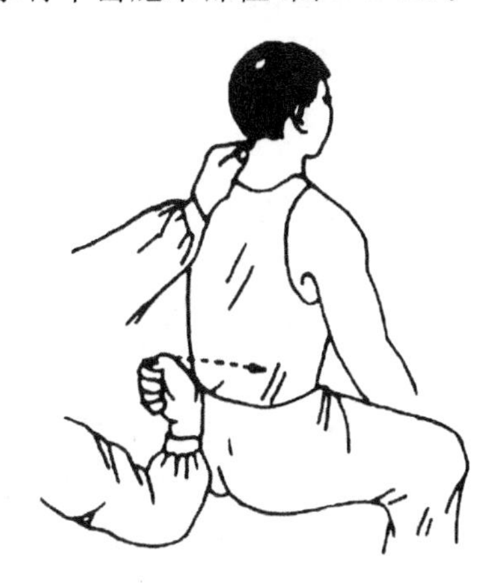

图 2-1-44　拳背击法

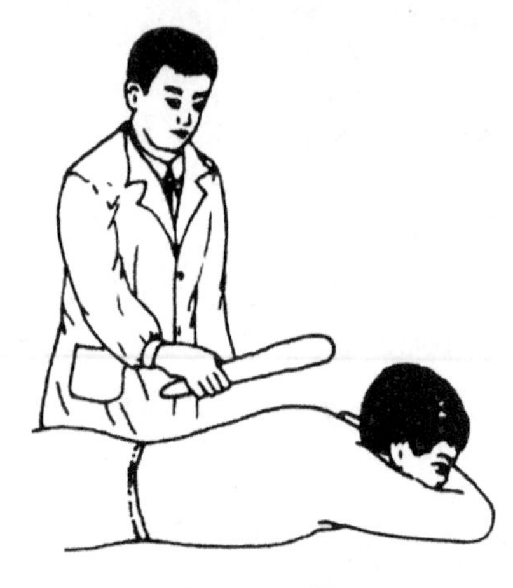

图 2-1-45　棒击法

⑤ 棒击法　术者手握棒下端 1/3，以棒体前 1/3 节律性地击打施术部位(图2-1-45)。

(3) 动作要领：

① 击法用劲要快速而短暂，垂直叩击体表，在叩击体表时不能有拖抽动作，速度要均匀而有节奏。

② 用力适宜，有节奏。快速击打时，弹力要大，着力要小，轻重适度，动作协调。

(4) 适用部位　指尖击法多用于头部、胸胁部。掌根击法多用于腰臀部、下肢部。掌侧小鱼际击法多用于肩背、腰臀、四肢。拳背击法多用于背、腰骶。棒击法多用于腰背。

(5) 功效　祛风除湿、舒筋活络、行气和血、提神解疲。

(6) 应用　指尖击法主要用于头痛、失眠、多梦、健忘、胸胁胀满。掌根击法主要用于头痛、眩晕、坐骨神经痛、腰臀部软组织劳损、下肢酸痛。掌侧小鱼际击法主要用于风湿痹痛、肢体麻木、感觉迟钝、肌肉疲劳酸痛。拳背击法主要用于颈椎病、腰椎病。

(7) 注意事项　冠心病、肿瘤、结核患者禁用此法。

三、叩法

(1) 定义　用手指的小指侧或空拳的底部击打体表一定部位，称为叩法。叩法的刺激强度较击法为轻。

(2) 操作　术者双手手指自然分开，腕关节略背伸，交替用小指侧有节律地叩击施术部位。或双手握空拳，交替用小鱼际或小指有节律地上下叩击施术部位，如击鼓状(图2-1-46)。

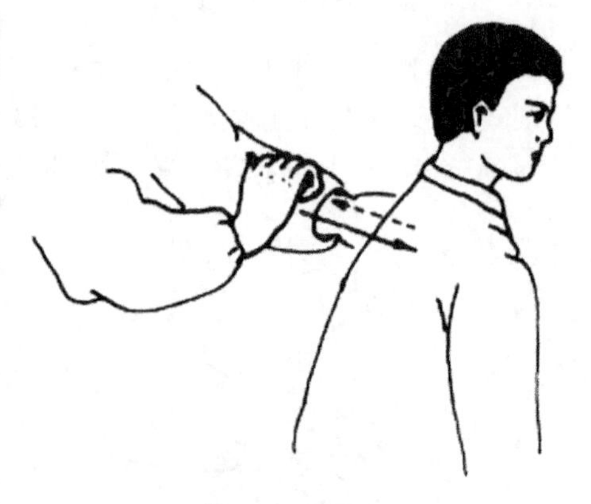

图 2-1-46　叩法

(3) 动作要领：

① 双手用力要均匀柔和，持续有序，不可用暴力。

② 腕部动作要灵巧，动作轻快而富有弹性。

(4) 适用部位　本法适用于四肢部、肩背部、腰部、骶部、臀部。

(5) 功效　通经活络、松解粘连、解除疲劳。

(6) 应用　主要用于局部酸痛、倦怠。背肌劳损，用叩法叩背；顽固性腰腿痛，用叩法叩腰腿；四指肌肉疲劳酸痛，用叩法叩四肢。

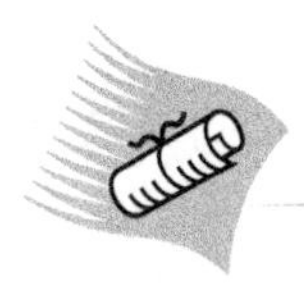

知识链接

叩 点 法

(1) 定义　通过伸屈腕关节，或通过肩、肘、腕关节的活动，将一身之气达于指端反复叩点穴位，称为叩点法。

(2) 操作　术者中指指间关节和掌指关节微屈，食指按于中指的指背上，拇指螺纹面抵于中指远端指间关节的掌侧，无名指和小指屈曲握紧，通过伸屈腕关节，或通过肩、肘、腕关节的活动，将一身之气达于指端反复叩点穴位。

(3) 动作要领　叩点时要求腕、臂灵活，既要有一定的弹力，又要有坚实的指力和充分的臂力，刚中有柔，柔中有刚，刚柔相济。

(4) 适用部位　本法适用于全身各个部位，特别是穴位处。

(5) 临床应用　主要用于各种疼痛、麻木。心脾两虚证之失眠者，用叩点法叩点足三里穴，配合按揉三阴交、神门、天枢穴及擦背部督脉。

四、啄法

(1) 定义　手指自然屈曲，以腕屈伸带动指端着力，垂直于施术部位体表，呈鸡啄米状的手法，称为啄法。

(2) 操作　术者五指微屈曲呈爪状或聚拢呈梅花状，以指端着力，用腕上下自然屈伸的摆动带动指端啄击施术部位，以双手交替进行啄击，形如鸡啄米状。

(3) 动作要领：

① 手法要轻快灵活而有节奏性。

② 腕部放松，以腕施力，均匀和缓，手指垂直于体表。

(4) 适用部位　本法多适用于头部、胸部、背部。

(5) 功效　安神醒脑，疏通气血，活血化瘀，开胸顺气，解痉止痛。

(6) 应用　主要用于头痛、失眠、呃逆、痛经等症。呃逆气郁痰阻证，用叩啄法叩啄丰隆、足三里穴，配合指按揉中府、云门、膻中、章门、期门、肝俞、膈俞、胃俞穴；痛经气滞血瘀证，用叩啄法叩啄血海穴，常配合指按揉章门、期门、肝俞、膈俞穴以及拿三阴交穴。

五、弹法

(1) 定义　将肌肉或肌腱速提速放的手法称为弹法。

(2) 操作　术者拇、食两指或拇指与其他四指指腹，将肌肉或肌腱迅速提出并且迅速放下，像射箭时拉弓放弦的动作一样，让其在指间滑落弹回。

（3）动作要领：

① 用指腹着力，切勿用指端用力内掐。

② 用力要由轻到重，刚中有柔，每处每次可提 1～3 下，然后使用轻揉法，以缓解因提弹而引起的不适感。

（4）适用部位　本法可适用于全身各部，尤以头面部、颈项部最为常用。

（5）功效　舒筋活络，畅通气血，解痉止痛。

（6）应用　主要用于颈椎病、肩周炎、面瘫、落枕等病症的治疗。

子任务五　振动类手法

以较高频率的节律性轻重交替刺激，持续作用于人体，称振动类手法。本类手法包括抖法、振法和颤法等。

一、抖法

（1）定义　用双手或单手握住患者肢体远端，做小幅度的上下连续抖动，称为抖法。

（2）操作：

① 抖上肢法：患者坐位，肩臂放松。术者站在其前外侧，双手握住患肢腕部将患肢抬起 60°左右，然后做连续的小幅度的上下抖动，频率为每分钟 250 次左右（图 2-1-47）。

② 抖下肢法：患者仰卧位，下肢伸直放松。术者站在其正前方，双手分别握住患者两踝部将其抬高 30 cm 左右，然后做连续的小幅度的上下抖动，频率为每分钟 100 次左右，也可两侧下肢轮流抖动（图 2-1-48）。

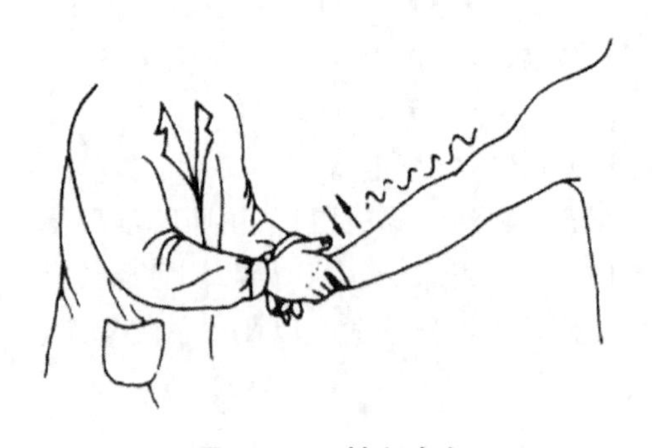

图 2-1-47　抖上肢法

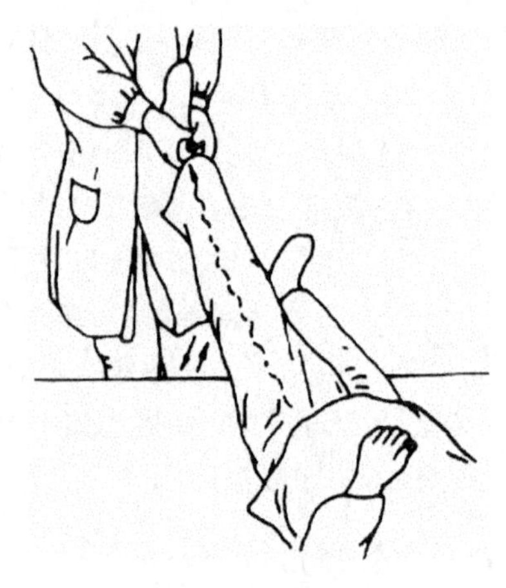

图 2-1-48　抖下肢法

（3）动作要领：

① 被抖的肢体要放松，自然伸直。

② 抖动的幅度要小，频率要快。

(4) 适用部位　本法适用于四肢，以上肢最为常用。

(5) 功效　舒松肌筋、行气活血、滑利关节。

(6) 应用　主要用于肩臂酸痛、肩臂活动不利、腰腿痛、疲劳性四指酸痛。肩周炎，常用抖法抖上肢；神经根型颈椎病，常用抖法抖患侧上肢；腰椎间盘突出症，常用抖法抖双侧下肢或患侧下肢。抖法常与搓法配合作为上、下肢推拿的收功手法之一。

(7) 注意事项　有习惯性肩、肘、腕关节脱位者禁用。

二、振法

(1) 定义　以指或掌在施术部位做振动的手法称为振法。振法可以在患者施术部位产生温热感和舒松感。

(2) 操作：

① 中指振法　中指伸直，以指端着力于穴位处，食指重叠于中指指背，肘微屈，运用前臂和手部的静止性用力使肌肉强力收缩，发出快速而强烈的振动(图 2-1-49)。

② 掌振法　用单手掌面或双手掌面重叠交叉附着于施术部位，上肢静止性用力，使肌肉强力收缩，发出快速而强烈的振动(图 2-1-50)。

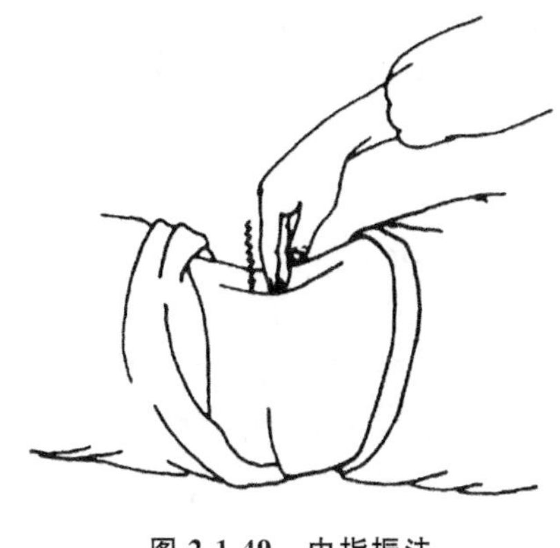

图 2-1-49　中指振法

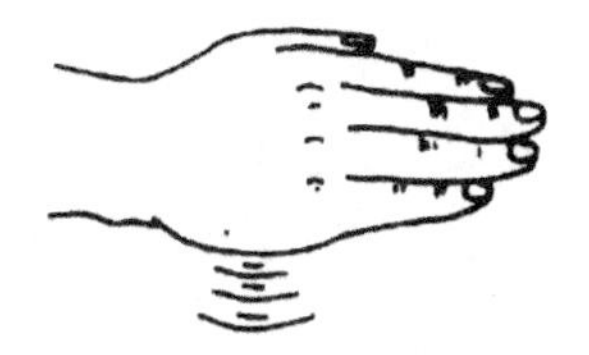

图 2-1-50　掌振法

(3) 动作要领：

① 指、掌不要过于用力向下按压。

② 操作后易使术者身体倦怠、疲乏无力，所以不可过久运用。术者平时应坚持练功或运动，以增强身体素质。

(4) 适用部位　本法适用于胸腹部、头面部。

(5) 功效　和中理气、消除郁闷、消食导滞、温经散寒。

(6) 应用　主要用于失眠、头痛、眩晕、胃脘痛、胃下垂、咳嗽、气喘、呃逆、形寒肢冷、腰痛、痛经、月经不调。脘腹胀满、消化不良，可指振上脘、中脘、下脘，常配合掌摩腹部、分推腹部、掌揉腹部，指按揉足三里、脾俞、胃俞穴；失眠、头痛、眩晕，可指振百会穴，常配合五指拿头，指按揉印堂、攒竹、太阳、神庭、角孙、风池穴，指尖击前额部及头顶。

振法以温补为主，以通调为辅。

三、颤法

（1）定义　以手掌或掌指自然伸直着力于施术部位，用腕部做快速而细微的摆动，称颤法。

（2）操作：

① 单掌贴实颤法　术者以单手手掌及掌指自然伸直平放于施术部位，稍施压力与施术部位贴实，将力贯注于施力的手及臂，用腕力连同臂做左右快速而细微的摆动。

② 叠掌颤法　术者掌指自然伸直，以双手交叠平放于施术部位，稍施压力与施术部位贴实，将力贯注于施力的手及臂，用腕力连同臂做左右急剧而细微的摆动。

（3）动作要领：

① 在操作过程中应似按非按，似推非推，吸而不动，施力为颤。

② 施术时，动作要连贯，使震颤连续不断传递到机体，产生温热感，以连续施术 2 min 为宜。

（4）适用部位　本法适用于胸腹、腰骶。

（5）功效　疏通经络、除积导滞、温肾壮腰、解除粘连、理气活血。

（6）应用　主要用于胃痛、痛经、腰痛、气喘、呃逆。胃脘痛者可使用单掌贴实颤法于上脘、中脘、下脘，痛经者可使用单掌贴实颤法于关元、中极、气海，腰痛者可使用叠掌颤法于肾俞、大肠俞、命门、次髎。

子任务六　运动关节类手法

对关节做被动性活动，使其在生理活动范围内进行屈伸、内收、外展或旋转等运动的一类手法称为运动关节类手法。本法包括摇法、扳法、背法和拔伸法等。

一、摇法

1. 定义

使关节或半关节做被动的环转活动，称为摇法。摇法包括颈项部摇法、腰部摇法和四肢关节摇法等。

2. 操作

（1）颈项部摇法　患者坐位，颈项部放松。术者一手扶住患者头顶后部，另一手托住下颌，两手协调用力，反方向施力，使颈项部按顺时针或逆时针方向做左右旋转摇动（图 2-1-51）。

（2）腰部摇法：

① 仰卧位摇腰法　患者仰卧位，下肢并拢，屈髋屈膝。术者双手分别按其两膝或一手按膝一手按于足踝部，两手协调用力，做顺时针或逆时针方向的环转摇动（图

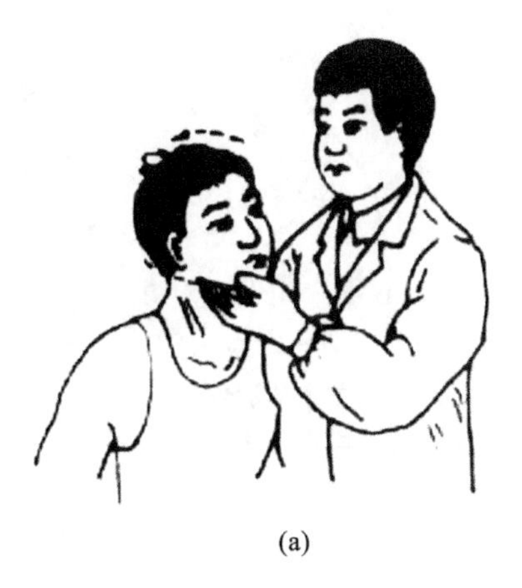
(a)

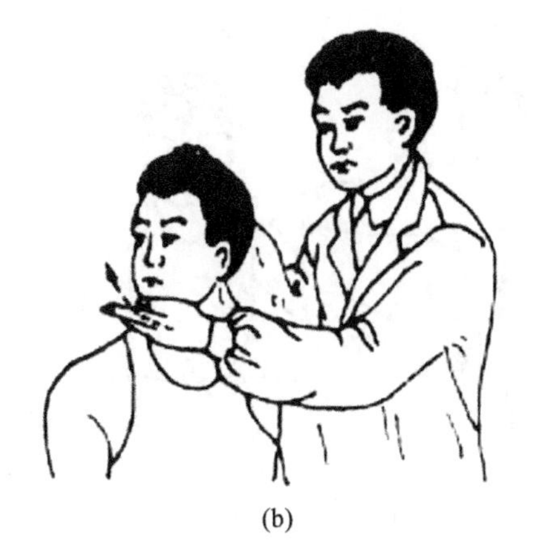
(b)

图 2-1-51　颈项部摇法

2-1-52)。

② 俯卧位摇腰法　患者俯卧位,下肢伸直。术者站在其身旁,用一手掌按压住患者腰部,另一手前臂托于患者双下肢膝关节近端,将双下肢缓慢抬起,然后做顺时针或逆时针方向的环转摇动(图 2-1-53)。

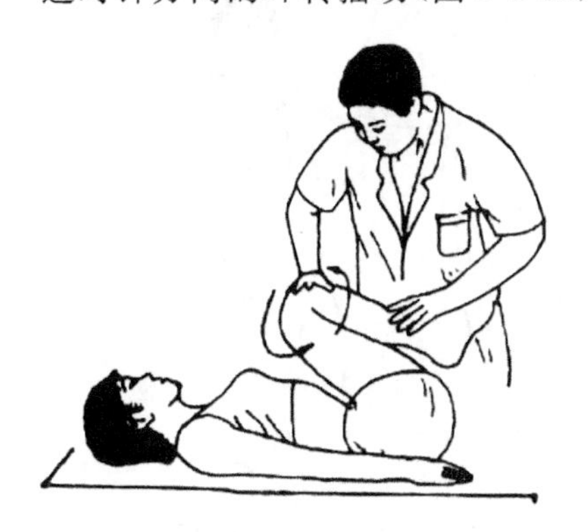
图 2-1-52　仰卧位摇腰法

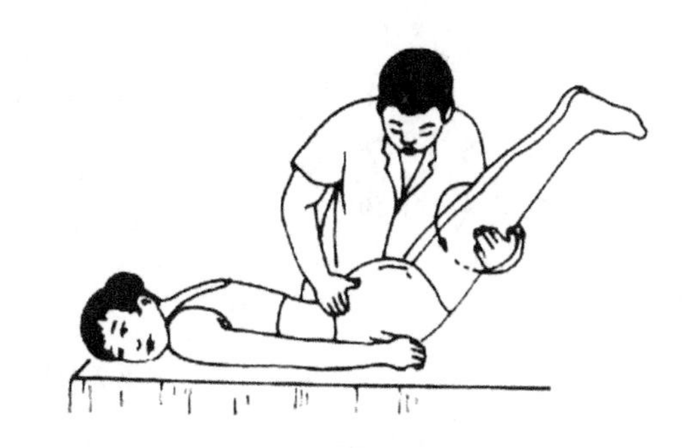
图 2-1-53　俯卧位摇腰法

(3) 肩关节摇法:

① 握手摇肩法　患者坐位,患肢放松并自然下垂。术者站在其侧面,一手扶住其肩关节上部,用与患肢同侧的手与患手相握,稍微用力将患肢牵直后,做肩关节顺时针或逆时针方向小幅度的摇转活动(图 2-1-54)。

② 托肘摇肩法　患者坐位或站位,患侧肩部放松,肘关节自然屈曲。术者站在患者侧面,一手扶住其肩关节上部,用与患肢同侧的手托起患肢肘部,使患侧前臂放在术者前臂上,然后做肩关节顺时针或逆时针方向的环转摇动(图 2-1-55)。

③ 大幅度摇肩法　患者坐位,患肢自然下垂。术者站在其侧面,两手掌相对,托住患者腕部。先将患肢慢慢向上向前托起,然后位于下方的手逐渐翻掌,当患肢前上举至160°时,虎口向下握住腕部,另一手由腕部向下滑移到肩关节上部,此时按于肩部的手

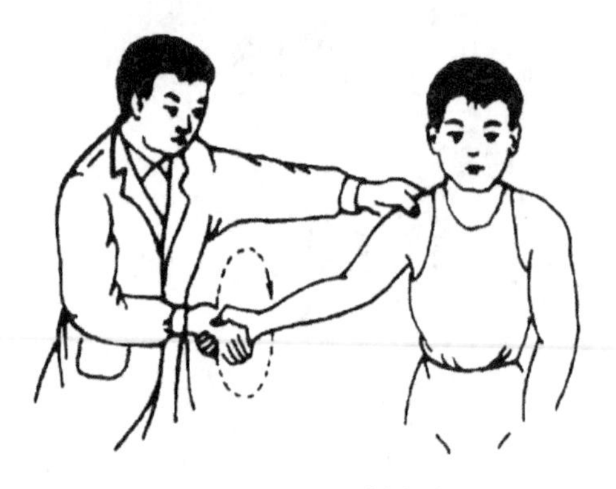

图 2-1-54　握手摇肩法

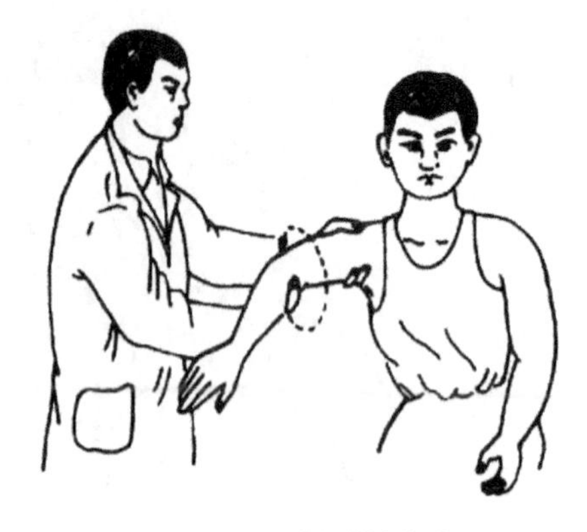

图 2-1-55　托肘摇肩法

将肩部略向下向前按，握腕的手则略上提，使肩关节充分伸展，随即使肩关节向后做大幅度的摇转，向后摇转时两手动作正好相反(图 2-1-56)。

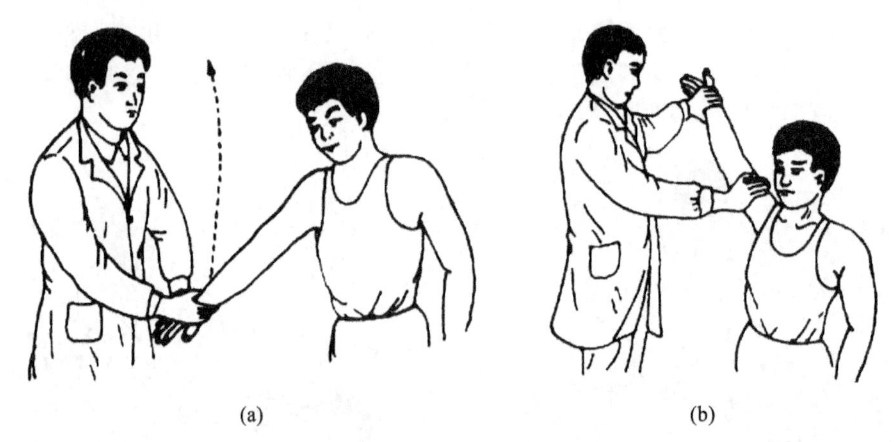

(a)　(b)

图 2-1-56　大幅度摇肩法

(4) 摇肘关节法　患者坐位，患肘屈曲 45°左右。术者用一手握住患肢肘后，另一手握住患肢腕部，然后协调用力使肘关节做顺时针或逆时针方向的环转摇动(图 2-1-57)。

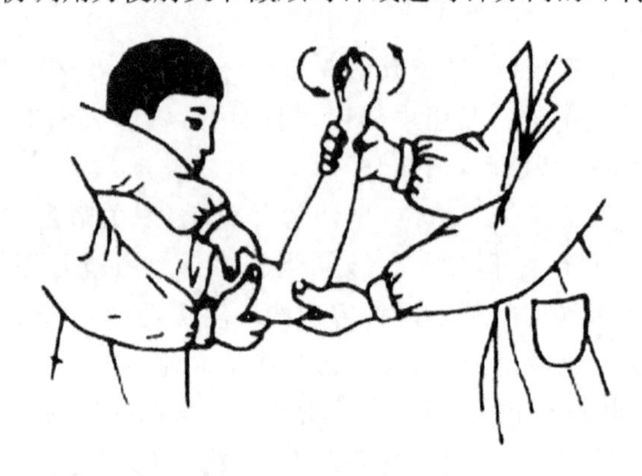

图 2-1-57　摇肘关节法

（5）摇腕关节法　一手握住患肢腕关节近端，另一手握住患肢手掌，在轻度拔伸的情况下做腕关节顺时针或逆时针方向的环转摇动（图 2-1-58）。

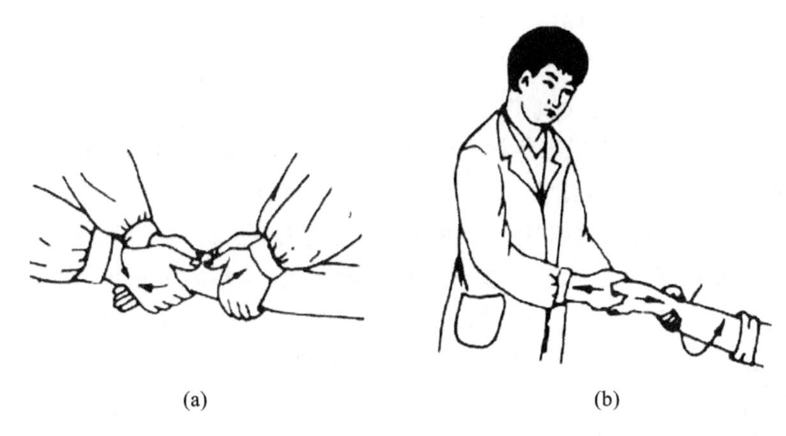

图 2-1-58　摇腕关节法

（6）摇掌指关节法　一手握住患侧手掌，另一手捏住患指，在轻度拔伸的情况下做掌指关节顺时针或逆时针方向的环转摇动（图 2-1-59）。

（7）摇髋关节法　患者仰卧位，患肢屈膝屈髋。术者站在患者患侧旁，一手扶住患侧膝部，另一手握住患者踝部，两手协调作用使髋关节和膝关节均屈曲到 90°左右，然后做髋关节顺时针或逆时针方向的缓慢摇动（图 2-1-60）。

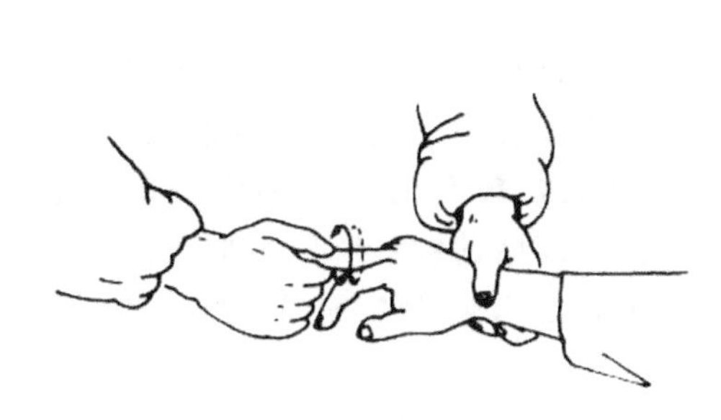

图 2-1-59　摇掌指关节法

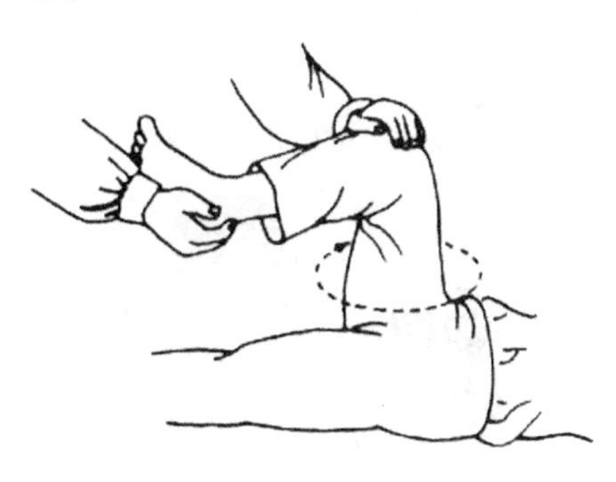

图 2-1-60　摇髋关节法

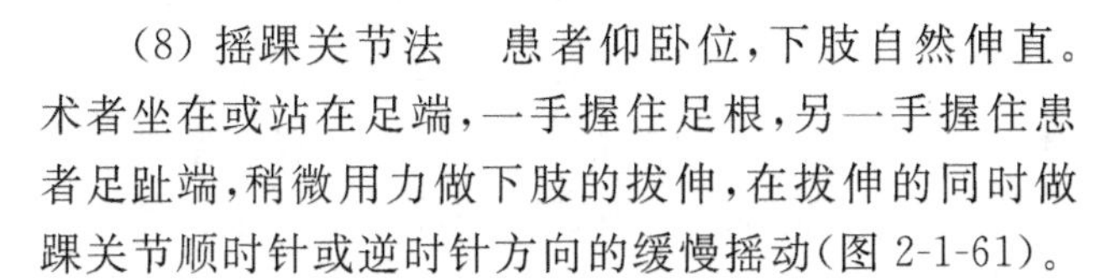

（8）摇踝关节法　患者仰卧位，下肢自然伸直。术者坐在或站在足端，一手握住足根，另一手握住患者足趾端，稍微用力做下肢的拔伸，在拔伸的同时做踝关节顺时针或逆时针方向的缓慢摇动（图 2-1-61）。

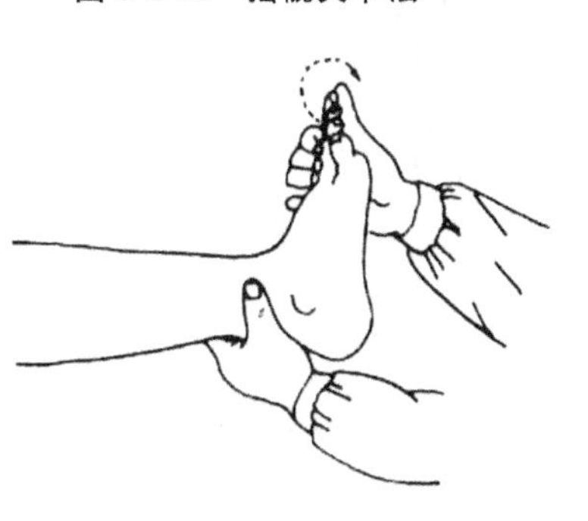

图 2-1-61　摇踝关节法

3. 动作要领

① 摇转的幅度要由小到大，由轻到重，自慢而快，逐渐加大旋转范围。

② 用力要稳，动作要和缓。

③ 摇转的方向和幅度要在生理许可的范围内进

行,或在患者能够忍受的范围内进行。

4. 适用部位

适用于颈项部、腰部和四肢关节部。

5. 临床应用

① 功效　滑利关节、疏理筋肉。

② 颈项部摇法　主要用于落枕、颈椎病、颈项部软组织劳损。a. 腰部摇法:主要用于腰脊酸痛、板滞、活动不利。b. 肩关节摇法:主要用于肩周炎、肩部伤筋。摇肘关节法:主要用于肘关节扭伤、肘部骨折后遗症。c. 摇腕关节法:主要用于腕关节扭伤、腕部骨折后遗症。d. 摇掌指关节法:主要用于屈指腱鞘炎、掌指关节扭伤。e. 摇髋关节法:主要用于髋部伤筋酸痛、内收肌劳损、腰腿痛疾病引起的髋关节活动不利和牵掣疼痛。f. 摇踝关节法:主要用于踝关节扭伤、酸痛、活动不利。

6. 注意事项

习惯性关节脱位、椎动脉型颈椎病、颈部骨折等病症禁用患处关节摇法。

二、扳法

1. 定义

扳法是指术者双手分别固定关节或机体的一定部位做相反方向或同一方向的扳动的一种手法。

2. 操作

1) 颈项部扳法

(1) 颈部斜扳法　患者坐位,颈项部放松,头稍微前倾。术者站在患者后侧方,一手扶住患者头顶部,另一手托住患者下颏部,两手协同动作使头向患侧慢慢旋转,当旋转到最大限度有阻力时稍微停顿一下,随即用劲做一个突发性的小幅度的快速扳动,此时常可以听到轻微的“喀”声(图2-1-62)。

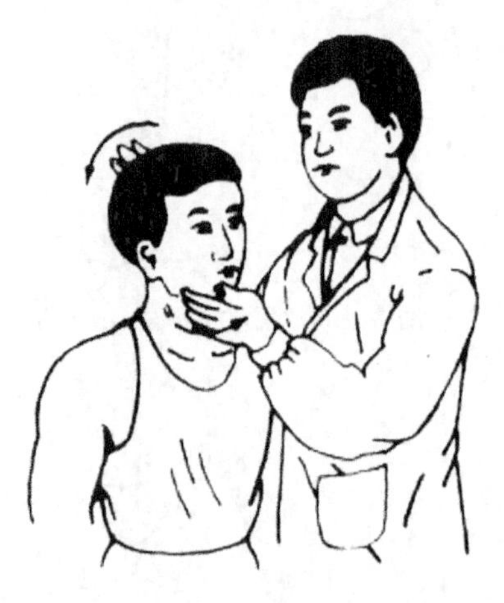

图 2-1-62　颈部斜扳法

(2) 旋转定位斜扳法　患者坐位,颈部微前倾。术者站在其侧后方,用一手拇指顶住病变棘突,另一手以肘部托住患者下颏部,手掌绕过对侧耳后扶住其枕骨部。逐渐用力将颈椎向上拔伸,在拔伸基础上同时使颈椎向患侧旋转,当旋转到最大限度感觉到有阻力时稍微停顿一下,做一个突发性的小幅度的快速扳动,顶住棘突的拇指也同时用力,此时常可以听到轻微的“喀”声,拇指下也有棘突跳动的感觉(图 2-1-63)。

2) 胸背部扳法

(1) 扩胸牵引扳法　患者坐位,两手十指交叉扣住抱于枕部。术者站在其身后,两

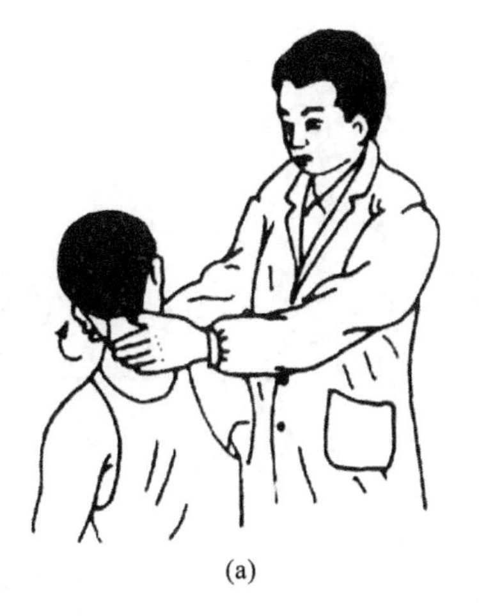

(a)

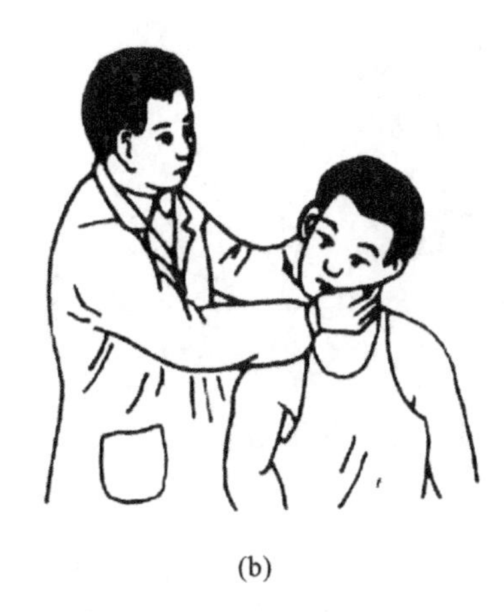

(b)

图 2-1-63　旋转定位斜扳法

手分别握扶住患者两肘部，用一侧膝关节抵住患者背部病变处。让患者做主动前俯后仰运动，并配合呼吸，即前俯时呼气，后仰时吸气。如此活动数遍，当患者后仰到最大限度时，术者随即两手用力将患者两肘部做突然的向后拉动，同时膝部也向前做顶抵，此时常常可以听到轻微的“喀”声（图 2-1-64）。

（2）胸椎对抗复位法　患者坐位，身体略前倾，两手十指交叉扣住放于颈后部，医者立于其后，双手从腋下伸入其上臂之前，前臂之后，握住前臂下段，同时膝部顶在病变胸椎棘突上，两手向后上方扳动，同时膝部前顶，此时常常可以听到轻微的“喀”声（图 2-1-65）。

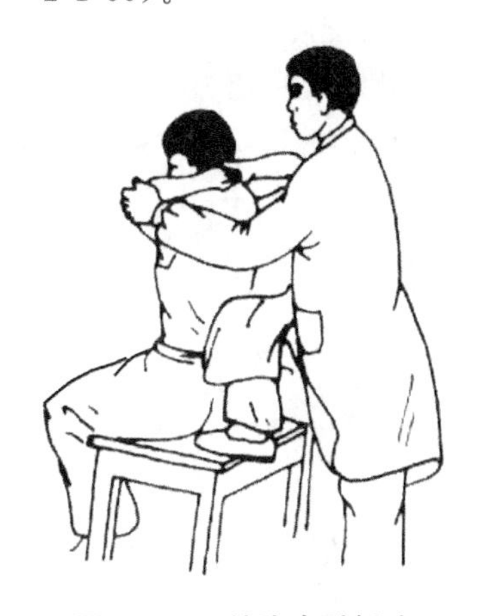

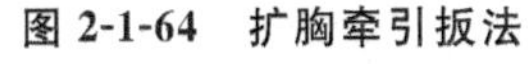

图 2-1-64　扩胸牵引扳法

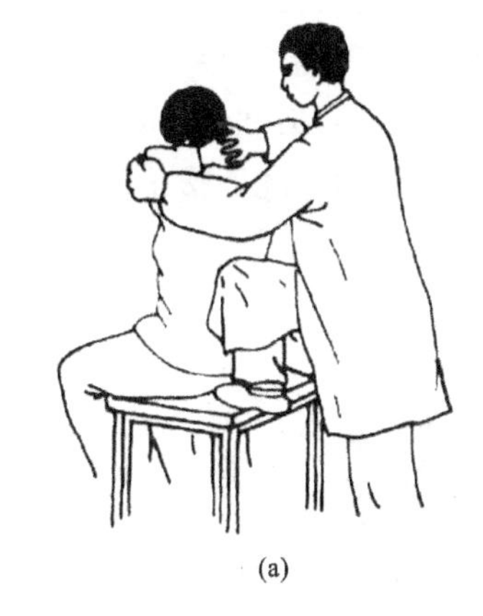

(a)

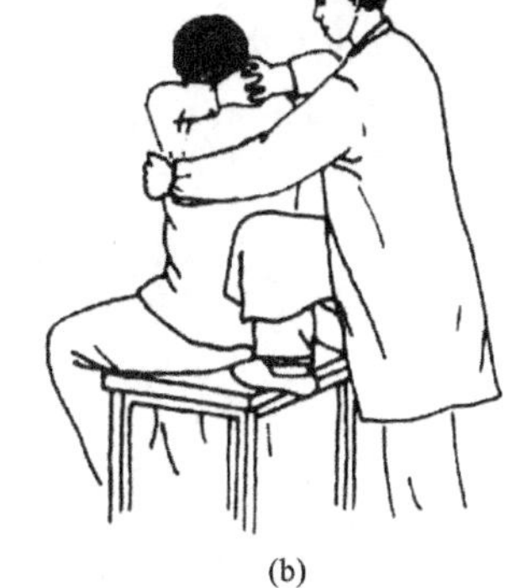

(b)

图 2-1-65　胸椎对抗复位法

（3）扳肩式胸椎扳法　患者俯卧位，术者站在其侧面，一手托住患者对侧肩前上部，另一手用掌根或拇指着力，按压住病变胸椎棘突旁，两手协同做相反方向用力，此时常常可以听到轻微的“喀”声（图 2-1-66）。

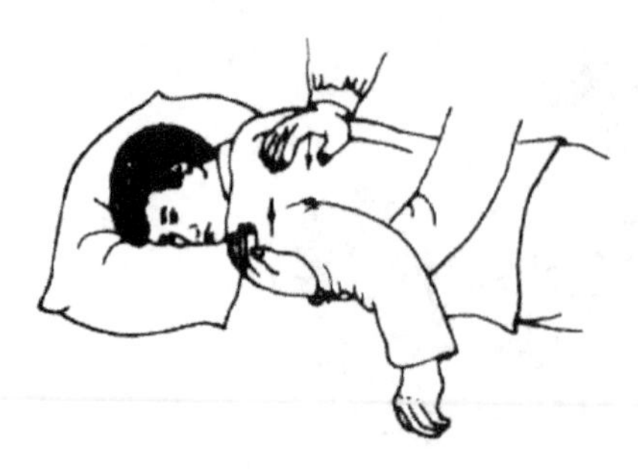

图 2-1-66　扳肩式胸椎扳法

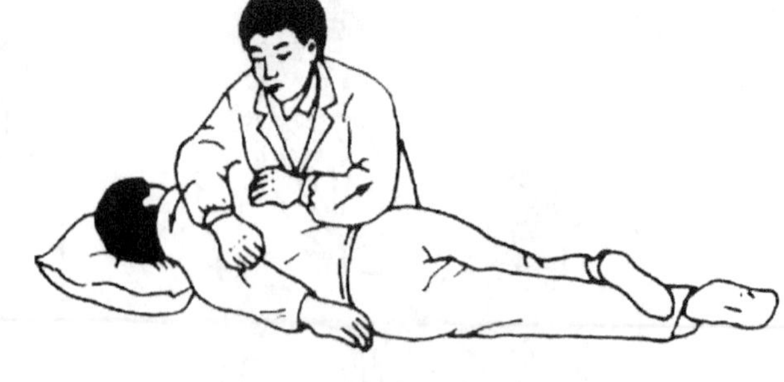

图 2-1-67　腰部斜扳法

3）腰部扳法

（1）腰部斜扳法　患者侧卧位，患肢在上，屈膝屈髋；健肢在下，自然伸直，腰部放松。术者面对患者站立，一手按住其肩前部，另一手用肘部抵住患者臀部，双手协同做相反方向的用力，即手掌将肩部向前推，肘部将髋臀部向后按，使患者腰部做被动扭转。当有明显阻力时，做一个增大幅度的突然扳动，此时常常可以听到轻微的"喀"声(图2-1-67)。

（2）腰椎定位旋转扳法　患者坐位，腰部放松，双手扣住放于枕后部，腰前屈到某一需要角度后，以棘突向右侧偏歪，相应地做右侧旋转扳动为例：一助手位于其左侧前方，用两下肢夹住其左侧小腿部，双手按压于左侧下肢股上部，固定患者的下肢和骨盆。术者位于患者的右侧后方，用左手拇指顶按住腰椎偏歪的棘突侧方，右手臂从右腋下穿过，并用手掌勾住其颈项后部，右掌缓慢下压，至术者左拇指感觉其棘突活动、棘突间隙张开时停止加压，保持此时的腰部前屈幅度，然后右侧手臂缓慢用力，左拇指顶住腰椎偏歪的棘突为支点，先使其腰部向右屈至一定幅度后，再使其向右旋转至最大限度，略停片刻后，右掌下压其项部，右肘部托住其右肩部向上抬，左手拇指同时用力向对侧顶推偏歪的棘突，双手协调用力，以"巧力寸劲"做快速、有控制的扳动，常可听到"喀"的一声，左拇指可感觉棘突的弹跳感，术者随即松手(图 2-1-68)。

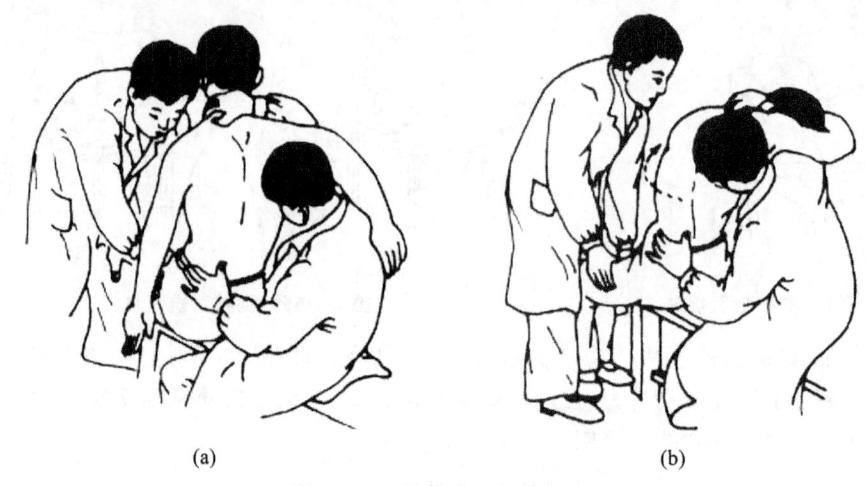

(a)　　(b)

图 2-1-68　腰椎定位旋转扳法

(3) 直腰旋转扳法　患者坐位，两下肢分开，与肩同宽，双上肢自然下垂，腰部放松。以向右侧扳动为例：术者立于患者的左侧，用两下肢夹住其左小腿及股部以固定，右手从其右腋下穿过，以手掌和腕部勾托住其右肩，左手掌抵住其左肩后方，然后两手协调用力，右手腕及掌牵托住患者肩部上提的同时向后拉肩，左手掌则前推左肩后部，使其腰部向右旋转，至有阻力时，略停片刻，以“巧力寸劲”做快速、有控制的扳动，常可听见“喀”的一声，随即松手(图 2-1-69)。另一种操作方法，患者坐位，双上肢自然下垂，腰部放松。术者立于患者对面，用两下肢夹住其双小腿及股部以固定，以左手掌抵于其肩前，右手掌抵于其肩后，两手协调用力，一推一拉，使患者腰部向右侧旋转，至有阻力时，略停片刻，以“巧力寸劲”做快速、有控制的扳动，常可听到“喀”的一声，随即松手。

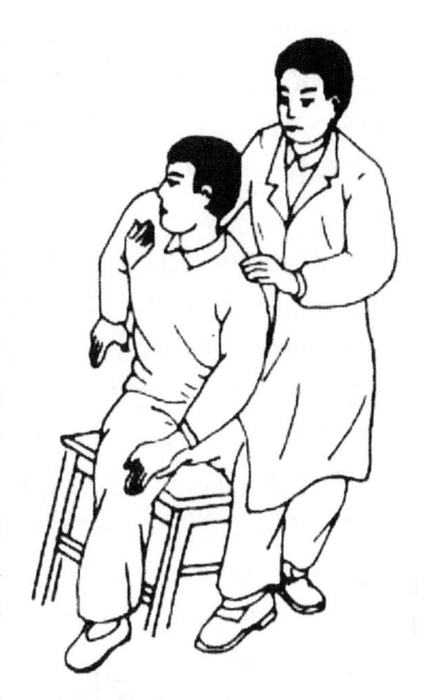
图 2-1-69　直腰旋转扳法

(4) 仰卧压肘胸椎整复法　患者仰卧位，双手交叉分别抱住对侧肩部，全身自然放松。术者站在其侧面，一手握拳，拳心向上，将拳垫在患者背后患椎处，使胸椎小关节因胸椎过伸而处于松弛状态，另一手按住患者两肘，并缓缓用力下压。然后，让患者深呼气，当呼气时，术者突然做一个向前下方的按压。此时常可听到轻微的“喀”声。

(5) 腰椎后伸扳法　患者俯卧位，双下肢并拢，全身放松，术者用一手按压其腰部，另一手臂环抱住其双下肢膝关节上方，托住其双下肢缓慢上抬，使其腰部后伸，当后伸至最大限度时，略停片刻，两手协调用力，以“巧力寸劲”做快速、有控制的下压腰部与上抬下肢的相反方向的扳动(图 2-1-70)。

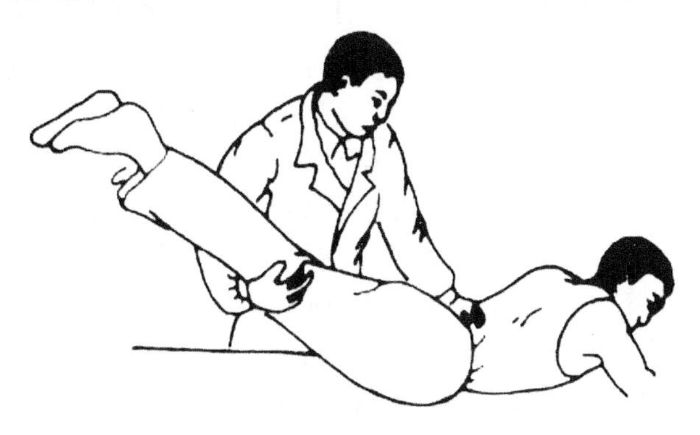
图 2-1-70　腰椎后伸扳法

4) 肩关节扳法

(1) 肩关节前屈扳法　患者坐位，上肢放松自然垂于体侧，术者半蹲于患肩前外侧，将患侧上臂放于术者内侧前臂上，双手十指交叉放于患者肩部，从其前后方将患肩扣住。然后术者缓缓起立，双手臂协调用力，将患臂缓缓上抬，至肩关节前屈有阻力时，略停片刻，以“巧力寸劲”做一增大幅度的快速扳动，随即放下。在做扳动之前，为使肩关节尽量放松，常先使患者肩关节做小幅度的前屈数次或做小范围的环转摇动数次，再做扳动。

（2）肩关节外展扳法　患者坐位，上肢放松自然垂于体侧，术者半蹲于患肩外侧，将患者患侧上臂的肘关节上部放在术者肩上，双手十指交叉放于患者肩部，从其前后方将患肩扣住。随后术者缓缓起立，双手臂协调用力，使其肩关节缓慢外展，至有阻力时，略停片刻，以“巧力寸劲”做一肩关节外展位增大幅度的快速扳动（图 2-1-71）。

（3）肩关节内收扳法　患者坐位，患侧上肢屈肘紧贴于胸前，手搭扶在对侧肩部。术者立于其身后，用一手扶按于患侧肩部以固定，另一手穿过其健侧肩部，托住其患侧肘关节外侧并缓慢向胸前上提，上提时保持肘紧贴于胸前，至有阻力时，略停片刻，以“巧力寸劲”做一个增大幅度的快速扳动（图 2-1-72）。

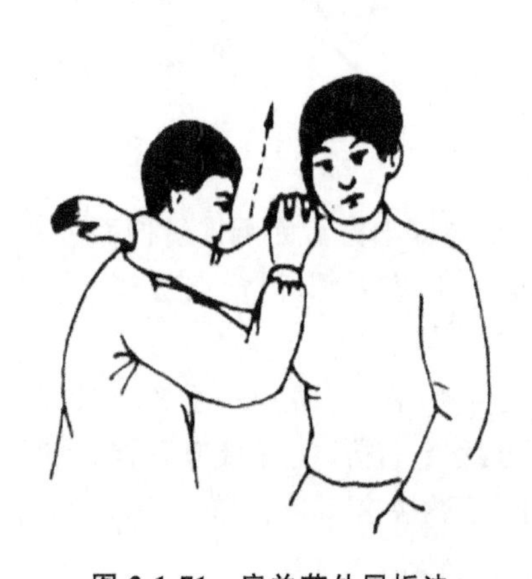

图 2-1-71　肩关节外展扳法

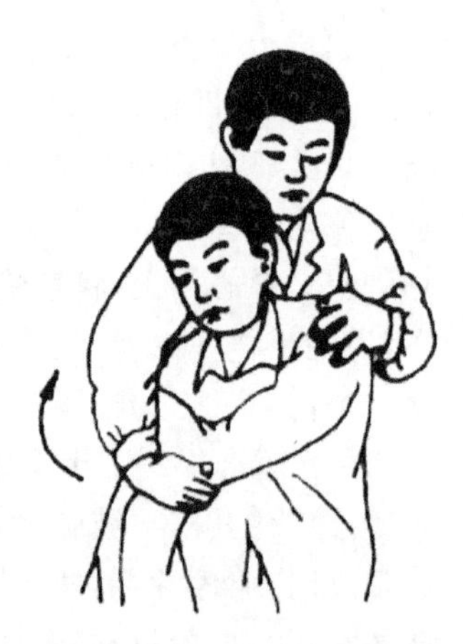

图 2-1-72　肩关节内收扳法

（4）肩关节旋内扳法　患者坐位，患侧上肢的手和前臂置于腰部后侧。术者立于其身后，用一手按住其患侧肩部以固定，另一手握住其腕部将患肢前臂沿其腰背部缓缓上抬，至有阻力时，以“巧力寸劲”，做一快速的有控制的上抬其前臂的动作（图 2-1-73）。

（5）肩关节上举扳法　患者坐位，双上肢放松自然下垂。术者立于其患侧后方，用一手握住患侧前臂近腕关节处，将其上肢自前屈外展位缓缓上抬，至 120°～140°时，用另一手并排握住其前臂下段，双手协调用力，向上逐渐牵拉其上肢，至有阻力时，以“巧力寸劲”做一快速的有控制的向上牵拉动作（图 2-1-74）。肩关节上举扳法还可在患者卧位时操作：患者侧卧位，患侧在上，术者坐于其头侧端，操作同上。

3. 动作要领

扳法的整个动作要求“稳”“准”“巧”。“稳”指用力平稳，使关节充分放松，将关节极度地伸展、屈曲或旋转的情况下，运用扳法。“准”指扳动时着力点及发力的方向准确，顺其关节的运动趋势而扳动。“巧”指的是扳动时用力要用“巧力寸劲”：“巧力”指的是

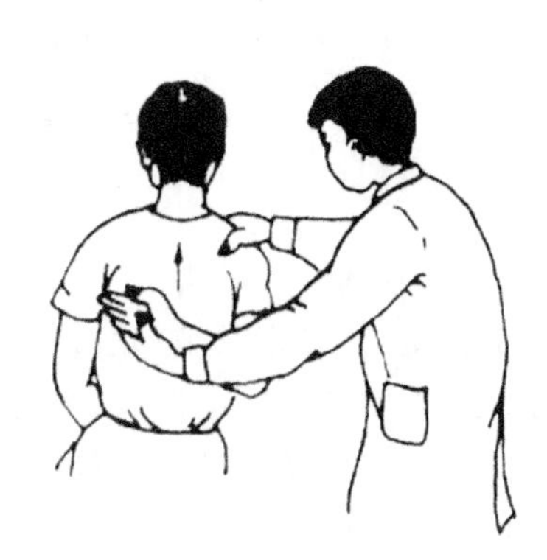

图 2-1-73　肩关节旋内扳法

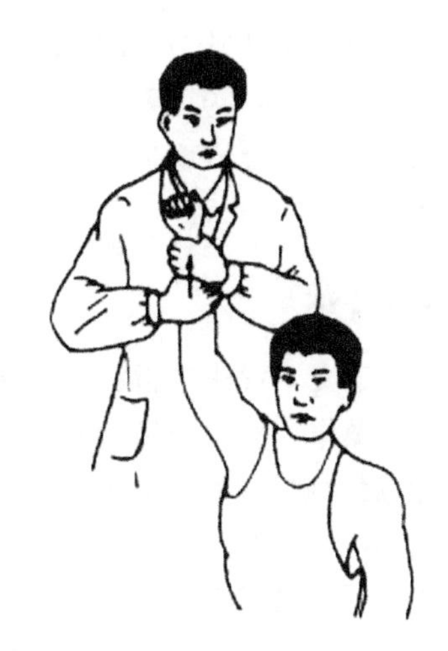

图 2-1-74　肩关节上举扳法

扳动时发力的技巧性，用力要适当；而“寸劲”则指发力迅捷而短促，发力要快，收力也快。

4. 适用部位

扳法适用于颈部、肩部、胸背部、腰部。

5. 功效

扳法具有舒筋通络、理筋整复、滑利关节、松解粘连等作用。

6. 应用

扳法适用于颈椎、胸椎、腰椎、骶髂关节，用于治疗关节错位、关节功能障碍、颈椎病、腰椎间盘突出症、骶髂关节错位、胸椎和腰椎小关节紊乱等疾病，具体说明如下。

(1) 颈椎病、落枕、寰枢关节半脱位等颈椎疾病：颈椎病、落枕，可使用颈椎斜扳法；颈椎后关节紊乱，可用颈椎旋转定位扳法；寰枢关节半脱位，可用寰枢关节旋转扳法，但应密切观察患者的反应，并谨慎操作。

(2) 腰椎间盘突出症、脊椎小关节紊乱等胸腰椎疾病：胸椎或腰椎小关节紊乱，常采用扩胸前顶后扳法、挺胸对抗复位法、拉肩式胸椎扳法、搂胸膝顶法和仰卧压肘胸椎扳法和腰部斜扳法；腰椎间盘突出症，可使用腰椎斜扳法、腰椎定位旋转扳法、直腰旋转扳法、腰椎后伸扳法及直腿抬高扳法。

(3) 肩周炎、四肢关节外伤后功能障碍等病症：肩周炎，可用肩关节前屈扳法、外展扳法、内收扳法、旋内扳法、上举扳法，在肩周炎后期粘连较重时，使用扳法宜从小量分解开始，以患者能耐受为度，循序渐进，逐步分解，切忌一次性分解粘连，造成肩周软组织的大面积撕裂伤；四肢外伤骨折后关节功能障碍者，应用四肢关节扳法，也应以患者能耐受为度，循序渐进，逐步取得疗效为治疗原则。

7. 注意事项

(1) 扳动时用力要有控制，不可刻意追求弹响声，若为追求弹响声，反复扳动，易使关节紧张度增大，常是造成不良后果的诱因。

(2) 对于椎动脉型、脊髓型颈椎病则不适用扳法，颈椎间盘突出症早期虽无脊髓受压者，亦应慎用或不用扳法。

(3) 有严重骨质增生、骨质疏松症者慎用扳法。骨质病变者，如骨关节结核、骨肿瘤等禁用扳法。

三、背法

(1) 定义　背法是指医者将患者反背起来做颤动或摇动的一种手法。

(2) 操作　术者和患者背靠背站立，双足分开与肩同宽，以两肘关节勾套住患者两肘部，然后弯腰、屈膝、挺臀，将患者反背，使其双足离地，短暂维持一会儿，以牵引患者腰椎；然后术者腰臀部用力做小幅度的左右摆动或上下抖动，以使患者腰部放松；待其腰部放松后，做快速的伸膝挺臀动作，同时以臀部着力轻度颤动或摇动患者腰部(图2-1-75)。

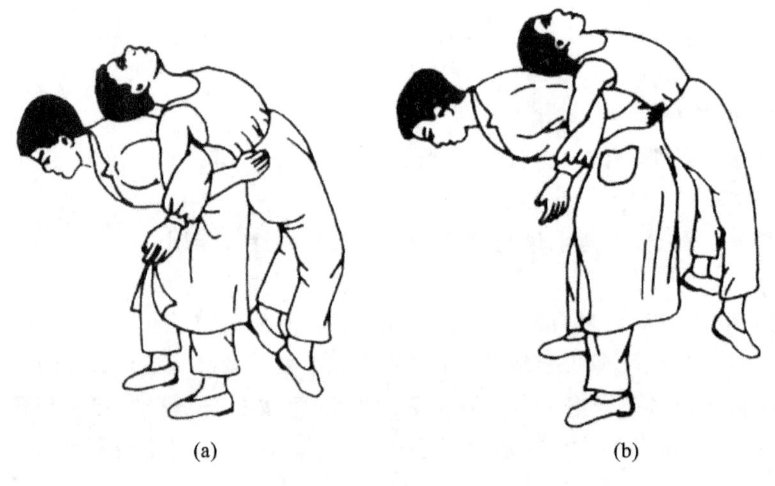

图 2-1-75　背法

(3) 动作要领　两肩放松，弯腰、屈膝、挺臀，以臀部抵住患者第4、5腰椎或腰骶部，背起患者，使其双足离地，做快速伸膝挺臀动作，同时以臀部着力颤动或摇动患者腰部。颤动幅度不宜过大、频率不宜过快，臀部的颤动要和两膝的屈伸协调。

(4) 适用部位　本手法只适用于腰骶部。

(5) 功效　舒筋通络、滑利关节、整复脱位。

(6) 应用　临床上用于腰部急性损伤及腰椎间盘突出症等。急性腰扭伤，常先针刺人中或后溪透合谷等以使腰部肌肉痉挛缓解，然后采用背法，背后配合腰部的点法、揉法、按法操作；腰椎间盘突出症，使用背法可使突出物还纳或移位，有利于神经根受压症状的解除，但在腰椎间盘突出症急性期疼痛剧烈时不宜使用。

(6) 注意事项：

① 操作时要根据患者的体质、病情、耐受力调整挺臀的力量、速度，避免猛使暴力。

② 腰椎间盘突出症中央型大块突出者不可使用背法治疗。

③ 老年患者及骨质疏松症者慎用。

四、拔伸法

1. 定义

拔伸即牵拉、牵引的意思。固定肢体或关节的一端，牵拉另一端的方法，称为拔伸法，又称为牵引法。

2. 操作

（1）颈椎拔伸法　包括掌托拔伸法、肘托拔伸法和仰卧位拔伸法三种。

① 掌托拔伸法：患者坐位，术者立于其后，双手掌心向上，双前臂尺侧放于患者肩颈部，以双手拇指指端或螺纹面顶住其两侧风池穴，两手掌分置于其两侧下颌部，用两手掌及拇指顶托住患者头部，缓慢向上拔伸，同时两前臂下压，利用杠杆力的作用，使患者的颈椎持续地向上牵引 1～3 min（图 2-1-76）。

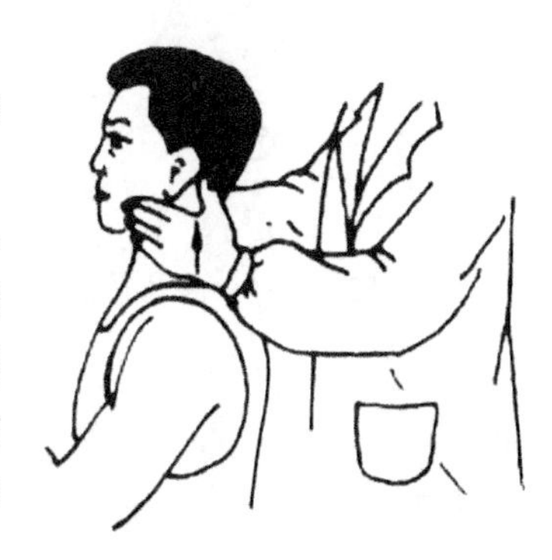

图 2-1-76　掌托拔伸法

② 肘托拔伸法　患者坐位，术者立于其后，用一手托住患者的枕后部以固定助力，以另一上肢肘弯部托住其前下颌部，手掌自然扶住一侧面部加强固定，两手协调用力托住患者的头，使其颈椎持续地向上牵引 1～3 min。

③ 仰卧位拔伸法　患者仰卧位，术者坐于其头端，面向患者，用一手托扶住其枕后部，另一手托扶下颌部，两手臂协调用力，托扶住患者的头部沿水平线向其头顶端缓慢牵引，使其颈椎持续地在水平位牵引。

（2）肩关节拔伸法　包括上举拔伸法、对抗拔伸法、手牵足蹬拔伸法。

① 上举拔伸法　患者坐位，双上肢自然下垂。术者立于其患侧后方，用一手托握住患侧上臂下段，并将其手臂自前屈位或外展位缓慢抬起，至肩关节外展 120°～140°时，用另一手握住其前臂近腕关节处，同时托上臂的一手自然上移，握住其前臂，两手协调用力，向上缓慢地拔伸，至有阻力时，以钝力持续进行牵引。

② 对抗拔伸法　患者坐位，双上肢自然下垂。术者立于其患侧，用双手分别握住其腕部和肘部，保持肩关节外展位持续牵拉。助手协助固定其身体上半部或嘱患者身体向另一侧倾斜对抗用力（图 2-1-77）。

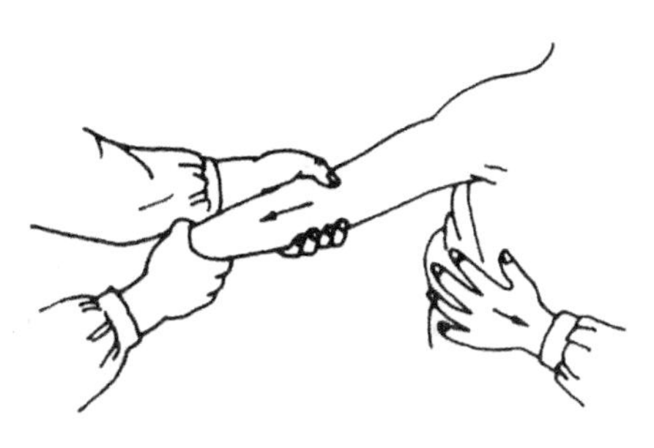

图 2-1-77　对抗拔伸法

③ 手牵足蹬拔伸法　患者仰卧位，患肩位于床边。术者立于患者患侧，面向其头面部，以临近患者一侧下肢的脚掌置于其腋下，双手握住其腕部或前臂，沿水平线斜向外下方缓慢牵拉，同时顶住腋下的脚掌用力与之对抗，手足协调用力，使其

肩关节在外展位20°～40°得到持续牵引，牵引一定时间后，再逐渐使肩关节内收、内旋。

（3）腕关节拔伸法　患者坐位。术者面向患者而立，用一手握住患者前臂下端，另一手握住其手掌部，两手同时向相反方向水平用力，缓慢地进行拔伸（图2-1-78）。

（4）指间关节拔伸法　用一手握住患侧腕关节，另一手捏住患指末节掌背面，两手同时向相反方向用力，缓慢地拔伸其指间关节（图2-1-79）。

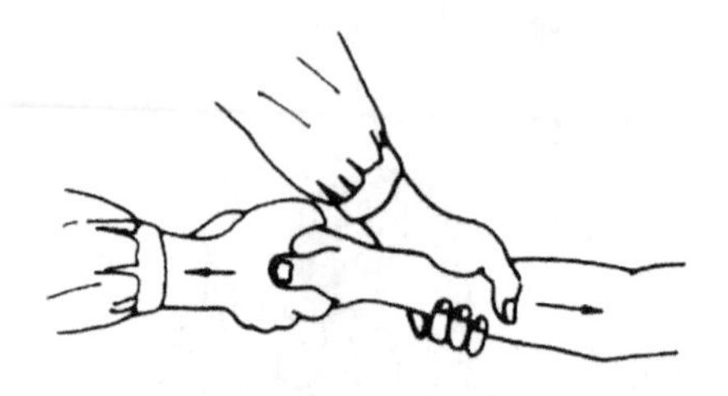

图2-1-78　腕关节拔伸法

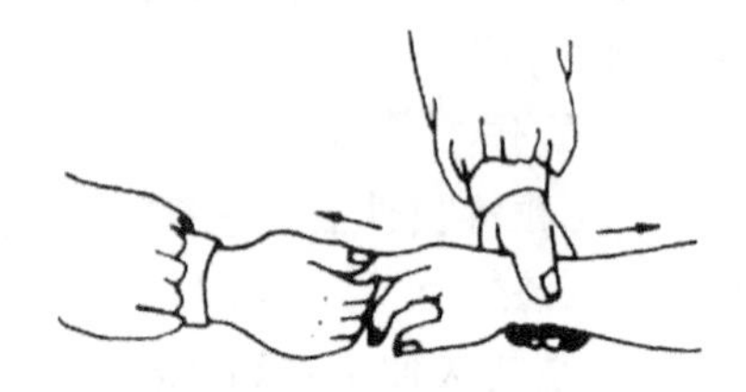

图2-1-79　指间关节拔伸法

（5）腰椎拔伸法　患者俯卧位，双手用力抓住床头，或一助手双手扶住其腋下，帮助固定其身体上部。术者立于患者足端，用双手分别握住其两足踝部，同时向足端斜上方逐渐用力牵拉。在牵拉中，术者可站于矮几上，身体上半部顺势后仰，两肘关节伸直，以加强牵拉的力量。

（6）骶髂关节拔伸法　患者仰卧位，患侧膝关节屈曲，另一侧下肢自然伸直，会阴部垫一软枕。术者立于患侧，面向患者头部，一手扶按其患膝前部，另一手臂穿过其腋窝，握住扶膝一手的前臂，并用腋窝挟住其小腿下段，同时用一足后跟抵住其会阴部的软枕上，手足协调用力，将其下肢向下方逐渐拔伸，术者身体亦随之而后仰，以增强拔伸之力。

（7）踝关节拔伸法　患者仰卧位，术者用一手握住其患足掌前部，一手托握住其足后跟，两手协同用力，将其患踝向肢体远端拔伸，助手可握住患者的患肢小腿下段与术者做对抗牵拉，在拔伸过程中，可配合踝关节的屈伸活动。

3. 动作要领

（1）牵引拔伸时力量应循序渐进，由小逐渐增大，拔伸到一定程度后，则需维持一个稳定的牵拉力，但总以患者能耐受为度。

（2）拔伸动作要稳而缓，用力均匀而持续，不可突然暴力牵拉。

（3）牵拉时要注意固定好近端，牵拉远端，牵拉的方向应顺应肢体的纵轴线，不可歪斜。

（4）临床上操作时，应根据病情轻重缓急的不同和施术部位的不同，控制好拔伸的力量和方向。

4. 适用部位

拔伸法适用于各个骨关节。

5. 功效

拔伸法具有理筋整复、松解粘连、滑利关节、解痉止痛的功效。

6. 应用

拔伸法广泛用于治疗各种伤筋疾病，如四肢各关节粘连和功能障碍、颈椎病、腰椎间盘突出症、四肢关节脱位等。颈椎病，宜用颈椎拔伸法，操作时注意根据颈椎的正常生理屈度，调节拔伸的角度，避免触及颈部两侧的颈动脉窦；腰椎间盘突出症、腰椎小关节紊乱、急性腰扭伤，常用腰部拔伸法配合腰部的拿法、扳法；肩周炎、肘关节强直等四肢关节粘连、关节功能障碍疾病，使用相应的各关节的拔伸法，配合关节的扳法、摇法等手法。

7. 注意事项

(1) 拔伸时禁止暴力牵拉，以免造成神经、肌肉组织的牵拉损伤。

(2) 关节复位时不可在疼痛、痉挛较重的情况下拔伸，以免增加患者的痛苦及软组织的对抗反应，造成手法操作失败。

子任务七　手法操作训练

要进行熟练的手法操作，必须把握规范的动作要领，使手法具有技巧力和功力，达到“持久、有力、均匀、柔和和深透”的基本要求，因此推拿手法练习是一个必不可少的环节。推拿手法练习主要是进行手法的基本功训练，为推拿手法的常规操作奠定基础。本节选择一些较常用的手法，从沙袋练习和人体练习两个方面进行介绍。

一、沙袋练习

沙袋是传统推拿教学手法训练的必备工具。通过沙袋练习，可以掌握几种主要手法的操作和动作要领，进而增长一定的指力和腕力。

（一）沙袋的制作

准备长约 26 cm、宽约 16 cm 的布袋一只，内装大米或黄沙(以装大米为佳，可掺入少量碎海绵，使其具有弹性)，将袋口缝合，外面再用一只布袋做套(宜选用柔软、较厚的布料)，以便洗涤更换，保持清洁卫生。练习初期沙袋可扎得紧些，以后随手法熟练程度的提高可逐渐放松。

（二）沙袋练习

沙袋练习所适用的手法主要有一指禅推法、㨰法和大鱼际揉法。刚开始练习时以掌握手法的动作要领为主，切忌刻意用力，以免把手法练“僵”。待掌握手法操作、动作要领后，可根据手法要求逐渐增力。一指禅推法和大鱼际揉法宜坐位练习，而㨰法练习宜取站位，一般先练右手，后练左手。㨰法练习时，要注意第五掌指关节背侧皮肤的保护，避免摩破或擦破。

经过一段时间的练习，待基本掌握这几种手法的动作要领，且具有一定指力、腕力、臂力后，方可进入人体练习。

二、人体练习

推拿手法的人体练习是一种较为笼统的人体手法训练，是推拿手法常规操作的基础，是进入推拿临床的初级准备阶段。通过人体练习，可以初步地将推拿手法应用于人体，让手法适应人体的不同解剖部位，进而熟悉各种手法的配合应用、转换衔接以及肢体的配合运动等，同时也可以加深对人体解剖的进一步认识。

根据先易后难、循序渐进的原则，按肩背、腰臀、下肢、上肢、头面、颈项及胸腹等部位的顺序予以分别介绍。

（一）肩背部

受术者取俯卧位，术者站于侧方。

（1）**㨰法** 术者先用㨰法沿脊柱两侧做自上而下及自下而上的往返㨰动，左右两侧交替进行。㨰动时要注意掌指关节突起部分不可碰撞体表骨突处（如棘突、肩胛冈等），以免引起不良反应。

（2）**拇指按法** 接着用拇指按法依次按大杼、风门、肺俞、心俞、肝俞、脾俞、胃俞、肾俞、气海俞等穴位。要求熟悉上述各穴位的位置，把取穴准确性与操作技能训练相结合。

（3）**按揉法** 然后用掌按揉法在脊柱两侧自上而下按揉数遍。受术者取伏坐位，术者站于侧后方。

（4）**一指禅推法** 术者用一指禅推法自大椎沿冈上肌至肩峰部往返数遍（左右两侧同）后，接着推脊柱两侧膀胱经的第一侧线和第二侧线。操作时要求循经络，推穴道，紧推慢移，上下往返，左右两侧各数遍，重点推肺俞、心俞、肝俞、脾俞和胃俞。从上而下推时移动要缓慢，由下而上推时移动可稍快。

（5）**㨰法** 用㨰法自肩峰处沿肩胛冈上缘（冈上肌、斜方肌）㨰向大椎，往返数遍，左右两侧同。要求㨰左侧时用右手，㨰右侧时用左手，使操作着实有力。

（6）**擦法** 用小鱼际擦法在脊柱两侧操作，擦时压力要适中，以透热为度，防止擦破皮肤。

（7）**拇指按法、拿法和弹拨法** 用拇指按揉秉风、天宗、肩贞后，随即用双手轻拿两侧肩井，顺势用食指或中指弹拨肩内陵。要求力度适中，手法柔和连贯，有酸胀而无痛感。

（二）腰臀部

受术者取俯卧位或侧卧位，术者站于侧方。

（1）**㨰法** 用㨰法或掌指关节㨰法、拳㨰法在腰部两侧骶棘肌、腰骶部和臀部操作，自上而下及自下而上往返数遍后，配合做被动活动，治疗腰骶部时配合腰部后伸扳法，治疗骶髂部时配合髋关节后伸及外展的被动活动。要求手法沉着、有力、协调。

（2）**按揉法** 用掌按揉法在腰背脊柱两侧操作。当按压到一定深度时，做小幅度的揉动，或将骶棘肌向脊柱方向推压，边按揉边缓缓移动。可配合拇指按揉肾俞、大肠俞等穴位。

(3) 一指禅推法　用一指禅推法沿膀胱经第一侧线操作,重点推肾俞、气海俞、大肠俞。要求取穴准确,操作熟练。

(4) 肘压法　受术者侧卧位,下侧下肢伸直,上侧下肢屈髋屈膝,使臀部皮肤绷紧,以减少表面阻力。然后肘压环跳穴,并配合掌根击环跳穴。要求手法沉着有力。

(5) 腰部斜扳法　左右两侧各一次,要求动作协调。

(6) 㨰法　术者用一手扶住受术者肩部,另一手在腰部做㨰法,并配合腰部俯仰活动。

(7) 擦法　在腰骶部两侧用小鱼际擦法,以透热为度。

(8) 腰椎旋转复位扳法　左右两侧各一次,要求动作果断准确。

(三) 下肢部

受术者取俯卧位,术者站于侧方。

(1) 㨰法　用㨰法沿臀部、股后侧、小腿后外侧向下至足跟部操作,另一手配合做髋关节的内旋、外旋及膝关节的屈伸活动。要求两手动作配合协调。

(2) 按揉法　用拇指按揉法按揉殷门、委中、承山等穴。要求力度适中,以有较明显酸胀感为宜。

(3) 㨰法　用㨰法从髋外侧沿股外侧向下㨰至小腿前外侧,往返数次。

(4) 㨰法　㨰髋关节及股内收肌部,配合"4"字动作。用一手㨰踝关节,另一手握住足趾部配合㨰法做踝关节的屈伸及内、外翻活动。

(5) 按法　用拇指按揉足三里、阳陵泉等穴。

(6) 做屈髋屈膝及直腿抬高动作数次。

(四) 上肢部

受术者取坐位,术者站于侧方。

(1) 一指禅推法　用一指禅推法推肩髃、肩内陵、肩贞等穴。

(2) 㨰法　㨰肩关节周围并配合被动活动。㨰肩前及肩外侧时,术者另一手握住患者肘部配合肩关节的内、外旋及外展活动;㨰腋后部时配合患肢的前上举活动;在㨰肩关节前、后侧方时,另一手要握住受术者的腕部,配合手臂后伸及屈肘动作。在屈肘时,应使手背沿着脊柱逐渐抬高,动作要轻柔协调,切忌粗暴。

(3) 依次拿三角肌、肱三头肌、前臂尺侧,配合按揉肩髃、臂臑、曲池、小海(食指拨动)、手三里、内关、外关(拇指和食指做对称按揉);然后再用另一手弹拨极泉,拿肱二头肌、肱桡肌及合谷等穴。随即抹手背,理五指节。上述操作要连贯协调,动作柔和,用力适中,使被操作部位或穴位有酸胀麻感而无痛感。

(4) 摇法　一手扶肩,另一手托住肘臂部做托肘摇肩法,顺、逆各 3～5 次。再做大幅度摇肩法。

(5) 搓法　两手掌环抱肩关节,做环形搓动,随后徐徐向下至上臂改为上下搓动至腕部。

(6) 抖法　两手握住腕掌做抖法,使抖动波由腕、肘传递到肩部。

(五) 头面部

受术者取坐位,术者站于侧方。

(1) 一指禅推法　用一指禅偏峰推法自印堂向上至神庭,并沿发际推向头维、太阳穴,往返数次后,再推眼眶周围。推眼眶时用指端推,沿着两眼眶上下缘做∞字形缓慢移动。推时指端要吸定,指甲面向眼球,手腕动作要小,防止滑脱而戳碰眼球。

(2) 大鱼际揉法　用大鱼际揉法在面颊操作,在迎香、地仓、下关、颊车等穴配合一指禅推法。

(3) 抹法　用抹法在前额、眼眶、颈侧操作。

(4) 扫散法　用扫散法在两侧颞部操作,要求动作轻快着实而有节奏,手法不可重滞而拉扯头皮。

以上手法要求轻快柔和,轻而不浮,以操作后感到头清眼亮,而皮肤不红不痛为佳。

(六) 颈项部

受术者坐位,术者站于后侧方。

(1) 一指禅推法　用一指禅推法推颈椎及其两侧,自上而下往返数遍。手法要柔和着实。

(2) 㨰法　㨰颈项部及其两侧,配合头俯仰及旋转侧屈活动。在㨰上颈项部时配合头前俯被动运动;在㨰下颈项部及上背部时配合头后仰被动运动;在㨰颈项部两侧时配合旋转、侧屈被动运动。

(3) 推桥弓法　术者四指按住颈项部,以拇指指面自翳风单向直推至缺盆。推左侧桥弓用右手操作,推右桥弓用左手操作。

(4) 拿法　拿风池、肩井、颈椎两侧。

(5) 按揉法　用拇指按揉天宗、肩中俞。

(6) 摇法　一手扶住受术者后枕部,一手托住下颏,左右各做被动环旋活动三次。

(7) 颈椎扳法　应在教师个别指导下按动作要领严格训练。每侧扳动只限一次,不可重复。

(七) 胸腹部

受术者取仰卧位,术者坐于其右侧。

(1) 一指禅推法　用一指禅偏峰推法沿肋间隙自内向外循序而下。

(2) 摩法、揉法　用摩法和揉法自膻中、上脘、中脘、下脘至脐周天枢、大横、气海、关元、中极等穴。膻中至下脘应自上而下操作,脘腹部以顺时针或逆时针方向操作均可。在上述操作部位中,一指禅推法与摩法可并用,即施以推摩复合手法。

(3) 搓法　用四指指面及掌部挟住两胁部搓动,自上而下。胃气以下降为顺,上窜为逆。故凡脘腹部手法均以轻柔和缓为宜,不论何种手法以及移动方向的顺逆,其用力方向均以向下为妥。向上用力,易使气上逆。

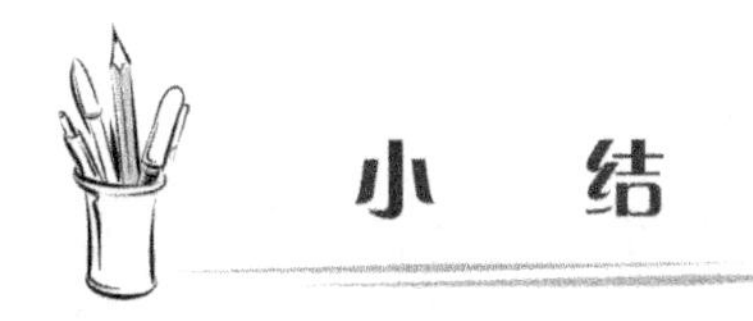

小　结

推拿技术的操作方法是中医推拿学科用于防治疾病的主要手段，推拿技术的操作方法是研究推拿手法的动作结构、动作原理、训练方法、作用机理及临床应用规律的一门学科，主要向学生讲授六类手法的操作、动作要领及注意事项，以及六类手法的适用部位和临床应用。

在学习基础内容时：一方面，能够熟练运用推拿手法与临床实践，对推拿适应证进行辨证施治；另一方面，挖掘、总结民间优秀的手法，发展现有手法并加以推广，以推动推拿学向前发展；第三，科学地看待推拿手法，客观地评价推拿手法的作用，以科学的态度指导临床实践，提高临床疗效，从而达到理论扎实，机理明确，手法熟练，临床应用实践到位，突出动手能力培养的教学目的，对更好地发扬祖国传统医学中的推拿疗法和提高学生的动手能力，加强推拿医师的素质锻炼具有非常深远的意义。

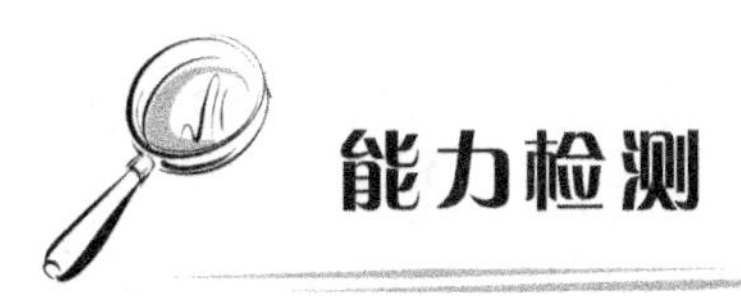

能力检测

1. 推拿操作方法要求做到“持久、有力、均匀、柔和从而达到渗透的目的”，你如何看待？
2. 扳法的要求“稳”“准”“巧”，你如何做到？
3. 一指禅推法的动作要领是什么？
4. 什么是推拿手法的人体练习？其目的是什么？

（邓成哲）

任务二　小儿推拿常用手法

根据小儿的形体、生理、病理以及特定穴位的形态位置等特点，专用于防治小儿某些病症的手法称小儿推拿手法。

小儿推拿手法最早见于唐代孙思邈的《备急千金要方》，在明清时期得到发展，特别是明代《小儿按摩经》的问世，标志着小儿推拿体系的建立。小儿推拿在儿科疾病的治疗中安全且效果显著，在抗生素等西药泛滥的时代，小儿推拿正在被广大父母所接受。

目前小儿推拿手法比较成熟的是海派“推拿十六法”，另外还有复式操作手法，下文将逐一介绍。

子任务一　单式手法操作

掌握：各单式手法的动作要领。

熟悉：各单式手法的适应证及临床运用。

了解：各单式手法的联合运用。

一、推法

用单手或双手拇指或食、中两指在小儿一定部位或穴位上推动的手法称小儿推法。临床上可分为直推法、旋推法、分推法、合推法、运推法及一指禅推法六种方法。

（一）直推法

(1) 定义　用拇指的桡侧面或指面，或食、中两指的螺纹面在穴位上做单方向的直线推动称为直推法(图 2-2-1)。

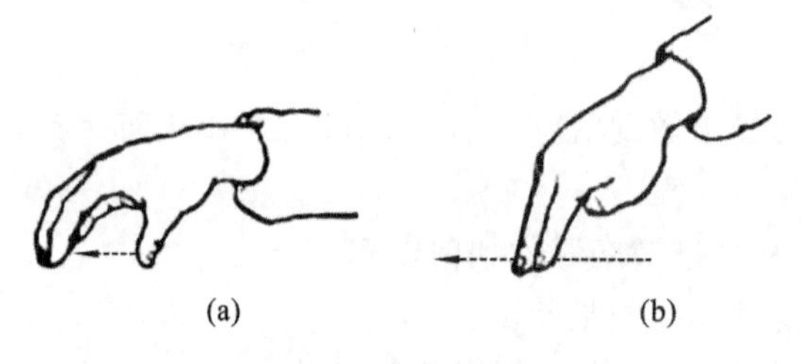

图 2-2-1　直推法

(2) 动作要领：

① 操作时伸直拇指或食、中两指。

② 操作时肩、肘、腕关节放松，用拇指直推时以拇指的外展和内收来完成。

③ 直推法要求做直线推动，不能歪斜，推动时要有节律，频率应为 200～300 次/分。

④ 直推时需涂抹介质，用力要均匀，始终如一。

⑤ 直推用力较揉法轻，应在表皮操作，不可推挤皮下组织。

(3) 临床运用　直推法主要运用于小儿面、线状穴位的推拿，如补肾经、补肺经、开天门、推三关等。直推法具有通散功效，主要用于调阴阳、理脾胃、和脏腑。

（二）分推法

（1）定义　用双手拇指桡侧面或指面，或食、中两指的指面从穴位中间向两旁做分向推动的方法称为分推法（图2-2-2）。

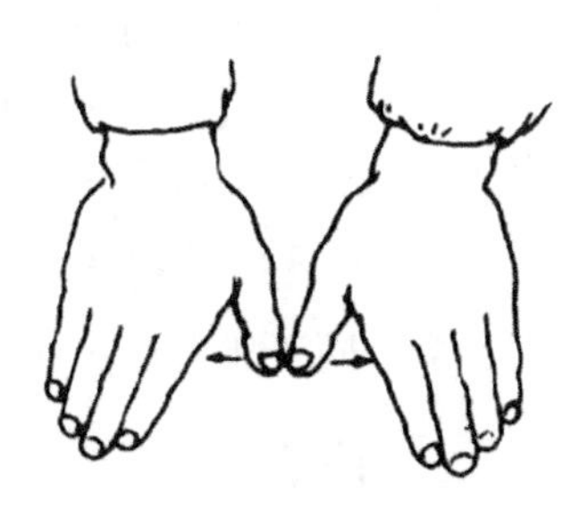
图 2-2-2　分推法

（2）动作要领：

① 分向推动时，两手用力要均匀一致，不可忽大忽小。

② 分推时动作应轻快，勿像抹法重推，亦不要像捺法重按。

③ 向两旁分推时可直线分推也可弧线分推。

④ 向两旁分推直线行走时要求速度宜快，幅度要小，一般频率为 300 次/分；分推做弧线行走时幅度较大，频率较慢，一般频率为 200 次/分。

（3）临床运用　主要用于线、面穴位操作，如推坎宫、分推大横纹、分推膻中等，具有调和阴阳、宣肺解表、和脾健胃的功效。

（三）旋推法

（1）定义　用拇指指面在穴位上做顺时针方向旋动推摩的手法称旋推法（图2-2-3）。

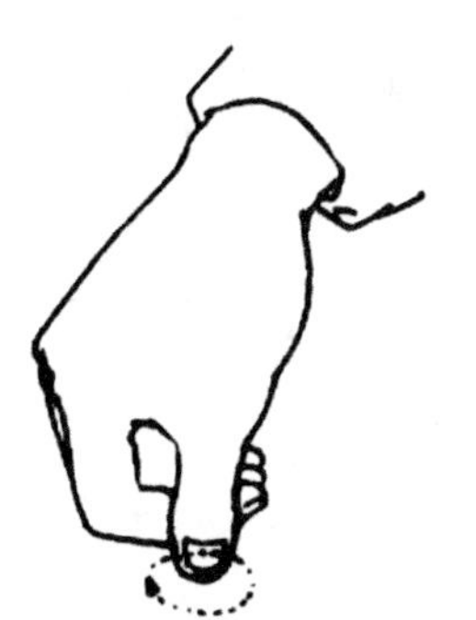
图 2-2-3　旋推法

（2）动作要领：

① 操作时仅靠拇指做小幅度的运动。

② 旋推频率较直推要慢，约 200 次/分。

③ 旋推时用力较轻，仅在表皮做摩法，不可带动皮下组织。

（3）临床运用　主要用于手部面状穴位的推拿，如旋推脾经、肾经等，具有通和脏腑的功效。

（四）合推法

（1）定义　用两拇指指面从穴位两旁向穴位中央推动合拢的手法称为合推法，亦称为和法、合法。

（2）动作要领：

① 合推法操作幅度较小，推动时勿向中间挤拢皮肤。

② 用力均匀，轻快柔和，平稳着力于皮肤。

③ 合推法用力方向与分推法相反，但合推法仅有横向（直线）合推，而无弧线合推。

（3）临床运用　主要用于大横纹的操作，称合推大横纹，具有通和阴阳、行痰散结的功效。

（五）运推法

（1）定义　用拇指或中指的指面，从此穴位向彼穴位或在穴位周围做弧形或环形推动的手法称运推法。

（2）动作要领：

① 运推法宜缓不宜急,频率约 80 次/分。

② 运推法作用于皮肤,不带动皮下组织。

(3) 临床运用　主要用于固定手法操作或复式手法操作,如运太阳、运内劳宫、运水入土、运土入水,具有疏通气血的功效。

(六) 一指禅推法

本法同于成人手法,仅是力度不同,可参照相关章节,本节不赘述。

二、掐法

(1) 定义　治疗师用拇指指甲或指面重切穴位的方法称为掐法。

(2) 动作要领:

① 掐法操作时拇指应与穴位平面垂直,不宜偏斜。

② 掐时应逐渐用力,以深透为止,注意勿掐破皮肤。

③ 掐后配以揉法,揉法范围应大于掐法操作范围。

(3) 临床运用　主要用于头面部、手足部点状穴位,如掐人中、掐四缝等。掐法具有定惊安神、通关开窍、醒脾的功效。

三、摩法

(1) 定义　用手掌掌面或食、中、无名指指面附着在一定的部位或穴位上,以腕关节连同前臂做顺时针环形有节律的、抚摩的手法称为摩法。

(2) 动作要领:

① 肘关节微屈,腕部放松,手掌自然伸直。

② 手掌着力部位应随着腕关节连同前臂做环形抚摩动作。

③ 摩动时要轻柔,速度均匀协调,压力大小适当。频率为 120 次/分。

④ 摩法操作时指摩稍轻快,掌摩稍重缓。

(3) 临床运用　本法多用于头面部、胸腹部等"面"状穴位,如摩腹等。摩法用以治疗脘腹疼痛、食积腹满、气滞及胸胁闷胀等症,具有理气活血、和中理气、消积导滞、通调肠胃等功效。

四、揉法

(1) 定义　用中指或拇指指面,或掌根、大鱼际吸定于一定部位或穴位上,做轻柔和缓的回旋揉动的手法称为揉法。揉法分为掌根揉法、大鱼际揉法、指揉法。指揉法分为单指揉法、双指揉法、三指揉法,如图 2-2-4 所示。

(2) 动作要领:

① 肘关节微屈,腕关节放松,以腕关节连同前臂做环旋转动带动指、掌的着力部位在一定的穴位或部位上揉动,腕关节的活动幅度可随病变部位的范围而逐步扩大。

② 动作要协调而有节奏,用力要轻柔。

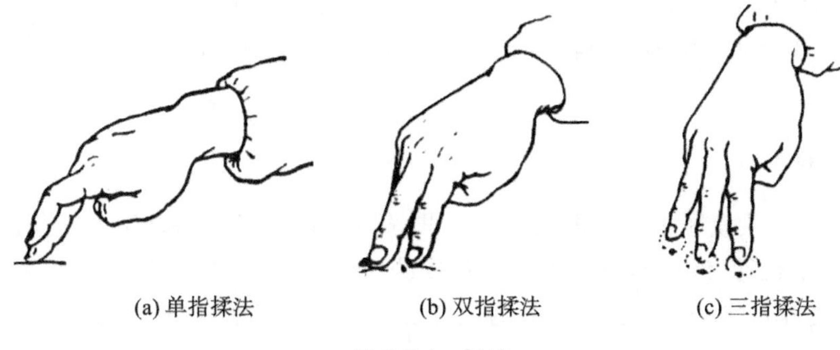

(a) 单指揉法　　(b) 双指揉法　　(c) 三指揉法

图 2-2-4　揉法

③ 揉动时要带动皮下组织，不同于摩法。

④ 揉动的频率一般在 200 次/分。

(3) 临床运用　本法具有宽胸理气、通调经脉、活血化瘀、消肿止痛、祛风散热的功效。因本法轻柔和缓，刺激较小，适用范围较广，故常用于脘腹胀痛、胸胁闷痛、便秘、泄泻等胃肠道疾病，也可用于外伤引起的红肿疼痛等症。其中：鱼际揉法用于面部；单指揉法用于全身"点"状穴；双指揉法和三指揉法用于胸腹部、腰背部(如揉膻中、揉乳根、揉龟尾等)；掌根揉法用于脘腹部(如揉中脘、揉脐)。

五、拿法

(1) 定义　以大拇指和食、中两指或大拇指与其余四指对称用力，提拿一定部位或穴位，进行一紧一松的拿捏动作的方法称为拿法。简而言之，"捏而提起谓之拿"。

拿法操作方法多样，如五指拿、三指拿等，另外，用中指指端扣拨穴位或双手拇指指端对称用力按压穴位，或用一手拇指、食指指端对称用力按压穴位的方法都称为拿法，如图 2-2-5 所示。

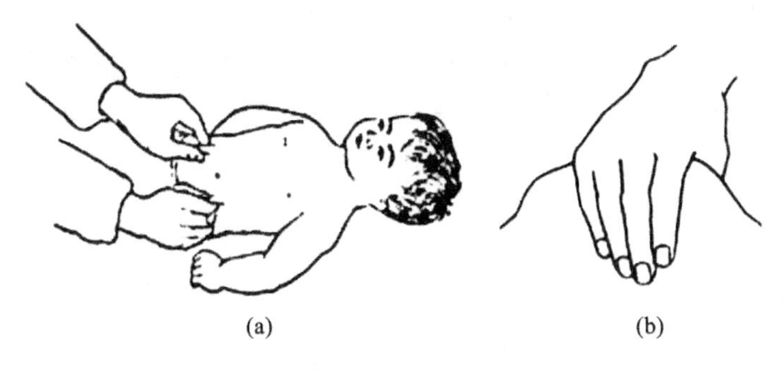

(a)　　(b)

图 2-2-5　拿法

(2) 动作要领：

① 提捏应沿垂直筋肉纹理的方向进行。

② 施力应由轻而重，不能突发用力。

③ 腕部要放松，动作要和缓而有连贯性，做到"活而有力，重而不滞"。

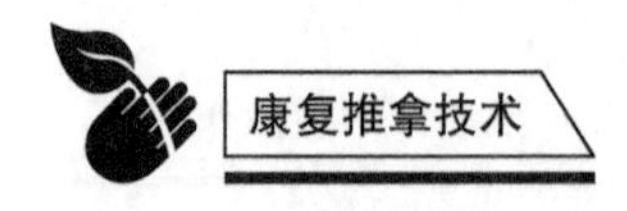

（3）临床运用　拿法具有益神通散、发汗解表、止惊定搐的功效。本法主要用于颈项、肩部、四肢等部穴位和肌肉较为丰满部位的操作，因刺激较强，常配合其他手法一起运用。

六、捏脊法

（1）定义　用食指中节桡侧缘顶住皮肤，拇指前按，两指同时用力提拿皮肤，双手交替捻动向前推行，或用拇指桡侧缘顶住皮肤，食、中两指前按，三指同时用力提拿肌肤，双手交替捻动向前推行的方法称为捏脊法。捏脊法俗称“转皮儿”或“翻皮儿”，如图2-2-6所示。

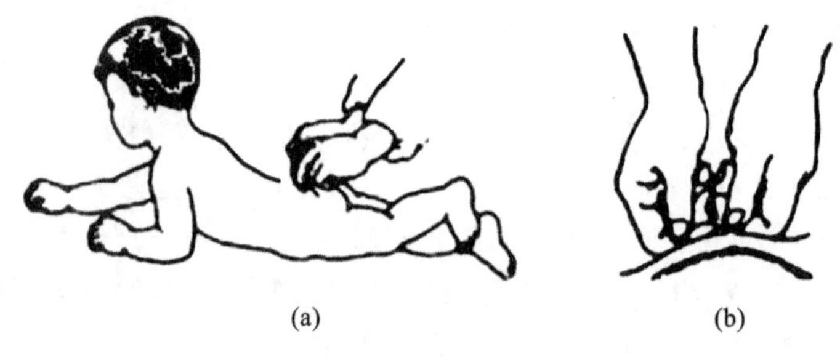

图 2-2-6　捏脊法

（2）动作要领：

① 捏拿肌肤多少要适当，过多则不易向前推动，过少可引起疼痛或滑脱。

② 捻动向前时，应做直线前进，不可歪斜。

③ 捏拿手法轻重要适宜，过轻不易“得气”，过重则造成手法不连贯而失去灵活性。

④ 捏脊时，应先捏肌肤，再捻动，再推动，动作要连贯、协调。

⑤ 为增强疗效，在捏脊时，每捏3～5遍后，进行“捏三提一”的操作，即每捏3次，将肌肤捏住向上提拉1次。最后按揉相关的背俞穴。

（3）临床运用　本法具有调和阴阳、通调脏腑、健脾和胃、疏通经络、行气活血、强健身体和防治多种疾病的功效。临床主要用于小儿积滞、疳积、厌食、腹泻、呕吐的治疗，也可用于发育迟缓、抵抗力下降、小儿脑瘫脊柱无力及抬头无力的治疗。

七、捣法

（1）定义　用中指指端或食指屈曲的指间关节做有节奏的叩击穴位或向上、向外快速挤压、推挤穴位的操作手法称为捣法，如图2-2-7所示。

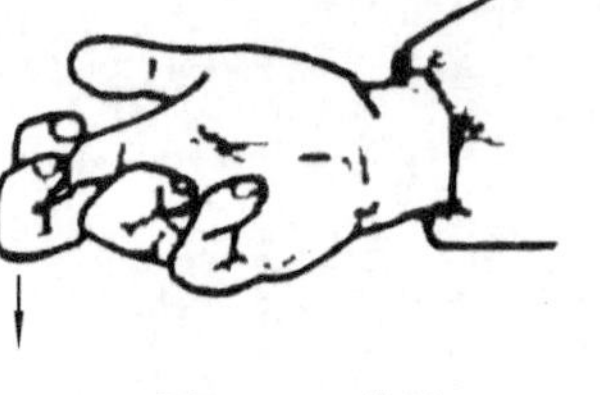

图 2-2-7　捣法

（2）动作要领：

① 指间关节自然放松，以腕关节屈伸为主动。

② 捣击时位置要准确，用力要有弹性。

（3）临床运用　本法常用于点状穴，如捣小天心等以安神宁志。

八、搓法

(1) 定义　用双手的掌面夹住或贴附于一定部位或穴位上，相对用力做快速搓转或搓摩的动作，同时边搓摩边做上下往返移动的手法称为搓法。

搓法可分为单手搓和双手搓操作，单手搓一般用单掌贴于一定部位做单向摩挲。另外，用手指的指面在小儿的穴位上来回摩挲亦称搓法。

(2) 动作要领：

① 操作时肩、肘、腕关节均要放松，要对着用力；搓动时沿肢体或躯干一定方向往返移动，搓动要轻快，移动要慢。

② 单指(如用拇指)搓时，常以食指、中指、无名指、小指相对用力，起到协助固定的作用。

③ 搓法在上肢操作时，要使上肢随手法略微转动；搓腰背胸胁时，主要进行搓摩动作；在脐部搓动时，主要进行摩挲动作，称为搓脐。

(3) 临床运用　本法具有调和气血、舒通经络、放松肌肉的作用。本法主要在手法结束时使用，常用于腰背、四肢、胸胁等部位。

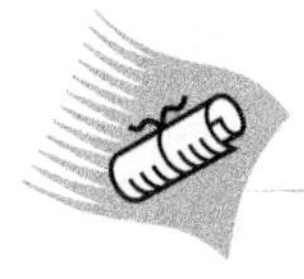

知识链接

小儿推拿

关于小儿推拿，早在2000多年前即有这方面的论述。1973年中国湖南长沙马王堆出土的西汉帛书《五十二病方》中即有这方面的描述；晋代葛洪的《肘后备急方》治卒腹痛方法中介绍了捏脊法；唐代《备急千金要方》中有膏摩防治小儿疾病的方法；宋代《苏沈良方》记载用掐法治疗脐风撮口等证。明清时期，推拿疗法在儿科中得到了广泛的应用，并发展成为小儿推拿专科，逐渐形成了具有特色的专门体系，这一时期出版了30多种小儿推拿专著，在现存的10余种著作中，有《针灸大成》等。

小儿推拿的特点如下。①在经穴方面提出了五指经穴通联的观点。②有适用于推拿的穴位，这些穴位大多集中于头面及上肢，且穴位不仅是点状，也有线状和面状。例如，前臂的三关穴和六腑穴都是线状穴，而指面部的脾土、肺金、心火、肝木、肾水诸穴皆为面状穴。特定穴位的点、线、面状和分布特色，更能反映推拿手法治病为主的特点。③诊断中发展了腹诊法，治疗上很重视归经施治和五行生克的基本法则。④在推拿手法方面，强调以轻柔着实为主，要求轻快柔和，平稳着实，适达病所，形成了“按摩掐揉推运搓摇”小儿推拿八法为主的一整套小儿推拿手法和复式操作法。⑤在临床操作中，一是强调手法的补泻作用；二是重视膏摩的应用和使用葱汁、姜汁、滑石粉等介质进行推拿，这样既可使娇嫩皮肤不致被擦破，又能增强手法的治疗作用。

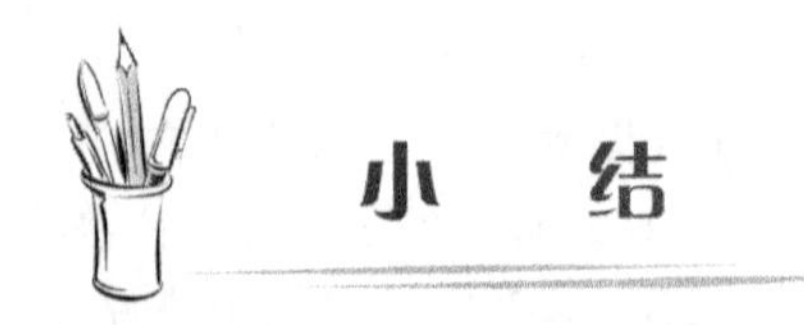

小　结

小儿推拿手法与成人手法虽然有些在名称上相同，但操作要求和方法却有很大的区别，甚至有些手法只用于儿童而不适用于成人。小儿推拿具有明显操作特征，主要表现在以下几个方面。

① 因小儿脏腑娇嫩、行气未充、肌肤柔弱，所以操作时强调轻快柔和、平稳着实，切不可攻伐太过。

② 小儿皮肤柔嫩，在操作时常需推拿介质如滑石粉、润肤露、薄荷汁等，以减少对皮肤的损伤。

③ 小儿推拿手法的名称常与小儿穴位结合一起联合命名，如清大肠、补肾经、补脾经等。并把操作方法蕴含在名称之中，如补肺经是指向指根方向直推，清肺经是指向指尖方向直推。

④ 小儿推拿重视辨证，特别是虚实、寒热的辨证尤为重要，否则将会使病情加重。例如，一便秘患儿(实证)需用清大肠，而绝不能用补大肠，虽然操作部位相同，但推拿手法(方向相反)迥异，临证时必须重视。

⑤ 对于刺激较强的手法如掐、捏一般放在推拿结束时操作，以免因刺激太强，造成小儿的不配合，影响疗效。

小儿推拿有显著的特点和优势，主要表现在以下几个方面。

① 小儿推拿是一种良性的、有序的和具有双向调节性的物理刺激，易被小儿内脏或形体感知，从而产生功效。小儿脏腑娇嫩，形气未充，具体表现为肌肤柔嫩，肠胃柔弱，筋骨不强，血脉不充，免疫能力低下。生理上的稚弱决定了小儿对外界环境的被动适应性和依赖性。小儿又称为纯阳之体，生长发育最为旺盛，代谢快、吸收快、排泄快、生长也快，极易受外界因素影响。所以，小儿对推拿治疗更为敏感。

② 小儿推拿在儿科病的治疗中疗效快，无副作用，同时可避免小儿服药困难问题。小儿的生理特点决定了其发病容易，传变迅速。在外易受风寒湿热等外邪侵袭，在内又易被乳食不节所伤，从而易导致感冒、咳嗽、哮喘等肺系病症及厌食、泄泻、便秘、腹痛等脾胃系病症。有临床研究表明，推拿通过穴位补泻及脘腹部的直接操作，能调节胃肠蠕动，改善胃肠道血液循环和淋巴回流，加速消化液分泌，促使炎症消散，从而有利于组织恢复。

③ 小儿推拿不但可以治病，还具有保健作用：其一，可保护小儿皮肤、五官、脏腑等组织器官，避免和减少其发育中受到的损害；其二，可促进与增强小儿组织器官功能；其三，对出生后发现的各种畸形或素体的缺陷与偏差有一定的矫正作用，如对矮小身材小儿的推拿研究发现，推拿可明显促进小儿长高，对脑瘫患儿的治疗也证明，推拿能健脑

益智。

小儿推拿有很多优点，也有严格的适应证，主要适用的对象一般是 6 个月以上、9 岁以下的小儿，尤其适用于半岁至 3 岁的婴幼儿。9 岁以上的孩子也可以应用此法，但因为随着年龄的增长，机体对按摩的感知力下降，所以疗程相对要长一些。小儿推拿治疗范围广泛，可治腹泻、呕吐、疳积、便秘、腹痛、脱肛、发热、咳嗽、惊风、遗尿、肌性斜颈、斜视、小儿瘫痪等病症。

小儿推拿的禁忌证主要包括重大疾病的小儿：心脏病、肿瘤、皮肤感染性疾病以及肌肤破损、烫伤、正在出血的部位等不宜采用推拿疗法。

小儿推拿注意事项如下。

① 小儿推拿的操作程序，一般是先头面，次上肢，然后是胸腹、腰背、下肢。上肢指掌、腕、臂部穴位，一般均只推左手。

② 手法要求轻快柔和、平稳扎实。

③ 小儿推拿分疗程，1 个疗程 6 次，每天 1 次，一般进行 1～2 个疗程。

④ 捏脊最好在既不空腹又不饱食的情况下进行，以防止由于孩子哭闹而引起呕吐。

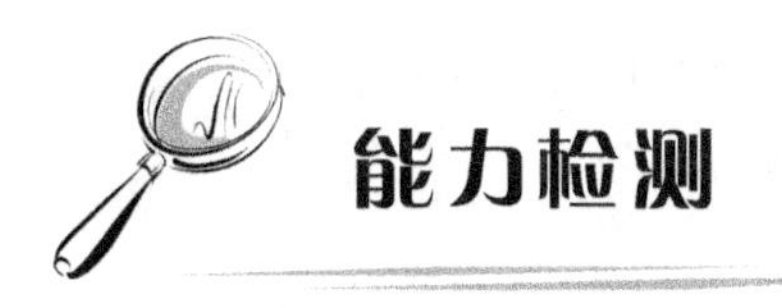

1. 在操作上小儿推拿手法与成人手法有何不同？
2. 简述推法的动作要领和适应证。
3. 在模拟患儿身体上操作捏脊法。

子任务二　复式手法的操作

掌握：各复式手法的动作要领。
熟悉：各复式手法的适应证及临床运用。
了解：各复式手法的操作特点及区别。

小儿推拿的复式手法是用一种或几种手法在一个穴位或几个穴位按照一定程序进行操作的一种成套手法。据文献记载，复式操作手法有八九十种，现临床上运用这种传统的成套手法的人为数已极少，常用的手法主要有如下几种。

一、双凤展翅

(1) 定义　治疗师用两手食、中两指夹住患儿两耳向上提，状如双凤展状的复式操作手法称双凤展翅法。

(2) 操作流程：

① 姿势准备　患儿取坐位，治疗师坐于其后。

② 操作步骤　治疗师用两手食、中两指夹住患儿两耳向上提数次；治疗师用两手拇指指端掐按眉心、太阳、听会、人中、承浆、颊车等穴各5次左右。

(3) 动作要领：

① 本法操作应按上述顺序操作，不可颠倒次序。

② 在掐按诸穴和上提双耳时应注意用力不可太重，以患儿能忍受为度。

③ 本法要求向上提耳5次左右，掐按各穴5次左右。

(4) 临床运用　本法具有祛风寒、散风热、镇咳化痰的功效，主要用于治疗风寒、风热感冒、咳嗽痰喘等病症。

二、苍龙摆尾

(1) 定义　治疗师一手拿住患儿尺骨鹰嘴处，另一手拿其三指摇动，状如青龙摆尾的复式操作手法称为苍龙摆尾法。

(2) 操作流程：

① 姿势准备　患儿取仰卧位，治疗师坐在患儿身体前旁。

② 操作步骤　治疗师一手捏住患儿食、中、无名三指，手心向上，另一手自患儿总经穴沿天河水至肘关节处来回搓揉3～4遍；在上述操作后，治疗师左手拿住患儿尺骨鹰嘴处，右手握住患儿三指左右摇动，并手心向下，状若青龙摆尾。

(3) 动作要领：

① 揉搓时须使用滑石粉等推拿介质，以防止擦伤患儿皮肤。

② 每次操作应揉搓10次左右，摇动30次左右。

(4) 临床运用　本法具有退热通便，开胸顺气的功效。临床用于治疗大便秘结、胸闷发热、躁动不安等病症。

三、双龙摆尾

(1) 定义　治疗师一手拿住患儿食指和小指扯摇数次，状如双龙摆尾的复式操作手法称为双龙摆尾法。

(2) 操作流程：

① 姿势准备　患儿取仰卧位或坐位，治疗师坐在患儿身体前。

② 操作步骤　治疗师用一手托扶住患儿的尺骨鹰嘴处，另一手拿住患儿左手的食指、小指向下扯拉；治疗师在上述操作的同时摇动患儿肘关节数次。

(3) 动作要领:

① 本法操作时应注意用力柔和,避免对患儿肘、指关节的损伤。

② 本法要求扯手指和摇肘关节各10次左右。

四、飞经走气

(1) 定义　在前臂各经之间弹击如飞,并拿住阴阳二穴,将患儿右手四指一伸一屈的操作方法称为飞经走气法。

(2) 操作流程:

① 姿势准备　患儿取坐位,并仰掌伸出右手,治疗师面对患儿而坐。

② 操作步骤　治疗师用右手握住患儿右手四指,用左手四指从患儿曲池穴起弹击至总筋穴,弹击数次;治疗师用左手拿患儿腕部阴池、阳池二穴,右手将患儿右手四指一伸一屈,连续操作。

(3) 动作要领:

① 操作时用力要轻巧,弹击时以前臂微微泛红为度。

② 操作时各分解动作要具有协调性和连贯性,一般每次连续操作20次左右。

(4) 临床运用　本法具有化痰定喘、清肺利咽的功效,临床上主要用于治疗咳喘、失音、咽痛、外感风寒等病症。

五、抖肘走气

(1) 定义　治疗师一只手托住患儿尺骨鹰嘴摇动肘关节,一只手摇患儿腕关节的操作方法称为抖肘走气法。

(2) 操作流程:

① 姿势准备　患儿取坐位或仰卧位,治疗师坐在患儿身体前。

② 操作步骤　治疗师右手拿住患儿右手摇动,另一手托拿住患儿的尺骨鹰嘴处,两手协同用力运摇患儿的肘关节。

(3) 动作要领:

① 操作时用力要轻巧柔和,不能用猛力。摇动时不可超过肘、腕关节的活动范围。

② 摇动时两手动作要协调而有节律,每次摇动肘关节30次左右。

(4) 临床运用　本法具有行气消滞的功效,主要用于治疗小儿痞证。

六、揉耳摇头

(1) 定义　治疗师用双手拇、食指螺纹面相对捻揉患儿耳垂和用双手摇患儿头颈部的复式操作方法称为揉耳摇头法。

(2) 操作流程:

① 姿势准备　患儿取坐位,治疗师立于患儿背后。

② 操作步骤　治疗师用双手拇、食指指端着力,分别相对捻揉患儿两耳垂;在上述

动作基础上，治疗师再用双手捧住患儿头部，将患儿头颈左右轻轻摇动。

(3) 动作要领：

① 该复式手法操作时一般揉耳垂 30 次左右，摇头 20 次左右。

② 操作时，治疗师两手用力要对称，捻、揉、摇三法结合运用，力量要均匀。

(4) 临床运用　本法具有开关、镇惊、退热、祛风寒等功效，可调和气血。临床上主要用于发热或其他原因引起的惊风证。

七、黄蜂入洞

(1) 定义　治疗师用食、中二指螺纹面紧贴患儿两鼻孔下缘一进一出，反复揉动的复式操作手法称为黄蜂入洞法。

(2) 操作流程：

① 姿势准备　患儿取坐位，治疗师坐于患儿对面。

② 操作步骤　治疗师一手扶住患儿头部，使患儿头部相对固定，另一手食、中两指着力，紧贴患儿两鼻孔下缘处做反复不间断的揉动。

(3) 动作要领：

① 操作时应以腕关节做主动运动带动拇、食指的运动。

② 操作时动作要均匀、持续，用力要柔和、缓慢。

③ 一般每次揉动 100 次左右。

(4) 临床运用　本法具有发汗解表、宣肺通窍的功效，临床上主要用于治疗外感风寒、发热无汗以及慢性鼻炎等导致的鼻塞流涕、呼吸不畅等病症。

八、黄蜂出洞

(1) 定义　运用掐法掐按心经及心包经和内八卦等处的复式操作手法称为黄蜂出洞法。

(2) 操作流程：

① 姿势准备　患儿取坐位，治疗师面对患儿坐或立。

② 操作流程：

a. 治疗师一手握住患儿腕部，一手用拇指指端掐按心经和内劳宫穴。

b. 在上述操作的基础上，治疗师用左手扶住患儿腕部，右手食、中两指在前臂内侧正中线从腕横纹推至肘横纹，即推三关。

c. 治疗师用双手拇指指端掐按总筋，边掐边向前推进，一按一放直至内关穴处。

d. 最后用拇指掐按离宫和坎宫数次。

(3) 动作要领：

① 掐按时注意用力要恰当，不可损伤患儿皮肤。

② 各分解动作操作应按照顺序操作，不可颠倒。

③ 掐按完后最好辅以和缓的揉法，以缓解不适。同时注意患儿的配合。

(4) 临床运用　本法具有发汗解表、疏经通窍的功效，主要用于治疗小儿外感风热、腠理不宣、发热无汗等病症。本法属推拿中之汗法。

九、运水入土

(1) 定义　从肾经沿掌根推向脾经的复式操作方法称为运水入土法。

(2) 操作流程：

① 姿势准备　患儿取坐位或卧位，治疗师面对患儿坐或立。

② 操作步骤　治疗师一手握住患儿腕部，用另一手拇指外缘从肾经沿掌根推向脾经。

(3) 动作要领：

① 操作时动作要协调连贯，不能带动皮下组织。

② 操作时需涂抹滑石粉等推拿介质。

③ 操作时力量应适当，做到轻而不浮，重而不滞。

(4) 临床运用　本法具有健脾通便的功效。主要用于治疗小儿脾胃虚弱引起的便秘，特别是用于治疗胃阴不足型的便秘，也可治疗小儿腹泻、癃闭等病症。若仅从肾经穴运至手掌大鱼际肌处，则可用于治疗大小便不通、痢疾等。

十、运土入水

(1) 定义　从脾经沿掌根推向肾经的复式操作方法称为运土入水法。

(2) 操作流程及动作要领　操作流程及动作要领同上，区别在于治疗师用拇指外缘从小儿脾土沿手掌边运向小指端肾水。

(3) 临床运用　本法具有补肾、通利小便的功效，主要用于治疗小儿尿频、小便赤涩、消化不良、腹胀、腹泻等病症。

十一、按弦走搓摩

(1) 定义　用双手掌在患儿两胁肋部从腋窝搓摩至肚角的复式手法称为按弦走搓摩。

(2) 操作流程：

① 姿势准备　患儿取坐位或抱于家长怀中，将患儿两上肢交叉搭在肩上，治疗师坐于患儿身前或身后。

② 操作步骤　治疗师用双手手掌从患儿腋下沿两胁向下搓摩至肚角处，反复操作数次。

(3) 动作要领：

① 操作时双手动作要协调而连贯。

② 在边搓边向下移动时，右侧用力应比左侧轻，以防伤及肝脏。

③ 操作时应注意方向性，只能从上向下单向操作。

④ 每次搓摩 100 次左右。

(4) 临床运用　本法具有宣通气机、理气化痰、健脾消食的功效。临床用于胸胁不畅、咳嗽气喘、痰积、食积、食滞等病症。

十二、揉脐及龟尾并擦七节骨

(1) 定义　用揉法和擦法在脐、龟尾、七节骨进行结合性操作的复式手法称为揉脐及龟尾并擦七节骨。

(2) 操作流程：

① 姿势准备　患儿先取仰卧位，然后取俯卧位，治疗师坐在患儿身旁。

② 操作步骤：

a. 患儿先取仰卧位，治疗师用一手手掌或食、中、无名指三指指面着力揉脐部，用另一手中指指面揉龟尾；

b. 患儿取俯卧位，治疗师用拇指指面或食、中二指指面从龟尾向上沿七节骨推至命门为补，称为推上七节骨；

c. 若从命门向下沿七节骨推至龟尾为泻，称为推下七节骨。

(3) 动作要领：

① 操作时应按上述操作顺序进行，不可颠倒。

② 在七节骨做上下推擦时应涂抹滑石粉等介质，以防擦破患儿皮肤。

③ 操作时擦动的频率要快，以局部皮肤微红为度。

④ 每次操作揉 50～100 次，推 100 次左右。

十三、开璇玑

(1) 定义　把分推腹阴阳、推中脘、摩腹、推脐等手法联合操作的复式手法称为开璇玑。

(2) 操作流程：

① 姿势准备　患儿仰卧位，治疗师坐于其旁。

② 操作步骤：

a. 治疗师用双手拇指从患儿的璇玑穴沿肋间隙向两侧分推，并直上而下推至季肋。

b. 治疗师用食、中两指的指腹从患儿胸骨下段的鸠尾穴直推至脐部。

c. 治疗师用食、中、无名三指，在患儿脐部做顺时针或逆时针摩腹。

d. 治疗师用食、中两指指腹从患儿脐部直推至小腹部的耻骨联合上缘。

e. 根据需要适当增加推上七节骨。

(3) 动作要领：

① 以上操作须按照上述顺序严格进行，不可颠倒顺序。

② 治疗师操作时应先搓热双手，争取患儿最大程度的配合。

③ 本复式手法要求患儿脱去衣物，故应注意保温。

④ 本复式手法每次重复操作100次左右。

十四、总收法

(1) 定义　先掐后按揉肩井，并拿、摇患儿食指、无名指作为小儿推拿结束手法的复式手法称总收法。

(2) 操作流程：

① 姿势准备　患儿取坐位，治疗师坐其身前。

② 操作步骤　治疗师用双手中指螺纹面分别先掐后按揉患儿左右两侧肩井穴；治疗师用一手扶住患儿肩部，另一手拿患儿食指、无名指摇动数次。

(3) 动作要领：

① 本法属于关门手法，应用在各种手法之后，即在小儿推拿结束之后操作。

② 掐按患儿肩部时用力应柔和，以患儿能耐受为度。

③ 本手法按、掐、揉各10次左右，摇动30次左右。

(4) 临床运用　本法具有提神、开通经气的功效，主要用于久病体虚和作为推拿结束手法，也可用于感冒和上肢痹痛等病症。

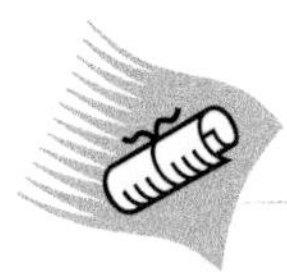

知识链接

小儿推拿复式手法涉及多穴位、多手法的联合运用，其疗效较单一手法及穴位显著与全面，备受历代推拿学者重视。小儿推拿复式手法不仅在小儿疾病的防治与儿童保健中广泛使用，而且不少手法渗入了成人推拿中，促进了推拿学术的发展。

我国最早的小儿推拿复式手法的记载见于明代徐用宣于永乐年间(1403—1424年)著成的《袖珍小儿方》，其中第十卷为徐氏家传“秘传看惊掐筋口授心法”，载复式手法两种，即“龙入虎口”与“苍龙摆尾”，从记载可以看出，复式操作手法不仅数量少，操作简单，适应证也只限于当时的儿科急症——惊风。但它毕竟开创了多穴位多手法联合运用的先河，这是关于小儿推拿复式手法的最早记录。明代四明陈氏撰成第一部小儿推拿专著《保婴神术按摩经》(成书于1574—1601年，以下简称《按摩经》)，它收录了小儿推拿复式手法20种，其中包括黄蜂出洞、水底捞月、退天河水、天门入虎口等。其治疗范围亦大有拓展：除用于惊风外，还用于寒热不调、无汗、高热、脾虚、腹痛等。因此它奠定了小儿推拿复式手法的基础。

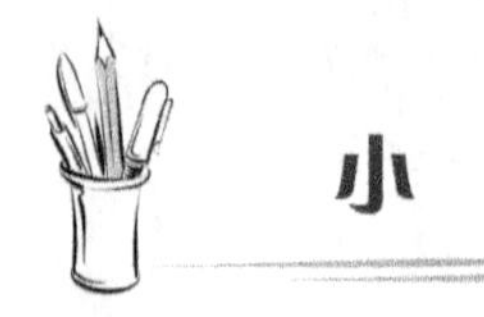

小　结

(1) 小儿推拿复式手法存在一法二名或多名的现象。学生在学习时不必拘泥于名称,而重点关注操作方法和临床运用。

(2) 小儿推拿复式手法中也普遍存在同名异法现象。所谓同名即手法的名称相同,异法则指其操作方法不同。同名异法是指小儿推拿复式手法中,虽然都冠以相同的名称,但具体操作方法却不同。这些不同,有的差别不大,如运土入水,一法运至小指根,另一法运至小指尖;有的却大相径庭,如猿猴摘果,一法在手背操作,另一法则牵拉双耳。有的只有 2～3 种不同方法,有的却高达 6～7 种之多。在古人运用与记载较多的 32 种小儿推拿复式手法中,有 18 种(占 56.3%)手法都有不相同的操作方法。所以,同名异法是小儿推拿复式手法中的普遍现象。

(3) 在进行复式手法的操作时应注意部分手法对操作的先后顺序有严格的要求,应按照要求进行操作。

(4) 在学习复式手法时,要关注各种推拿流派在论述手法时的区别,在实际运用时应以疗效为依据。

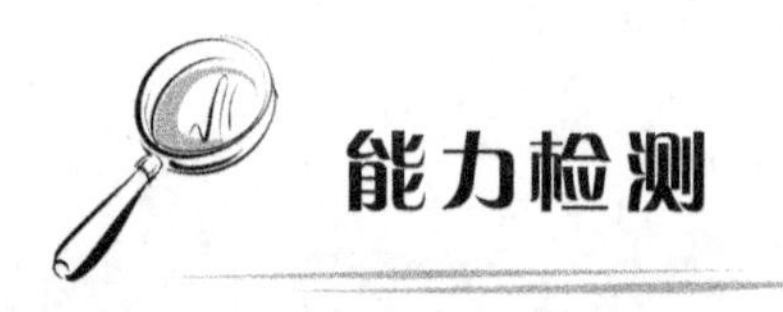

能力检测

1. 简述开璇玑的手法组成,并模拟操作。
2. 简述苍龙摆尾和双龙摆尾的区别以及各自的适应证。
3. 简述黄蜂入洞和黄蜂出洞的区别,并分别进行这两种手法的操作练习。

(叶新强　薛家鹏)

任务三　认识小儿常用穴位

学习目标

掌握:小儿推拿中常用穴位的定位及操作方法。

熟悉:小儿推拿中常用穴位的临床作用。

小儿推拿常用穴位中部分穴位属于十四经穴，其作用原理受经络学说指导，但其具体功效受小儿生理、病理特点的影响而与成人经穴作用有所不同。小儿推拿除了运用经穴、奇穴、经验穴、阿是穴之外，还有相当一部分穴位是小儿推拿学特有的，称为小儿推拿特定穴。小儿推拿特定穴不同于经络学说中的特定穴，其特点：不仅具有孔穴点状，还有从某点至另一点成为线状和部位（面）状；大多数分布在头面和四肢（特别是双手）；前人对小儿推拿特定穴位中部分穴位归属提出了很好的见解，但不像十四经穴那样有线路相连（图 2-3-1、图 2-3-2、图 2-3-3）。

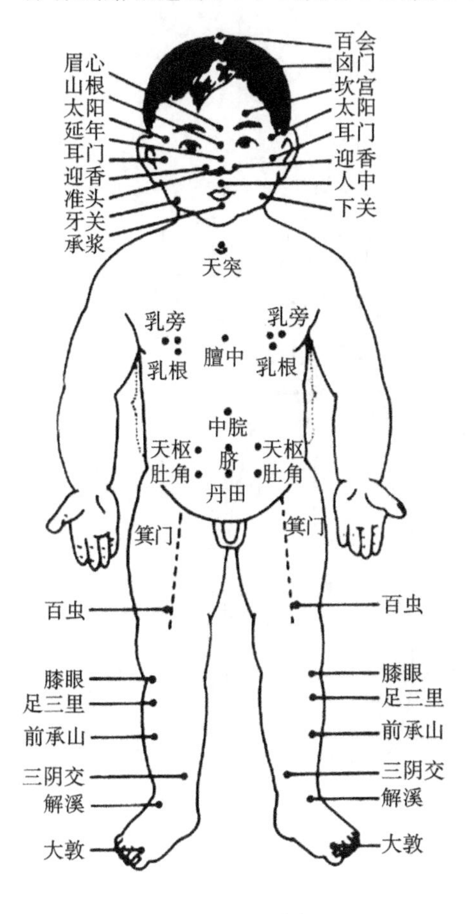

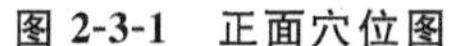
图 2-3-1　正面穴位图

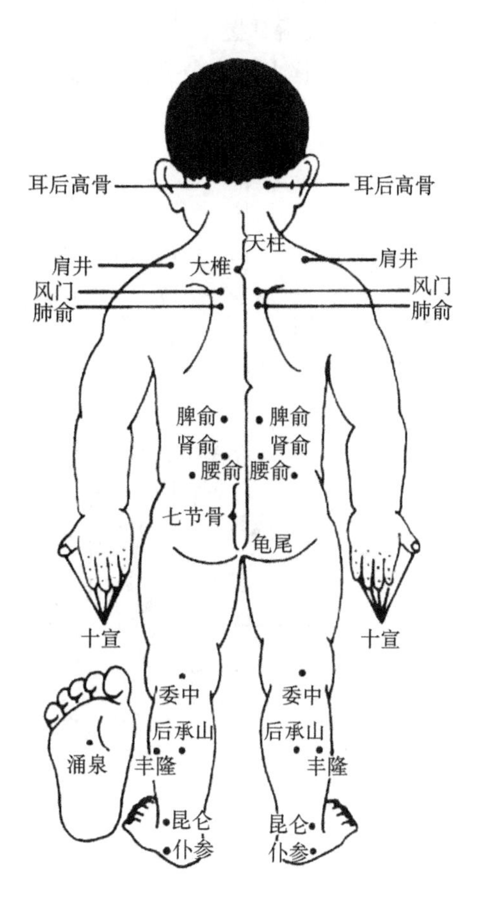

图 2-3-2　背面穴位图

小儿推拿特定穴的命名依据：根据脏腑命名，如心经、大肠、膀胱等；根据作用功能，如端正、精宁等；根据人体部位，如五指节、腹、脊等；根据五行学说，如脾土、肝木等；根据动物名称，如老龙、龟尾等；根据山谷河流，如山根、洪池等；根据建筑物体，如天庭、三关等；根据哲学名词，如阴阳、八卦等。小儿推拿特定穴位的取穴方法同经络学说中取穴方法一样：按体表标志、折量分寸、指量法取穴。《幼科推拿秘书》中说：屈小儿中指节，度之为寸，折半为五分，非分寸之谓也。

小儿推拿穴位有其特殊的位置及特殊的作用，它决定了推拿时有特殊的操作手法。大多数穴位有其固定的操作过程，以手法名称加穴位名称构成小儿推拿特定的“操作名”，如“旋推脾经”“按揉足三里”等。小儿推拿特别强调手法的治疗量及补泻。故小儿推拿非常重视手法的次数(时间)、疗程、强度(轻重)、频率(速度)及方向等因素。本任务中“次数”一项仅作为6个月～1周岁患儿临床治疗应用时的参考，临诊时要根据患儿年龄大小、身体强弱、病情轻重等情况而有所增减。小儿推拿操作的顺序，一般是先头面，次上肢，再胸腹、腰背，最后是下肢；亦可根据病情轻重缓急或患儿体位而定顺序先后，可以灵活掌握。

以下根据人体部位介绍小儿推拿的常用经穴、奇穴、特定穴等。

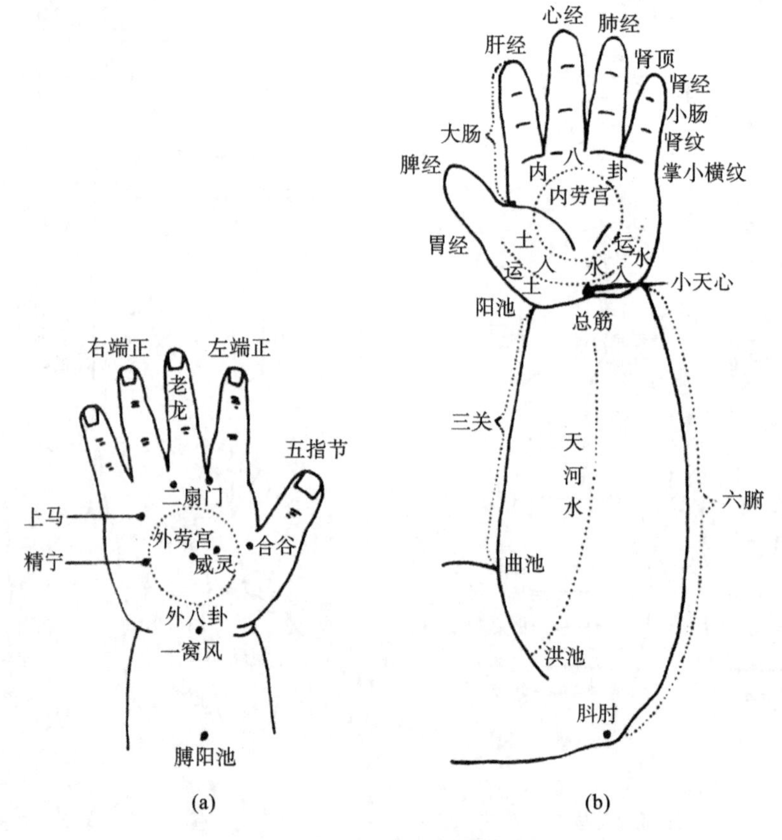

图 2-3-3　上肢掌面穴位图

子任务一　头面颈项部穴位

该任务主要认识小儿经穴为主，介绍百会、耳后高骨等穴位。

一、百会

（1）位置　头顶正中线与两耳尖连线的交点处，后发际正中直上7寸。

（2）操作　术者用拇指指端按或揉，按30～50次，揉100～200次，称按百会或揉百会（图2-3-4）。

（3）作用　百会为诸阳之会，按揉百会：安神镇惊，升阳举陷。治疗惊风、惊痫、烦躁等，多与清肝经、清心经、掐揉小天心等合用；用于遗尿、脱肛等，常与补脾经、补肾经、推三关、揉丹田等合用。

二、耳后高骨（高骨）

（1）位置　耳后入发际，乳突后缘高骨下凹陷中。

（2）操作　术者用拇指或中指指端揉，揉30～50次，称为揉耳后高骨（图2-3-5）。或用两拇指推运，运30～50次，称为运耳后高骨。

（3）作用　揉耳后高骨：疏风解表。治感冒头痛，多与推攒竹、推坎宫、揉太阳等合用。亦能安神除烦，治神昏烦躁等病症。

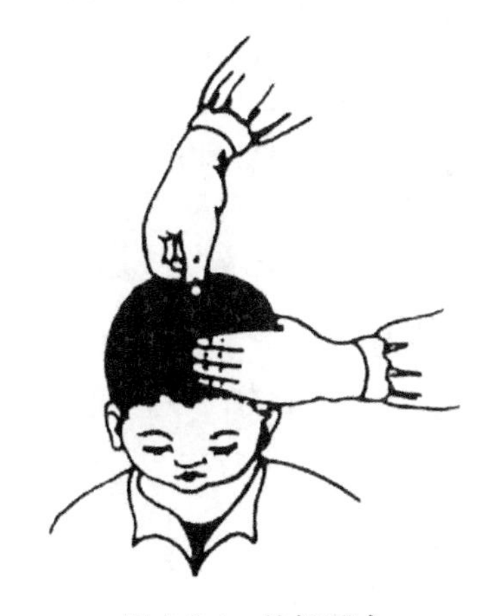

图2-3-4　按揉百会

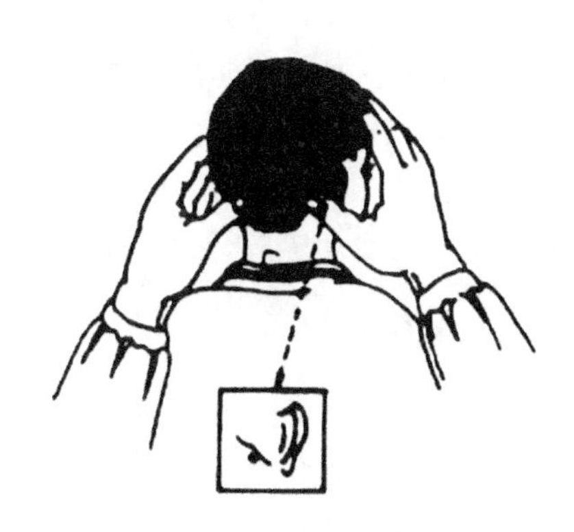

图2-3-5　揉耳后高骨

三、攒竹（天门）

（1）位置　两眉中间至前发际成一直线。

（2）操作　术者两拇指自下而上交替直推，推30～50次，称推攒竹，亦称开天门。囟门，推30～50次，称为“大开天门”。

（3）作用　推攒竹：疏风解表、开窍醒脑、镇静安神。常用于外感发热、头痛等，多与推坎宫、推太阳等合用。若惊惕不安、烦躁不宁多与清肝经、按揉百会等同用。体质虚弱出汗较多、佝偻病患儿慎用。

四、坎宫

（1）位置　自眉心起至眉梢成一横线。

（2）操作　术者用两拇指自眉心向两侧眉梢做分推，推 30～50 次，称为推坎宫，又称为分阴阳。

（3）作用　推坎宫：疏风解表、醒脑明目、止头痛。常用于外感发热、头痛，多与推攒竹、揉太阳等合用；若用于治疗目赤痛，多和清肝经、掐揉小天心、清河水等同用；亦可推后点刺放血或用掐按法，以增强疗效。

五、天庭（神庭）

（1）位置　头正中线，入前发际 0.5 寸。

（2）操作　术者用掐法或捣法自天庭掐（捣）至承浆，或揉约 30 次，称掐揉天庭。

（3）作用　掐天庭：祛风通络、镇惊安神。治疗口眼歪斜，常与揉瞳子髎合用；治疗头痛、癫痫与掐眉心、山根、年寿、人中、承浆等合用。

六、眉心（印堂）

（1）位置　两眉内侧端连线中点处。

（2）操作　术者用拇指甲在眉心处掐，掐 3～5 次，称掐眉心。或用拇指指端揉，揉 20～30 次，称揉眉心。

（3）作用　掐眉心：醒脑安神。治疗惊风，常与掐十王、人中、承浆等合用。揉眉心：祛风通窍，治疗感冒、头痛，常与推攒竹、推坎宫、揉太阳等相配合。

七、山根

（1）位置　两目内眦中间，鼻梁上低凹处。

（2）操作　术者用拇指甲掐，掐 3～5 次，称掐山根（图 2-3-6）。

（3）作用　掐山根：开关窍、醒目定神。治疗惊风、昏迷、抽搐等，多与掐人中、掐老龙等合用。

八、准头（鼻准）

（1）位置　鼻尖端，属督脉。

（2）操作　术者用拇指甲掐，掐 3～5 次，称掐准头（图 2-3-7）。

（3）作用　掐准头：祛风镇惊。治疗惊风，与掐天庭至承浆同用；治昏厥与按揉内关、足三里合用；治鼻出血，与掐上星、迎香等合用。

九、太阳

（1）位置　眉后凹陷处。

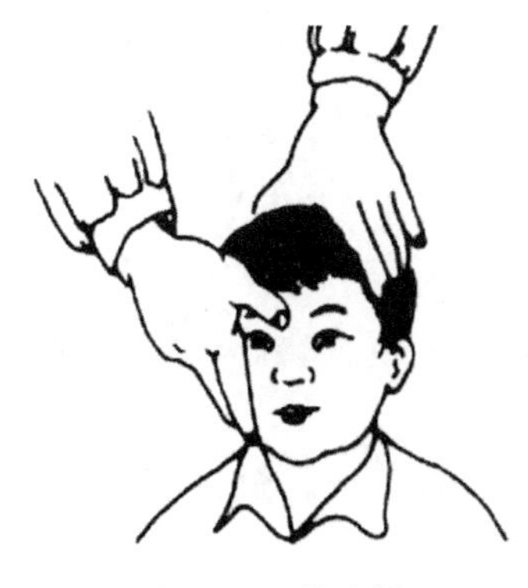

图 2-3-6　掐山根

图 2-3-7　掐准头

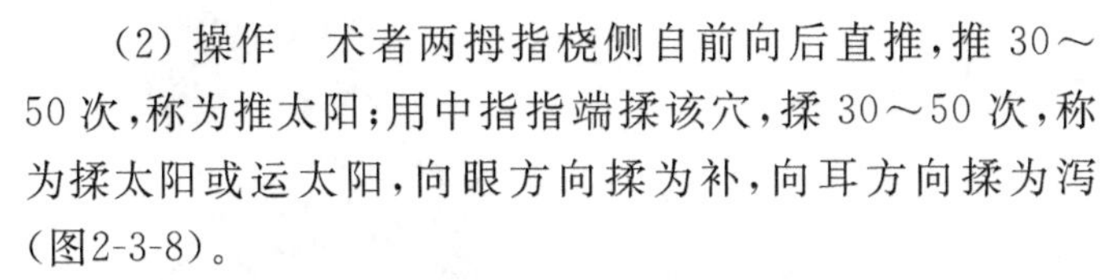

(2) 操作　术者两拇指桡侧自前向后直推，推 30～50 次，称为推太阳；用中指指端揉该穴，揉 30～50 次，称为揉太阳或运太阳，向眼方向揉为补，向耳方向揉为泻(图2-3-8)。

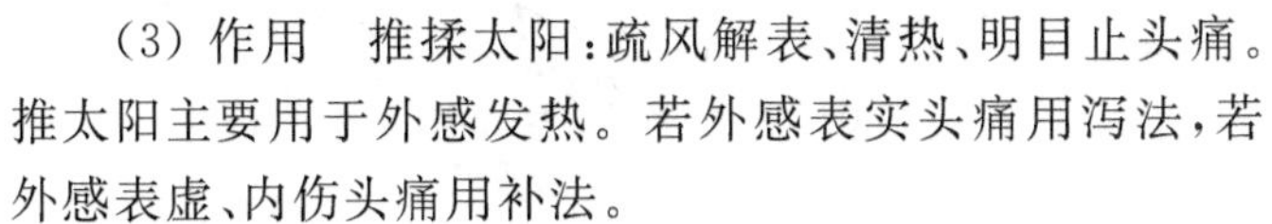

(3) 作用　推揉太阳：疏风解表、清热、明目止头痛。推太阳主要用于外感发热。若外感表实头痛用泻法，若外感表虚、内伤头痛用补法。

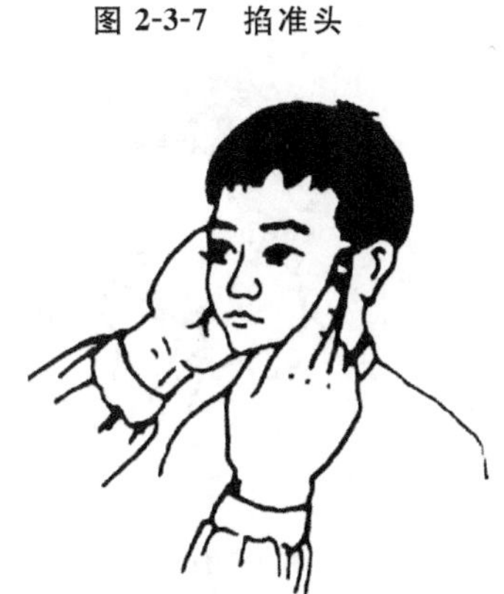

图 2-3-8　揉太阳

十、瞳子髎

(1) 位置　目外眦后 0.5 寸，眶骨外侧凹陷中。

(2) 操作　术者用两拇指掐或揉，掐 3～5 次，揉 30～50 次，称掐揉瞳子髎。

(3) 作用　掐瞳子髎：醒脑镇惊。揉瞳子髎：祛风通络。治疗惊风常与掐人中、眉心等合用；治疗目赤肿痛，常与揉四白、揉睛明、按揉太阳等同用。

十一、迎香

(1) 位置　鼻翼旁 0.5 寸，鼻唇沟中。

(2) 操作　术者用食、中二指揉，揉 20～30 次，称为揉迎香(图 2-3-9)。

(3) 作用　揉迎香：宣肺气、通鼻窍。治疗感冒或慢性鼻炎等引起的鼻塞流涕、呼吸不畅，效果较好，多与清肺经、拿风池等合用。

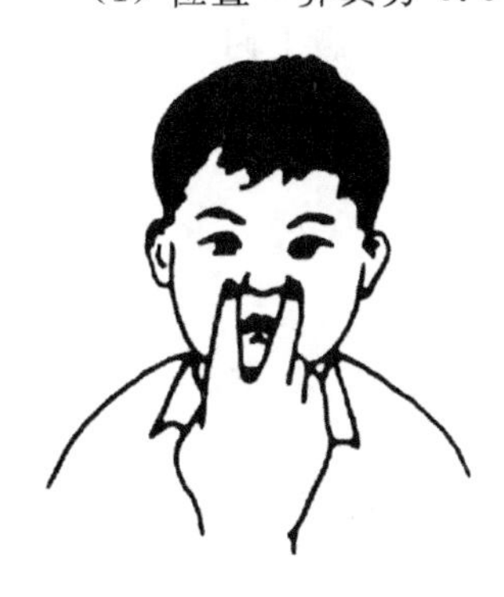

图 2-3-9　揉迎香

十二、人中(水沟)

(1) 位置　人中沟正中线上 1/3 与下 2/3 交界处。

(2) 操作　术者用拇指甲或食指甲掐之，掐 5～10 次或醒后即止，称为掐人中(图 2-3-10)。

(3) 作用　掐人中:醒神开窍。常用于急救,对于人事不省、窒息、惊厥或抽搐,多与掐十宣、掐老龙等合用。

十三、牙关(颊车)

(1) 位置　下颌角前上方一横指,用力咀嚼时,咬肌隆起处。

(2) 操作　术者用拇指按或中指揉,按 5～10 次,揉 30～50 次,称为按牙关或揉牙关(图 2-3-11)。

(3) 作用　按牙关主要用于牙关紧闭,具有开窍之功用;若口眼歪斜,则多用揉牙关,具有疏风止痛的作用。

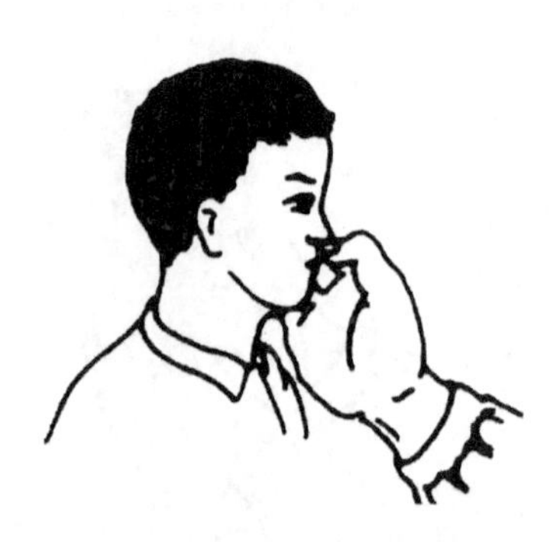

图 2-3-10　掐人中

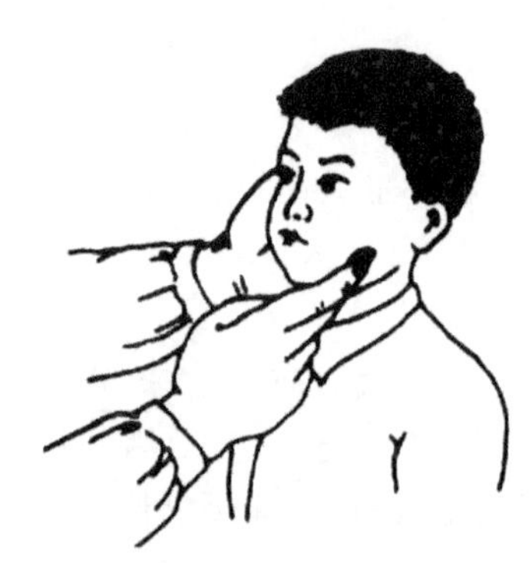

图 2-3-11　揉牙关

十四、天柱骨

(1) 位置　颈后发际正中至大椎穴成一直线。

(2) 操作　术者用拇指或食、中二指指面自上向下直推,推 100～500 次,称推天柱骨(图 2-3-12)。或用汤匙边缘蘸水自上向下刮,刮至皮下轻度瘀血即可,称刮天柱骨。

(3) 作用　推、刮天柱骨:降逆止呕、祛风散寒,主要治疗呕吐、恶心和外感发热、项强等。治疗呕吐、恶心多与横纹推向板门、揉中脘等合用。治疗外感发热、颈项强痛等多与拿风池、掐揉二扇门等同用;用刮法多以汤匙边缘沾姜汁或凉水自上向下刮至局部皮下有轻度瘀血,可治暑热发痧等病症。

十五、桥弓

(1) 位置　在颈部两侧,沿胸锁乳突肌成一线。

(2) 操作　术者在两侧胸锁乳突肌处揉、抹、拿。揉 30 次,抹 50 次,拿 3～5 次(图 2-3-13)。

(3) 作用　揉抹拿桥弓:活血化瘀消肿。用于治疗小儿肌性斜颈,常与摇颈项法同用。

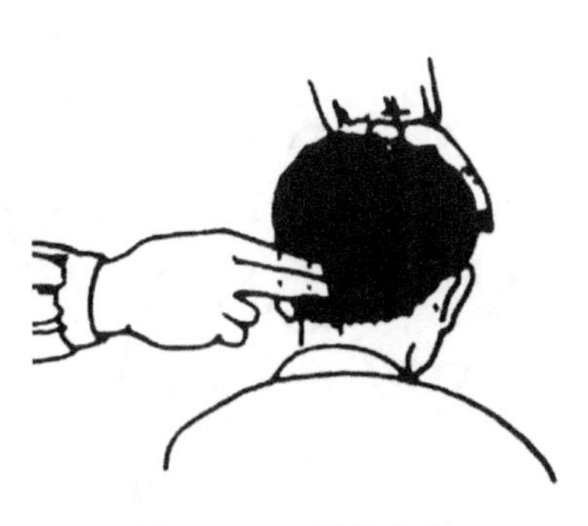

图 2-3-12 推天柱骨

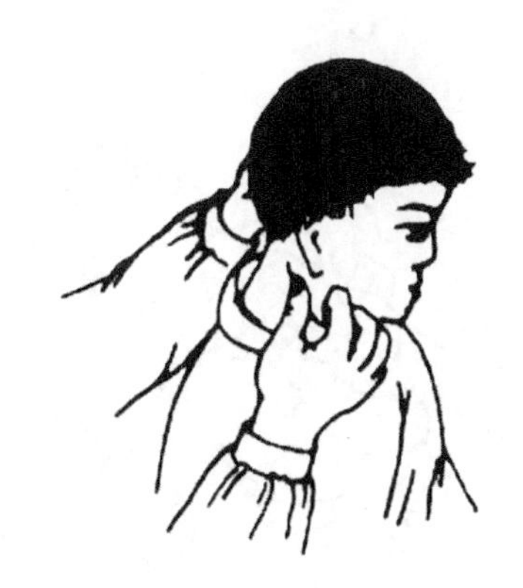

图 2-3-13 揉抹拿桥弓

子任务二 胸腹部穴位

该任务不仅要认识小儿经穴，还要认识小儿面状穴，主要介绍天突、膻中等穴位。

一、天突

（1）位置 胸骨上窝正中，正坐仰头取穴。

（2）操作 有按揉天突、点天突、捏挤天突之分。术者一手扶患儿头侧部，另一手中指指端按或揉该穴10～30次，称按天突或揉天突（图 2-3-14）。以食指或中指指端微屈，向下用力点3～5次，称点天突。若用两手拇、食指捏挤天突，至皮下瘀血成红紫色为止，称捏挤天突。

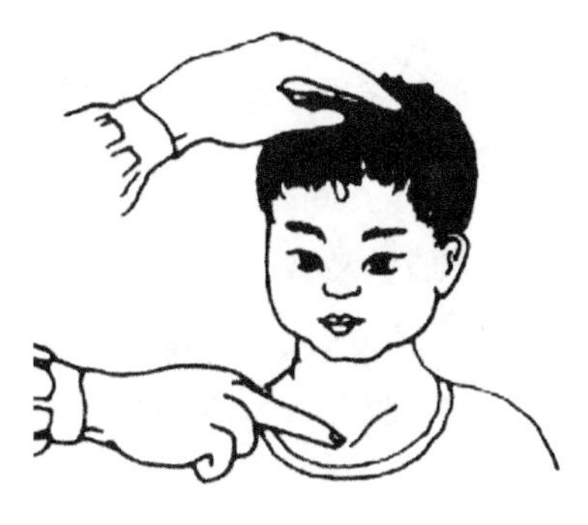

图 2-3-14 揉天突

（3）作用 按揉天突：理气化痰、降逆平喘、止呕。常用于治疗气机不利、痰涎壅盛或胃气上逆所致之痰喘、呕吐，多与推揉膻中、揉中脘、运内八卦等合用。若中指指端微屈向下，向里按，动作要快，可催吐。若由中暑引起的恶心、呕吐、头晕等，捏挤天突，再配合捏挤大椎、膻中、曲池等穴，亦有良效。

二、膻中

（1）位置 两乳头连线中点，胸骨中线上，平第四肋间隙。

（2）操作 有揉膻中与分推膻中、推膻中之分。患儿仰卧，术者以中指指端揉该穴50～100次，称揉膻中（图 2-3-15）。术者以两拇指指端自穴中向两侧分推至乳头50～100次，称为分推膻中（图 2-3-16）。用食、中二指自胸骨切迹向下推至剑突50～100次，名推膻中。

（3）作用 推揉膻中：宽胸理气、止咳化痰。治疗呕吐、呃逆、嗳气，常与运内八卦、

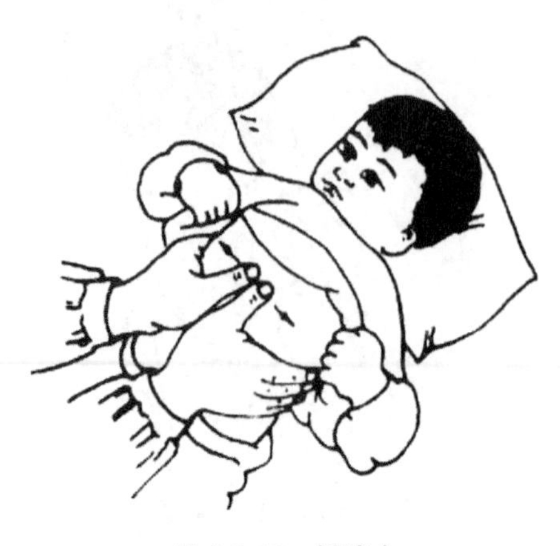
图 2-3-15　揉膻中

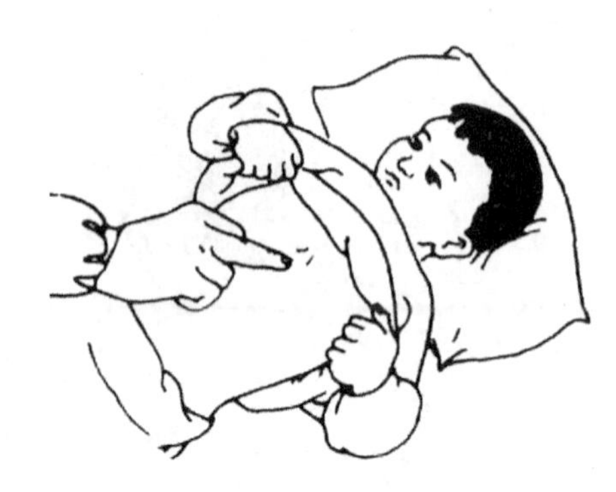
图 2-3-16　分推膻中

横纹推向板门、分推腹阴阳等合用；治疗喘咳常与推肺经、揉肺俞等合用；治疗吐痰不利常与揉天突、按弦走搓摩、按揉丰隆等同用。

三、乳根

(1) 位置　乳头直下 0.2 寸，第五肋间隙。

(2) 操作　术者以两手四指扶患儿两胁，再以两拇指于穴位揉 20～50 次，称揉乳根。

(3) 作用　揉乳根：宣肺理气、止咳化痰。治疗咳嗽、胸闷、痰鸣等，临床上常与揉乳旁、推揉膻中合用。以食、中二指同时按揉，称揉乳根、乳旁。

四、乳旁

(1) 位置　乳外旁开 0.2 寸。

(2) 操作　术者以两手四指扶患儿两胁，再以两拇指于穴位处揉 20～50 次，称揉乳旁。

(3) 作用　揉乳旁：宽胸理气、止咳化痰。治疗胸闷、咳嗽、痰鸣、呕吐等。

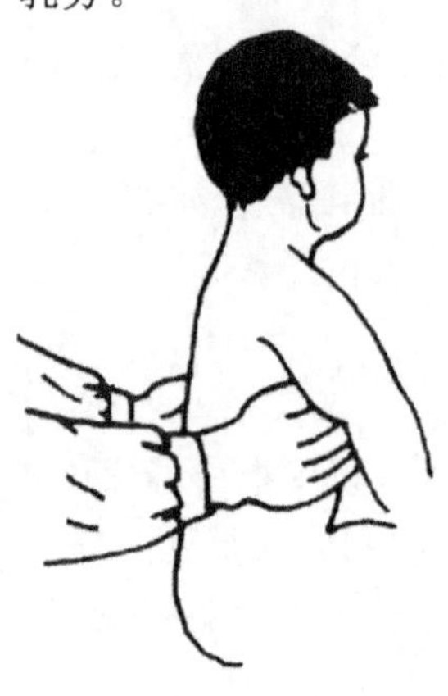
图 2-3-17　搓摩胁肋

五、胁肋

(1) 位置　从腋下两胁至天枢处。

(2) 操作　患儿正坐，术者两手掌自患儿两胁腋下搓摩至天枢处，称搓摩胁肋(图 2-3-17)，又称按弦走搓摩。搓摩 50～100 次。

(3) 作用　搓摩胁肋：性开而降，可顺气化痰、除胸闷、开积聚。用治小儿食积、痰壅、气逆所致的胸闷、腹胀等。治疗肝脾肿大，须久久搓摩，非一日之功。中气下陷、肾不纳气者慎用本穴。

六、中脘

(1) 位置　前正中线，脐上 4 寸处。

(2) 操作　有揉、摩、推中脘之分。患儿仰卧，术者用指端或掌根按揉中脘 100～300 次，称揉中脘(图 2-3-18)。术者用掌心或四指摩中脘 5 min，称摩中脘；术者用食、中二指指端自中脘向上直推至喉下或自喉向下推至中脘 100～300 次，称推中脘，又称推胃脘(图 2-3-19)。

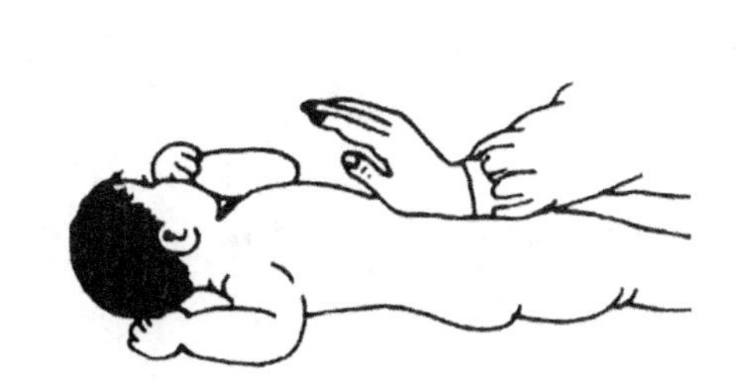

图 2-3-18　揉中脘

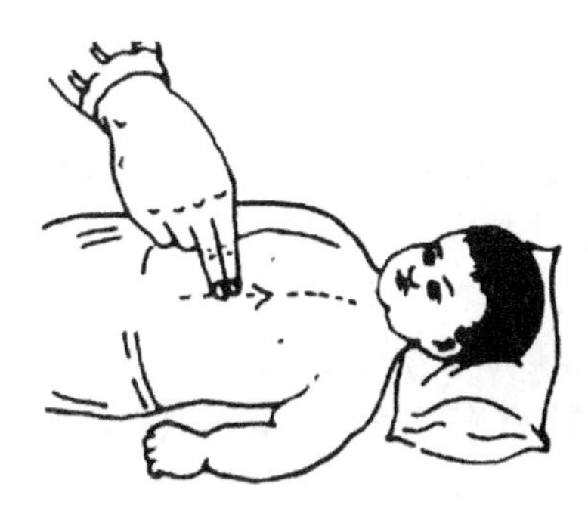

图 2-3-19　推中脘

(3) 作用　揉、摩中脘：健脾和胃、消食和中，用于治疗泄泻、呕吐、腹胀、腹痛、食欲不振等，多与按揉足三里、推脾经等合用。推中脘自上而下操作，有降胃气的作用，主治呕吐恶心；自下而上操作，有涌吐的作用。

七、腹

(1) 位置　腹部。

(2) 操作　有摩腹与分推腹阴阳之分。患儿仰卧，术者用两拇指指端沿肋弓角边缘或自中脘至脐，向两旁分推 100～200 次，称分推腹阴阳(图 2-3-20)。术者用掌面或四指摩腹 5 min，称摩腹(图 2-3-21)。逆时针摩为补，顺时针摩为泻，往返摩为平补平泻。

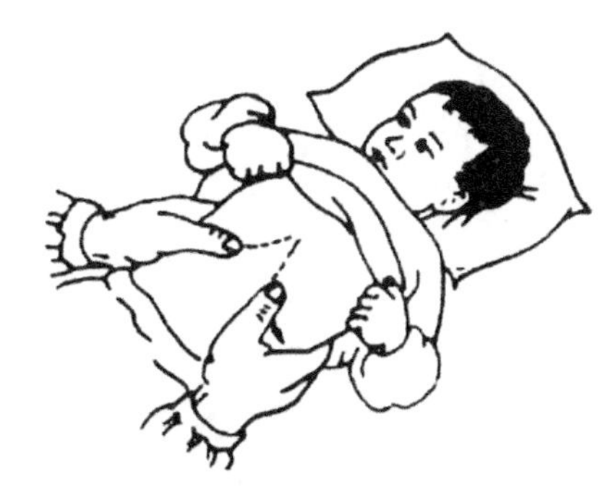

图 2-3-20　分推腹阴阳

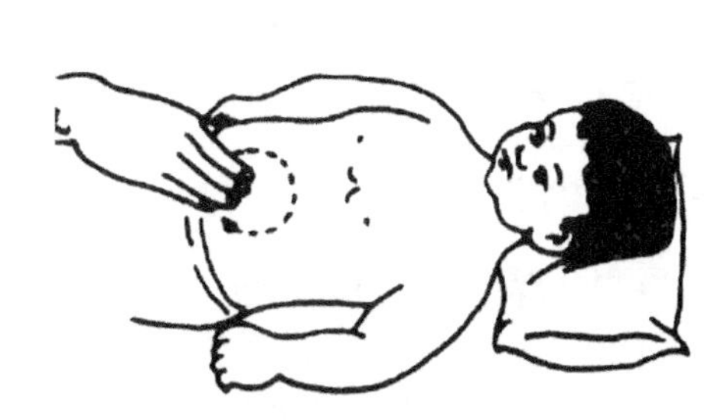

图 2-3-21　摩腹

(3) 作用　摩腹能消食、理气、降气。治乳食停滞、胃气上逆引起的恶心、呕吐、腹胀等,临床上多与运八卦、推脾经、按揉足三里等相配合;治疗小儿厌食症多与滑板门、运八卦、摩腹、捏脊等相配合。分推腹阴阳:健脾和胃、理气消食。补法能健脾止泻,用于脾虚、寒湿型的腹泻;泻法能消食导滞、通便,用于治疗便秘、腹胀、厌食、伤乳食泻等,多与分推腹阴阳同用;平补平泻则能和胃,久摩有消食健脾、强壮身体的作用,常与补脾经、捏脊、按揉足三里合用,为小儿保健常法。

八、脐

(1) 位置　脐中。

(2) 操作　有揉脐与摩脐之分。患儿仰卧,术者用中指指端或掌根揉 100～300 次,或用拇指和食、中二指抓住肚脐抖揉 100～300 次,均称为揉脐(图 2-3-22)。术者用掌或指摩,称摩脐。

(3) 作用　揉脐、摩脐:温阳散寒、补益气血、健脾和胃、消食导滞。常用于治疗小儿腹泻、便秘、腹痛、疳积等,多与摩腹、推上七节骨、揉龟尾同用,简称"龟尾七节,摩腹揉脐",特别是治疗腹泻效果较好。

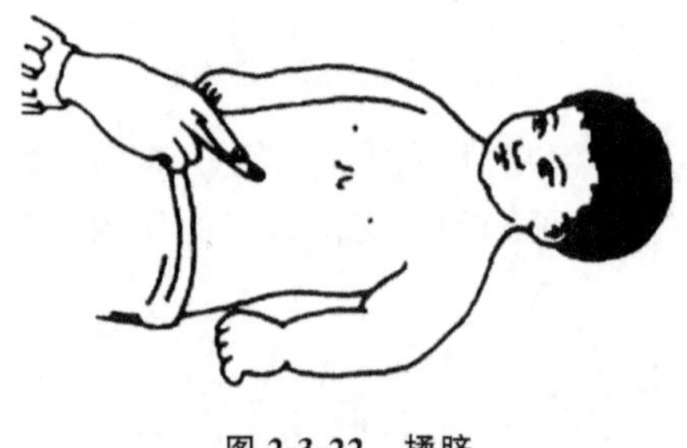
图 2-3-22　揉脐

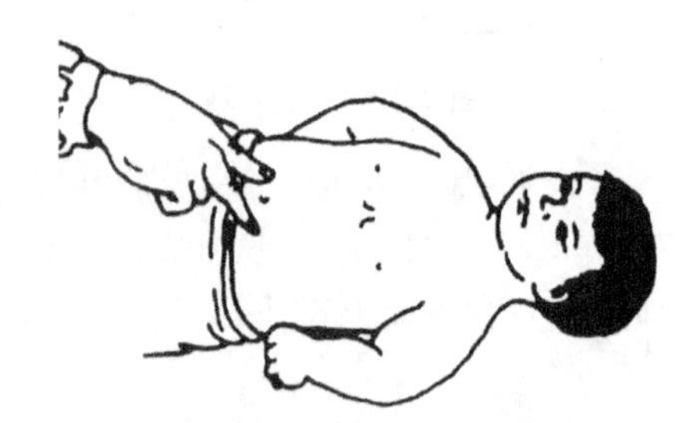
图 2-3-23　揉天枢

九、天枢

(1) 位置　脐旁 2 寸。

(2) 操作　患儿仰卧位。术者用食、中二指指端按揉二穴 50～100 次,称揉天枢(图 2-3-23)。

(3) 作用　揉天枢:疏调大肠、理气消滞。用于治疗急、慢性胃肠炎及消化功能紊乱引起的腹泻、呕吐、食积、腹胀、大便秘结等,常与摩腹、揉脐、推上七节、揉龟尾等同用。可用食、中二指按脐,食指与无名指各按两侧天枢同时揉动。

十、丹田

(1) 位置　小腹部,脐下 2 寸与 3 寸之间。

(2) 操作　有摩丹田与揉丹田之分。患儿仰卧,以掌摩丹田 5 min,称摩丹田(图 2-3-24);用拇指或中指指端揉 100～200 次,称揉丹田。

(3) 作用　揉、摩丹田：培肾固本，温补下元，分清别浊。用治小儿先天不足、寒凝少腹之腹痛、疝气、遗尿、脱肛等，常与补肾经、推三关、揉外劳宫等合用。用治尿潴留常与推箕门、清小肠等同用。

十一、肚角

(1) 位置　脐下2寸(石门)旁开2寸大筋。

(2) 操作　有拿肚角与按肚角之分。患儿仰卧，术者用拇、食、中三指深拿3～5次，称拿肚角(图2-3-25)；术者用中指指端按肚角3～5次，称按肚角。

(3) 作用　按、拿肚角：健脾和胃、理气消滞，为止腹痛的要法。可治疗各种原因所致腹痛，以寒痛、伤食痛为佳。因本法刺激强度较大，拿3～5次，不可多拿，拿后向内上做一推一拉一紧一松的轻微动作一次。拿肚角一般在诸手法完成后进行，以防小儿哭闹影响治疗。

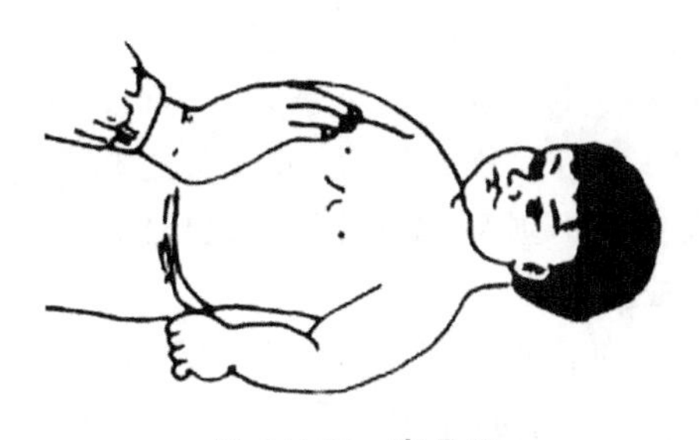

图 2-3-24　摩丹田

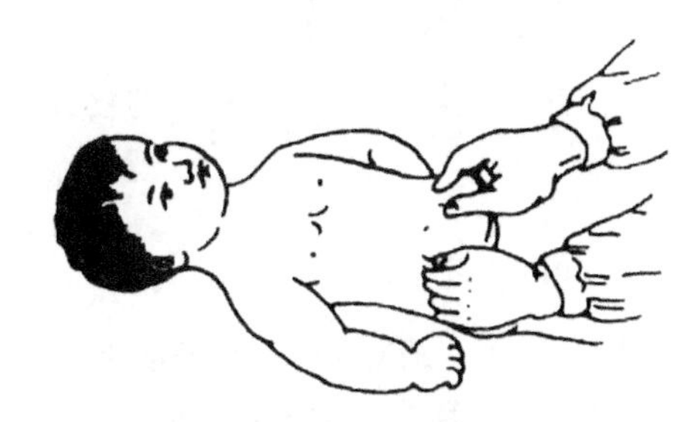

图 2-3-25　拿肚角

子任务三　背腰骶部穴位

该任务主要是认识小儿经穴和线状穴，介绍肩井、大椎等穴位。

一、肩井

(1) 位置　肩井又名膊井，在肩上，督脉大椎穴与肩峰连线之中点，肩部筋肉处，属足少阳胆经之经穴，系手足少阳经、阳维脉之交会穴。

(2) 操作　有拿肩井、按肩井和揉肩井之分。拿肩井：患儿坐位，以双手拇指与食、中两指相对着力，稍用力做一紧一松交替提拿该处筋肉3～5次，称拿肩井(图2-3-26)。以拇指指端或中指指端着力，稍用力按压该处10～30次，称按肩井；以拇指螺纹面或中指螺纹面着力，揉动10～30次，称揉肩井；以拇指甲着力掐该处3～5次，称为掐肩井。若一边揉肩井，一边屈伸其上肢，即为复式操作法中的总收法。

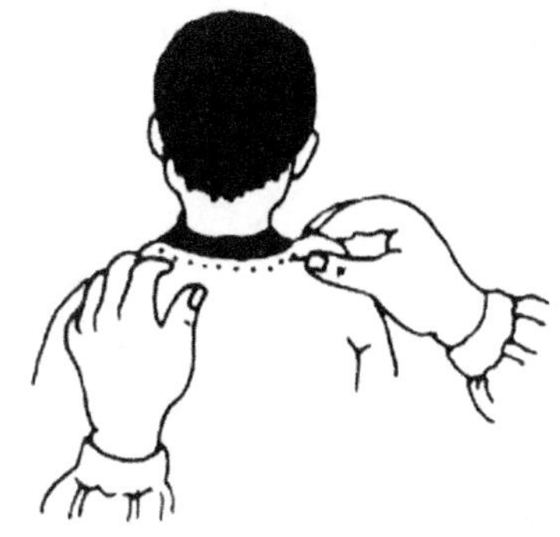

图 2-3-26　拿肩井

（3）作用　宣通气血，解表发汗，通窍行气。常用于治疗感冒、惊厥、上肢抬举不利、肩背痛、项强等病症。常与推攒竹、分推坎宫、运太阳、揉耳后高骨等相配合，多用于治疗外感发热无汗、肩臂疼痛、颈项强直、肌性斜颈等病症。还可作为治疗的结束手法。

二、大椎

（1）位置　大椎又名百劳，在后正中线，当第七颈椎棘突与第一胸椎棘突之间凹陷处，属督脉之经穴，系手足三阳经与督脉之交会穴。

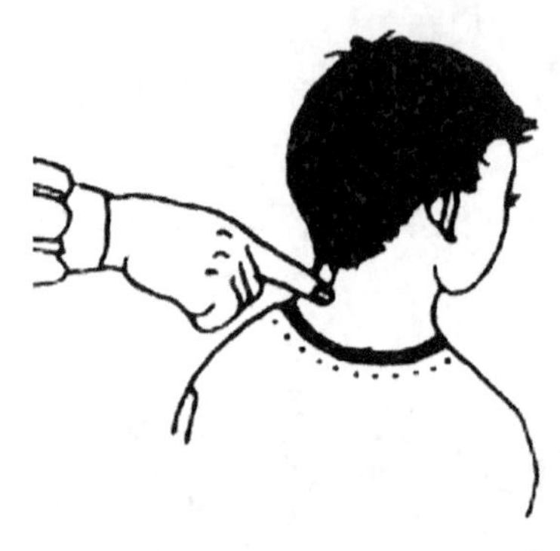
图 2-3-27　按大椎

（2）操作　有按大椎、揉大椎、捏挤大椎、拧大椎、刮大椎之分。用拇指或中指指端按压大椎 30～50 次，称按大椎（图 2-3-27）；用拇指、中指指端或螺纹面或掌根着力，揉动大椎 30～50 次，称揉大椎；用双手拇指与食指对称着力，用力将大椎周围的皮肤捏起，进行挤捏，至局部皮肤出现紫红色瘀斑为度，称捏挤大椎；用屈曲的食、中两指蘸水，在大椎上提挤其肌肤，至局部皮肤出现紫红色瘀斑为度，称拧大椎；用汤匙或钱币之光滑边缘蘸水或油，在大椎上下刮刮，至局部皮肤出现紫红色瘀斑为度，称刮大椎。

（3）作用　清热解表，通经活络。按揉大椎常用于治疗感冒发热、项强等病症。刮大椎用于中暑发热。此外，捏挤、提拧大椎对百日咳有一定的疗效。

三、风门

（1）位置　风门又名热府，在第二胸椎棘突下，督脉旁开 1.5 寸处，属足太阳膀胱经的经穴，系足太阳膀胱经与督脉之交会穴。

（2）操作　术者用拇指指端或螺纹面，或食、中两指的指端与螺纹面着力，在一侧或两侧风门上做按法或揉法 20～50 次，称按风门、揉风门（图 2-3-28）。

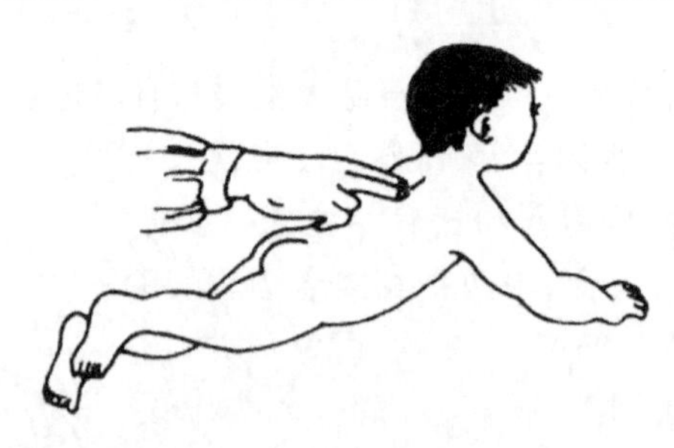
图 2-3-28　按风门、揉风门

（3）作用　解表通络。多与清肺经、揉肺俞、推揉膻中等相配合，用于治疗外感风寒、咳嗽气喘等病症；与揉二马、揉肾顶、分手阴阳等相配合，用于治疗骨蒸潮热、盗汗等病症；与拿委中、拿承山、拿昆仑等相配合，用于治疗腰背肌肉疼痛等病症。

四、肺俞

(1) 位置　在第三胸椎棘突下，督脉身柱穴旁开 1.5 寸处，属足太阳膀胱经的经穴，系肺之背俞穴。

(2) 操作　有揉肺俞、推肺俞(分推肩胛骨)之分。以两手拇指或一手之食、中两指的指端或螺纹面着力，同时在两侧肺俞穴上揉动 50～100 次，称揉肺俞；以两手拇指螺纹面着力，同时从两侧肩胛骨内上缘自上而下推动 100～300 次，称推肺俞或称分推肩胛骨。以食、中、无名指三指指面着力，擦肺俞至局部发热，称擦肺俞。

(3) 作用　益气补肺，止咳化痰。揉肺俞、分推肩胛骨能调肺气、补虚损、止咳嗽，多与推攒竹、分推坎宫、运太阳、揉耳后高骨等相配合，常用于治疗呼吸系统疾病，如外感发热、咳嗽、痰鸣等病症；如久咳不愈时可加推脾经以培土生金，或揉肺俞时可加少许盐粉，以增强效果。风寒咳嗽、寒喘用揉肺俞或擦肺俞；风热咳嗽、热喘用分推肩胛骨。

五、脾俞

(1) 位置　在第十一胸椎棘突下，督脉脊中穴旁开 1.5 寸处，属足太阳膀胱经的经穴，系脾之背俞穴。

(2) 操作　以拇指螺纹面着力，在一侧或两侧脾俞穴上揉动 50～100 次，称揉脾俞。

(3) 作用　健脾和胃、消食祛湿。常用于治疗呕吐、腹泻、疳积、食欲不振、黄疸、水肿、慢惊风、四肢乏力等病症。常与推脾经、按揉足三里等相配合，多用于治疗脾胃虚弱、乳食内伤、消化不良等病症。并能治疗脾虚所引起的气虚、血虚、津液不足等。

六、肾俞

(1) 位置　在第二腰椎棘突下，督脉命门穴旁开 1.5 寸处。属足太阳膀胱经的经穴，系肾之背俞穴。

(2) 操作　以拇指螺纹面着力，在肾俞穴上揉动 50～100 次，称揉肾俞(图 2-3-29)。

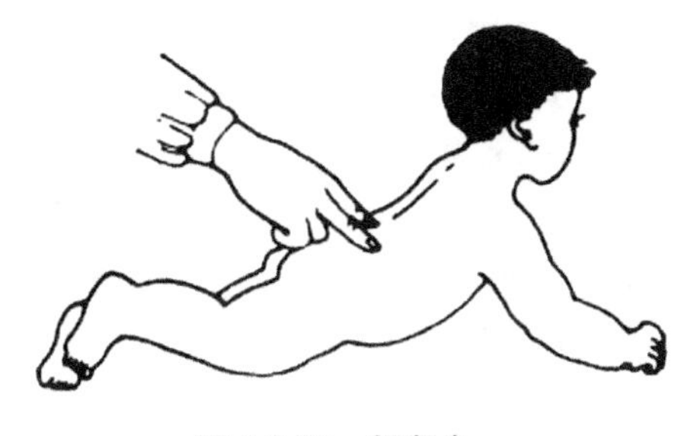

图 2-3-29　揉肾俞

(3) 作用　滋阴壮阳、补益肾元。常用于治疗腹泻、便秘、哮喘、少腹痛、下肢痿软乏力等病症。多与揉二马、补脾经或推三关等相配合，以治疗肾虚腹泻、阴虚便秘；与揉肺俞、揉脾俞等相配合，以治疗肾虚腹泻、阴虚便秘；与揉肺俞、揉脾俞等相配合，以治疗肾虚气喘；与揉腰俞、拿委中、按揉足三里等相配合，以治疗下肢痿软乏力、慢性腰痛等病症。

七、腰俞

（1）位置　腰俞又名腰眼，在第三、四腰椎刺突间旁开 3～3.5 寸凹陷处。又说在第四腰椎棘突下旁开 3.5～4 寸凹陷处。属经外奇穴。

（2）操作　以双手拇指指端或螺纹面着力，按揉两侧腰俞 15～30 次，称按腰俞或揉腰俞。

（3）作用　通经活络。多用于治疗腰痛、下肢瘫痪、泄泻等病症。

八、七节骨

（1）位置　在第四腰椎（督脉腰阳关穴）至尾椎骨端（督脉长强穴）成一直线。又说自第二腰椎（督脉命门穴）至尾椎骨端（长强穴）成一直线。

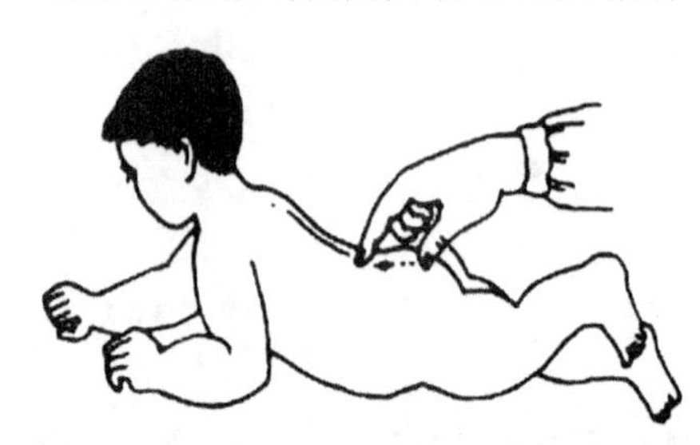

图 2-3-30　推下七节骨

（2）操作　有推上七节骨与推下七节骨之分。以拇指螺纹面桡侧或食、中两指螺纹面着力，自下向上做直推法 100～300 次，称推上七节骨；若自上向下做直推法 100～300 次，称推下七节骨（图 2-3-30）。

（3）作用　温阳止泻、泻热通便。①推上七节骨多用于治疗虚寒腹泻或久痢等病症，临床上与按揉百会、揉丹田等相配合，还可用于治疗气虚下陷、遗尿等病症。若属实热证，则不宜用本法，用后多令患儿腹胀或出现其他变证。②推下七节骨多用于治疗腰热便秘或痢疾等病症。若腹泻属虚寒者，不可用本法，以免滑脱。

九、龟尾

（1）位置　龟尾又名长强，在尾椎骨端，属督脉的经穴，在尾骨端与肛门连线之中点处，系督脉络穴。但小儿推拿习惯取尾骨端。

（2）操作　有揉龟尾与掐龟尾之分。以拇指指端或中指指端着力，在龟尾上揉动 100～300 次，称揉龟尾（图 2-3-31）；用拇指甲掐 3～5 次，称掐龟尾。

（3）作用　通调督脉、调理大肠。治疗泄泻、便秘、脱肛、遗尿。揉脐、推七节骨等相配合，以治疗腹泻、便秘等病症。

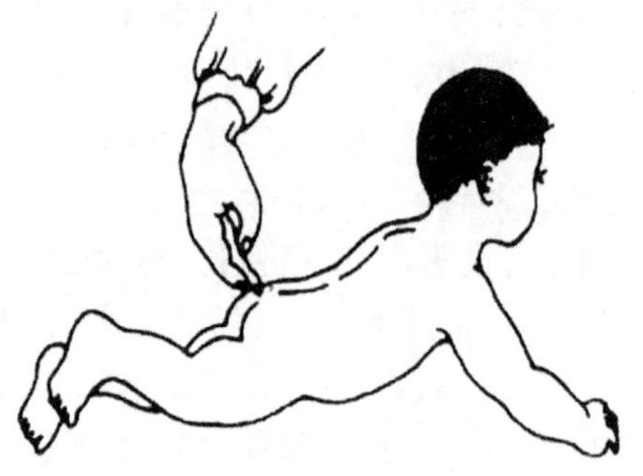

图 2-3-31　揉龟尾

十、脊柱

（1）位置　在后正中线上，自第一胸椎（大椎穴）至尾椎端（长强穴）成一直线。属督脉，系小儿推拿之特定穴。

(2) 操作　穴呈线状，有推脊、捏脊、按脊之分。以食、中两指螺纹面着力，自上而下在脊柱上做直推法 100～300 次，称推脊(图 2-3-32)；以拇指与食、中两指呈对称着力，自龟尾开始，双手一紧一松交替向上挤捏推进至大椎穴处，反复操作 3～7 遍，称捏脊；以拇指螺纹面着力，自大椎穴向下依次按揉脊柱至龟尾穴 3～5 遍，称按脊。

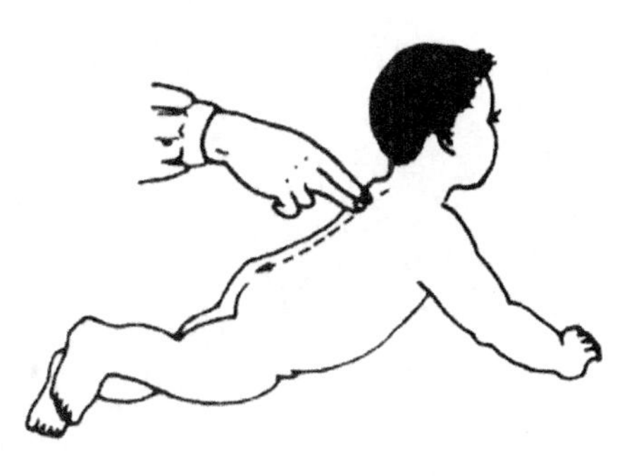

图 2-3-32　推脊

(3) 作用　调阴阳、和脏腑、理气血、通经络。常用于治疗发热、惊风、夜啼、疳积、腹泻、腹痛、呕吐、便秘等病症。

脊柱穴属督脉循行路线，督脉贯脊属脑络肾，督率阳气，统率真元。临床上捏脊多与补脾经、补肾经、推三关、摩腹、按揉足三里等相配合，对于治疗先天和后天不足的一些慢性病症均有一定的效果。本法单用称捏脊疗法，不仅可用于治疗小儿腹泻、疳积等病症，还可用于治疗成人的失眠、肠胃病、月经不调等病症。本法操作时亦旁及足太阳膀胱经，临床上应用时可根据不同病情，重提或按揉相应的背部俞穴，能加强疗效。因此，捏脊法具有强健身体的功能，是小儿保健推拿常用的主要手法之一。推脊柱自上而下，有清热的作用，多与清天河水、退六腑、推涌泉等相配合，用于治疗发热、惊风等病症。按脊法多与揉肾俞、按揉腰俞、拿委中、拿承山等相配合，用于治疗腰背强痛、角弓反张、下焦阳气虚弱等病症。

子任务四　上肢部穴位

该任务主要认识小儿特定穴为主，介绍脾经、胃经等穴位。

一、脾经

(1) 位置　拇指末节螺纹面。

(2) 操作　有补脾经与清脾经、清补脾经之分。补脾经：术者以一手持患儿拇指以固定，另手以拇指螺纹面旋推患儿拇指螺纹面；或将患儿拇指屈曲，以拇指指端循患儿拇指指尖桡侧缘向指根方向直推 100～500 次。清脾经：术者一手持患儿拇指伸直以固定，另手以拇指指端自患儿指根方向直推至指尖 100～500 次；往返推为平补平泻，称清补脾经。补脾经、清脾经、清补脾经统称为推脾经(图 2-3-33、图 2-3-34)。

(3) 作用　①补脾经：健脾胃、补气血。补脾经常用于脾胃虚弱、气血不足所致的食欲不振、肌肉消瘦、消化不良等，常与补胃经、揉中脘、摩腹、按揉足三里等合用。②清脾经：清热利湿、化痰止呕。清脾经常用于湿热熏蒸、皮肤发黄、恶心呕吐、腹泻痢疾、食积等实证，多与清胃经、揉板门、清大肠、揉中脘、揉天枢等合用。③清补脾经能和胃消

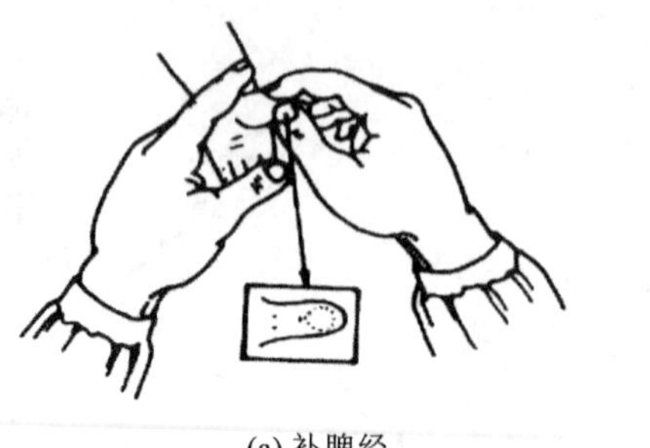

(a) 补脾经　　(b) 清补脾经

图 2-3-33　补脾经和清补脾经

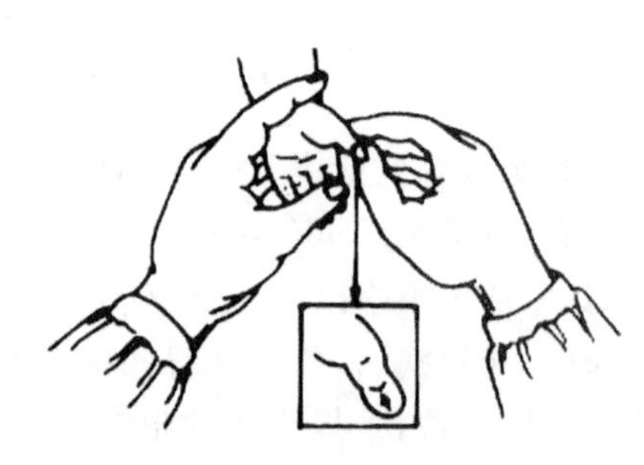

图 2-3-34　清脾经

食、增进食欲，常用于治疗饮食停滞、脾胃不和而引起的胃脘痞闷、吞酸纳呆、腹泻、呕吐等病症，多与运八卦、揉板门、分腹阴阳等相配合。但小儿脾胃薄弱，不宜攻伐太甚，一般多用补法，体壮邪实者方能用清法。④小儿体虚，正气不足，患斑疹热病时，推补本穴，可使隐疹透出，但手法宜快，用力宜重。

二、胃经

(1) 位置　拇指掌面近掌端第一节。

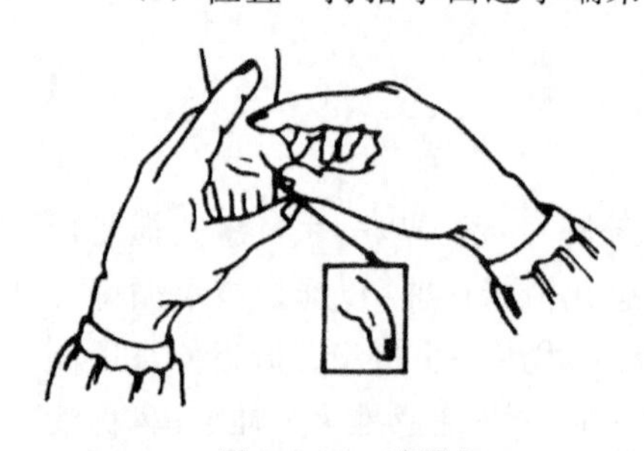

图 2-3-35　清胃经

(2) 操作　有补胃经与清胃经之分。补胃经：术者一手持患儿拇指以固定，另手以拇指螺纹面旋推患儿近掌端第一节，推 100～500 次。清胃经：术者一手持患儿拇指以固定，另手以拇指指端自掌根推向指根方向 100～500 次。补胃经和清胃经统称推胃经(图 2-3-35)。

(3) 作用　①补胃经：健脾胃、助运化。补胃经常用于脾胃虚弱、消化不良、腹胀纳呆等，常与补脾经、揉中脘、摩腹、按揉足三里等合用。②清胃经：清中焦湿热、和胃降逆、泻胃火、除烦止渴。清胃经常用于上逆呕恶、脘腹胀满、发热烦渴、便秘纳呆、衄血等实证，多与清脾经、清大肠、推天柱骨、退六腑、揉天枢、推下七节骨等同用。

三、少商

（1）位置　拇指桡侧指甲角约 0.1 寸。属手太阴肺经。

（2）操作　术者一手持小儿拇指以固定，另手以拇指甲掐穴位处，掐 3～5 次，称掐少商（图 2-3-36）。

（3）作用　掐少商：清热利咽、开窍。治疗发热、咽喉肿痛、感冒、口渴、心烦、疟疾、痢疾、昏迷等。

四、肝经

（1）位置　食指末节螺纹面。

（2）操作　有补肝经和清肝经之分。补肝经：术者以一手持患儿食指以固定，另手以拇指螺纹面旋推患儿食指螺纹面 100～500 次。清肝经：术者一手持患儿食指以固定，另手以拇指指端自指尖向指根方向直推 100～500 次。补肝经和清肝经统称为推肝经（图 2-3-37）。

（3）作用　①清肝经：平肝泻火、熄风镇惊、解郁除烦。清肝经常用于惊风、抽搐、烦躁不安、五心烦热等实证。多与掐人中、掐老龙、掐十宣、揉小天心等合用。②肝经宜清不易补，若肝虚应补时则需补后加清，或以补肾经代之，称为滋肾养肝法。

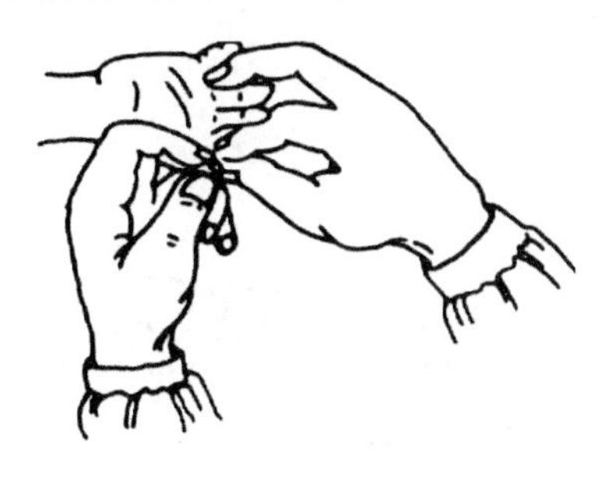

图 2-3-36　掐少商

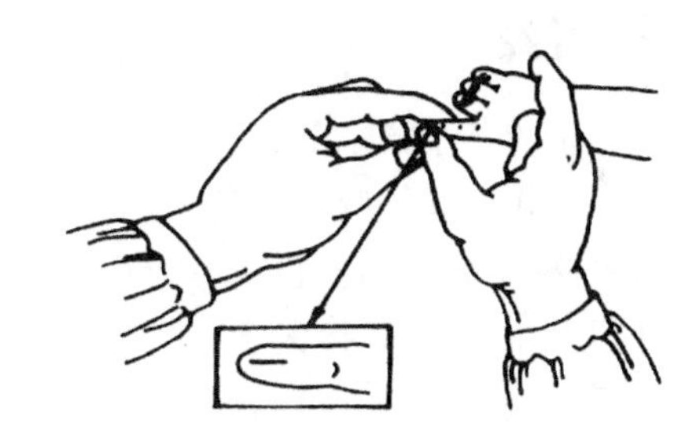

图 2-3-37　推肝经

五、心经

（1）位置　中指末节螺纹面。

（2）操作　有补心经与清心经之分。补心经：术者以一手持患儿中指以固定，另手以拇指螺纹面旋推患儿中指螺纹面 100～500 次。清心经：术者一手持患儿中指以固定，另手以拇指从指端向指根方向直推 100～500 次。补心经和清心经统称为推心经（图 2-3-38）。

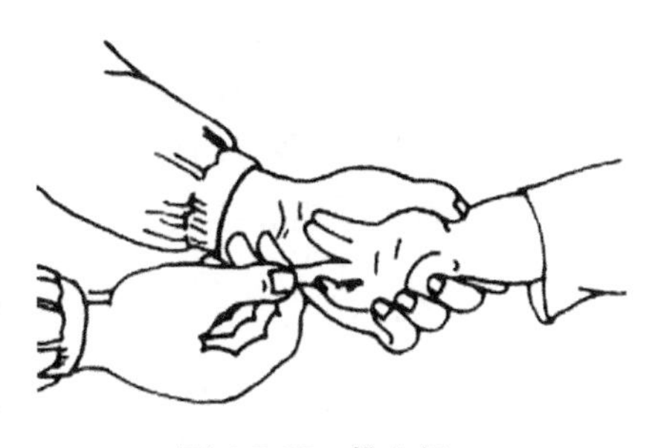

图 2-3-38　推心经

（3）作用　①清心经：清热退心火。清心经常用于心火亢盛所致的高热神昏、面赤口疮、小便短赤等，多与清天河水、清小肠等同用。②补心经：本穴宜用泻法，不宜用补法，恐动心火之故。若气血不足而见心烦不安、睡卧露睛等，需用补法时，可补后加清，或以补脾经代之。

六、肺经

(1) 位置　无名指末节螺纹面。

(2) 操作　有补肺经和清肺经之分。补肺经：术者以一手持患儿无名指以固定，另手以拇指螺纹面旋推患儿无名指末节螺纹面100～500次。清肺经：术者一手持患儿无名指以固定，另手以拇指从指端向指根方向推100～500次。补肺经和清肺经统称为推肺经(图2-3-39)。

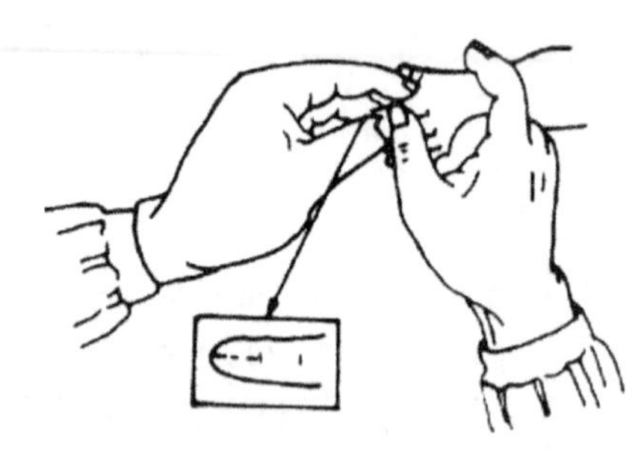

图2-3-39　推肺经

(3) 作用　①补肺经：补益肺气。补肺经常用于虚性咳嗽气喘、虚汗怕冷等肺经虚寒证，常与补脾经等合用。②清肺经：宣肺清热，疏风解表，止咳化痰。清肺经常用于感冒发热及咳嗽、气喘、痰鸣、便秘等肺经实热证。多与清天河水、退六腑、运内八卦等同用。

七、肾经

(1) 位置　小指末节螺纹面。

(2) 操作　有补肾经和清肾经之分。补肾经：术者以一手持患儿小指以固定，另手以拇指螺纹面由患儿指根直推向指尖100～500次。清肾经：术者一手持患儿小指以固定，另手以拇指自指端向指根方向直推100～500次。补肾经和清肾经统称为推肾经(图2-3-40)。

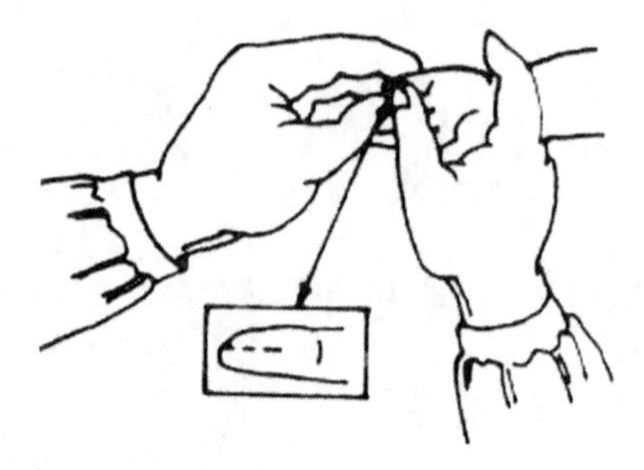

图2-3-40　推肾经

(3) 作用　①补肾经：补肾益脑、温养下元。补肾经常用于先天不足、久病体虚、肾虚久泻、多尿、遗尿、虚汗、喘息等，多与补脾经、补肺经、揉肾俞、擦命门、捏脊等合用。②清肾经：清利下焦湿热。清肾经常用于治疗膀胱蕴热、小便赤涩、腹泻等病症，多与掐揉小天心、清小肠等相配合。③肾经临床上多用补法，需用清法时，多以清小肠代之。

八、五经

(1) 位置　拇、食、中、无名指末节螺纹面，即脾、肝、心、肺经；小指末节螺纹面稍偏尺侧至阴池穴，即肾经。

(2) 操作　术者以一手夹持患儿五指以固定,另手以拇指或中指指端由患儿拇指尖至小指尖做运法,或用拇指甲逐一掐揉,运 50～100 次,掐揉各 3～5 次,称运五经和掐揉五经。患儿俯掌且五指并拢,术者一手持患儿手掌,另手拇指置患儿手掌背之上,其余四指在患儿手掌下向指端方向直推,推 50～100 次,称推五经。

(3) 作用　与相关脏腑经穴相配,以治疗相应脏腑病症。推五经可治疗 6 个月之内的婴儿发热。

九、四横纹

(1) 位置　掌面食指、中指、无名指、小指第一指间关节横纹处。

(2) 操作　有掐四横纹与推四横纹之分。术者一手持患儿四指指尖固定,另手拇指指甲自食指至小指依次掐揉,掐 3～5 次,称掐四横纹;一手将患儿四指并拢,用另手拇指螺纹面从患儿食指横纹处推向小指横纹处,推 100～300 次,称推四横纹。

(3) 作用　掐四横纹:退热除烦、散瘀结。推四横纹:调中行气、和气血、清胀满。用于治疗胸闷痰喘,多与运八卦、推肺经、推膻中等合用;治疗疳积、腹胀、气血不和、消化不良等,常与补脾经、揉中脘等合用。亦可毫针或三棱针点刺出血治疗疳积,为治疳积之要穴。

十、小横纹

(1) 位置　掌面食指、中指、无名指、小指掌指关节横纹处。

(2) 操作　有掐小横纹和推小横纹之分。术者一手拿患儿四指固定,另手拇指指甲由患儿食指依次掐至小指,掐 3～5 次,称掐小横纹;用另手拇指桡侧推 100～150 次,称推小横纹。

(3) 作用　推掐小横纹:退热,消胀散结。推小横纹:治疗肺部干性啰音。掐小横纹:治疗脾胃热结、口唇破烂及腹胀等。因脾虚作胀者,兼补脾经;因食损者,兼揉脐、清补脾经、运八卦;口唇破裂、口舌生疮者,常与清脾经、清胃经、清天河水合用。

十一、大肠

(1) 位置　食指桡侧缘,自食指尖至虎口成一直线。

(2) 操作　有补大肠与清大肠之分。补大肠:术者以一手持小儿食指以固定,另手以拇指螺纹面由小儿食指尖直推向虎口 100～500 次,称补大肠。清大肠:术者一手持小儿食指以固定,另手以拇指指端由小儿虎口推向食指尖 100～500 次,称清大肠。补大肠和清大肠统称为推大肠(图 2-3-41)。

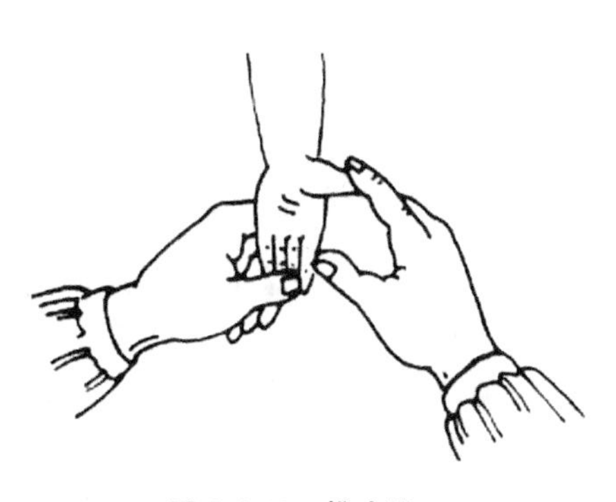

图 2-3-41　推大肠

(3) 作用　①补大肠:涩肠固脱、温中止泄。补大肠常用于虚寒腹泻、脱肛等病症,常与补脾经、推三关、补肾经、揉脐、分腹阴阳、推上七节骨合用。②清大肠:清利肠腑、除湿热、导积滞。清大肠常用于湿热、积食滞留肠道之身热腹痛、痢下赤白、大便秘结等。常与清天河水、退六腑、分腹阴阳、清脾经、清肺经、推下七节骨、揉龟尾等同用。③大肠亦称三关,可用于小儿望诊。

十二、小肠

(1) 位置　小指尺侧边缘,自指尖到指根成一直线。

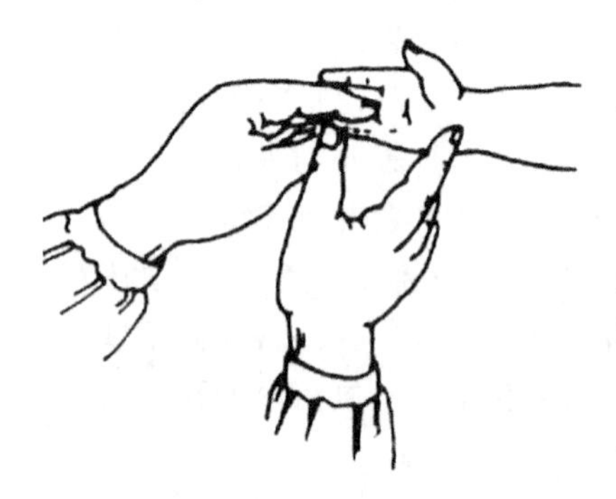

图 2-3-42　推小肠

(2) 操作　有补小肠和清小肠之分。补小肠:术者以一手持患儿小指以固定,另手以拇指螺纹面由患儿指尖推向指根 100～500 次。清小肠:术者以一手持患儿小指以固定,另手以拇指螺纹面由患儿指根推向指尖 100～500 次。补小肠和清小肠统称为推小肠(图 2-3-42)。

(3) 作用　①补小肠:温补下焦。补小肠常用于下焦虚寒、多尿、遗尿,常与补脾经、补肺经、补肾经、揉丹田、揉肾俞、擦腰骶合用。②清小肠:清利下焦湿热、泌别清浊。清小肠多用于小便短赤不利、尿闭、水泻等,若心经有热,移热于小肠,配合清天河水,可加强清热利尿作用。

十三、肾顶

(1) 位置　小指顶端。

(2) 操作　术者一手持患儿小指以固定,另手中指或拇指指端按揉患儿小指顶端,揉 100～500 次,称揉肾顶(图 2-3-43)。

(3) 作用　揉肾顶:收敛元气、固表止汗。常用于自汗、盗汗或大汗淋漓不止等,阴虚盗汗,多与揉肾经、揉二人上马、补肺经等同用。阳虚自汗配补脾经。

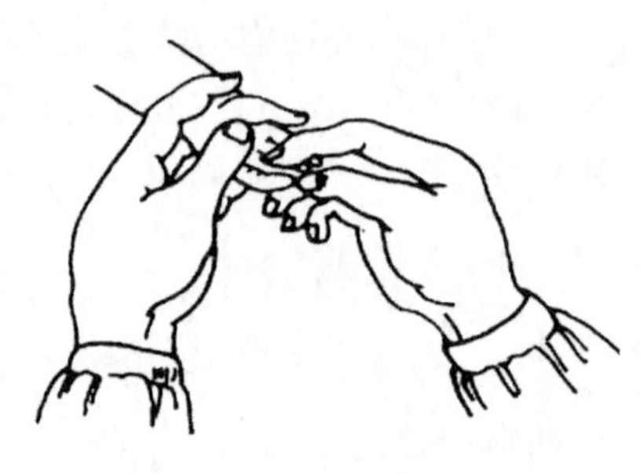

图 2-3-43　揉肾顶

十四、肾纹

(1) 位置　手掌面,小指第二指间关节横纹处。

(2) 操作　术者一手持患儿小指以固定,另手中指或拇指指端按揉患儿小指第二指间关节横纹处,揉 100～500 次,称揉肾纹(图 2-3-44)。

(3) 作用　揉肾纹:祛风明目、散瘀结。治疗目赤肿痛,常与清心经、清肝经合用。治疗口舌生疮、弄舌,常与清胃经、清心经、清天河水同用。治疗高热、呼吸气凉、手足逆冷等，常与清肝经、清心经、清肺经、揉小天心、退六腑、清天河水等同用。

十五、掌小横纹

(1) 位置　掌面小指根下，尺侧掌纹头。

(2) 操作　术者一手持患儿手，另手中指或拇指指端按揉患儿小指根下尺侧掌纹头，揉 100～500 次，称揉掌小横纹(图 2-3-45)。

(3) 作用　揉掌小横纹：清热散结、宽胸宣肺、化痰止咳。此穴是治百日咳、肺炎的要穴，可治疗肺部湿性啰音。揉掌小横纹经常用于喘咳、口舌生疮等，治喘咳常与清肺经、推六腑、开璇玑同用。治疗口舌生疮常与清心经、清胃经、清天河水同用。

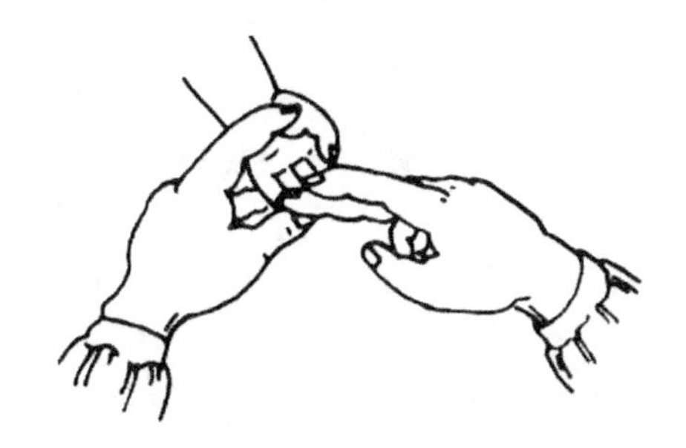

图 2-3-44　揉肾纹

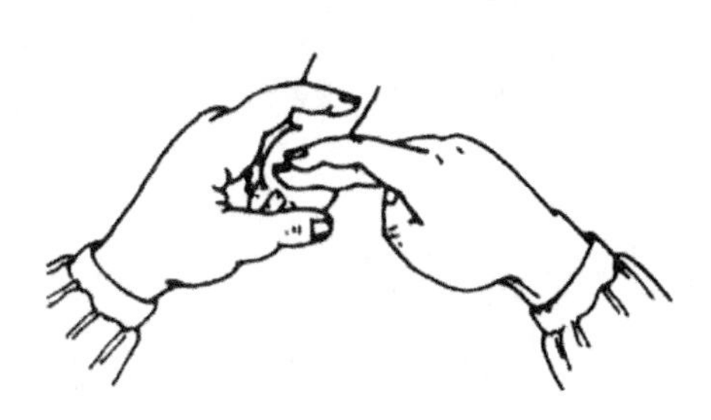

图 2-3-45　揉掌小横纹

十六、板门

(1) 位置　手掌大鱼际平面。

(2) 操作　有揉板门、板门推向横纹和横纹推向板门之分。术者以一手持患儿手以固定，另手拇指指端揉患儿大鱼际平面，揉 50～100 次，称揉板门或运板门(图 2-3-46)；用推法自指根推向腕横纹，推 100～300 次，称板门推向横纹(图 2-3-47)；反向推 100～300 次，称横纹推向板门。

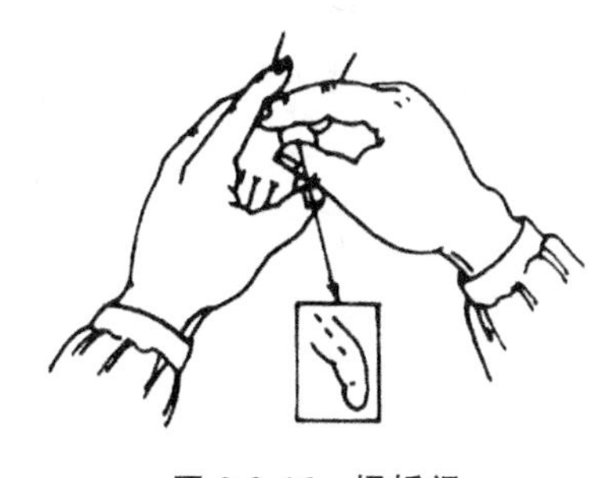

图 2-3-46　揉板门

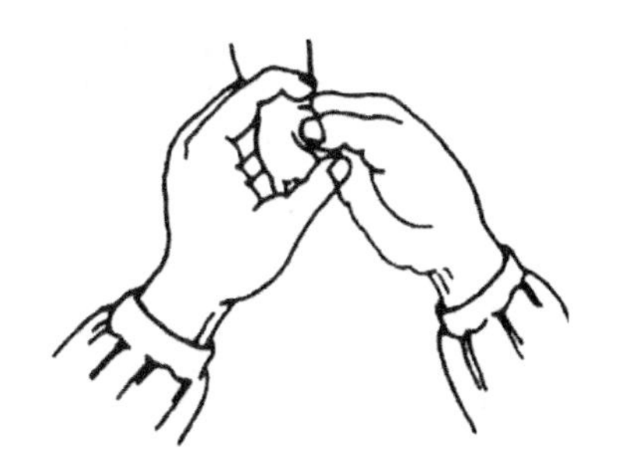

图 2-3-47　板门推向横门

(3) 作用　①揉板门：健脾和胃、消食化滞。揉板门常用治乳食停积之食欲不振或嗳气、腹胀、腹泻、呕吐等，常与运五经纹、推小横纹合用。②板门推向横纹：健脾止泻。板门推向横纹止泻，常与推脾经、推大肠、推上七节骨合用。③横纹推向板门：和胃降逆。横纹推向板门止呕吐,常与清胃经同用。

十七、内劳宫

(1) 位置 掌心中,屈指时中指指端与无名指指端之间中点。

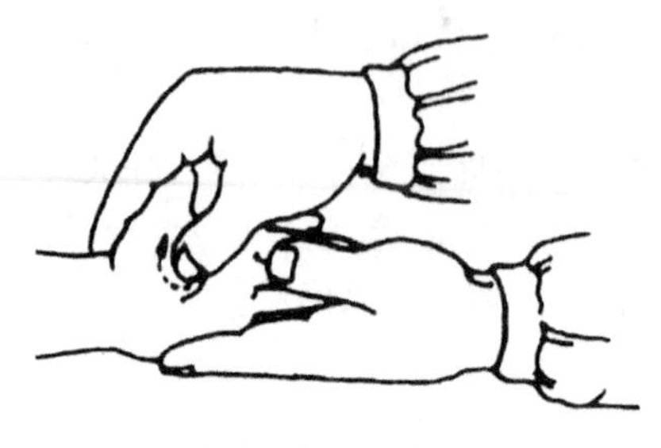

图 2-3-48 揉内劳宫

(2) 操作 有揉内劳宫与运内劳宫之分。术者一手持患儿手以固定,另手以拇指指端或中指指端揉 100～300 次,称揉内劳宫(图 2-3-48);用拇指指腹自小指根掐运,经掌小横纹、小天心至内劳宫止,运 100～300 次,称运内劳宫(水底捞明月)。

(3) 作用 揉内劳宫:清热除烦。运内劳宫:清心、肾两经虚热。揉内劳宫常用治心经有热所致的口舌生疮、发热、烦渴等,常与清小肠、清心经、清天河水、揉小天心等同用。

十八、内八卦

(1) 位置 手掌面,以掌心为圆心,从圆心至中指根横纹的 2/3 处为半径,所作圆周,八卦穴即在此圆周上(对小天心者为坎,对中指者为离,在拇指侧离至坎半圆的中心为震,在小指侧半圆的中心为兑)。共八个方位,即乾、坎、艮、震、巽、离、坤、兑。

(2) 操作 运内八卦有顺运、逆运和分运之分。术者一手持患儿四指以固定,掌心向上,拇指按定离卦,另手食、中二指夹持患儿拇指,拇指自乾卦运至兑卦,运 100～500 次,称顺运内八卦;若从兑卦运至乾卦,运 100～500 次,称逆运内八卦(运至离宫时,应从拇指上运过,否则恐动心火)。根据症状,可按部分运 100～200 次,称分运内八卦(图 2-3-49)。

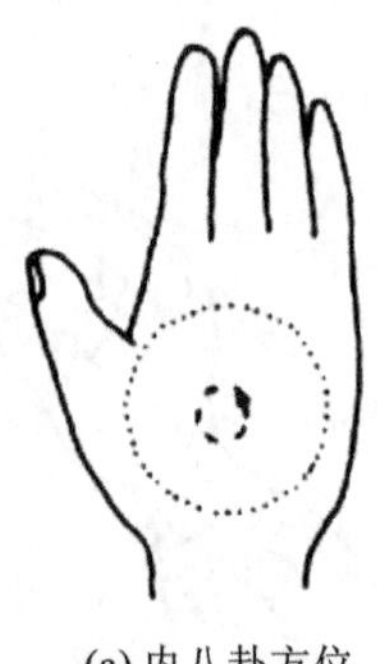

(a) 内八卦方位

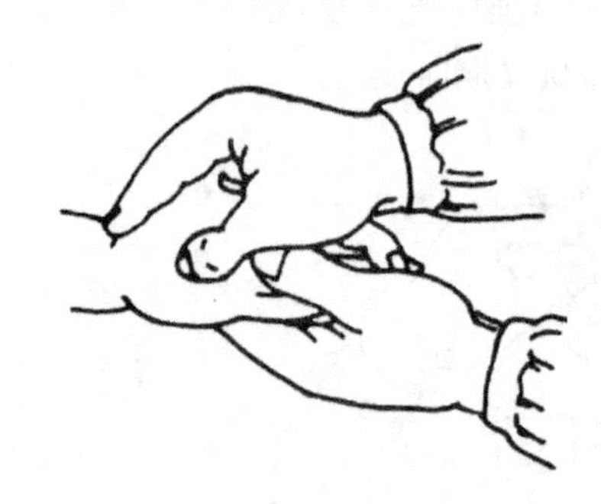

(b) 运内八卦

图 2-3-49 内八卦

(3) 作用 ①顺运内八卦:宽胸理气,止咳化痰,行滞消食。顺运内八卦主要用于痰结喘嗽、乳食内伤、胸闷、腹胀、呕吐及纳呆等,多与推脾经、推肺经、揉板门、揉中脘等合用。②逆运内八卦:降气平喘。逆运内八卦主要用于痰喘呕吐等,多与补脾经、补肺经、推三关、推天柱骨、推膻中等同用。③分运:乾震顺运能安魂,巽兑顺运能定魄,离乾顺运能止咳,坤坎顺运能清热,坎巽顺运能止泻,巽坎逆运能止呕,艮离顺运能发汗。

十九、小天心

(1) 位置　大小鱼际交接处凹陷中。

(2) 操作　有揉、掐、捣小天心之分。术者一手持患儿四指以固定,掌心向上,另手中指指端揉 100～150 次,称揉小天心(图 2-3-50);以拇指甲掐 3～5 次,称掐小天心;用中指尖或屈曲的指间关节捣 10～30 次,称捣小天心。

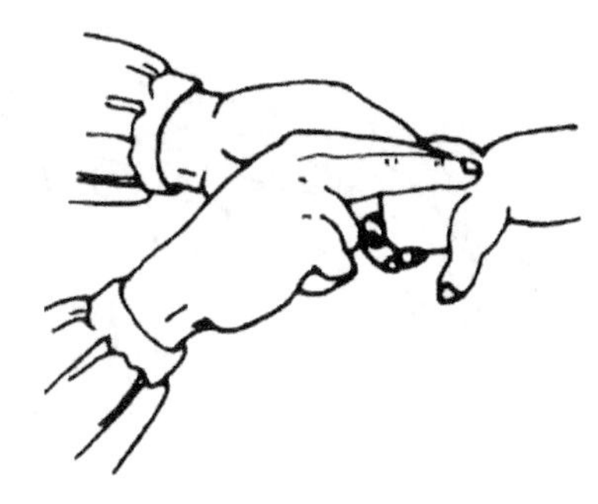

图 2-3-50　揉小天心

(3) 作用　①揉小天心:清热、镇惊、利尿、明目。揉小天心主要用于心经有热而致的目赤肿痛、口舌生疮、惊惕不安,或心经有热移于小肠而见小便短赤等,常与清心经、清天河水、清肝经、按揉精宁等同用。揉小天心还可用于新生儿硬皮病、黄疸、遗尿、水肿、痘疹欲出不透等。②掐、捣小天心:镇惊安神。掐、捣小天心常用于惊风抽搐、夜啼、惊惕不安等。若惊风眼翻、斜视,与掐老龙、掐人中、清肝经等合用。眼上翻者则向下掐、捣,右斜视则向左掐、捣,左斜视则向右掐、捣。

二十、大横纹

(1) 位置　仰掌,掌后横纹。近拇指端称阳池,近小指端称阴池。

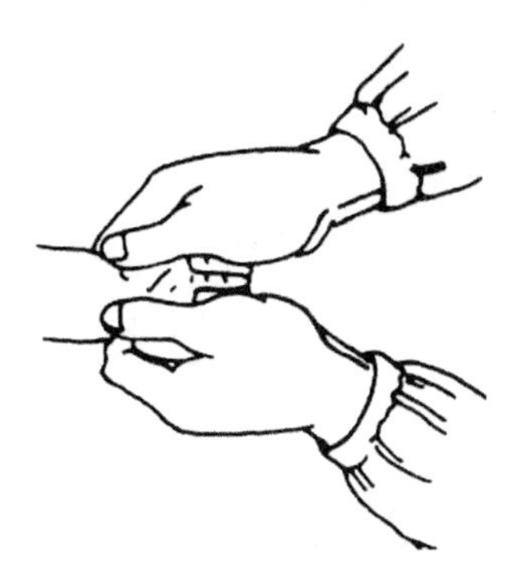

图 2-3-51　分推大横纹

(2) 操作　有分阴阳与合阴阳之分。拇指置于患儿掌后横纹中央。由总筋向两旁分推,推 30～50 次,称分推大横纹(图 2-3-51),亦称分阴阳;自两侧向总筋合推,推 30～50 次,称合阴阳。

(3) 作用　①分阴阳:平衡阴阳、调和气血、行滞消食。分阴阳多用于阴阳不调、气血不和所致的寒热往来、烦躁不安以及乳食停滞、腹胀、腹泻、呕吐等,多与开天门、分推坎宫、揉太阳、掐总筋合用。如实热证重分阴池,虚寒证重分阳池。②合阴阳:行痰散结。合阴阳多用于痰结喘嗽、胸闷等,与揉肾纹、清天河水同用。

二十一、阳穴

(1) 位置　在腕横纹桡侧端,相当于手太阴肺经太渊穴。

(2) 操作　以一手握住患儿掌指,使掌面向下,用另手拇指甲着力掐 3～5 次,称掐阳穴。

(3) 作用　调和气血。主要用于治疗感冒、寒热往来，咳嗽、气喘等病症，临床上多与推攒竹、推坎宫、推膻中、推脾经、分推肺俞等相配合。

二十二、总筋

(1) 位置　掌后腕横纹中点。

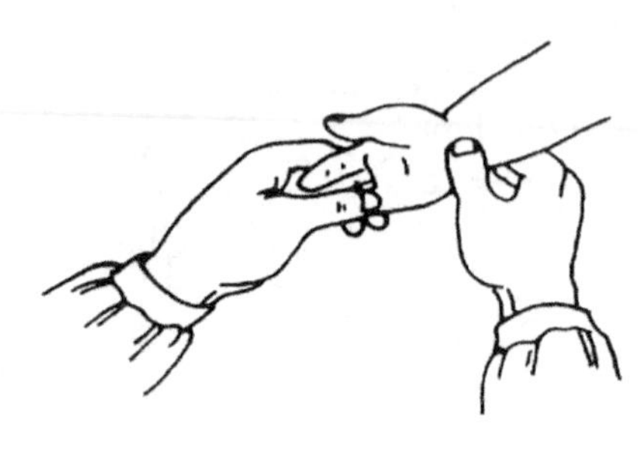
图 2-3-52　掐总筋

(2) 操作　有揉总筋和掐总筋之分。术者一手持患儿四指以固定，另手拇指指端按揉掌后腕横纹中点 100～300 次，称揉总筋；用拇指甲掐 3～5 次，称掐总筋(图 2-3-52)。

(3) 作用　①揉总筋：清心经热、散结止痉、通调周身气机。揉总筋治疗口舌生疮、潮热、夜啼等实热证，常与清天河水、清心经合用。②掐总筋：镇惊止痉。掐总筋治疗惊风抽搐，常与掐人中、拿合谷、掐老龙等同用。

二十三、列缺

(1) 位置　在桡骨茎突上方，腕横纹上 1.5 寸。属手太阴肺经。

(2) 操作　术者一手持患儿手，掌背向上，另手用拇指甲掐穴处，或拇指、食指拿穴处，掐 3～5 次，拿 5～10 次，称掐揉列缺。

(3) 作用　掐揉列缺：宣肺散邪，醒脑开窍。治疗感冒、无汗，常与开天门、推坎宫、揉太阳等合用。治疗惊风、昏厥，常与掐人中、掐老龙、掐十王等同用。

二十四、三关

(1) 位置　前臂桡侧缘，阳池(太渊)至曲池成一直线。

(2) 操作　术者一手握持患儿手，另手以拇指桡侧面或食、中二指指腹自腕横纹推向肘，推 100～500 次，称推三关(图 2-3-53)；屈患儿拇指，自拇指外侧端推向肘称为大推三关。

(3) 作用　推三关：温阳散寒、补气行气、发汗解表，主治虚寒证。常用于治疗气血虚弱、命门火衰、下元虚冷、阳气不足引起的四肢厥冷、面色无华、食欲不振、疳积、吐泻等。多与补脾经、补肾经、揉丹田、捏脊、摩腹等合用，治疗感冒风寒、怕冷无汗或疹出不透等，多与清肺经、推攒竹、掐揉二扇门等合用。

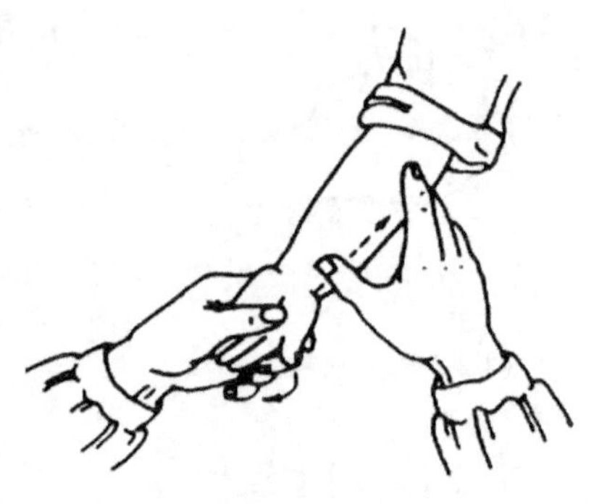
图 2-3-53　推三关

二十五、天河水

(1) 位置　前臂正中,自总筋至洪池成一直线。

(2) 操作　术者一手持患儿手,另手食、中二指指腹自腕横纹推向肘横纹100～500次,称清(推)天河水(图2-3-54)。

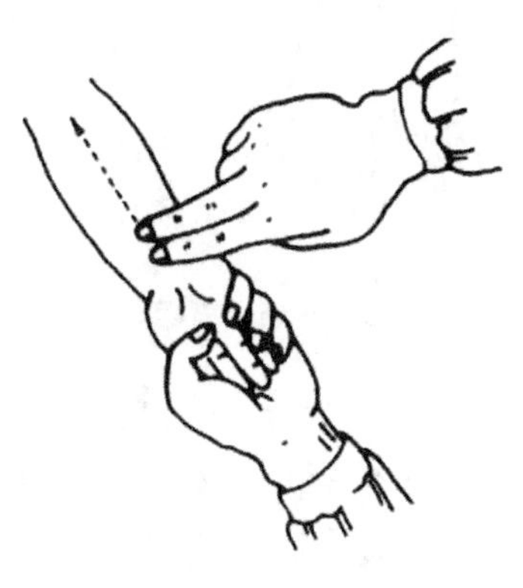

图 2-3-54　清天河水

(3) 作用　清天河水:清热解表、泻火除烦。本法性微凉,清热力平和,善清卫分、气分热,清热而不伤阴。治一切热证,多用于五心烦热、口燥咽干、唇舌生疮、夜啼等,常与清心经、退六腑同用。若用于外感风热所致的感冒发热、恶风、汗微出、头痛、咽痛等,则多与推攒竹、推坎宫、揉太阳等同用。

二十六、六腑

(1) 位置　前臂尺侧,阴池至肘成一直线。

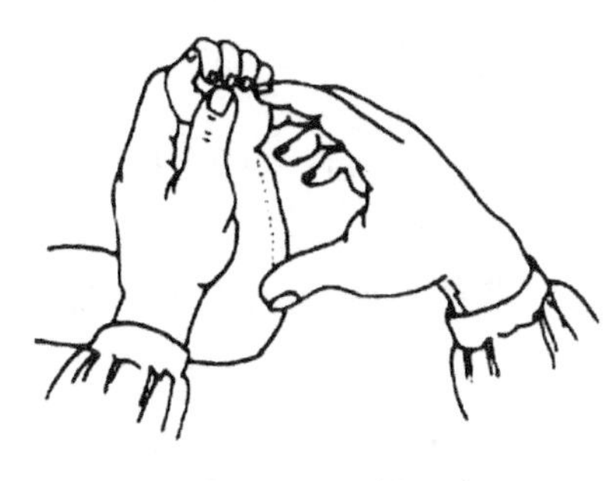

图 2-3-55　退六腑

(2) 操作　术者一手持患儿腕部以固定,另手拇指或食、中二指指面自肘横纹推向腕横纹,推100～500次,称退六腑或推六腑(图2-3-55)。

(3) 作用　退六腑:清热凉血解毒。退六腑性寒凉,适用于一切实热病证。治疗温病邪入营血、脏腑郁热积滞、壮热烦渴、腮腺炎及肿毒等实热证。与补脾经合用止汗。脾虚腹泻者慎用。常与推三关同用,能平衡阴阳,防止大凉大热,清热而不伤正气。若寒热夹杂,以热为主,则可以退六腑三数,推三关一数之比推之;若以寒为重,则可以推三关三数,退六腑一数之比推之。

二十七、洪池(曲泽)

(1) 位置　仰掌,肘部微屈,当肱二头肌肌腱内侧。属手厥阴心包经。

(2) 操作　术者一手拇指按穴位上,一手拿患儿四指摇之,摇5～10次,称按摇洪池。

(3) 作用　按摇洪池:调和气血、通调经络。主要用于关节疼痛、气血不和,多与按、揉、拿局部和邻近穴位配合应用。因穴属心包经,按之能泄血热,可与清天河水同用,清心热。

二十八、曲池

(1) 位置　屈肘成直角,肘横纹外侧纹头与肱骨外上髁连线的中点。属手阳明大

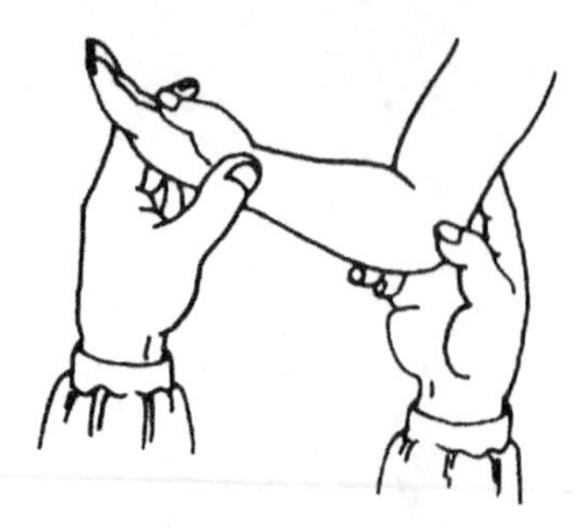
图 2-3-56　掐揉曲池

肠经。

（2）操作　掐揉曲池：先使患儿屈肘，术者一手托住其腕部不动，另手握住患儿之肘部，以拇指甲掐之，继以揉之，掐揉 30～50 次，称掐揉曲池（图 2-3-56）。

（3）作用　掐揉曲池：解表退热，利咽。主治风热感冒、咽喉肿痛、咳喘、上肢痿软、抽掣、嗳气、腹痛、呕吐泄泻等。常与开天门、推坎宫、推太阳、清天河水等同用。

二十九、十王（十宣）

（1）位置　十指尖指甲内赤白肉际处。

（2）操作　术者一手握患儿手，使手掌向外，手指向上，以另手拇指甲先掐患儿中指，然后逐指掐之，各掐 3～5 次，或醒后即止，称掐十王（图 2-3-57）。

（3）作用　掐十王：清热、醒神、开窍。主治高热惊风、抽搐、昏厥、两目上视、烦躁不安、神呆等。多与掐人中、掐老龙、掐小天心等合用。

三十、老龙

（1）位置　中指甲后一分处。

（2）操作　术者一手握持患儿手，另手以拇指甲掐患儿中指甲后一分处，掐 3～5 次，或醒后即止，称掐老龙（图 2-3-58）。

（3）作用　掐老龙：醒神开窍。用于急救，主治急惊风、高热抽搐、不省人事。若急惊暴死，掐之知痛有声者易治，不知痛而无声者，一般难治。

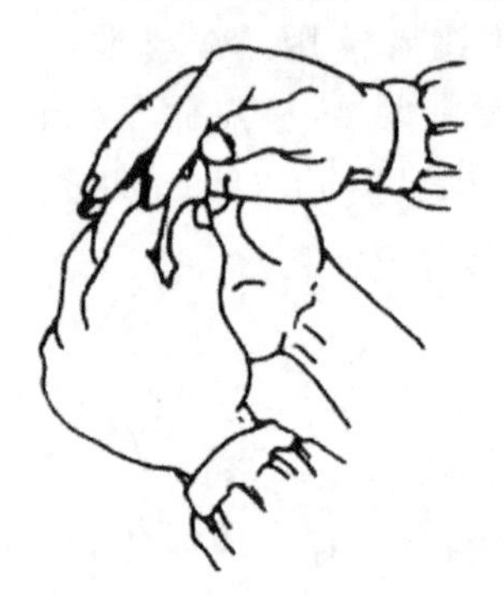
图 2-3-57　掐十王

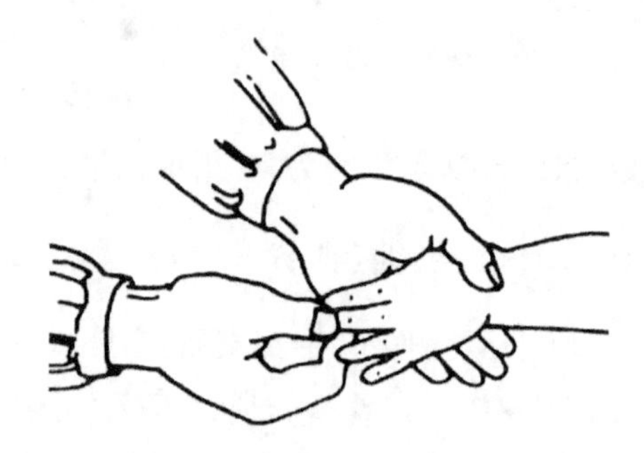
图 2-3-58　掐老龙

三十一、端正

（1）位置　中指甲根两侧赤白肉际处，桡侧称左端正，尺侧称右端正。

（2）操作　术者一手握持患儿手，另手以拇指甲掐或用拇指螺纹面揉，掐 5 次，揉 50 次，称掐揉端正。

(3) 作用　①揉右端正：降逆止呕。揉右端正常用于胃气上逆而引起的恶心呕吐等。常与清胃经、横纹推向板门合用。②揉左端正：升提中气、止泻。揉左端正用治水泻、痢疾等。多与推脾经、推大肠合用。③掐端正：醒神开窍、止血。掐端正常用于治疗小儿惊风，常与掐老龙、清肝经等同用。并可于中指第三节横纹起至端正处用线绕扎中指(不可太紧)，以止衄。

三十二、五指节

(1) 位置　掌背五指第一指间关节。

(2) 操作　有掐五指节和揉五指节之分。术者手握患儿手，使掌面向下，另手拇指甲由小指或从拇指依次掐之，继以揉之，各掐3～5次，揉30～50次，称掐揉五指节；以拇、食指揉搓之，揉搓30～50次，称揉五指节(图2-3-59)。

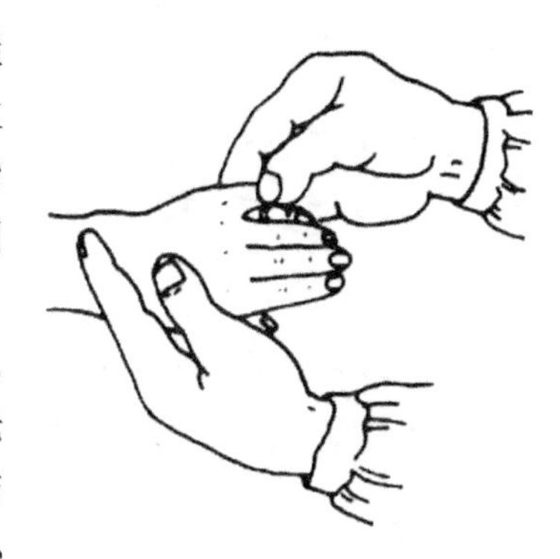

图 2-3-59　揉五指节

(3) 作用　掐揉五指节：安神镇惊、祛风痰、通关窍。掐五指节主要用于惊惕不安、惊风等，多与清肝经、掐老龙等合用；揉五指节主要用于胸闷、痰喘、咳嗽等，多与运内八卦、推揉膻中等合用。经常搓捻五指节有利于小儿智力发育，可用于小儿保健。

三十三、后溪

(1) 位置　轻握拳，第五掌指关节尺侧后方横纹头凹陷中，赤白肉际处取穴。属手太阳小肠经。

(2) 操作　有掐揉后溪和推后溪之分。术者一手持患儿手，握拳，另手拇指甲掐揉穴处，掐3～5次，揉20～50次，称掐揉后溪。或上、下直推穴处，推50次，称推后溪。

(3) 作用　掐揉后溪：清热、利小便。推后溪：上推清热，下推补肾虚。掐揉、上推后溪治疗小便赤涩不利，下推后溪治疗肾虚遗尿。

三十四、二扇门

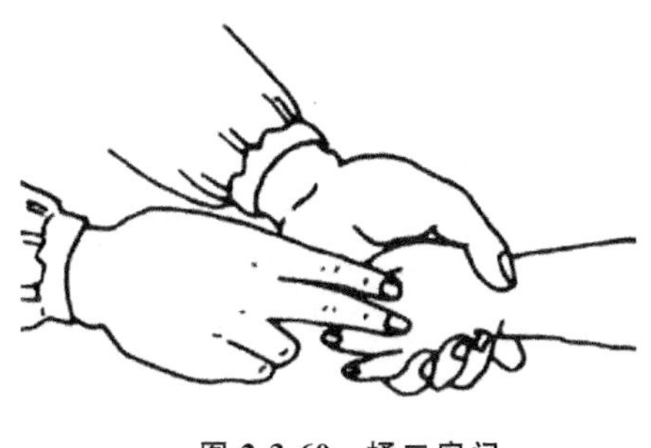

图 2-3-60　揉二扇门

(1) 位置　掌背中指根本节两侧凹陷处。

(2) 操作　有掐、揉二扇门之分。术者一手持患儿手，另手食、中指指端揉穴处，揉100～500次，称揉二扇门(图2-3-60)。术者两手食、中二指固定患儿手腕，令手掌向下，无名指托其手掌，然后用两拇指甲掐之，继而揉之，掐3～5次，称掐二扇门。

(3) 作用　掐、揉两扇门：发汗透表、退热平喘，是发汗要法。治疗体虚外感常与揉肾顶、补脾经、补肾经等合用。揉两扇门要稍用力，速度宜快，多用于外感风寒。

三十五、二人上马

(1) 位置　手背无名指及小指掌指关节后凹陷中。

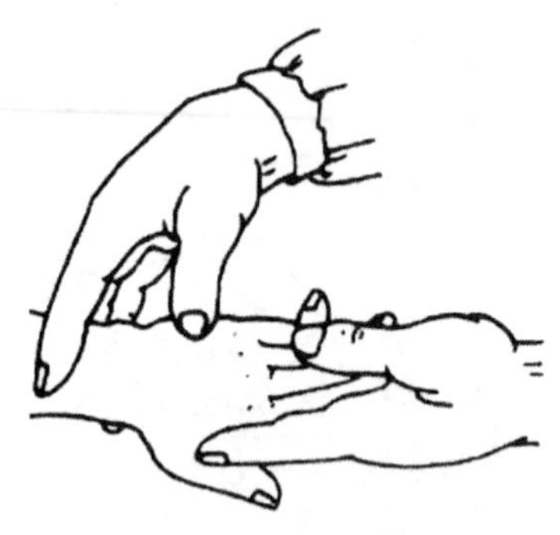

图 2-3-61　掐二人上马

(2) 操作　有掐二人上马与揉二人上马之分。术者一手握持患儿手，使手心向下，以另手拇指甲掐穴处，掐3～5 次，称掐二人上马(图 2-3-61)。以拇指指端揉之，揉 100～500 次，称揉二人上马。

(3) 作用　揉二人上马：滋阴补肾，顺气散结，利水通淋，为补肾滋阴的要法。临床上用揉法为多，主要用于阴虚阳亢、潮热烦躁、牙痛、小便赤涩淋沥等。揉二人上马常与揉小横纹合用，治疗肺部感染有干性啰音，久不消失者。

三十六、威灵

(1) 位置　手背二、三掌骨歧缝间。

(2) 操作　湿性啰音配揉掌小横纹，多揉亦有效。术者一手持患儿四指，令掌背向上，另手拇指甲掐穴处，继以揉之，掐 5 次，或醒后即止，称掐威灵(图 2-3-62)。

(3) 作用　掐威灵：开窍醒神，主要用于急惊暴死、昏迷不醒时的急救，常与掐精宁同用，加强开窍醒神作用。

三十七、精宁

(1) 位置　手背第四、五掌骨歧缝间。

(2) 操作　术者一手持患儿四指，令掌背向上，另手拇指甲掐穴处，继以揉之，掐 5 次，称掐精宁(图 2-3-63)。

(3) 作用　掐精宁：行气、破结、化痰。多用于痰食积聚、气吼痰喘、干呕、疳积等。

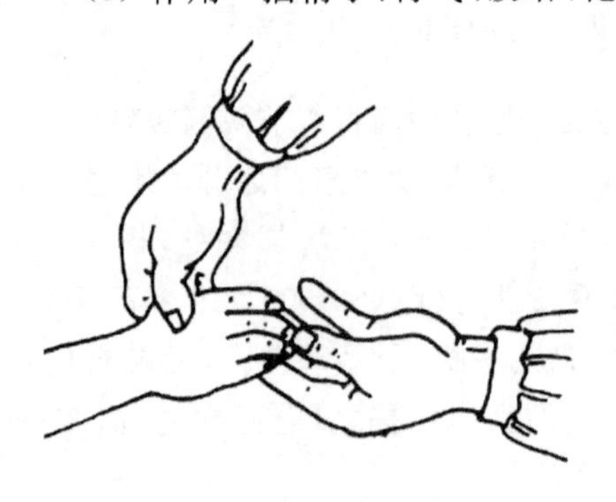

图 2-3-62　掐威灵

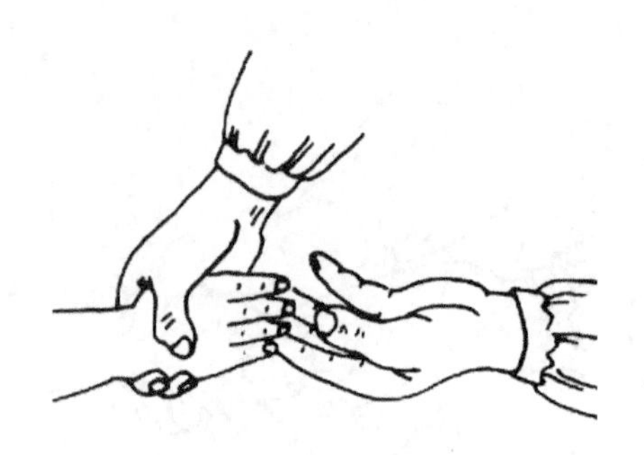

图 2-3-63　掐精宁

体虚者慎用，若应用则多与补脾经、推三关、捏脊等同用。

三十八、外劳宫

（1）位置　掌背中，与内劳宫相对处。

（2）操作　有掐外劳宫与揉外劳宫之分。术者一手持患儿四指令掌背向上，另手中指指端揉穴处，揉 100～300 次，称揉外劳宫。以拇指甲掐之，掐 3～5 次，称掐外劳宫（图 2-3-64）。

（3）作用　揉外劳宫：温阳散寒、升阳举陷，兼能发汗解表。本穴性温，用于一切寒证。临床上以揉法多用。治疗外感风寒、鼻塞流涕、脏腑积寒、完谷不化、肠鸣腹泻、寒痢腹痛、疝气等时多揉。治疗脱肛、遗尿常与补脾经、补肾经、推三关、揉丹田等合用。

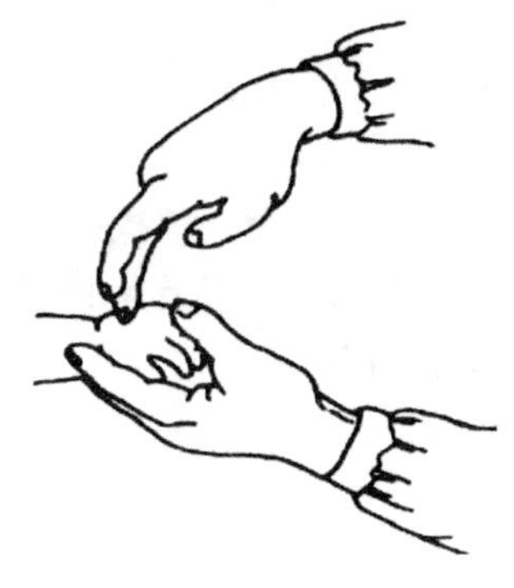

图 2-3-64　掐外劳宫

三十九、虎口（合谷）

（1）位置　手背第一、二掌骨之间，近第二掌骨中点的桡侧。属手阳明大肠经。

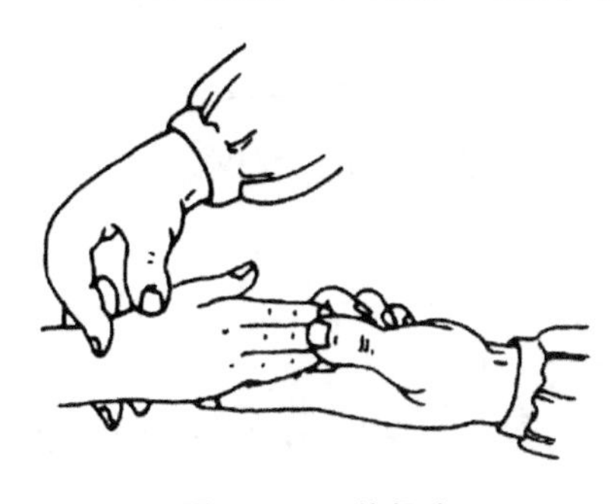

图 2-3-65　掐揉虎口

（2）操作　术者一手持患儿手，令其手掌侧置，桡侧在上，以另手食、中二指固定患儿腕部，用拇指甲掐穴处，继而揉之，掐揉 5～20 次，称掐揉虎口（图 2-3-65）。

（3）作用　掐揉虎口：清热、通络、止痛。治疗发热无汗、头痛、项强、面瘫、口噤、便秘、呕吐、嗳气呃逆、鼻衄等。常与推大肠、推脾经、拿肚角等同用。

四十、外八卦

（1）位置　掌背外劳宫周围，与内八卦相对处。

（2）操作　术者一手持患儿四指令掌背向上，另手拇指做顺时针方向掐运，运 100～300 次，称运外八卦。

（3）作用　运外八卦：宽胸理气、通滞散结。治疗胸闷、腹胀、便结等，多与摩腹、推揉膻中等合用。

四十一、一窝风

（1）位置　手背腕横纹正中凹陷处。

（2）操作　术者一手握持患儿手，另手以中指或拇指指端按揉穴处，揉 100～300 次，称揉一窝风（图 2-3-66）。

（3）作用　揉一窝风：温中行气、止痹痛、利关节。常用于受寒、食积等原因引起的腹痛等病症，多与拿肚角、推三关、揉中脘等合用。多揉治疗寒滞经络引起的痹痛。

四十二、阳池

（1）位置　在第三、四掌骨直上腕背横纹凹陷处。属手少阳三焦经。

（2）操作　有掐阳池和揉阳池之分。术者一手托患儿手，令掌面向下，另手拇指甲掐穴处，继而揉之，掐3～5次，称掐阳池；以中指指端揉之，揉100～300次，称揉阳池（图2-3-67）。

（3）作用　掐揉阳池：止头痛、通大便、利小便。治头痛常与开天门、分推坎宫、揉太阳等合用。治疗大便秘结多与推下七节骨、摩腹等合用。治疗小便赤涩短少多与清小肠同用。

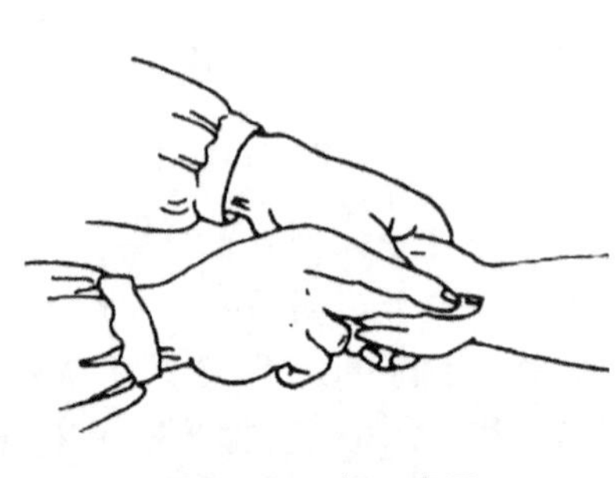

图 2-3-66　揉一窝风

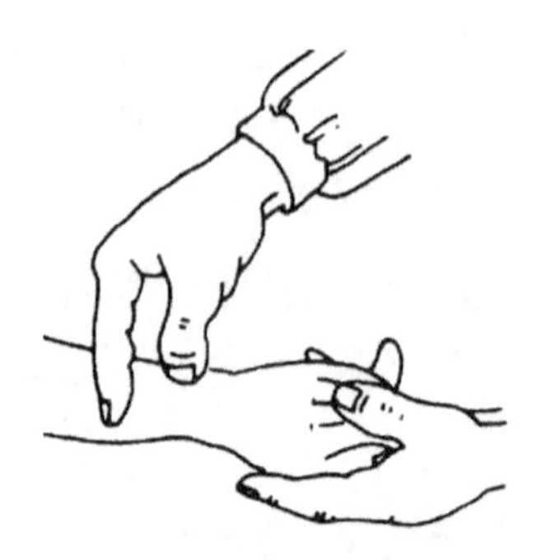

图 2-3-67　揉阳池

四十三、外关

（1）位置　腕背横纹上两寸，尺、桡骨之间。属手少阳三焦经。

（2）操作　术者用拇指甲掐或揉，掐3～5次，揉100～200次，称掐揉外关，还可用拇指或中指指端向上直推50～100次，称推外关。

（3）作用　揉推外关：解表清热、通络止痛。治疗小儿腹泻、感冒、腰背疼痛。

四十四、外间使（膊阳池、支沟）

（1）位置　前臂，尺骨与掌骨之间，与内间使相对处。属手少阳三焦经。

（2）操作　术者一手持患儿腕，另手拇指甲掐穴处，掐3～5次，继而揉之，称掐外间使。用拇指或中指指端揉100～500次，称揉外间使。

（3）作用　掐、揉外间使：解表清热、通络止痛，治疗小儿感冒头痛、腹泻、腹痛。

子任务五　下肢部穴位

本节以经穴为主，介绍箕门、百虫等穴位。

一、箕门

(1) 位置　箕门又名足膀胱，在大腿内侧，膝盖上缘至腹股沟成一直线。足膀胱属小儿推拿的特定穴，穴呈线状；足太阴脾经的箕门穴为点状，位置在血海穴上 6 寸，当缝匠肌的内侧缘处。

(2) 操作　有推足膀胱与拿足膀胱之分。以食、中两指螺纹面着力，自膝盖内侧上缘向上直推至腹股沟处 100～300 次，称推足膀胱或称推箕门(图 2-3-68)；以拇指与食中两指相对着力，提拿该处肌筋 3～5 次，称拿足膀胱或称拿箕门(图 2-3-69)。

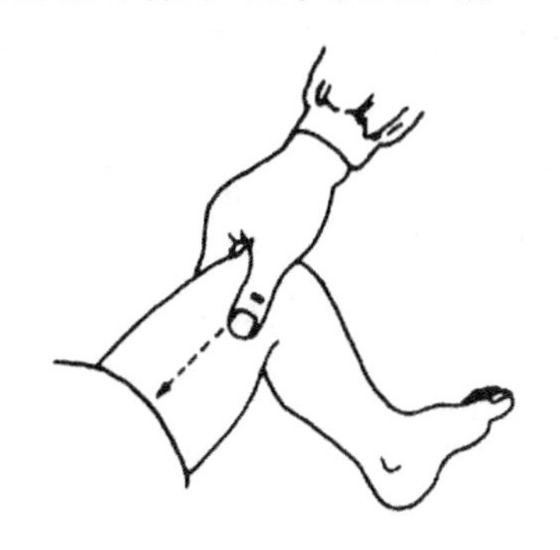

图 2-3-68　推箕门

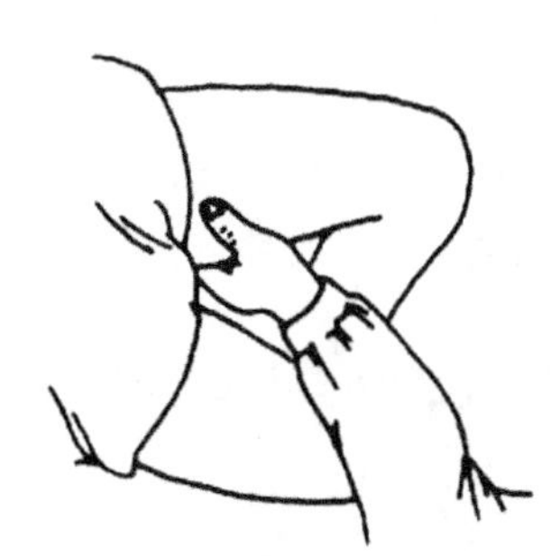

图 2-3-69　拿箕门

(3) 作用　利尿、清热。常用于治疗癃闭、小便赤涩不利、尿闭、水泻及该穴位处痿软无力等病症。推箕门性平和，有较好的利尿作用，多与揉丹田、按揉三阴交等相配合，用于治疗尿潴留等病症；与清小肠等相配合，用于治疗心经有热的小便赤涩不利等病症；治疗尿闭则自上往下推或拿；治疗水泻、无尿，则自下向上推，有利小便、实大便的作用；治疗股内痛，则轻拿箕门穴处的肌筋。

二、百虫

(1) 位置　百虫又名血海，在膝上内侧肌肉丰厚处，当髌骨内上缘 2.5 寸处。属足太阴脾经的经穴。

(2) 操作　有按揉百虫与拿百虫之分。以拇指指端或螺纹面的前三分之一处着力，稍用力按揉百虫 10～30 次，称按揉百虫(图 2-3-70)；用拇指与食、中两指指端着力，提拿百虫 3～5 次，称拿百虫。

(3) 作用　按、拿百虫能通经活络、平肝熄风、止抽搐。常用于治疗四肢抽搐、下肢萎废不用。多与拿委中、按揉足三里等相配合，以治疗下肢瘫痪、痹痛等病症；若用于惊风抽搐，则手法刺激宜重。

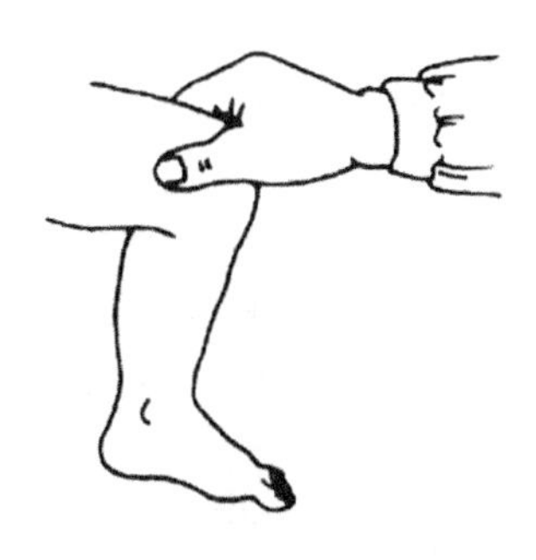

图 2-3-70　按揉百虫

三、膝眼

（1）位置　膝眼又名鬼眼，在髌骨下缘，髌韧带内、外侧凹陷中。外侧凹陷称外膝眼，又称犊鼻，属足阳明胃经；内侧凹陷称内膝眼，又名膝目，属经外奇穴。

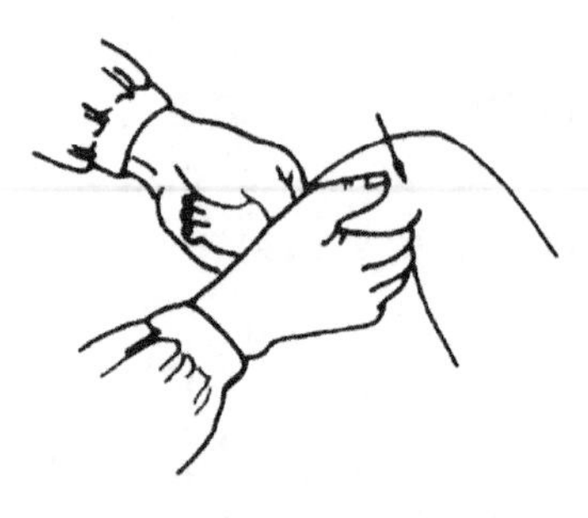

图 2-3-71　按膝眼

（2）操作　有按膝眼、揉膝眼与掐膝眼之分。以拇指指端着力，或用拇、食两指指端同时着力，稍用力按压一侧或内、外两侧膝眼 10～20 次，称按膝眼（图 2-3-71）；以一手或两手拇指螺纹面着力，揉动一侧或两侧膝眼 50～100 次，称揉膝眼；若用拇指甲掐一侧或两侧膝眼 5 次，称掐膝眼。

（3）作用　通经活络，熄风止搐。常用于治疗下肢痿软无力、惊风抽搐、膝痛等病症。临床上按、掐膝眼多用于治疗惊风抽搐；揉膝眼配合拿委中多用于治疗下肢痿软无力，并能治疗膝关节软组织扭挫伤及膝部病症。

四、足三里

（1）位置　足三里又名三里，在外膝眼下 3 寸，距胫骨前嵴约一横指处，当胫骨前肌上。属足阳明胃经，系本经合穴。

（2）操作　以拇指指端或螺纹面着力，稍用力按揉 100～200 次，称按揉足三里（图 2-3-72）。

（3）作用　健脾和胃、调中理气、导滞通络、强壮身体，常用于治疗腹胀、腹痛、呕吐、泄泻等消化系统疾病及下肢痿软乏力等病症。多与推天柱骨、分推腹阴阳等相配合，以治疗呕吐；与推上七节骨、补大肠等相配合，以治疗脾虚泄泻；常与捏脊、摩腹等相配合，以作小儿保健。

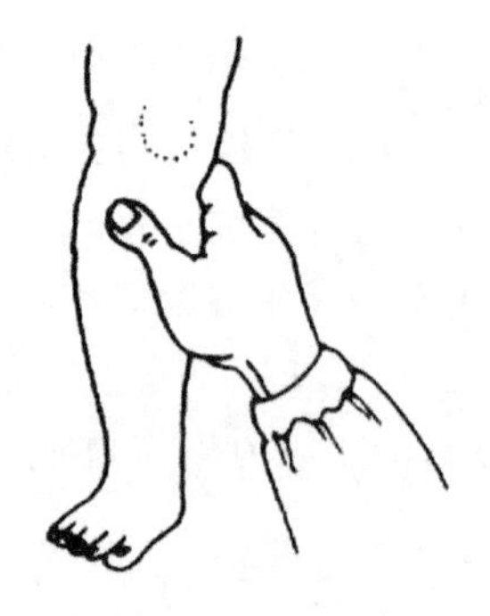

图 2-3-72　按揉足三里

五、前承山

（1）位置　前承山又名条口，在前腿胫骨旁，与后承山相对处，约相当于膝下 8 寸，上巨虚穴下 2 寸。在足阳明胃经的循行线上，系小儿推拿的特定穴位。

（2）操作　有掐前承山与揉前承山之分。以拇指甲掐该穴 5 次，称掐前承山；用拇指螺纹面揉该穴 30 次左右，称揉前承山。

（3）作用　掐、揉前承山能熄风定惊、行气通络。常用于治疗惊风、下肢抽搐、下肢痿软无力等病症。但掐、揉本穴主要用于治疗惊风抽搐。多与拿委中、按百虫、掐解溪等相配合，以治疗角弓反张、下肢抽搐；揉前承山能通经络、行气血、纠正畸形，与揉解溪等相配合，用于治疗下肢痿软无力、肌肉萎缩、足下垂等病症。

六、三阴交

(1) 位置　三阴交在内踝高点直上 3 寸，胫骨内侧面后缘处，属足太阴脾经的经穴，系足三阴经之交会穴。

(2) 操作　有按三阴交和推三阴交之分。以拇指或食指、中指的螺纹面着力，稍用力按揉 20～50 次，称按揉三阴交(图 2-3-73)；用拇指螺纹面着力，做自上而下或自下而上的直推法 100～200 次，称推三阴交(图 2-3-74)。

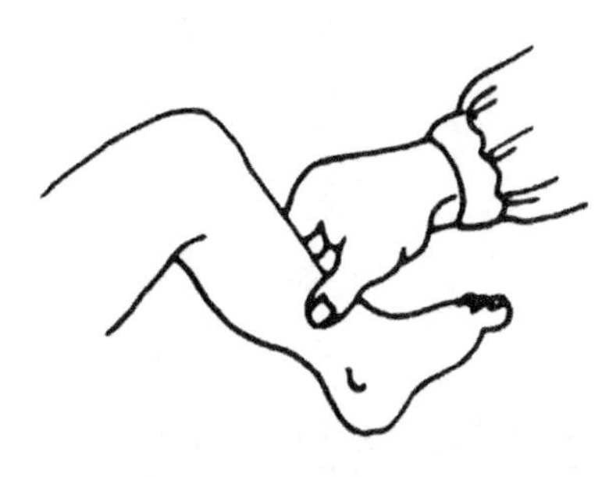

图 2-3-73　按揉三阴交

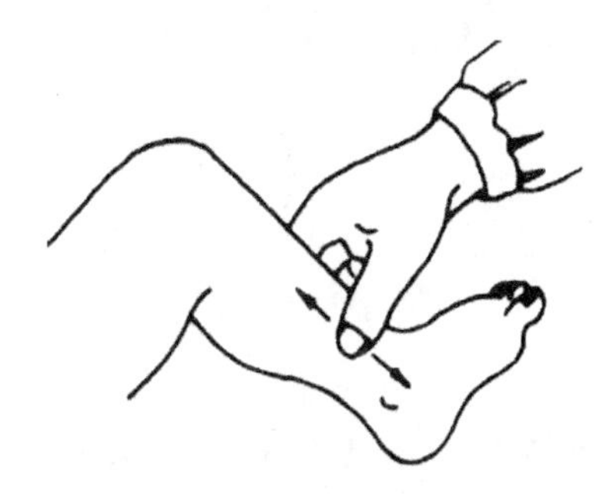

图 2-3-74　推三阴交

(3) 作用　按、推三阴交可通血脉、活经络、疏下焦、利湿热、通调水道，亦能健脾胃、助运化。主要用于治疗泌尿系统疾病，多与揉丹田、推箕门等相配合，以治疗遗尿、癃闭等病症；亦常用于治疗下肢痹痛、瘫痪、惊风、消化不良等病症。

七、解溪

(1) 位置　在踝关节前横纹中点，趾长伸肌肌腱与拇长伸肌肌腱两筋之间的凹陷中。属足阳明胃经的经穴，系本经五输穴之经穴。

(2) 操作　有掐解溪与揉解溪之分。以拇指甲掐解溪 3～5 次，称掐解溪(图 2-3-75)；用拇指指端或螺纹面着力，揉动 50～100 次，称揉解溪。

(3) 作用　掐、揉解溪可解痉、止吐泻，常用于治疗惊风、呕吐、泄泻、踝关节屈伸不利、足下垂等病症。

八、大敦

(1) 位置　大敦又名水泉，在足大趾外侧，距趾甲根角 0.1 寸处，属足厥阴肝经的起始经穴，系本经井穴。

(2) 操作　以拇指甲着力，掐大敦 5～10 次，称掐大敦(图 2-3-76)。

(3) 作用　解痉熄风。常与掐十宣、掐老龙等相配合，以治疗惊风、四肢抽搐等病症。

九、丰隆

(1) 位置　丰隆在外踝尖上 8 寸(外膝眼与外踝尖连线之中点)，胫骨前缘外侧(距

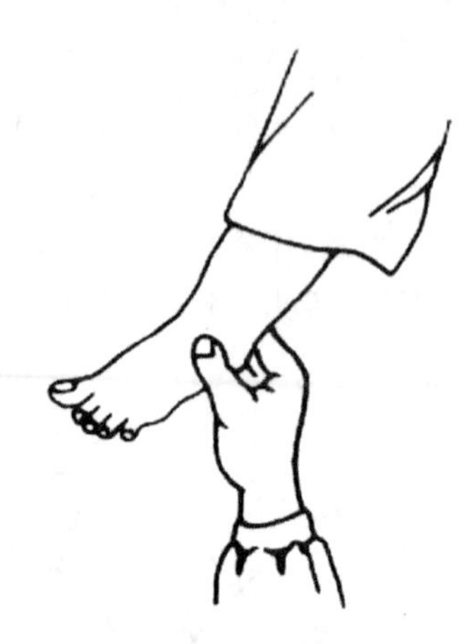
图 2-3-75　掐解溪

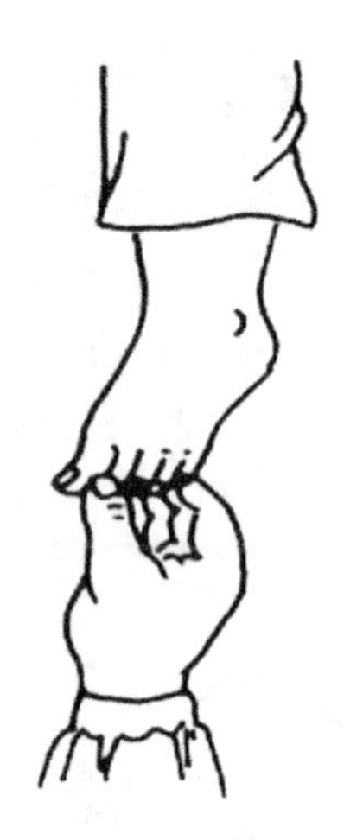
图 2-3-76　掐大敦

胫骨前嵴约二横指，即 1.5 寸)，胫、腓骨之间。属足阳明胃经之经穴，系本经络穴。

(2) 操作　以拇指或中指指端着力，稍用力在丰隆上揉动 50～100 次，称揉丰隆。

(3) 作用　和胃气、化痰湿。临床上多与揉膻中、运内八卦等相配合，用以治疗痰涎壅盛、咳嗽气喘等病症。

十、内庭

(1) 位置　内庭在第二跖趾关节前方，第二至第三趾缝间的纹头处。属足阳明胃经的经穴，系本经荥穴。

(2) 操作　以拇指甲着力，稍用力在内庭上掐 3～5 次，称掐内庭。

(3) 作用　开窍、止搐。主要用于治疗惊风。

十一、太冲

(1) 位置　太冲在足背第一至第二跖骨结合部之前方凹陷处(趾缝间上 1.5 寸)，拇长伸肌肌腱外缘处。属足厥阴肝经的经穴，系本经输穴，肝之原穴。

(2) 操作　以拇指甲着力，稍用力在太冲上掐 3～5 次，称掐太冲。

(3) 作用　平肝熄风。主要用于治疗惊风。

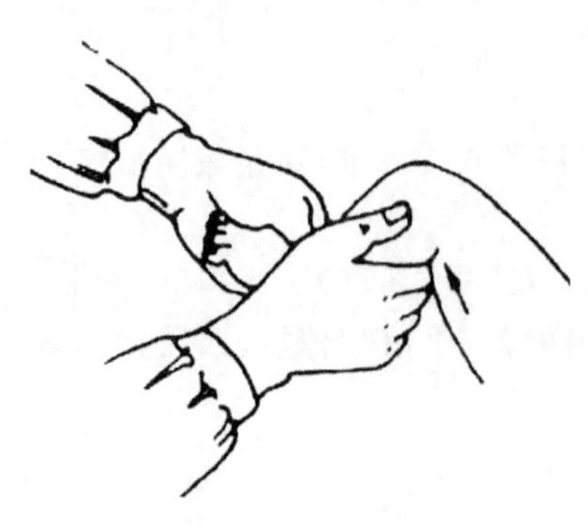
图 2-3-77　拿委中

十二、委中

(1) 位置　在腘窝正中央，横纹中点，股二头肌肌腱与半腱肌肌腱的中间。属足太阳膀胱经的经穴，系本经合穴。

(2) 操作　以食、中二指的指端着力，稍用力在委中扣拨该处的筋腱 3～5 次，称拿委中(图 2-3-77)。

(3) 作用　疏通经络、熄风止痉。拿委中多用于治疗惊风抽搐;与揉膝眼、揉阳陵泉等相配合,可治疗下肢痿软无力;若用挤捏法或扯法至局部出现痧痕瘀斑,则多用于治疗中暑痧证等。

十三、后承山

(1) 位置　后承山又名承山,在委中直下 8 寸,即委中与平昆仑处跟腱连线之中点,腓肠肌交界之尖端,人字形凹陷处,属足太阳膀胱经的经穴。

(2) 操作　以食、中二指指端着力,稍用力在后承山按拨该处的筋腱 3～5 次,称拿承山。

(3) 作用　通经活络,止痉熄风。拿后承山常与拿委中等相配合,有止抽搐、通经络之作用,以治疗惊风抽搐、下肢痿软、腿痛转筋等病症。

十四、仆参

(1) 位置　在昆仑下,外踝后下方,跟骨外侧下赤白肉际凹陷中。属足太阴膀胱经的经穴,系足太阳膀胱经与阳跷脉的交会穴。

(2) 操作　有拿仆参和掐仆参之分。以拇指与食、中两指相对着力,稍用力在仆参上拿捏 5 次,称拿仆参;以拇指甲着力,稍用力在仆参上掐压 5 次,称掐仆参(图 2-3-78)。

(3) 作用　益肾健骨、舒筋活络、安神定志。主要用于治疗腰痛、足跟痛、晕厥、惊风、足痿不收等病症。①拿仆参有益肾、舒筋之功:常与拿委中等相配合,可治疗腰痛;与按揉或拿后承山等相配合,可治疗霍乱转筋、足痿不收。②掐仆参用于晕厥、惊风。

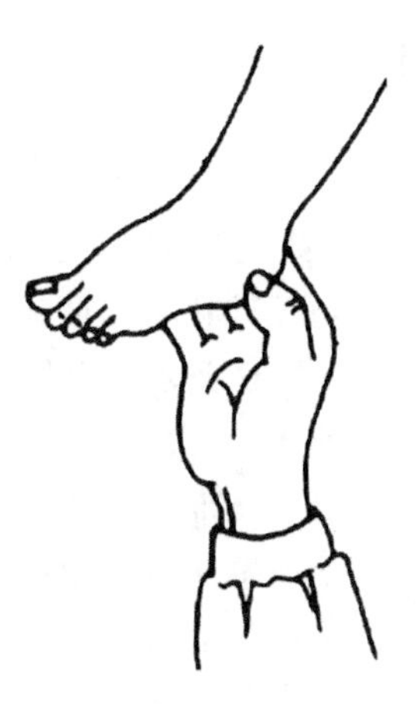

图 2-3-78　掐仆参

十五、昆仑

(1) 位置　昆仑又名上昆仑。在跟腱与外踝尖中点之凹陷处。属足太阳膀胱经的经穴,系本经五输穴之经穴。

(2) 操作　以拇指甲着力,稍用力在昆仑上掐 3～5 次,称掐昆仑。

(3) 作用　解肌通络、强腰补肾。掐昆仑主要治疗头痛、惊风,多与拿委中、拿承山等相配合,用以治疗腰痛、下肢痉挛、跟腱挛缩等病症;与拿仆参相配合,用以治疗足跟痛、足内翻等病症。

十六、涌泉

(1) 位置　在足掌心前三分之一与后三分之二交界处的凹陷中。系足少阴肾经的井穴。

(2) 操作　属足少阴肾经的起始经穴,有推涌泉、揉涌泉和掐涌泉之分。以拇指螺

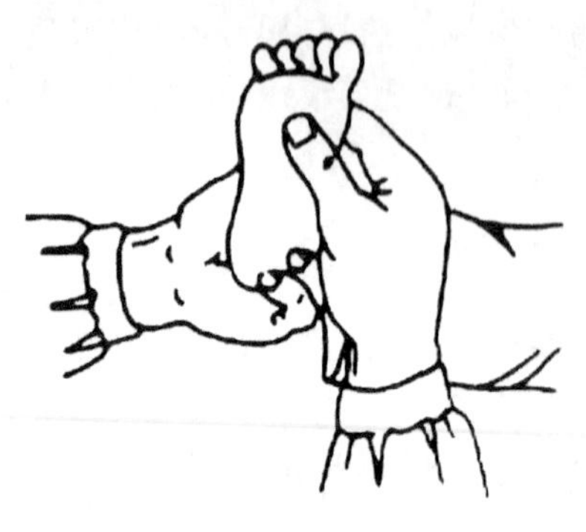

图 2-3-79　揉涌泉

纹面着力，向足趾方向做直推法或旋推法 100～400 次，称推涌泉；以拇指螺纹面着力，稍用力在涌泉上揉 30～50 次，称揉涌泉（图2-3-79）；以拇指甲着力，稍用力在涌泉上掐3～5 次，称掐涌泉。

（3）作用　滋阴、退热。①推涌泉能引火归元、退虚热，多与揉上马、运内劳宫等相配合，以治疗五心烦热、烦躁不安、夜啼等病症；与退六腑、清天河水等相配合，可用于退实热。②揉涌泉能治吐、泻，左揉止吐，右揉止泻。③掐涌泉能治惊风。

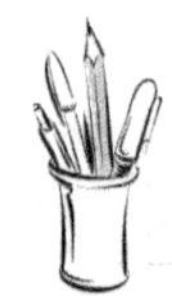

小　结

小儿推拿除了运用十四经穴及经外奇穴外，本身还有许多特定的穴位。这些穴位不仅有“点”状，而且还具有“线”状及“面”状，这是特点之一。有相当多穴位都聚集在两手，正所谓“小儿百脉汇于两掌”，这是特点之二。

本任务着重介绍小儿推拿穴位位置、操作方法、次数（时间）、主治及临床应用。本文所述的“次数”应根据患儿年龄大小、身体强弱、疾病轻重等情况而有所增减。

小儿推拿操作的顺序，一般是先头面，后上肢，再胸腹、腰背，最后下肢。亦可根据病情或患儿体位而定顺序。但是，对于疼痛较敏感的穴位，或具有较重刺激力的手法一般都放在最后操作，以求得到患儿的配合。

小儿推拿是运用一定的手法作用于小儿体表的特定穴位，使经络通畅，气血流通，以调整脏腑功能，达到治病保健目的的一种方法。小儿推拿疗法历史悠久，简便快捷，无痛苦，无毒副作用，易为患儿接受，对于治疗小儿的某些疾病有良好的疗效。

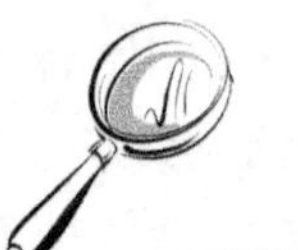

能力检测

1. 请描述出点状穴、面状穴以及线状穴的基本概念。
2. 请叙述小儿推拿常用穴位与成人推拿常用穴位的区别。

（张晓哲）

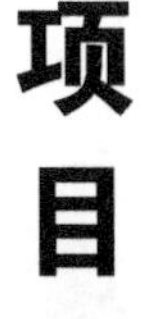

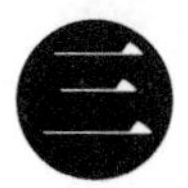

项目三 常见疾病的推拿治疗

任务一 骨伤科疾病

骨伤科疾病包括骨关节病变和以肌肉、筋膜等为主体的软组织病变。这些疾病多因急性或慢性损伤(疲劳、劳损和退变)所致,运用推拿手法治疗效果明显。但是,在推拿操作时必须注意以下问题。

(1) 骨关节和椎间盘退变与软组织损伤是相互影响的。软组织损伤可降低脊柱和四肢骨关节的稳定性和运动功能,从而达到加速脊柱和四肢骨关节、椎间盘的退变;相反,骨关节和椎间盘退变也会导致软组织损伤。

(2) 要从运动力学的角度去观察骨伤科疾病影像学检查结果。在评估时不仅要观察骨结构和椎间盘组织异常病变的局部器质性改变,还要重视因软组织病变、骨结构及节段稳定性下降所产生的脊柱和四肢骨关节整体功能性的形态改变,如倾斜、旋转、滑脱等现象。

(3) 理筋和整骨并重。在骨伤疾病推拿治疗时,关节运动手法既可通过关节复位发挥治疗作用,也可以消除或减少关节周围肌肉、筋膜组织内的本体感受器发放病理性传入感觉冲动,从而治疗疾病;同样,松解手法虽然主要作用于肌肉、韧带、筋膜等软组织,但松解手法实施后,同时可改善脊柱和四肢骨关节的稳定性、骨结构及节段运动的协调性,从而可恢复和加强脊柱和四肢骨关节的运动功能。

(4) 科学地运用运动关节类手法。在运用该类手法特别是扳法时,应要有明确的指征,同时要注意力度,不可矫枉过正,更重要的是,不能在同一患者身体上反复使用,否则会进一步损害脊柱和四肢关节的稳定性。

(5) 根据损伤的时期科学地制定推拿治疗原则和方案。如:急性期禁忌推拿;恢复期可采用力量较重、较能深透的推拿手法;陈旧性损伤推拿的时间较长,手法以搓、揉、揉捏、摇晃为主。

子任务一 颈椎病的推拿治疗

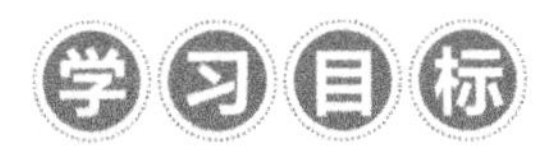

1. 掌握颈椎病的诊断和鉴别。

2. 能针对颈椎病类型制定推拿治疗方案。

3. 会针对各型颈椎病开展推拿治疗。

案例引导

马某,男,42岁,教师,2011年8月13日初诊。

主诉:颈背部酸痛2年,加重1周。多年来长时间伏案工作,2年前枕部、整个颈背部酸伴紧张感,头顶发沉,自感记忆力减退,时有恶心、心悸、胸闷、双眼视物模糊。舌淡苔白,脉滑数。问题:

1. 该患者是颈椎病的哪一种类型?

2. 为该患者制定推拿治疗计划。

3. 说出该患者的推拿步骤。

颈椎病是指颈椎退行性病变,表现为颈椎间盘及其继发性椎间关节退行性改变,累及脊神经根、脊髓、交感神经、椎动脉等脊柱周围组织而引起的一系列症候群,又称颈椎综合征。发病年龄在40岁以上,目前有下降趋势,临床上可见到20岁左右的患者,职业分布特征较为明显:多数是长期伏案工作或低头工作者。男女无明显差异。

现代医学认为本病病变基础为椎间盘退变,外因则为颈部肌肉、关节、韧带的急、慢性损伤,加剧退变进程。

一、临床表现

由于压迫的部位不同,其临床表现亦不同。临床上多数采用如下四型分类方法。

1. 神经根型

根据压迫的位置不同,其症状亦略有差异,单根神经受压的表现多出现在颈神经对应支配区域。

(1) 病变在颈三至四椎间隙以上者,颈部疼痛,向后枕部放射,枕部感觉异常。

(2) 病变在颈四至五椎间隙者,颈根部疼痛并沿肩、上臂前外侧、前臂桡侧前部向腕部放射,出现放射痛和麻木感,但不影响到手。

(3) 病变在颈五至六椎间隙者,项背疼痛,沿手太阴肺经至拇指放射,出现放射痛和感觉异常。

(4) 病变在颈六至七椎间隙者,项背疼痛,沿上臂及前臂后侧中央至食指、中指,出现放射痛和感觉异常。

(5) 病变在颈七至胸一椎间隙者,上臂内侧、前臂尺侧至无名指、小指出现放射痛和感觉异常。

临床上常见多个颈椎病变而致多根神经受压，使其症状互有错杂。

2. 椎动脉型

(1) 颈肩痛或颈枕痛，也可不明显，或见耳鸣、耳聋。

(2) 眩晕：常突然出现，改变方位症状可很快好转。

(3) 猝倒发作和意识障碍：发病前无预兆，常在走路、站立或回头时，颈部转动，下肢肌张力突然消失而跌倒。

(4) 头痛：多为单侧，局限于颈部或顶枕部。以跳痛、胀痛为主，常与眩晕交替出现。多考虑为脑血管痉挛表现。

(5) 常出现恶心、呕吐、上腹不适、多汗或无汗、流涎、心律失常、项背及胸部烧灼感、蚁行感、胸闷、呼吸节律不均匀等自主神经和内脏功能紊乱的症候。

3. 脊髓型

初期异常感觉轻微或无任何症状，后期则可出现感觉、运动、交感神经及血管受累的各种表现：下肢无力、沉重、步态笨拙、颤抖、脚尖不能离地、易摔倒、肢体肌肉抽动，晚期可出现痉挛性瘫痪；或见肢体麻木，并可逐渐向上发展；站立不稳、步态蹒跚、振动感及位置觉障碍、闭目行走时左右摇摆；起初有尿急、排尿不尽，后期可出现尿潴留；大便无力、便秘或大便失禁。

4. 交感型

交感型多出现交感神经功能受损的表现。

(1) 头部症状：头晕、目眩、颈枕痛或偏头痛，转动头部时症状无变化。

(2) 心脏症状：血压不稳定；心动过速或过缓、心前区疼痛。

(3) 周围血管症状：出现雷诺氏征；肢体、头颈、面部发木。

(4) 出汗异常：局部或半侧肢体多汗或少汗。

(5) 眼部症状：眼窝胀痛、易流泪、眼睑无力、视物模糊。

(6) 胃肠功能紊乱：腹泻或便秘。

(7) 其他症状：耳鸣、耳聋、舌麻、咽喉不适或异物感、共济失调症等。

5. 混合型

临床上多见两种或两种以上的混合型，单一类型颈椎病较少。

二、治疗原则

本病以舒经通络、活血化瘀、理筋整复为治疗原则。

三、推拿步骤

(1) 患者取坐位，医者用㨰法或四指推其肩、颈部 3～5 min；按揉风府、风池、天宗，拿风池，各 1～2 min；按揉曲池、合谷、手三里各 1 min，搓肩关节 30 次，抖上肢约 20 次，拔伸指关节约 1 min；摇颈部约 1 min；去枕，用颈部拔伸法拔伸。

(2) 神经根型者，加颈部压痛点的按揉弹拨约 3 min，颈部旋转扳法或定位扳、侧扳左右各 1 次，低重量、较长时间的颈椎牵引 15～20 min。

(3) 脊髓型者，加低重量长时间的颈椎牵引(3～5 kg，持续 40～60 min)。

(4) 椎动脉型者，加头面部常规操作，低重量较长时间牵引 20～30 min。

(5) 交感型者，加按揉双内关、心俞、三焦俞、膻中穴各 1 min。

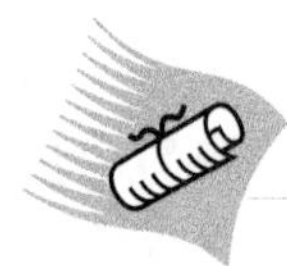

知识链接

中医把本病归属痹证范畴。肝肾亏虚、气血不足为本，感受风、寒、湿邪或外伤劳损为因。病机为气血运行不畅导致的筋脉拘急而疼痛麻木，活动受限等。

现代康复认为，颈椎病与劳损、椎间盘退变有关，而且分型也比较复杂，在康复时应注意各型的鉴别，具体如下。

1. 神经根型

(1) 临床症状：较典型的神经根受压症状与相应棘旁压痛。椎间孔加压试验(+)。

(2) 辅助检查：X 线示颈椎生理弧度变浅、骨质增生、椎间隙狭窄、椎间孔缩小。

(3) 排除其他疾病：颈椎结核、肿瘤、胸廓出口综合征、肩周炎、网球肘、肱二头肌腱鞘炎。

2. 椎动脉型

(1) 临床症状：颈性眩晕，猝倒发作。旋颈试验(+)。

(2) 辅助检查：X 线示椎间关节失稳或钩椎关节增生。

(3) 排除其他疾病：耳源性、眼源性眩晕；颅内肿瘤、神经官能症。

3. 脊髓型

(1) 临床症状：有脊髓受压表现。症状从上肢开始，波及全身的称为中央型；症状从下肢开始波及全身的称为周围型。

(2) 辅助检查：X 线示椎体后缘增生，椎管矢状径狭窄。脊髓造影或 CT、MRI 检查可进一步确诊。

(3) 排除其他疾病：肌萎缩型侧束硬化症、脊髓肿瘤、多发性末梢神经炎等。

4. 交感型

(1) 临床症状：头晕、眼花、耳鸣、手麻、心动过速、心前区疼痛等一系列交感神经症状。

(2) 辅助检查：X 线检查结果与临床相符；心电图无异常。

四、任务实施(表 3-1-1)

表 3-1-1　颈椎病的推拿操作流程

操作程序	操作步骤	要点说明
评估	* 患者的年龄、职业、生活习惯； * 患者颈部疼痛和伴随症状开始时间、疼痛性质、伴随症状、舌苔和脉象等； * 患者对颈椎病的认识和对推拿治疗本病的意愿	√ 询问有无颈肩部疼痛酸胀、手指麻木、头痛、头昏、恶心等颈椎病典型症状； √ X线检查及其他理化检查无异常者，排除其他病变即可确诊为颈椎病； √ 采用臂丛牵拉试验、压顶、叩顶试验筛查
计划 1. 治疗师的准备； 2. 用物准备； 3. 患者准备； 4. 环境准备	* 衣帽整洁、清洗双手、修剪指甲； * 准备推拿床、按摩巾、按摩油(或滑石粉)； * 了解颈椎病的原因及发病机制，推拿治疗的部位以及工作姿势不当对本病的影响； * 治疗室要安静、整洁、安全、光线充足	√ 用㨰、揉、拿法松解颈肩部，缓解肌肉紧张； √ 再用点揉手法以通经止痛为主； √ 头部的手法治疗； √ 针对有颈椎寰枢关节半脱位或颈椎小关节紊乱者用复位手法； √ 根据证型适当考虑配合牵引治疗； √ 运用揉、捏和叩击法结束治疗(俗称"关门"手法)
实施 1. 穴位定位； 2. 解释及准备； 3. 手法操作	* 在患者身体上找出阿是穴、风池、风府、肩井等穴位的位置； * 向患者解释评估结果和计划内容，同时告诉患者放松心情，准备好体位； * 以局部取穴为主，主要采用㨰法、按法、揉法、拿法、一指禅法、拔伸法等手法	√ 擦法操作前应在施术部位涂抹润滑剂； √ 点法操作时应做到重而不滞，以患者得气即酸、麻、胀感为度； √ 空腹、饥饿、疲劳时不宜进行治疗； √ 治疗时应随时观察患者表情，询问治疗手法的轻重度； √ 睡眠姿势正确、枕头的高度合理、保持轻度的后仰位，使颈部肌肉放松； √ 低头时间不宜过长，不宜长期伏案工作，进行适当的功能锻炼，活动颈部，同时颈部应注意保暖； √ 不论何种类型，若牵引时症状加重，应立即停止； √ 手法操作时轻缓柔和，切忌暴力，特别是摇法、扳法，扳法不要强求弹响； √ 密切观察患者的反应，要避免颈动脉窦的刺激，以免造成反射性低血压； √ 根据临床症状，选择较为合理的治疗方法，避免贻误治疗时机

续表

操作程序	操作步骤	要点说明
评价	* 考核颈椎病诊断是否准确； * 考核证型辨证是否准确； * 考核治疗方案是否合适； * 检测穴位定位是否准确； * 考核手法操作是否规范； * 操作流程是否规范	✓ 检查学生对本病推拿治疗的操作规范性； ✓ 对颈椎病手法治疗的疗效进行评价

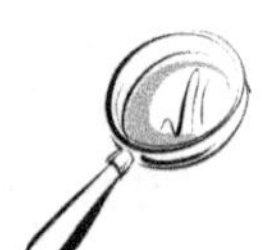

能力检测

李某，男，39岁，教师，2011年9月就诊。

因颈肩痛伴有眩晕就诊，偶见耳鸣，右侧头痛，以胀痛为主。有时可感觉到血管的波动。有时自觉胸闷、心慌。舌尖红，苔白，脉弦细。CT检查示第四至第五颈椎间关节增生，呈退行性改变。

1. 该患者是颈椎病的哪一种类型？
2. 为该患者制定推拿治疗方案，包括取穴处方等内容。
3. 写出该类型颈椎病的推拿步骤和流程，并在模拟人身体上进行操作。

子任务二　落枕的推拿治疗

1. 能对落枕进行准确诊断和鉴别。
2. 能针对落枕制定推拿治疗方案。
3. 会针对落枕开展推拿治疗。

案例引导

谢某，男，32岁，工程师，2012年2月就诊。

患者今晨起后感到项背部明显酸痛，颈部活动受限，向左倾斜，不能转侧，下颌略向右倾，颈部畏冷风，睡眠好，大小便正常，查体：局部压痛，颈部左转约30°。患者身体中等偏瘦，颈部略细长，舌淡，苔白，脉弦。请思考：

1. 该患者诊断是什么？
2. 为该患者制定推拿治疗计划。
3. 说出该患者的推拿步骤。

落枕是以颈项疼痛、活动受限不利为主症的一种颈部疾病，又称“失枕”，中老年人多发。

一、临床表现

主要症状为一侧胸锁乳突肌或斜方肌局限性疼痛、肌痉挛、颈部活动不利。较重者呈现强迫体位：头向患侧倾斜、下颌转向健侧。更甚者不能躺下或躺下不能起床，走路小心翼翼，怕振动，以手托头等。

二、治疗原则

本病以舒筋活血、温经通络为治疗原则。

三、推拿步骤

(1) 患者取坐位，点揉双侧天宗、曲池、合谷、对侧阳陵泉各 1 min。用一指禅推风池、风府各约 1 min。用四指推颈部约 3 min，放松颈部肌肉。在肩背部用㨰法约 3 min，放松肩背部肌肉，配合扳法。

(2) 患者取坐位或卧位，施颈部拔伸法 3～5 次，在颈部施摇法 5 次，颈部旋转扳法左右各 1 次，局部擦法，反复 20～30 次，以透热为度。

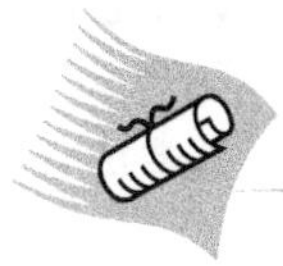

知识链接

传统医学认为本病病因如下：夜间睡眠姿势不当，头颈长时间处于过度偏转的位置，枕头不合适，引起颈部一侧肌肉过伸或过屈而处于紧张状态，从而导致颈椎小关节扭错，伤处肌筋强硬不和，气血运行不畅，局部疼痛不适，动作明显受限等；感受风寒，如睡眠时受寒，盛夏贪凉，使颈背部气血凝滞，筋络痹阻，以致僵硬疼痛，动作不利。

本病在症状上易与颈椎半脱位相混淆，颈椎半脱位可因严重的落枕，致使两侧颈肌张力平衡失调而发生自发性脱位或因推拿误治，扳法失当，损伤一侧翼状韧带而产生。本病疼痛严重，功能障碍严重。X 线检查：齿突与两侧侧块间隙不等。

四、任务实施(表 3-1-2)

表 3-1-2 落枕的推拿操作流程

操作程序	操作步骤	要点说明
评估	* 患者的年龄、职业、体质状况； * 患者疼痛开始的时间、部位、诱因、程度、颈部活动受限的程度等； * 患者对落枕的认识和对推拿治疗本病的意愿	√ 询问患者颈部疼痛的诱因、颈部活动受限的程度； √ 通过 X 线检查与颈椎病进行鉴别，一般落枕 X 线检查无异常
计划 1. 治疗师的准备； 2. 用物准备； 3. 患者准备； 4. 环境准备	* 衣帽整洁，清洗双手，修剪指甲； * 准备好推拿床、座椅、按摩巾、按摩油(或滑石粉)； * 了解落枕原因及机制、推拿治疗的部位； * 治疗室要安静、整洁、安全、光线充足	√ 制定落枕的推拿计划； √ 首先触摸患者颈部两侧肌肉有何不同； √ 用轻柔手法松解紧张的肌肉； √ 运用拔伸和摇颈法调节肌肉平衡和筋的归位； √ 运用扳法调节颈部小关节的紊乱； √ 运用擦法以通经活络。
实施 1. 穴位定位； 2. 解释及准备； 3. 颈肩部手法操作； 4. 下肢手法操作	* 在患者身体上找出天宗、曲池、合谷、阳陵泉、风池、风府等穴位的位置； * 向患者解释评估结果和计划内容，同时告诉患者放松心情，准备好体位； * 以局部取穴为主，主要采用擦法、一指禅推法和㨰法； * 以对侧阳陵泉穴为主，采用一指禅推法，以酸胀略疼痛为度	√ 擦法以温热为度，不可擦破皮肤； √ 治疗时应随时观察患者表情，询问治疗手法的轻重度； √ 局部推拿后一般不宜再做热敷与理疗，同时扳法时不宜强求弹响； √ 要经常适量运动，尤其是颈椎的活动操； √ 选好枕头，减少病因，局部注意保暖； √ 要注意避免不良的睡眠姿势，不过度屈曲或伸展等； √ 严重落枕或半脱位者慎用或禁用扳法
评价	* 考核落枕诊断是否准确； * 考核治疗方案的制定是否合适； * 检测穴位定位是否准确； * 考核手法操作是否规范； * 操作流程是否规范	√ 检查学生对本病推拿治疗的操作规范性； √ 对落枕手法治疗的疗效进行评价

能力检测

方某，男，26岁，研究生，2012年1月就诊。

晨起颈后酸胀疼痛，扭头困难，活动受限，头向右侧倾斜，下班歪向左侧，遇冷疼痛加重，舌淡红，苔薄白，脉弦。查体：右侧胸锁乳突肌或斜方肌局限性压痛(++)。X线检查：颈部无异常。问题：

1. 该患者患了什么病？
2. 为该患者制定推拿治疗方案，包括取穴处方等内容。
3. 写出该病推拿步骤和流程，并在模拟人身体上进行操作。

子任务三　脊柱小关节紊乱的推拿治疗

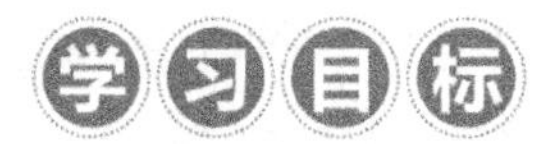

1. 能对脊柱小关节紊乱进行准确诊断和鉴别。
2. 能对脊柱小关节紊乱制定推拿治疗方案。
3. 会针对脊柱小关节紊乱开展推拿治疗。

案例引导

何某，男，35岁，2010年4月就诊。

上周在工作时毫无意识地出现腰部扭伤(不摔跤、不干体力活)：局部不适、疼痛、活动不利。检查：脊柱正中腰四至腰五棘突部压痛(+)，棘旁部压痛，腰大肌紧张，局部性压痛。问题：

1. 该患者可能被确诊的疾病。
2. 为该患者制定推拿治疗计划。
3. 说出该患者的推拿步骤。

脊柱小关节紊乱俗称“骨错缝”，临床上以腰椎小关节紊乱多见，多由于腰部的不协调动作而引起腰椎小关节解剖位置发生细微改变、交锁、滑膜嵌顿，不能自行复位，影响关节功能，造成活动受限，又称腰椎骨错缝或小关节滑膜嵌顿。

一、临床表现

（1）疼痛多在腰部，在姿势不当下负重，或做前屈或旋转运动后直腰时突发，活动加剧，强迫体位。

（2）疼痛部位多局限于腰部，有时疼痛向下肢放射，咳嗽或打喷嚏时疼痛加重；腰部肌肉紧张，压痛明显，压痛点通常在第三腰椎至第一骶椎之间，偏于棘突一侧，叩击痛呈阳性。

（3）活动受限，下肢后伸试验阳性，直腿抬高试验有时可为阳性。

二、治疗原则

活血止痛、理筋整复。

三、推拿步骤

（1）患者取俯卧位，医者立于患侧，施㨰法于腰部疼痛点旁，松弛痉挛，约 10 min。

（2）持续牵引约 20 min，以患者刚好耐受为度。

（3）扳法、斜扳、定位旋转扳法、腰部后伸扳法、背法等，根据情况和条件，施一种手法作用于患处以理筋整复、调整关节，进行复位。

（4）复位后，用按揉法沿腰椎两侧进行按揉约 5 min，以通络止痛。

四、注意事项

（1）适当地进行腰部锻炼，卧板床。

（2）避风寒，腰部活动时动作要和缓。

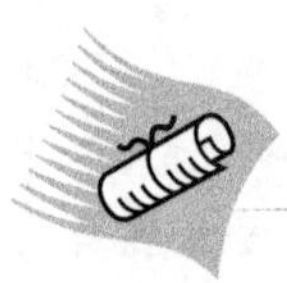

知识链接

1. 病因

中医学认为，本病多由肝肾不足，筋骨失养，或因跌仆闪扭而引起。

从现代康复运动学的角度来看，本病病因主要有以下几个方面。

（1）间接暴力引起：突然跌倒，臀部或单侧肢体着地，地面的作用力通过脊柱向上传导，而躯体向下的冲击作用力也通过脊柱向下传导，两作用力在脊柱小关节处汇合，则可引起该处小关节错位；单侧肢体着地或下蹲位持重站立时的扭伤、“挥鞭样”损伤等，可使肢体受到扭转、牵拉、碰挫、滑跌等而产生错位。

（2）脊柱局部肌肉扭伤、挫撞或受风寒侵袭发生痉挛；睡眠或工作时姿势不良使脊柱受到慢性劳损；舞台表演或特技动作可使脊柱小关节超出正常活动范围而发生侧向滑移。

(3) 若有先天性关节突不对称，一侧关节突更易发生斜向运动，使滑膜更易嵌入，或关节突错位。严重的脊柱关节错位，可使关节周围的肌肉、韧带撕裂，使关节的稳定性降低，负重或活动时有加重错位的可能。轻微的错位，有自行恢复的可能。如脊柱关节反复地发生错位损伤或关节错位未能得到及时正确的治疗，局部出血、机化、瘢痕形成填充关节空隙，可造成复位困难和关节不稳，久之则可引起顽固性的、持续性的颈、胸、腰、骶部疼痛。

2. 鉴别

腰椎小关节紊乱以腰痛为主，易与腰椎压缩性骨折和急性腰扭伤相混淆，应加以鉴别，鉴别要点如下。

(1) 与腰椎压缩性骨折相鉴别　腰椎压缩性骨折有明确外伤史，腰部压痛明显，叩击痛阳性，X线检查示椎体变扁可作为明显的鉴别依据。

(2) 与急性腰扭伤相鉴别　急性腰扭伤有腰部扭伤史，疼痛在骶棘肌或腰方肌等肌肉部位，各椎体棘突无压痛。X线检查显示无异常。

四、任务实施(表3-1-3)

表3-1-3　脊柱小关节紊乱的推拿操作流程

操作程序	操作步骤	要点说明
评估	* 患者的年龄、职业，疼痛的诱因及开始时间，全身情况及舌苔和脉象等； * 患者对中医的认识和对推拿治疗本病的意愿	√ 发病急骤，有明确的腰部突然扭伤史； √ 询问患者发病的原因、疼痛的部位以及引起腰痛加重的情况； √ 体检是观察腰部是否呈僵直屈曲位，后伸活动是否明显受限，是否有强迫被动体位，下肢后伸试验是否为阳性； √ X线检查排除腰椎骨折、腰扭伤
计划 1. 治疗师准备； 2. 用物准备； 3. 患者准备； 4. 环境准备	* 衣帽整洁，清洗双手，修剪指甲； * 准备推拿床、牵引床、按摩巾、按摩油(或滑石粉)； * 了解疾病发生的原因及机制，推拿治疗的部位以及要求患者排空大小便； * 治疗室要安静、整洁、安全、光线充足	√ 首先找出腰痛的位置； √ 对痛点采用松解手法，缓解肌肉及韧带的痉挛； √ 适当地做牵引治疗； √ 通过触诊和X线分析关节错缝的位置及方向，针对性地采用扳法复位

续表

操作程序	操作步骤	要点说明
实施 1. 穴位定位； 2. 解释及准备； 3. 手法操作	* 在患者身体上找出疼痛的位置及阿是穴等穴位的位置； * 向患者解释评估结果和计划内容，同时告诉患者放松心情，准备好体位； * 本病推拿主要分四步，一是用揉法和拨法松解痛点，二是做拔伸牵引，三是小关节错缝的复位，四是理筋手法	✓ 㨰法从局部疼痛旁开始，逐渐向疼痛部位延伸，动作柔和，以患者得气即出现酸、麻、胀感为度； ✓ 牵引时注意牵引力度，以患者耐受为度； ✓ 做复位手法时，应先清晰关节错位的方向和程度以确定扳法的方向和力度； ✓ 平素避风寒，腰部活动时动作要和缓； ✓ 治疗时应随时观察患者表情，询问治疗手法的轻重度
评价	* 考核本病的诊断是否准确； * 考核制定的治疗方案是否合适； * 考核手法操作是否规范； * 操作流程是否规范	✓ 检查学生对本病推拿治疗的操作规范性； ✓ 对脊柱小关节紊乱手法治疗的疗效进行评价

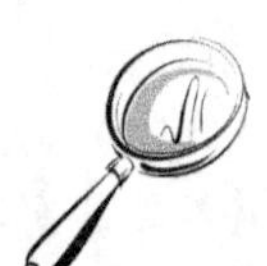

能力检测

侯某，女，43岁，家庭主妇，2011年8月就诊。

患者在家里搬物品时腰部闪挫，突发疼痛，活动加剧，强迫体位。行走时偶尔下肢放射性疼痛，咳嗽加重。查体：腰部肌肉紧张，压痛(+)，压痛点为第三至第四腰椎，叩击痛(+)。活动受限，强迫被动体位。下肢后伸试验阳性，直腿抬高试验(—)。问题：

1. 该患者患什么病？
2. 为该患者制定推拿治疗方案，包括取穴处方等内容。
3. 写出该病的推拿步骤和流程，并在模拟人身体上进行操作。

子任务四　急性腰扭伤的推拿治疗

1. 能对急性腰扭伤进行准确诊断和鉴别。

2. 能针对急性腰扭伤制定推拿治疗方案。

3. 会针对急性腰扭伤开展推拿治疗。

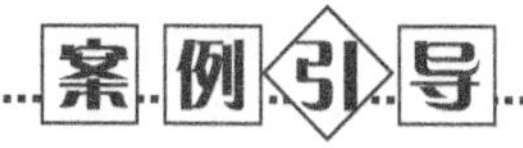

李某，女，36 岁，2011 年 8 月就诊。

雨天路滑，突然跌倒，急性腰扭伤 2 天，走路困难，腰部疼痛，活动受限，特别是左右扭腰和后仰疼痛加重，体瘦，舌淡，苔薄，脉弦。查体：腰三至五节段局部压痛，活动受限，后仰不能；左右旋转约 15°。X 线检查未见骨折。问题：

1. 问该患者是什么疾病？

2. 为该患者制定推拿治疗计划。

3. 说出该病的推拿步骤。

急性腰扭伤是一种常见病，多系突然遭受间接外力所致。腰部肌肉、筋膜、韧带等软组织因外力作用，或突然受到过度牵拉而引起的急性撕裂伤。常发生于搬抬重物、姿势不当、腰部肌肉强力收缩时，腰骶部肌肉的附着点、骨膜、筋膜和韧带等组织撕裂。

一、临床表现

(1) 多见于青壮年，常有外伤、姿势不当、用力过猛等病史。

(2) 外伤后即出现腰背部疼痛，为持续性，休息后不能缓解。部位局限固定，患者多能准确指出疼痛部位，一般无下肢放射痛。

(3) 部分患者损伤时多无明显痛感(轻微的扭伤)，但休息后次日感到腰部疼痛，不能挺直，俯、仰、扭转感困难，咳嗽、喷嚏、大小便时可使疼痛加剧。静止时疼痛稍轻，活动或咳嗽时疼痛较甚。站立时往往用手扶住腰部，坐位时用双手撑于椅子，以强迫体位减轻疼痛。

(4) 检查时腰部局部肌肉紧张、压痛及牵引痛明显，腰前凸消失，活动受限。

二、治疗原则

本病以舒筋活络、理筋整复为治疗原则，目的是解除肌肉痉挛、调整后关节错位、活血化瘀、通络。

三、推拿步骤

(1) 按揉、弹拨法，按揉腰骶部痛点及其周围 3～5 min，拨两侧膀胱经约 3 min，解除肌肉痉挛。

(2) 斜扳法，患者侧卧位，双下肢健侧在下伸直，患侧肢在上屈曲，呈“4”字。医者面对患者，两肘分别置于患者肩部与髂翼，同时朝相反方向用力，将肩向前推，骨盆向后推，当腰部扭转到有阻力时，再快速、小幅度增大扳动的力量和幅度，听到复位的响声后，更换另一侧。如有小关节脱位或嵌顿者，通过上述手法，往往疼痛立即消失。

(3) 解除腰部紧张后，或取站位，家人与其向背而立，两手插入其腋下，背起患者，使患者两脚悬地，然后进行摇晃或抖动。

(4) 擦法，擦腰部、足太阳膀胱经部位，约 3 min，以透热为度。

(5) 按揉两侧肾俞、肝俞、膀胱俞、大肠俞、环跳及两下肢委中、承扶、承山各 1 min。

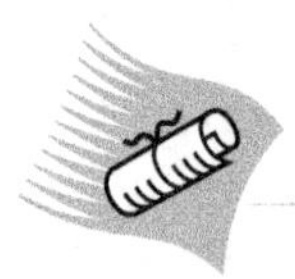

知识链接

传统医学对本病早有记载，如《金匮翼》载：瘀血腰痛者，闪挫及强力举重得之。盖腰者，一身之要，屈伸俯仰，无不由之，若有一损伤，则血脉凝涩，经络壅滞，令人卒痛不能转侧，其脉涩，日轻夜重者是也。说明本病多因姿势不正，用力过猛，超限活动及外力碰撞等引起腰部软组织受损，导致气滞血瘀，"不通则痛"所致。

在症状上本病与腰椎间盘突出症容易混淆，但两者之间在体征上也有区别，具体鉴别如下：

腰椎间盘突出症有腰痛和放射性腿痛，休息时减轻，大便、咳嗽时可加剧。查体：直腿抬高试验阳性，伴下肢神经系统症状。辅助检查：X 线、CT 检查示脊柱侧凸，腰椎前突消失，椎间隙变窄，左右不对称，对确诊有重要意义。

四、任务实施(表 3-1-4)

表 3-1-4　急性腰扭伤的推拿操作流程

操作程序	操作步骤	要点说明
评估	* 患者的年龄、职业、既往病史等； * 患者发病的病因、发病的时间、疼痛性质和程度、局部活动受限程度、全身情况、舌苔和脉象等； * 患者对中医的认识和对推拿治疗本病的意愿	✓ 询问有无明显的腰部扭伤病史； ✓ 体检是否有腰部僵硬，主动活动困难，或活动后加重等典型症状； ✓ 触摸损伤部位压痛是否为阳性； ✓ 通过腰椎 X 线片和 CT 排除腰椎骨折、腰椎间盘突出症

续表

操作程序	操作步骤	要点说明
计划 1. 治疗师的准备； 2. 用物准备； 3. 患者准备； 4. 环境准备	* 衣帽整洁，清洗双手，修剪指甲； * 准备推拿床、按摩巾、按摩油； * 了解急性腰扭伤的原因及机理、推拿治疗的部位以及要求患者排空大小便； * 治疗室要安静、整洁、安全、光线充足	√ 急性期以理筋手法为主，重用扳法、弹拨法等； √ 缓解期以温通为主，多用按揉法和擦法等
实施 1. 穴位定位； 2. 解释及准备； 3. 手法操作	* 在患者身体上找出肾俞、肝俞、膀胱俞、大肠俞、环跳及两下肢委中、承扶、承山等穴位的位置； * 向患者解释评估结果和计划内容，同时嘱患者放松心情，准备好体位； * 以督脉、膀胱经经穴为主，采用按揉法、弹拨法、斜扳法、抖法、擦法，特别是腰部、足太阳膀胱经部位的擦法，以透热为度，手法步骤分为定位、弹拨、斜扳、松解痉挛等	√ 擦法操作前应在施术部位涂抹滑石粉或其他润滑剂； √ 揉法动作要轻柔，以患者能耐受为度； √ 使用斜扳法应在局部肌肉痉挛得到缓解后再实施，动作要协调，要尽可能一次成功复位，并且要拿捏得当； √ 平时应注意锻炼身体，增强体质； √ 劳动时避免暴力，姿势正确，减少意外
评价	* 考核本病诊断是否准确； * 考核治疗方案是否合适； * 检测穴位定位是否准确； * 考核手法操作是否规范； * 操作流程是否规范	√ 检查学生对本病推拿治疗的操作规范性； √ 对急性腰扭伤手法治疗的疗效进行评价

能力检测

余某，男，37 岁，文员，2011 年 9 月就诊。

昨日运动姿势不当，旋即腰部疼痛，持续性，休息不缓解，今日腰部肿胀疼痛加重，

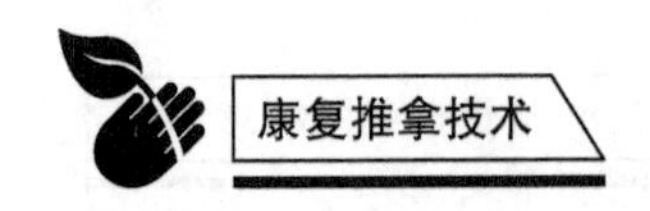

活动受限,难以下床。舌红,苔薄,脉涩。查体:腰部皮色无瘀斑,肌肉紧张,压痛(+),活动受限,就诊时以手撑腰。X线检查示腰椎骨质无异常。

1. 该患者患的是什么病?
2. 为该患者制定推拿治疗方案,包括取穴处方等内容。
3. 写出该病的推拿步骤和流程,并在模拟人身体上进行操作。

子任务五　腰肌劳损的推拿治疗

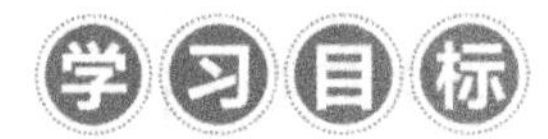

1. 能对腰肌劳损进行准确诊断和鉴别。
2. 能针对腰肌劳损制定推拿治疗方案。
3. 会针对腰肌劳损开展推拿治疗。

案例引导

贺某,男,47岁,重体力劳动者,2011年9月就诊。

一年前出现不明原因腰部酸痛,劳累时加重,休息时减轻,不能坚持弯腰工作。反复发作,疼痛随劳累程度而变化,时轻时重,缠绵不愈,常以拳头轻击腰部以缓解疼痛。舌暗,苔微腻,脉沉。查体:腰部有广泛压痛,腰椎第三至五节段压痛(+),腰部活动稍受限。腰部CT检查结果为未见明显异常。问题:

1. 该患者患有什么疾病?
2. 为该患者制定推拿治疗计划。
3. 说出该患者的推拿步骤。

腰肌劳损又称腰背肌筋膜炎、功能性腰痛,是一种常见的腰部疾病,是腰骶部肌肉、筋膜、韧带等软组织的慢性损伤所导致的局部无菌性炎症。但要注意的是,腰部一侧或两侧或正中等处发生的疼痛之症,既是一个症状,又可作为独立疾病,常见于西医的肾病、风湿、类风湿、腰肌劳损及脊柱外伤、妇科等疾病,临证时注意鉴别。

一、临床表现

(1) 患者多有腰部过劳或不同程度的外伤史。

(2) 腰部疼痛,劳累时加重,休息时减轻,适当活动和经常改变体位时减轻,疼痛可随气候变化或劳累程度而变化,反复发作。常被迫伸腰或以拳头击腰部以缓解疼痛。

(3) 腰部有广泛压痛,多在骶棘肌处、髂骨后部、骶骨后骶棘肌止点处或腰椎横突处。

(4) 腰部外形及活动多无异常,也无明显腰肌痉挛,少数患者腰部活动稍受限。但急性发作时,各种症状均明显加重,并可有肌肉痉挛,脊柱侧弯和功能活动受限。

二、治疗原则

本病以舒筋活络、补肝益肾、行气活血、解痉止痛为治疗原则。

三、推拿步骤

(1) 患者俯卧位,医者用掌根按揉两侧足太阳膀胱经 5～6 遍;压痛点周围按揉 1～2 min。依次点揉两侧三焦俞、肾俞、气海俞、大肠俞、关元俞、志室等穴位,各约 1 min,点揉后溪、合谷各 1 min,以酸胀为度。同时弹拨痉挛肌索 10 次。

(2) 患者取侧卧位,施腰椎斜扳法,左右各 1 次;掌擦法直擦腰背两侧膀胱经,横擦腰骶部 20～30 次,以皮肤潮红或透热为度;全掌拍击腰骶部,约 2 min,结束治疗。

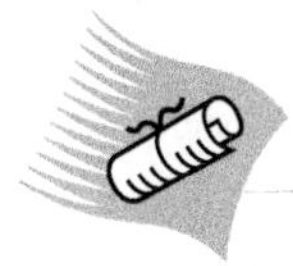

知识链接

中医学认为腰为肾之府,由于劳损于肾,或年老体衰,或平素体虚,肾气虚弱,肾的精气不能充养筋骨、经络,血不荣筋,则腰部疼痛;或因姿势不当,外伤扭挫,气滞血瘀,不通则痛;再则肾气虚弱,风寒湿邪易于乘虚侵袭,滞阻经脉,患者弯腰劳作日久,劳损与寒湿合并为患,筋肌弛弱,易于损伤,造成腰部疼痛。

本病以腰痛为主要症状,在临床上应与下列疾病相鉴别。

1. 与增生性脊柱炎相鉴别

增生性脊柱炎,腰痛多出现在夜间、清晨,起床活动后腰痛减轻,即休息痛。查体:脊柱可有叩击痛。X 线检查可见腰椎钙质沉着和椎体边缘增生。

2. 与陈旧性腰椎骨折相鉴别

陈旧性腰椎骨折,有明确外伤史,不同程度的腰部功能障碍。X 线检查可发现椎体压缩或附件骨折,对本病具有确诊意义。

3. 与腰椎间盘突出症相鉴别

腰椎间盘突出症,有典型的腰腿痛伴下肢放射痛,腰部活动受限,脊柱侧弯。查体,直腿抬高试验阳性、挺腹试验阳性、腱反射异常和皮肤感觉障碍等神经根受压表现。腰椎 CT 或 MRI 检查可帮助明确诊断。

四、任务实施(表 3-1-5)

表 3-1-5　腰肌劳损的推拿操作流程

操作程序	操作步骤	要点说明
评估	* 患者的年龄、工作状况； * 患者疼痛时间、性质，全身情况，舌苔和脉象等； * 患者对中医的认识和对推拿治疗本病的意愿	✓ 询问职业和有无腰痛和是否反复发作的病史，询问腰痛加重和减轻的因素有哪些； ✓ 触诊腰部肌肉有无痉挛、硬结和肥厚感，腰部压痛点的范围等； ✓ X线片、肌电图及脊髓造影排除增生性脊柱炎、陈旧性腰椎骨折、腰椎间盘突出症等病； ✓ 查看患者舌苔和脉象是否有舌暗或见瘀点、苔薄、脉沉涩等表现
计划 1. 治疗师的准备； 2. 用物准备； 3. 患者准备； 4. 环境准备	* 衣帽整洁，清洗双手，修剪指甲； * 准备好推拿床、按摩巾、按摩油(或滑石粉)； * 了解腰肌劳损原因及机理、推拿治疗的部位以及要求患者排空大小便； * 治疗室要安静、整洁、安全、光线充足	✓ 通过触诊以确定腰痛和病变部位； ✓ 松解腰部疼痛部位的肌肉和韧带； ✓ 弹拨有结节和肥厚感的部位； ✓ 运用斜扳法调整脊柱及腰部肌肉的平衡； ✓ 运用擦法以温通补肾，并结束治疗
实施 1. 穴位定位； 2. 解释及准备； 3. 腰骶部手法操作	* 在患者身体上找出腰痛点及肾俞、腰阳关、大肠俞、八髎、秩边、委中、承山、后溪、合谷等穴位的位置； * 向患者解释评估结果和计划内容，同时告诉患者放松心情，准备好体位； * 以局部取穴、足太阳膀胱经、督脉穴位为主，主要采用按揉、点压、弹拨、擦、拍击、扳法等	✓ 操作时应做到动作娴熟，力度合适，以解除患者腰部疼痛为度； ✓ 空腹、饥饿、疲劳时不宜进行治疗； ✓ 注意休息和避免风、寒、湿邪侵袭，节制房事； ✓ 加强腰背肌肉锻炼，适当参加户外活动或体育锻炼； ✓ 体育运动或剧烈活动时，要做好准备活动； ✓ 在日常生活和工作中，纠正不良姿势，经常变换体位，勿使过度疲劳

续表

操作程序	操作步骤	要点说明
评价	* 考核腰肌劳损诊断是否准确； * 考核治疗方案是否合适； * 检测穴位定位是否准确； * 考核手法操作是否规范； * 操作流程是否规范	✓ 检查学生对本病推拿治疗的操作规范性； ✓ 对腰肌劳损手法治疗的疗效进行评价

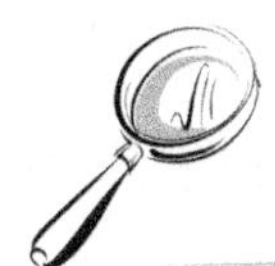

能力检测

张某，女，59岁，铁路工人，2011年12月就诊。

腰痛多年，反复发作，劳累时加重，秋冬季节也有加重感。近来天气变冷，腰痛加剧，活动受限，生活自理困难，畏寒肢冷，身高由原来的158 cm降低到153 cm。舌暗，舌边见瘀点，苔薄，脉沉涩。查体：腰部压痛可疑，叩击痛(+)。X线：未见腰椎增生。

1. 该患者患的是什么病？
2. 为该患者制定推拿治疗方案，包括取穴处方等内容。
3. 写出该病的推拿步骤和流程，并在模拟人身体上进行操作。

子任务六　腰椎间盘突出症的推拿治疗

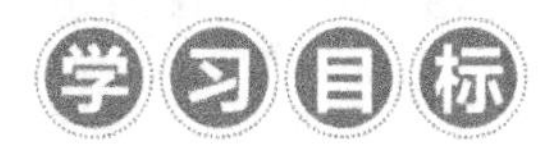

1. 能对腰椎间盘突出症进行准确诊断和鉴别。
2. 能针对腰椎间盘突出症制定推拿治疗方案。
3. 会针对腰椎间盘突出症开展推拿治疗。

案例引导

唐某，女，33岁，公司职员，2010年12月就诊。

突然腰痛，向左下肢放射，休息后缓解，呈现间歇性跛行，左下肢小腿外侧及足背有蚁行感，间或胀感。舌红，苔薄黄，脉弦滑。查体：腰椎第三至四节段压痛(+)；生理曲度略改变；活动受限；直腿抬高试验(++)；直腿抬高加强试验(+)；仰卧挺腹试验(+)。问题：

1. 该患者最可能患了什么疾病？
2. 为该患者制定推拿治疗计划。
3. 说出该患者的推拿步骤。

腰椎间盘突出症是指腰椎间盘在退变基础上，纤维环破裂，髓核突出，压迫和刺激脊神经根或马尾神经引起的一系列症状的综合征。本病又称腰椎间盘纤维环破裂症，简称腰突症。腰痛和坐骨神经痛是其临床典型症状。多见于青壮年，男性多于女性。

一、临床表现

（1）多发于青壮年，20～40 岁多见，常因诱发因素而发病。50 岁以上发病机会减少。

（2）急性期可有明显的腰痛、腰背部板滞，活动功能障碍等表现，强行活动可加重下肢的放射性疼痛，放射至小腿或足部。疾病日久，患侧下肢乏力，可出现跛行步态，小腿外侧及足背有蚁行感或麻木感。若刺激马尾神经，可出现大小便障碍。

（3）查体：腰椎生理曲度变浅、消失甚至后凸，脊柱侧弯，功能活动障碍；腰椎第四至第五节段或腰椎第五节段至骶椎第一节段棘突间旁可触及明显的压痛点；小腿前外或后外侧皮肤感觉减退；伸踇肌肌力减退，膝腱反射、跟腱反射减弱或消失；直腿抬高试验阳性；直腿抬高加强试验阳性；屈颈试验阳性；仰卧挺腹试验阳性；颈静脉压迫试验阳性。

二、治疗原则

本病以舒筋活血、通络止痛为治疗原则，目的是整复腰椎关节错缝，缓解神经根受压。

三、推拿步骤

（1）患者取俯卧位，医者㨰腰部和患侧下肢部 3～5 min。掌根按揉腰部两侧骶棘肌、膀胱经至骶部 2～3 min。循坐骨神经走行顺序按揉至足跟，反复操作 3～5 min。拇指按压腰部压痛处约 1 min，按压承扶、殷门、委中、承山、昆仑等穴位，每穴约 1 min。

（2）指拨腰部两侧骶棘肌，左右反复各 3～5 遍。牵抖腰椎 2～3 次或用背法，松解腰椎关节。

（3）侧卧位或坐位斜扳腰椎，左右各 1 次，不求扳响。用牵抖法牵抖下肢，牵拉 2～3 次。拍击患者双下肢约 1 min。

（4）非中央型腰椎间盘突出症可用脊柱整复手法，缓解症状。

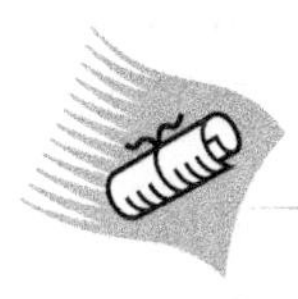

知识链接

1. 病因

中医学典籍中无腰椎间盘突出症之名，根据该病的临床表现，可归于“腰痛”“腰腿痛”“痹证”等范畴。其常见原因如下。

（1）外伤可致腰椎局部经脉气血瘀滞不通，腰部疼痛。长期劳损，气血失和，经脉不通，工作条件不良，或姿势不当，腰椎间盘内压力升高，椎间盘退变加速。扭伤或增加腹压等动作可诱发引起纤维环破裂，髓核突出，压迫刺激腰脊神经根，产生腰腿疼痛。

（2）肝肾亏损，气血不足：年长体衰，肝肾不足，筋骨失养，腰椎间盘开始退变。腰椎失稳，骨赘形成，动作不当，髓核突出，压迫和刺激腰脊神经根，产生腰腿疼痛。

（3）外感风寒湿邪：风寒湿邪侵袭腰部，气血运行迟滞，瘀结不通，刺激神经根或脊髓而发病。

2. 鉴别

本病应与其他腰痛疾病相鉴别，主要如下。

（1）与腰椎结核相鉴别　腰椎结核，腰痛可伴有坐骨神经痛、低热、血沉增快。辅助检查：PPD试验（＋）；X线检查显示椎间隙模糊、变窄，椎体边缘有骨质破坏。

（2）与强直性脊柱炎相鉴别　强直性脊柱炎，发病年龄较轻，多有寒湿侵袭病史。以腰背及骶髂部疼痛为主，伴有腰椎进行性僵直，脊柱活动受限。血沉加快。X线检查显示早期骶髂关节区有模糊或硬化现象，后期从腰骶椎向上逐渐形成骨性融合，呈现竹节样变。

（3）辅助检查　X线检查，可见腰椎生理曲度变浅、平直或后凸，脊柱侧弯，椎间隙变窄，椎体边缘唇状增生等腰椎退变征象。CT扫描和MRI检查可直接观察到神经受压状态。

四、任务实施（表3-1-6）

表3-1-6　腰椎间盘突出症的推拿操作流程

操作程序	操作步骤	要点说明
评估	＊ 患者的年龄、职业、性别等； ＊ 患者腰痛的诱因及功能受限开始及结束的时间，疼痛的性质，全身情况，舌苔和脉象等； ＊ 患者对中医的认识和对推拿治疗本病的意愿	√ 询问腰痛的诱因、部位、有无下肢放射痛； √ 观察患者行走和站立时有无跛行、脊柱侧弯的表现； √ 检查直腿抬高试验及加强试验、挺腹试验、屈颈试验是否为阳性； √ 建议患者做CT检查以确诊本病和排除腰椎结核、强直性脊柱炎

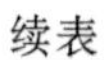
续表

操作程序	操作步骤	要点说明
计划 1. 治疗师的准备； 2. 用物准备； 3. 患者准备； 4. 环境准备	* 衣帽整洁，清洗双手，修剪指甲； * 准备推拿床、牵引床、按摩巾、按摩油（或滑石粉）； * 了解腰椎间盘突出症原因及机理、推拿治疗的部位、牵引床的基本功能，要求患者排空大小便； * 治疗室要安静、整洁、安全、光线充足	√ 缓解腰腿部肌肉的痉挛和疼痛； √ 增加椎间盘外的压力； √ 降低椎间盘内的压力，解除神经受压的状况； √ 松解受压迫神经的粘连
实施 1. 穴位定位； 2. 解释及准备； 3. 腰骶部手法操作； 4. 四肢部手法操作	* 在患者身体上找出肾俞、大肠俞、承扶、殷门、委中、承山、昆仑等穴位的位置； * 向患者解释评估结果和计划内容，同时告诉患者心情要放松，并准备好体位； * 以腰背部、督脉穴位为主，主要采用按揉法、一指禅法、压法、按法、拨法、牵引法、抖法、斜扳法、㨰法； * 下肢部以足太阳膀胱经穴位操作为主，采用按揉法、一指禅等手法	√ 点按时要求力作用于病变点相应的部位，以患者得气即出现酸、麻、胀感为度； √ 在做牵引治疗时，充分考虑患者的耐受性； √ 要在充分放松的情况下使用斜扳法； √ 症状和体征稳定时，积极进行功能锻炼，可佩戴腰围制动； √ 注意腰部保暖，防止受风着凉，卧硬板床休息
评价	* 考核本病诊断是否准确； * 考核治疗方案是否合适； * 检测穴位定位是否准确； * 考核手法操作是否规范； * 操作流程是否规范	√ 检查学生对本病推拿治疗的操作规范性； √ 对腰椎间盘突出症手法治疗的疗效进行评价

能力检测

林某，男，28岁，公司职员，2011年8月就诊。

弯腰不慎突致腰痛半日，腰部活动受限，疼痛向右下肢放射，小腿外侧及足背麻木感。舌淡红，苔薄，脉弦滑。查体：腰椎第三至五节段压痛阳性，生理曲度改变，活动受限；直腿抬高试验（+）；直屈颈试验（+）；仰卧挺腹试验阳性。MRI检查：腰椎生理曲度变浅，椎间隙变窄，呈突出改变。问题：

1. 该患者患的是什么病？
2. 为该患者制定推拿治疗方案，包括取穴处方等内容。
3. 写出该病的推拿步骤和流程，并在模拟人身体上进行操作。

子任务七　第三腰椎横突综合征的推拿治疗

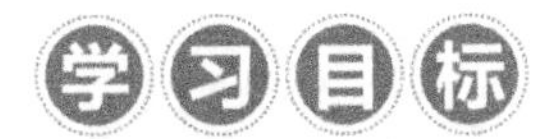

1. 能对第三腰椎横突综合征进行准确诊断和鉴别。
2. 能针对第三腰椎横突综合征制定推拿治疗方案。
3. 会针对第三腰椎横突综合征开展推拿治疗。

案例引导

关某，女，45岁，农民，2011年6月就诊。

患者反复腰痛5～6年，加重1个月，疼痛延及大腿前方，活动受限，劳动时疼痛剧烈，影响日常生活。查体：体型瘦长，腰部后仰不痛，向对侧弯腰受限。第三腰椎旁有明显压痛及局限性肌紧张。按压疼痛放射至大腿。舌暗红，略紫暗，苔薄，脉沉细。问题：

1. 该患者最可能患有什么疾病？
2. 为该患者制定推拿治疗计划。
3. 说出该患者的推拿步骤。

第三腰椎横突综合征是指第三腰椎横突上附着的肌肉、肌腱、韧带、筋膜等的急性和慢性损伤后充血、水肿、无菌性炎症、粘连、变性及瘢痕挛缩，刺激腰部脊神经而引起的腰臀部症候群。

一、临床表现

(1) 本病好发于从事体力劳动的青壮年,男性多发,患者常有腰部扭伤史。第三腰椎(或第二、第四腰椎)横突尖端处有局限性固定的压痛是本病的特点。

(2) 以腰痛或腰臀部疼痛为主要临床症状,多数出现在单侧,也有少数为双侧发病,部分患者的疼痛可放射至大腿,但不会超过膝关节。

(3) 本病疼痛程度及性质不一,疼痛多呈持续性,重者不能仰卧,翻身及走路困难,弯腰及旋转腰部时疼痛加重,但咳嗽、喷嚏等时疼痛无影响。

(4) 急性发作时腰部肌张力增高,运动功能受限,第三腰椎横突的顶端有压痛,呈结节状或条索感。下肢腱反射对称,皮肤知觉、肌力、直腿抬高试验均属正常。

(5) 慢性期无明显体征,以间歇性酸胀、疼痛乏力为主症。酸痛部位广泛,但不能指出具体的疼痛点,腰部容易疲劳。单一姿势难以持久维持,劳动后腰部局部症状明显加重。

二、治疗原则

本病以舒筋通络、消肿止痛、活血化瘀为治疗原则。目的是疼痛时解除腰肌痉挛、松解粘连、增强肌力。

三、推拿步骤

(1) 患者取俯卧位,医者立于其患侧,先在患侧软组织的远端用㨰法或掌根按揉法直至下腰部,上下往返 5～8 min。着重于痛点周围,并在阿是穴做指揉法 1～2 min。以阿是穴为中心向四周做分推理筋手法。

(2) 在腰部施㨰法或掌根按揉法,沿膀胱经而下,经臀至股后上下往返 3～5 次。按压肾俞、居髎、环跳、委中诸穴 5～10 次。

(3) 有腰部运动受限者,可根据具体情况选择适当的腰部被动运动。弹拨法作用于第三腰椎横突,对第三腰椎横突的顶端做向下、向内方向的按压推动 10～15 次。弹拨后辅以指揉法 1～2 min 后局部再施以擦法或热敷法。

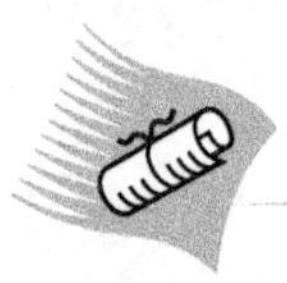

知识链接

中医把本病归属于腰痛范畴,多因急性腰肌损伤未能及时治疗或诊治不当留有后遗症状,或长期不良姿势,或腰肌长时期超载负荷致腰肌疲劳,或风、寒、湿邪侵袭腰部而形成,也可因下腰部解剖结构变异而诱发等。

在本病诊断时可发现早期臀部、腰部稍显丰满,晚期则可显示臀肌萎缩。两侧臀部的对比有助于诊断。部分患者于第三腰椎横突尖端处可触及活动的肌肉痉挛结节,于臀中肌的后缘及臀大肌的前缘相互交接处可触及隆起的索条状物，并有明显触压痛，多为紧张痉挛的臀中肌。直腿抬高试验可为阳性，但加强试验为阴性，股内收肌明显紧张。

本病需与腰椎间盘突出症、急性腰扭伤、梨状肌综合征、臀上皮神经卡压综合征等相鉴别。

(1) 腰椎间盘突出症　除腰痛外，还伴有患肢坐骨神经痛，呈阵发性加剧，直腿抬高试验受限，棘旁压痛伴患肢放射痛等。

(2) 急性腰扭伤　患者有明显的外伤史或搬抬重物史，有的患者常感到腰部有清脆的响声，伤后重者疼痛剧烈，当即不能活动；轻者尚能工作，但休息后或次日疼痛加重，甚至不能起床；腰部活动受限。

四、任务实施(表 3-1-7)

表 3-1-7　第三腰椎横突综合征的推拿操作流程

操作程序	操作步骤	要点说明
评估	* 患者的年龄、性别、职业； * 患者疼痛开始时间，疼痛部位及放射痛所及部位，腰部功能障碍情况及有无跛行等； * 患者对中医的认识和对推拿治疗本病的意愿	✓ 询问腰痛发作诱因、时间及减轻或加重的原因，放射痛到达的部位； ✓ 触摸第三腰椎横突处有无压痛及条索感，两侧臀部是否对称，股内侧肌是否紧张； ✓ 检查直腿抬高试验和加强试验，若直腿抬高试验阳性，则加强试验阴性对本病确诊有意义； ✓ 可在第三腰椎横突尖部注射利多卡因，若疼痛立即消失，则可确诊
计划 1. 治疗师的准备； 2. 用物准备； 3. 患者准备； 4. 环境准备	* 衣帽整洁，清洗双手，修剪指甲； * 准备推拿床、按摩巾、按摩油(或滑石粉)； * 了解第三腰椎横突综合征病因及机理、推拿治疗的部位以及要求患者排空大小便； * 治疗室要安静、整洁、安全、光线充足	✓ 松解腰臀部肌肉以缓解疼痛； ✓ 弹拨第三腰椎横突处，并配合做腰部后伸动作； ✓ 在“4”字形运动的基础上松解股内侧肌肉； ✓ 结束手法治疗

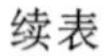
续表

操作程序	操作步骤	要点说明
实施 1. 穴位定位； 2. 解释及准备； 3. 手法操作	* 在患者身体上找出阿是穴、肾俞、居髎、环跳、委中等穴和下腰部等穴位的位置； * 向患者解释评估结果和计划内容，同时告诉患者放松心情，准备好体位； * 以腰部、督脉、膀胱经穴位为主，采用㨰法、按揉法、弹拨法、拿法、擦法和热敷法，以解除痉挛、松解粘连、缓解疼痛为度，治疗部位以第三腰椎横突、患侧臀部及患侧股内侧肌为主	✓ 在缓解股内侧肌紧张时必须在“4”字形被动运动的基础上操作； ✓ 在弹拨第三腰椎横突时注意做到重而不滞，否则会加重患部的疼痛； ✓ 对于腰部急性损伤要及时医治，平时注意腰部保暖，并加强功能锻炼，以腰部“燕飞”为主； ✓ 治疗期间尽量减少腰部活动，保暖、避免疲劳，注意纠正不良姿势
评价	* 考核本病诊断是否准确； * 考核治疗方案是否合适； * 检测穴位定位是否准确； * 考核手法操作是否规范； * 操作流程是否规范	✓ 检查学生对本病推拿治疗的操作规范性； ✓ 对第三腰椎横突综合征手法治疗的疗效进行评价

能力检测

康某，男，39 岁，体力劳动者，2011 年 7 月就诊。

患者腰痛反复 3 年，加重 1 周，腰痛位于脊柱两侧，活动受限，大腿前方疼痛，劳动时加重。查体：体型偏瘦，第二至四腰椎旁压痛明显，并触及局限性肌紧张。按压后疼痛放射至大腿。舌暗红，略紫暗，苔薄，脉涩。问题：

1. 该患者患的是什么病？
2. 为该患者制定推拿治疗方案，包括取穴处方等内容。
3. 写出该病的推拿步骤和流程，并在模拟人身体上进行操作。

子任务八　强直性脊柱炎的推拿治疗

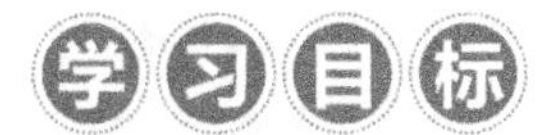

1. 能对强直性脊柱炎进行准确诊断和鉴别。
2. 能针对强直性脊柱炎制定推拿治疗方案。
3. 会针对强直性脊柱炎开展推拿治疗。

案例引导

白某，男，28岁，银行职员，2010年11月就诊。

四肢及腰部疼痛发僵，晨起明显，翻身困难，活动后减轻。3年前疼痛呈间断性加剧，多在左侧肢体，近来疼痛左右对称并持续疼痛，疼痛部位逐渐向骶髂关节、胸颈椎发展，进而背部疼痛、活动受限，并自觉脊柱僵硬。查体：膝、髋、踝和肩关节肿大变形，肘及手和足小关节受累，左右呈不对称性病变。实验室检查：血沉45 mm/h和C反应蛋白27 mg/L，X线检查见骶髂关节软骨下骨缘模糊，关节间隙模糊，骨密度增高及关节融合。问题：

1. 该患者患的是什么疾病？
2. 若该患者采用推拿治疗，请为该患者制定推拿治疗计划。
3. 说出该患者的推拿步骤。

强直性脊柱炎又名类风湿脊柱炎。病变主要表现为不同程度的脊柱、中轴骨骼和四肢大关节，并以椎间盘纤维环及其附近结缔组织纤维化和骨化及关节强直为特点，属慢性炎性疾病，也可累积其他周围关节出现炎症。常见于16～30岁青年人，男性多见，40岁以后首次发病者少见。

本病起病隐袭，进展缓慢，全身症状较轻。早期下背痛和晨僵，活动后减轻，发展为脊柱由下而上部分或全部强直，驼背畸形。属于中医的“肾痹”“痿痹”“骨痹”“督脉病”。

一、临床表现

(1) 首发症状　本病以隐渐发病者居多，难以定位，约占80%。腰痛、晨僵、肌腱附着点病变以及外周关节症状等常是强直性脊柱炎的早期表现。疼痛开始时多为单侧或间歇性，后渐为双侧或持续性，休息不能缓解，活动后反而减轻。

(2) 典型症状　腰背痛、晨僵、腰椎各方向活动度减少是本病的典型症状，病情活动期间表现更为明显。早期腰椎前、后、左、右活动受限和胸廓活动减少，后期为脊柱强直，整个脊柱可发生由下而上的强直，先是腰椎前凸曲线消失，接着胸椎后凸呈驼背畸形，进而颈椎受累，胸部变平，最后脊柱各方向活动完全受限，此时疼痛、晨僵反不明显。

（3）全身症状　主要表现为乏力等炎性症状，外周关节受累严重，体重减轻，全身症状较为突出。

（4）本病骶髂关节定位试验、"4"字试验、骶髂关节压迫试验、骶髂关节推压试验、胸廓活动度检查多为阳性。

（5）强直性脊柱炎作为一种免疫性疾病，全身呈现慢性炎性表现，可累及其他器官，多表现为关节外的并发症。常见并发症如下。

① 急性葡萄膜炎或虹膜炎　多见单侧急性发作，眼睛疼痛、流泪、畏光等。每次发作4～8周，一般无后遗症，易复发。

② 肺部病变　后期常见，病程20年以上多见。临床上可无明显症状，也可有咳嗽、咳痰、气短，有时见咯血。双肺或肺尖纤维化、囊性变以至空洞形成，肺功能进一步受损。晚期常合并机遇性感染，病情较重。

③ 神经、肌肉病变　骨质易疏松导致骨折，颈椎最易发生，是死亡率最高的并发症。表现为颈、肩背痛或肢体麻木等。枕部疼痛多见于晚期患者的自发性寰枢椎前脱位。慢性进行性马尾综合征为后期强直性脊柱炎罕见而重要的并发症，表现为尿道和肛门括约肌功能不全，伴疼痛和大腿及臀部痛觉缺失，逐渐发展为二便失禁与阳痿。

④ 心血管病变　包括主动脉炎、主动脉瓣膜下纤维化、主动脉瓣关闭不全、二尖瓣脱垂和二尖瓣关闭不全、心脏扩大、房室传导阻滞、扩张型心肌病以及心包炎等。

⑤ 其他病损　肾损害、前列腺炎、耳部病变等。

二、治疗原则

早期以和营通络、活血止痛为主；后期以舒筋通络、滑利关节为主。目的是缓解疼痛和发僵，控制炎症，保持良好的姿势，防止变形，矫正畸形，改善和提高患者生活质量。

三、推拿步骤

（1）患者取俯卧位，裸露腰背部，放松。先用揉、㨰和一指禅等手法在颈、胸、腰、背部沿脊柱及其两侧的膀胱经第一侧线、夹脊穴和骶髂关节周围进行自上而下往返按摩治疗，时间约为15 min，或以手下有微热，局部肌肉有柔软感为度；再用点法或按法点按膀胱经穴位及夹脊穴3～5 min。

（2）按压脊柱、胸背、腰骶、骶髂等处，配合患者呼吸，反复5～8遍。双手同时向相反方向完成腰骶及髋关节的被动后伸，以及髋关节的外展、外旋及内旋运动。弹拨理筋法：着力于脊柱两侧僵硬的骶脊肌上用力深揉，尽量将肌肉推动，对有筋结条索的地方做重点弹拨治疗，以松解肌肉、筋膜粘连。再取与肌纤维相同方向行理筋手法，由上而下反复5次。

（3）患者取仰卧位，指按揉髀关、风市、阳陵泉、足三里、绝骨等穴各约1 min，以患者自觉酸胀为度。用点法或按法点按环跳、秩边、巨髎等穴各约1 min，以酸胀为度。

(4) 牵引法　患者俯卧位，助手立于床上，拉患者双下肢向后上牵引，同时左右摆动。直擦背部督脉及膀胱经，横擦腰骶部，均以透热为度，用按法、拍击法结束背部手法治疗。每日 1 次，10～30 日为 1 个疗程。

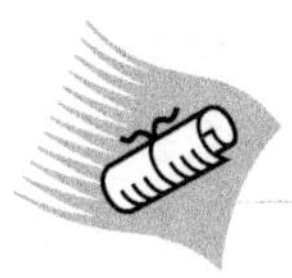

知识链接

1. 本病诊断标准

对于强直性脊柱炎的诊断标准，我国尚无统一的诊断标准。具体介绍如下。

(1) 修订的纽约标准(1984 年)　①下腰背痛的病程至少持续 3 个月，疼痛随活动改善，但休息不减轻；②腰椎在前后和侧屈方向活动受限；③胸廓扩展范围小于同年龄和性别的正常值；④双侧骶髂关节炎Ⅱ～Ⅳ级，或单侧骶髂关节炎Ⅲ～Ⅳ级。如果患者具备④并分别附加①～③条中的任何 1 条可确诊为强直性脊柱炎。

(2) 欧洲脊柱关节病研究组标准　炎性脊柱痛或非对称性以下肢关节为主的滑膜炎，并附加以下项目中的任何一项：①阳性家族史；②银屑病；③炎性肠病；④关节炎前 1 个月内的尿道炎、宫颈炎或急性腹泻；⑤双侧臀部交替疼痛；⑥肌腱末端病；⑦骶髂关节炎。

(3) 1985 年全国部分省市中西医结合风湿病学术座谈会制定的诊断标准　①症状以两骶髂关节、腰背部反复疼痛为主；②体征早，中期患者脊柱活动功能不同程度受限，晚期患者脊柱出现驼背固定、胸廓活动减少或消失；③实验室检查，血沉多增快，类风湿因子多呈阴性，HLA-B27 呈强阳性；④X 线检查具有强直性脊柱炎和骶髂关节炎的典型结果。

2. 分期

目前国内制定了较为统一的分期标准，具体如下。

(1) 早期脊柱活动功能受限，X 线检查显示骶髂关节间隙模糊，椎小关节正常或关节间隙改变。

(2) 中期脊柱活动受限，甚至部分强直，X 线检查显示骶髂关节呈锯齿样改变，部分韧带钙化，形成方椎，小关节骨质坏死，间隙模糊。

(3) 晚期脊柱强直或驼背畸形固定，X 线检查显示骶髂关节融合，脊柱呈竹节样变。

3. 诊断

强直性脊柱炎早期发现对于治疗很重要，其诊断要点如下。

(1) 病史及临床表现　本病起病隐匿，需从症状、关节体征和关节外表现及家族史等方面寻找诊断线索。下腰背发僵和疼痛是最常见的诊断线索。其他线索：40 岁前起病缓慢，症状持续 3 个月以上，背痛、晨僵等在活动后减轻或消失。

(2) 体格检查　骶髂关节和椎旁局部压痛为本病早期的阳性体征。也可见腰椎前凸变平，脊柱各个方向活动受限，胸廓扩展范围缩小，颈椎后突。可用于检查骶髂关节压痛或脊柱病变进展情况的方法有枕壁试验、胸廓扩展、Schober 试验、骨盆按压、下肢"4"字形试验。

（3）影像学检查　X 线表现具有诊断意义。强直性脊柱炎最早的变化发生在骶髂关节。X 线、CT、MRI 检查显示软骨下骨缘模糊，骨质糜烂，关节间隙模糊，骨密度增高及关节融合。脊柱的 X 线片表现为椎体骨质疏松和变形，椎小关节模糊，椎旁韧带钙化以及骨桥形成。晚期广泛而严重的骨化性骨桥呈现"竹节样脊柱"。

（4）实验室检查　活动期血沉增快，C 反应蛋白增高及轻度贫血，类风湿因子阴性，出现免疫球蛋白或免疫球蛋白轻度升高。HLA-B27 对强直性脊柱炎诊断无特异性。

4. 鉴别诊断

（1）类风湿关节炎（RA）　女性居多，只侵犯颈椎，很少有骶髂关节病变，多关节、对称性和四肢大小关节均可发病，可见类风湿结节，类风湿因子（RF）阳性率占 60%～95%，与 HLA-DR4 相关。

（2）椎间盘突出症　腰背痛限于脊柱，无疲劳感、消瘦、发热等全身表现，所有实验室检查包括血沉均正常。通过 CT、MRI 或椎管造影检查可得到确诊。

（3）骶髂关节结核　一般是单侧关节受累，以关节破坏为主，骨质硬化不明显，疼痛局限于臀部。进行期可有低热、盗汗、食欲减退和消瘦等全身症状。

四、任务实施（表 3-1-8）

表 3-1-8　强直性脊柱炎的推拿操作流程

操作程序	操作步骤	要点说明
评估	* 患者的年龄、性别、职业及病史； * 患者疼痛的部位、性质、有无晨僵、缓解因素、关节活动度情况、舌苔和脉象等； * 患者对中医的认识和对推拿治疗本病的意愿	√ 询问脊柱疼痛的部位、时间、有无晨僵，检查脊柱及其他关节活动度，观察关节处有无红、肿、热痛； √ 运用枕壁试验、胸廓扩展、Schober 试验、骨盆按压、下肢"4"字形试验等检查以协助诊断； √ 参考实验室相关数据

续表

操作程序	操作步骤	要点说明
计划 1. 治疗师的准备； 2. 用物准备； 3. 患者准备； 4. 环境准备	* 衣帽整洁，清洗双手，修剪指甲； * 准备好推拿床、按摩巾、按摩油（或滑石粉）； * 了解强直性脊柱炎的原因及机理、推拿治疗的部位； * 治疗室要安静、整洁、安全、光线充足	√ 首先确定本病属于哪一期，脊柱和关节受累状况； √ 松解背腰部脊柱； √ 松解腰骶、骶髂及下肢各部位； √ 牵引脊柱及下肢； √ 最后以温经通阳为主，改善功能状态为目的，运用擦法以透热为度
实施 1. 穴位定位； 2. 解释及准备； 3. 腰骶部手法操作； 4. 下肢部手法操作	* 在患者身体上找出夹脊穴、环跳、秩边、巨髎、髀关、风市、阳陵泉、足三里、绝骨等穴位的位置； * 向患者解释评估结果和计划内容，同时告诉患者放松心情，准备好体位； * 以背部督脉、腰背、骶、骶髂、髋关节为主，主要采用按揉法、拨法、扳法、推法、擦法、髋关节被动运动； * 选环跳、秩边、巨髎、髀关、风市、阳陵泉、足三里、绝骨为主，主要采用按揉法、点法、拿法、推法、髋关节被动运动	√ 擦法操作前应在施术部位涂抹滑石粉或其他润滑剂； √ 按压时应注意力度和幅度，避免对脊柱的人为损伤； √ 急性活动期应注意休息，保持心情愉快，病情稳定后可适当锻炼； √ 注意脊柱姿势正确，睡硬板床，并采取仰卧低枕以助脊柱伸直； √ 积极锻炼，如深呼吸、扩胸、下蹲、脊柱运动等，但不宜过度疲劳； √ 尽可能坚持正常的生活和工作，不宜长期卧床休息
评价	* 考核本病诊断是否准确； * 考核治疗方案是否合适； * 检测穴位定位是否准确； * 考核手法操作是否规范； * 操作流程是否规范	√ 检查学生对本病推拿治疗的操作规范性； √ 对强直性脊柱炎手法治疗的疗效进行评价

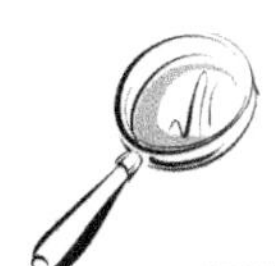

能力检测

姜某，男，25 岁，在读研究生，2011 年 10 月就诊。

近来四肢及腰部疼痛发僵，晨起明显，翻身困难，活动后减轻，疼痛呈间断性加剧，现腰背部疼痛、活动受限，并自觉脊柱僵硬。查体：手指关节色青，遇冷水疼痛。实验室检查：血沉 53 mm/h，类风湿因子阴性。MRI 检查：骶髂关节软骨下骨缘模糊，关节间隙模糊。问题：

1. 该患者患的是什么病？
2. 为该患者制定推拿治疗方案，包括取穴处方等内容。
3. 写出该病的推拿步骤和流程，并在模拟人身体上进行操作。

子任务九　肩关节周围炎的推拿治疗

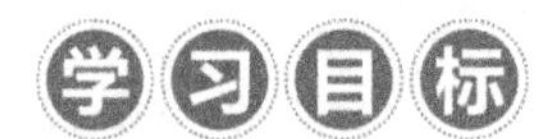

1. 能对肩关节周围炎进行准确诊断和鉴别。
2. 能针对肩关节周围炎制定推拿治疗方案。
3. 会针对肩关节周围炎开展推拿治疗。

案例引导

于某，女，57 岁，退休，2011 年 12 月就诊。

肩部疼痛三年，开始为阵性钝痛，逐渐呈持续性酸痛，肩部受凉后疼痛加重，舌暗，苔薄，脉弦。查体：喙突、肩峰下压痛(+)；肩关节外旋、外展受限。X 线检查无异常改变。

1. 该患者诊断是什么疾病？是急性期还是慢性期？
2. 为该患者制定推拿治疗计划。
3. 说出该患者的推拿步骤。

肩关节周围炎简称肩周炎，是以肩关节疼痛和活动不便为主要症状的常见病症。好发年龄 50 岁左右，女性发病率略高于男性，多见于体力劳动者，因此俗称“五十肩”“漏肩风”“肩凝症”“冻结肩”。常得不到及时有效治疗，影响肩关节的功能活动，妨碍日常生活。

一、临床表现

(1) 肩部疼痛、压痛　起初时肩部呈阵发性疼痛，多数为慢性发作，常因天气变化及劳累而诱发，以后疼痛逐渐加剧或顿痛，或刀割样痛，且呈持续性，昼轻夜重，夜不能寐，不能向患侧侧卧，疼痛可向颈项及上肢(特别是肘部)扩散，当肩部偶然受到碰撞或牵拉时，常可引起撕裂样剧痛。肩关节周围可触到明显的压痛点，压痛点多在肱二头肌长头肌腱沟、肩峰下滑囊、喙突、冈上肌附着点等处。

(2) 肩关节活动受限　肩关节向各方向活动均可受限，尤以外展、上举、内外旋更为明显，若长期废用则引起关节囊及肩周软组织粘连，肩关节活动受限更为严重，当肩关节外展时出现典型的“扛肩”现象，导致梳头、穿衣、洗脸、叉腰等动作难以完成。

(3) 怕冷　患肩怕冷，感受风寒则疼痛加剧。

(4) 肌肉痉挛与萎缩　三角肌、冈上肌等肩周围肌肉早期可出现痉挛，晚期可发生废用性肌萎缩，出现肩峰突起、上举不便、后弯不利等典型症状，此时疼痛症状反而减轻。

二、治疗原则

急性期以疏通经络、活血止痛为主，慢性期解除粘连、滑利关节，并配合肩关节各功能位的被动运动，目的是减轻疼痛、恢复关节功能。

三、推拿步骤

1. 急性期

(1) 患者取坐位，医者立于一侧，用一指禅推肩周围，以穴位、压痛点和粘连较重的部位为重点，时间约 10 min。

(2) 用拇指按揉缺盆、极泉、肩髃、肩髎、肩内陵、肩贞、曲池等穴，每穴约 1 min。

(3) 在肩周围用㨰法，约 5 min；拿肩井，约 3 min，继之，用掌揉法揉肩部，约3 min；用搓法、擦法施于肩周围痛处及上肢，约 3 min，以透热为度。

2. 慢性期

(1) 患者取坐位，医者用一指禅推肩背部，重点在肩前侧、肩后侧和肩外侧，同时另一手握患者上肢，配合做肩关节各方向被动活动，时间约 10 min。

(2) 用拇指点按肩髃、肩髎、肩内陵、肩贞、肩井、天宗等穴，每穴约 1 min。夜间疼痛重者，重点按揉天宗。点按后可轻揉以缓解不适。

(3) 用摇法摇肩关节，摇动幅度要由小到大，以患者耐受为度。功能障碍明显者选用握手摇肩法或托肘摇肩法，时间约 2 min。

(4) 扳肩关节，以改善肩关节活动功能障碍。动作灵活，切忌动作粗暴。

(5) 搓法搓肩部及上肢，时间约 2 min。然后抖上肢约 1 min。

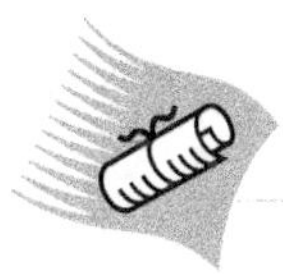

知识链接

肩周炎是一种常见疾病，多因如下因素所致：年老体衰，肩部软组织退行病变，对各种外力的承受能力减弱；长期过度活动，姿势不良，肩关节周围的韧带、肌腱等长期慢性劳损；肩部被动体位，固定过久，肩周组织继发萎缩、粘连；肩部急性挫伤、牵拉伤后因治疗不当引起。中医学认为,肩周炎多因风寒侵袭、筋脉挛急而发疼痛,日久成瘀,致关节伸展不利。

本病主要表现为肩部症状,需与肩关节脱位和颈椎病相鉴别,主要鉴别要点如下。

1. 与肩关节脱位的鉴别

共同点:均有肩部的剧烈疼痛和肩关节功能明显受限。不同点:肩周炎是一种慢性的肩部软组织退行性炎症,表现为剧烈疼痛、功能障碍。肩关节脱位则多有急性损伤史,临床上表现为突发暴力损伤后,即刻出现肩部剧烈疼痛,同时伴发关节活动明显受限。查体见“方肩畸形”。此时还可在锁骨下或喙突下,或腋窝处摸到肱骨头。X线检查可明确显示脱位的类型和位置。

2. 与颈椎病的鉴别

主要从疼痛部位、压痛点、疼痛性质及伴随症状、肌萎缩、X线检查等项目加以鉴别。

(1) 疼痛部位　肩周炎的疼痛局限于肩部,当肩臂上举、外展和旋转运动时疼痛明显加重,以肩关节的功能障碍为特征,无手指麻木的症状。颈椎病的压痛多局限在颈项部、肩背。

(2) 疼痛性质及伴随症状　肩周炎是钝痛、酸痛,伴肩关节的功能障碍,无感觉障碍等神经症状。颈椎病的疼痛常为麻痛、灼痛、放射性痛,多向手部放射。

(3) 肌肉萎缩　肩周炎表现为肩周围肌肉先痉挛,然后萎缩。颈椎病表现为肩、臂、手等上肢肌肉皆可萎缩,但以手的内在肌肉萎缩多见。

(4) 辅助检查　肩周炎X线检查多正常,病久者可发生骨质疏松。颈椎病X线检查可见颈椎的排列及生理曲度异常,骨关节骨质增生等退行性病损。

四、任务实施(表3-1-9)

表3-1-9　肩周炎的推拿操作流程

操作程序	操作步骤	要点说明
评估	* 患者的年龄、职业、身体情况; * 患者肩部疼痛和局部功能障碍的情况,疼痛昼夜的差别,舌苔和脉象等; * 患者对中医的认识和对推拿治疗本病的意愿	√ 询问患者年龄、职业,肩部疼痛时间、性质及发展趋势,询问肩部有无外伤、劳损或感受风寒湿邪等病史; √ 检查肩关节的活动度,有无“扛肩”现象; √ X线检查有无异常,同时与肩关节脱位、颈椎病相鉴别

续表

操作程序	操作步骤	要点说明
计划 1. 治疗师的准备； 2. 用物准备； 3. 患者准备； 4. 环境准备	* 衣帽整洁，清洗双手，修剪指甲； * 准备推拿床、按摩巾、按摩油（或滑石粉）； * 了解肩周炎原因及机理，推拿治疗的部位； * 治疗室要安静、整洁、安全、光线充足	√ 首先找出肩部疼痛的关键点； √ 用点揉法和拿捏法在肩部周围和上肢进行操作； √ 用弹拨法在肩前部、三角肌附着点等处弹拨； √ 根据肩关节受限的程度选择握腕摇肩法、托肘摇肩法、绕头摇肩法、肩关节大摇法等； √ 在松解基础上做抖肩操作
实施 1. 穴位定位； 2. 解释及准备； 3. 肩部手法操作	* 在患者身体上找出缺盆、极泉、肩髃、肩髎、肩内陵、肩贞、曲池、肩井、天宗等穴位的位置； * 向患者解释评估结果和计划内容，同时告诉患者放松心情，准备好体位； * 以肩部、上肢穴位为主，主要采用一指禅推法、按揉法、㨰法、拿法、揉法、搓法、擦法、拔伸法、扳法、抖法	√ 摇肩时应在肩关节活动范围内进行，同时考虑患者耐受程度； √ 若做扳肩操作时也应注意关节活动度和患者功能障碍情况； √ 抖肩操作时应做到频率快、幅度小，使抖的力量上到肩部，肩部应有快然的感觉； √ 本病应强调推拿和功能锻炼相结合； √ 注意防寒保暖，避免风寒和患侧上肢过度疲劳
评价	* 考核肩周炎辨证是否准确； * 考核治疗方案的制定是否合适； * 检测穴位定位是否准确； * 考核手法操作是否规范； * 操作流程是否规范	√ 检查学生对本病推拿治疗的操作规范性； √ 对肩周炎手法治疗的疗效进行评价

能力检测

刘某，女，47 岁，工人，2011 年 8 月就诊。

肩部疼痛1个月，偶然碰撞或牵拉时呈撕裂样剧痛，肩关节外展、上举、内外旋等活动受限，梳头、穿衣动作完成有困难。怕冷，受凉后肩痛加重，舌淡红，苔薄，脉弦。查体：肩关节局部压痛，外展、上举、内外旋活动受限。X线检查显示肩关节结构无异常。

1. 该患者是肩周炎的急性期还是慢性期？
2. 为该患者制定推拿治疗方案，包括取穴处方等内容。
3. 写出该肩周炎的推拿步骤和流程，并在模拟人身体上进行操作。

子任务十　冈上肌肌腱炎的推拿治疗

1. 能对冈上肌肌腱炎进行准确诊断和鉴别。
2. 能针对冈上肌肌腱炎制定推拿治疗方案。
3. 会针对冈上肌肌腱炎开展推拿治疗。

案例引导

吴某，男，35岁，体育老师，2011年9月就诊。

肩外侧疼痛1个月，向颈部和上肢放射，肩部因疼痛活动受限。查体：肩外展60°时疼痛，舌淡红，苔薄，脉滑。X线检查无异常征象。

1. 该患者最可能患的是什么病？
2. 为该患者制定推拿治疗计划。
3. 说出该患者的推拿步骤。

冈上肌肌腱炎又称冈上肌综合征、外展综合征，是由于外伤、劳损或受寒，致局部产生无菌性炎症，以疼痛、功能障碍为主要临床表现的疾患，好发于中年以上、体力劳动者、家庭主妇、运动员等，男性多于女性。

一、临床表现

（1）冈上肌肌腱炎起病缓慢，多数有明确的外伤史或受凉史，多因单一姿势劳动而诱发。

（2）急性期或慢性肩痛急性发作者，肩部有剧烈的疼痛，肩部活动、用力、受寒时加重。疼痛部位一般在肩外侧、大结节处，并可放射到三角肌止点或手指处。肩关节活动受限及压痛明显。当肩关节外展至60°～120°时，可引起明显疼痛而致活动受限，发展至急性期时可在大结节处有明显压痛。

（3）慢性期主要表现为肩部外侧疼痛，有时向颈部或上肢放射，肿胀不明显。检查时可发现肱骨大结节上方压痛，肩关节外展受限。

(4) 体征　压痛点多位于冈上肌肌腹及肌腱、三角肌止点。肩外展试验(＋)，疼痛弧试验(＋)，其中疼痛弧试验阳性是冈上肌肌腱炎的特征。

(5) X线检查一般无异常，少数可见钙化影。

二、治疗原则

本病以舒筋通络，活血止痛为治疗原则。

三、推拿步骤

(1) 𢶍揉肩臂法　患者坐位，医者站于患侧肩外，于肩后施以𢶍法(柔和)，配合肩关节的外展、内收与内旋活动，拿揉患肩及上臂，自上而下，疏松筋结，然后以颈项及肩部为重点，自上而下揉摩，以达舒筋活络的功效。

(2) 点压弹拨法　患者坐位，点肩井、缺盆、秉风、肩髃、肩贞、曲池等穴位，各 1 min，以酸胀为度。弹拨痛点及病变处，反复约 30 次，作用轻柔、透力为度。

(3) 患肩对掌挤压、按揉约 5 min，同时将肱骨头向外上方牵拉，并摇肩 20～30 次，搓臂往复约 20 次，抖上肢约 1 min，擦肩周 3～5 min。

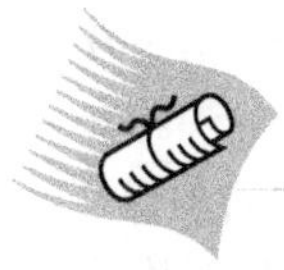

知识链接

在中医学理论中，冈上肌肌腱炎属“痹证”范畴，由感受风寒湿邪、劳损、外伤作用所致，引起气血凝滞，脉络痹阻，“不通则痛”而发病。

现代医学认为，本病的发病基础是，上肢外展上举运动时，冈上肌肌腱慢性劳损，或冈上肌肌腱本身的退行性变化。二者往往同时并存且相互影响，多数肩峰下滑囊炎继发于冈上肌肌腱病变。

本病主要症状是肩部疼痛，在诊治时需与肩周炎、粘连性肩关节滑囊炎和肩袖断裂相鉴别，主要鉴别要点如下。

(1) 肩关节周围炎　疼痛弧范围较大，不仅限于 60°～120°，而且从开始活动到整个运动幅度内均有疼痛及局部压痛。

(2) 粘连性肩关节滑囊炎　活动开始时不痛，外展 70°以上时出现疼痛，超外展则疼痛明显加重。

(3) 肩袖断裂　多因投掷运动等外伤所致，肩前方疼痛伴大结节近侧或肩峰下区域压痛，主动外展困难，将患肢被动地外展上举到水平位后，不能主动地维持此种肢体位置，或外展 60°～120°呈阳性疼痛弧征。

四、注意事项

急性损伤手法宜轻柔舒适，适当限制肩部活动。

五、诊断

有急、慢性损伤史和劳损史，起病缓慢。

临床表现为，以肩峰大结节处为主的肩外侧疼痛，并可向颈、肩和上肢放射。当肩外展 60°～120°时存在疼痛弧，疼痛尤著，因而患者常避免这一动作，表现为肩关节活动受限。

影像学检查：X 线检查一般无异常征象，偶见冈上肌肌腱钙化、骨质疏松，为组织变性后的晚期变化，称为冈上肌肌腱钙化。

六、任务实施(表 3-1-10)

表 3-1-10　冈上肌肌腱炎的推拿操作流程

操作程序	操作步骤	要点说明
评估	* 患者的年龄、职业、活动习惯； * 患者疼痛部位、诱因、减轻和加重的原因，疼痛的程度、性质，舌苔和脉象等； * 患者对中医的认识和对推拿治疗本病的意愿	√ 询问患者的职业以及是否有肩部急、慢性损伤史和劳损史； √ 询问患者发病的诱因，冈上肌肌腹及肌腱、三角肌止点是否有压痛，外展 60°～120°时肩痛是否加重和对功能的影响； √ 根据症状和体征分辨是急性期还是慢性期； √ 肩外展试验、疼痛弧试验是否为阳性
计划 1. 治疗师的准备； 2. 用物准备； 3. 患者准备； 4. 环境准备	* 衣帽整洁，清洗双手，修剪指甲； * 准备推拿床、按摩巾、按摩油(或滑石粉)； * 了解冈上肌肌腱炎原因及机理，推拿治疗的部位； * 治疗室要安静、整洁、安全、光线充足	√ 先熟悉冈上肌肌腹及肌腱、三角肌止点的位置，为下一步治疗打基础； √ 㨰揉肩臂部； √ 弹拨痛点和冈上肌肌腹及肌腱、三角肌止点等位置； √ 按压肩臂部，搓揉肩臂部

续表

操作程序	操作步骤	要点说明
实施 1. 穴位定位； 2. 解释及准备； 3. 手法操作	* 在患者身体上找出肩井、秉风、肩贞、肩髃、臂臑、曲池、肩周等穴位的位置； * 向患者解释评估结果和计划内容，同时告诉患者放松心情，准备好体位； * 以肩部穴位为主，主要采用㨰法、拿揉法、摇法、点压、弹拨、擦法、搓抖法	✓ 急性期以轻柔手法为主，并适当限制肩部活动； ✓ 慢性损伤手法要求深透，并加强功能锻炼； ✓ 弹拨手法不可剧烈，操作次数不宜多； ✓ 局部保暖，可配合其他物理疗法
评价	* 考核本病诊断是否准确； * 考核治疗方案是否合适； * 检测穴位定位是否准确； * 考核手法操作是否规范； * 操作流程是否规范	✓ 检查学生对本病推拿治疗的操作规范性； ✓ 对冈上肌肌腱炎手法治疗的疗效进行评价

能力检测

王某，男，33岁，体力劳动者，2011年3月就诊。

肩外侧、肩峰大结节处隐隐疼痛3年，加重半月，并可向颈、肩部放射，肩部活动受限，既往有劳损史。舌暗红，苔薄，脉细。查体：肩关节外侧压痛阳性，肩外展80°时疼痛。X线检查：冈上肌肌腱钙化可疑。

1. 该患者最可能患的是什么病？
2. 为该患者制定推拿治疗方案，包括取穴处方等。
3. 写出该病的推拿步骤和流程，并在模拟人身体上进行操作。

子任务十一　肱二头肌长头肌腱炎的推拿治疗

1. 能对肱二头肌长头肌腱炎进行准确诊断和鉴别。
2. 能针对肱二头肌长头肌腱炎制定推拿治疗方案。

3. 会针对肱二头肌长头肌腱炎开展推拿治疗。

案例引导

雷某，男，42岁，体能教练，2010年10月就诊。

肩前部疼痛半年，活动时加重，肩关节外展外旋位做肘关节伸屈活动时疼痛更为明显。舌淡红，苔薄，脉涩。查体：结节间沟处压痛明显，并触及摩擦感，肩关节活动受限；抗阻力试验(+)。

1. 该患者患的是什么病？

2. 为该患者制定推拿治疗计划。

3. 说出该患者的推拿步骤。

肱二头肌长头肌腱炎，又称为肱二头肌长头肌腱损伤，是以肩前部疼痛为主要症状的常见病，多与外伤有关，好发于中年人，故属于中医的肩部“伤筋”范畴。

一、临床表现

(1) 患者多见于举重、投掷、体操、排球等运动员。多有肩部活动过多，负担重，或有急性损伤的病史。

(2) 慢性发作的患者多见于40岁以上的中老年人，开始时患者感到肩部有不适及酸胀感，继之肩部出现疼痛，逐渐加重。

(3) 疼痛部位多在肩前部或整个肩部，活动时疼痛加重，肩关节外展外旋位做肘关节伸屈活动时疼痛更为明显。随着疼痛的加重和时间的延长，逐渐出现肩关节活动功能障碍。

(4) 患者肩关节多呈内收内旋位，结节间沟处有明显压痛，同时在肩外展外旋位做肘关节伸屈活动时，在结节间沟处有摩擦感。

(5) 部分患者上肢外展90°位，沿肢体纵轴方向做旋转活动时，可听到响声。

(6) 抗阻力试验、肩关节内旋试验为阳性。

二、治疗原则

本病以舒筋通络、活血化瘀为治疗原则。

三、推拿步骤

1. 慢性期推拿

(1) 患者取坐位，先用㨰法作用于肩关节周围，点按肩周诸穴位以舒筋活血、解痉止痛、提高肩部痛阈。

(2) 运用点、揉、弹拨等手法在肱二头肌肌腱、腱鞘处操作，以松解肌腱与腱鞘的粘连，软化局部的硬结，达到理筋和活血化瘀的作用。

(3) 用摇肩法以恢复肩部功能。

(4) 最后在病变处外用正红花油搓肩部，并施抖法于患肩关节及其上肢，亦可配合拿肩井法结束。

2. 急性期推拿

急性期不宜做推拿治疗。主要采用固定方法，肘关节屈曲 90°，并用三角巾悬吊患肢，使肌腱松弛、制动，促进愈合。

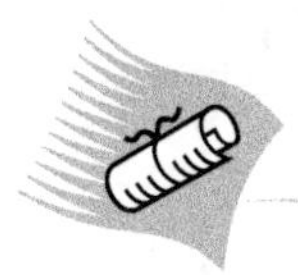

知识链接

1. 病因

西医认为，本病的病因主要和解剖、外伤、退行性变有关。

(1) 解剖因素　肱二头肌肌腱长头细长，起于肩胛骨的盂上粗隆，经肩关节上方关节囊内，至狭窄的结节间沟内滑动，肌腱自起点到肌腹之间经过一段曲折的路径，在肩关节旋前、旋后、外展、后伸时，肌腱受到不间断的牵拉、摩擦易受损伤而导致肌腱腱鞘炎。

(2) 外伤病因　经常用力做肩关节的外展外旋活动的人，以及长期从事举重、提重、投掷等动作的运动员，可使二头肌长腱在结节间沟内反复地受到摩擦、牵拉、挤压等损伤刺激，使肌腱和腱鞘发生充血渗出、水肿、增厚、粘连等损伤性炎性反应。如病程迁延日久，肌腱发生变性，失去光泽，变粗糙，变黄，腱鞘增厚，腱内积液不能迅速吸收，可产生纤维性渗出而使肌腱和腱鞘发生粘连，形成狭窄性腱鞘炎。

(3) 退行性变　当肩外展外旋时，肱二头肌肌腱在结节间沟鞘内滑动幅度最大。随着年龄的增大，40 岁以上的中老年人筋骨组织逐渐发生退行性变，使结节间沟槽内粗糙、变窄，使肌腱腱鞘弹性、光泽减退，从而影响肌腱在鞘内的滑动，进而加剧肌腱与腱鞘之间的摩擦，逐渐导致肌腱腱鞘炎的发生。

2. 鉴别诊断

(1) 肩关节周围炎　起病慢，夜间疼痛明显，肩部有广泛压痛，活动以外展、外旋、后伸功能障碍明显。

(2) 肱二头肌长头肌腱滑脱　用一手固定患肢于屈曲 90°位置，并做内外旋转，另一手在肱二头肌肌腱最上端处触摸，可以明显地感觉到肌腱在腱沟内滑动，并发出弹响声和出现局部疼痛，可确诊为肱二头肌长头肌腱滑脱。

3. 特殊检查

(1) 抗阻力试验　患者肘关节用力屈曲，医者手指握住患者腕部，对抗用力，使患者肘关节伸直；若再伸肘时患者出现疼痛加剧，为抗阻力试验阳性，提示肱二头肌长头腱鞘炎。

(2) 肩关节内旋试验　让患者主动做肩极度内旋活动，即在屈肘位，前臂置于背后，引起肩痛者为阳性，提示肱二头肌长头腱鞘炎。

四、任务实施（表 3-1-11）

表 3-1-11　肱二头肌长头肌腱炎的推拿操作流程

操作程序	操作步骤	要点说明
评估	* 患者的年龄、职业状况、身体情况； * 患者肩部疼痛发展过程，肩关节、肘关节体位与疼痛的关系，肩关节活动受限情况； * 患者对中医的认识和对推拿治疗本病的意愿	✓ 询问患者年龄、职业、肩肘部运动习惯、肩痛的发展过程； ✓ 观察患者肩部有无特殊体位； ✓ 检查抗阻力试验、肩关节内旋试验是否为阳性；结节间沟是否有压痛； ✓ X 线检查协助诊断
计划 1. 治疗师的准备； 2. 用物准备； 3. 患者准备； 4. 环境准备	* 衣帽整洁，清洗双手，修剪指甲； * 准备推拿床、按摩巾、按摩油（或滑石粉）； * 了解肱二头肌长头肌腱炎原因及机理，推拿治疗的部位； * 治疗室要安静、整洁、安全、光线充足	✓ 慢性期主要以活血化瘀、通络止痛为治疗原则，推拿时再以弹拨肱二头肌肌腱为主； ✓ 急性期一般不宜推拿，以固定、制动为主，促进炎性物质吸收
实施 1. 穴位定位； 2. 解释及准备； 3. 手法操作	* 在患者身体上找出阿是、天鼎、缺盆、中府、肩髃、曲池、手三里、合谷、小海等穴位的位置； * 向患者解释评估结果和计划内容，同时告诉患者放松心情，准备好体位； * 慢性期推拿主要分为松解、弹拨、摇肩等步骤，同时配合外擦药物治疗，选穴以肩部穴位为主，手法有㨰、揉、点、按、拿、弹拨、扳、摇、搓、抖法等	✓ 擦法时配合使用正红花油，正红花油具有润滑和温通止痛的功效； ✓ 弹拨肱二头肌长头腱鞘时注意力度，避免疼痛加重； ✓ 做摇肩操作时，最好一手握肘部，一手拇指按压在结节间沟处； ✓ 对急性期局部疼痛明显者，宜采用轻快柔和手法以舒筋活血，促进局部血液循环，切勿突然使用蛮力或暴力，以免加重疼痛； ✓ 对于病久患者，可运用扳、摇、弹拨法等被动活动，以松解粘连，滑利关节，促使其功能恢复之作用； ✓ 日常生活过程中避免肩关节过度活动； ✓ 待症状消失后，可做摇肩、晃肩与摆肩锻炼

续表

操作程序	操作步骤	要点说明
评价	* 考核本病分期辨证是否准确； * 考核治疗方案是否合适； * 检测穴位定位是否准确； * 考核手法操作是否规范； * 操作流程是否规范	√ 检查学生对本病推拿治疗的操作规范性； √ 对肱二头肌长头肌腱炎手法治疗的疗效进行评价

能力检测

方某，男，39岁，商贩，2011年5月就诊。

肩部酸胀一年余，近来疼痛，活动加重，现肩关节活动功能障碍。查体：结节间沟处明显压痛；抗阻力试验(＋)；肩关节内旋试验(＋)。

1. 该患者患的是什么病？
2. 为该患者制定推拿治疗方案，包括取穴处方等内容。
3. 写出该类疾病的推拿步骤和流程，并在模拟人身体上进行操作。

子任务十二　肱二头肌长头肌腱滑脱的推拿治疗

学习目标

1. 能对肱二头肌长头肌腱滑脱进行准确诊断和鉴别。
2. 能针对肱二头肌长头肌腱滑脱制定推拿治疗方案。
3. 会针对肱二头肌长头肌腱滑脱开展推拿治疗。

案例引导

王某，男，12岁，学生，2011年5月就诊。

因课间打闹，肩部前方急性疼痛肿胀，无力上举上臂，肩关节外展、外旋和后伸活动受限。舌红，苔薄，脉数。查体：肩前疼痛(＋＋)，有弹响。指下结节间沟内有压痛和空虚感。X线检查：未见明显骨折、脱臼改变。

1. 该患者患的是什么病？
2. 目前处于急性期，为患者制定推拿治疗计划。

肱二头肌长头肌腱滑脱是因肩关节用力过猛或外力所致肩关节猛烈扭转，使肱二头肌长头肌腱向内移位于小结节内侧，引起肩部疼痛、活动受限的一种软组织损伤类疾病，属祖国医学“筋出槽”范畴。

一、临床表现

（1）有明显的肩部外伤史。

（2）急性滑脱肩部前方疼痛肿胀，上臂无力上举，肩关节外展外旋和后伸活动受限。慢性滑脱肩部前方疼痛，肩关节外展外旋时有弹响。结节间沟内有压痛和空虚感。

二、治疗原则

本病以理筋整复、活血、通络止痛为治疗原则。

三、推拿步骤

1. 急性期

患者取坐位，患肢自然下垂，医者立于患侧，先用单手拇指点巨骨、肩髃等穴，一只手拇指在移位的长头肌腱内侧按紧，另一只手握患肢肱骨内、外上髁，使其保持旋前位，然后将患肩内旋，同时，在长头腱内侧的拇指将肌腱推拨入结节肩沟内，即表示复位成功。随后在长头肌腱上运用旋推、揉等理筋手法，最后拿捏拍打肩部结束。

2. 慢性期

患者取坐位，患肢自然下垂，医者立于患侧，先用单手拇指点揉巨骨、肩髃等穴各1 min，肩部施㨰法 3 min，搓法约 30 次，以局部灼热为度，同时运用旋推、揉等理筋手法作用于长头肌腱上，约 5 min，拿捏肩井 1 min，拍打肩部 1 min。

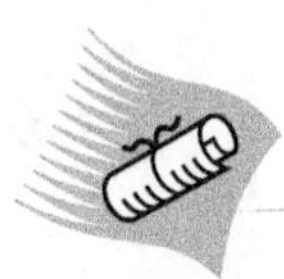

知识链接

本病直接原因是当肩部遭受较大外力时，肱骨结节间横韧带断裂，肌腱滑出肱骨结节间沟。间接原因是肱二头肌肌腱退行性变，肱骨结节间横韧带松弛，结节间沟增生，沟变浅，当肘关节屈曲和前臂旋后用力过大时，可发生肌腱滑脱；同时结节间沟浅，小结节低或横韧带先天性发育不良，有轻微外力也可发生滑脱；有时上臂外旋时，肌腱可从结节间沟滑向内侧，内旋时，又会滑回结节间沟。肱二头肌长头肌腱滑脱可发展为习惯性滑脱。

本病易与肩部的肱二头肌长头腱鞘炎和冈上肌肌腱炎混淆，临床上要注意鉴别，鉴别要点如下。

1. 肱二头肌长头腱鞘炎

有慢性劳损史，肩部前外方疼痛，伸直肘关节、肩关节前屈可引起肩痛加重。结节间沟有压痛，可触及肌腱，无空虚感，无弹响。

2. 冈上肌肌腱炎

肩外侧及三角肌附着点疼痛，肱骨大结节上方有压痛。肩关节外展60°～120°时出现疼痛弧。

四、任务实施(表3-1-12)

表3-1-12　肱二头肌长头肌腱滑脱的推拿操作流程

操作程序	操作步骤	要点说明
评估	* 患者的职业、外伤史等； * 患者肩部疼痛的部位、时间，是否有肿胀，功能障碍的情况； * 患者对中医的认识和对推拿治疗本病的意愿	✓ 询问肩部外伤时的体位及疼痛性质； ✓ 观察肩部是否有肿胀，肩关节功能障碍情况； ✓ 检查在肩关节外展、外旋时是否有弹响，结节间沟处是否有压痛和空虚感
计划 1. 治疗师的准备； 2. 用物准备； 3. 患者准备； 4. 环境准备	* 衣帽整洁，清洗双手，修剪指甲； * 准备推拿床、按摩巾、按摩油(或滑石粉)； * 了解肱二头肌长头肌腱滑脱原因及机理，推拿治疗的部位； * 治疗室要安静、整洁、安全、光线充足	✓ 急性期以复位和理筋为主，采用按压、推、拨、拍打等手法； ✓ 慢性期以活血、通络止痛为治疗原则，运用揉、㨰、搓、拍打等手法
实施 1. 穴位定位； 2. 解释及准备； 3. 手法操作	* 在患者身体上找出天鼎、巨骨、肩俞等穴位的位置； * 向患者解释评估结果和计划内容，同时告诉患者放松心情，准备好体位； * 本病推拿分急性期和慢性期，急性期主要进行理筋整复，并在特定的部位行理筋复位手法，慢性期以活血化瘀、通络止痛为主，主要采用按法、点法、揉法、拿法、拍法等理筋手法	✓ 复位手法时动作轻柔、协调一致，即顺应关节活动进行； ✓ 复位后应用颈腕吊带固定伤肢3天，瘀肿明显者可在伤后72 h内配合冷敷； ✓ 对于习惯性脱位者，活动时应注意制止肩部做剧烈外展、外旋等动作

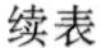
续表

操作程序	操作步骤	要点说明
评价	* 考核本病的诊断是否准确； * 考核治疗方案是否合适； * 检测穴位定位是否准确； * 考核手法操作是否规范； * 操作流程是否规范	✓ 检查学生对本病推拿治疗的操作规范性； ✓ 对肱二头肌长头肌腱滑脱手法治疗的疗效进行评价

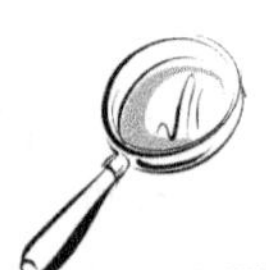

能力检测

成某，男，35岁，工人，2011年6月就诊。

工作时跌倒，以手撑地，肩部前方疼痛肿胀，上臂上举失能，舌红，苔薄，脉弦滑。查体：肩关节外展、外旋和后伸均受限，肩前压痛(+)，有弹响。X线检查：未见骨折。

1. 该患者可能患的是什么病?
2. 为该患者制定推拿治疗方案，包括取穴处方等内容。
3. 写出该病的推拿步骤和流程，并在模拟人身体上进行操作。

子任务十三　三角肌下滑囊炎的推拿治疗

学习目标

1. 能对三角肌下滑囊炎进行准确诊断和鉴别。
2. 能针对三角肌下滑囊炎制定推拿治疗方案。
3. 会针对三角肌下滑囊炎开展推拿治疗。

案例引导

白某，男，36岁，2010年10月就诊。

肩痛1周，1周前有外伤史，肩峰及三角肌部位广泛疼痛，活动加重。舌红，苔薄，脉弦。查体：肩关节肿胀，肩前方压痛(+)。X线检查：未见明显骨折线。

1. 该患者患的是什么病?
2. 为该患者制定推拿治疗计划。
3. 说出该患者的推拿步骤。

三角肌下滑囊炎也称肩峰下滑囊炎，是指由于各种致病因素刺激三角肌下滑囊而引起的炎症变化的一种病症，临床上以肩部疼痛、外展功能活动受限为主要症状。本病属中医学“痹证”范畴，多由于肩部劳损，损伤经络，复感风、寒、湿邪，而致气血运行不畅，筋失所养所致。

一、临床表现

（1）有明显外伤史，常见肩外侧、肩上部疼痛，而肩外侧疼痛大多可表现在三角肌前部。

（2）急性期肩关节前部呈明显圆形肿胀，疼痛亦剧烈，可向颈部与上臂部放射。初期肩部活动受限较轻，日久与肩袖粘连，而使肩部活动在肩外展、外旋时疼痛加重，并出现运动障碍。对压力敏感，故患者怕压，不能患侧卧。夜间痛为其特征之一，常在睡眠中痛醒。

（3）病程较久的患者，出现肩部肌肉萎缩，肌肉萎缩以冈上肌和冈下肌出现较早，晚期可出现三角肌萎缩。

二、治疗原则

本病治疗原则急性期为活血化瘀、活血止痛，慢性期为舒筋通络、滑利关节。

三、推拿步骤

（1）患者取坐位，医者立于背侧，㨰患肩外侧，重点在肩峰下及三角肌部位，约 10 min。拇指按揉肩井、肩髃、肩髎、臂臑等穴及三角肌，约 5 min。

（2）用掌揉法作用于三角肌部位 5 min。大鱼际擦法作用于三角肌及其周围 2～3 min，以透热为度。拇指弹拨肩外侧变性、增厚的组织，约 3 min；掌搓法作用于肩部及三角肌、上肢、前臂，上下往返 5 遍；摇肩，顺、逆时针各 15 次；抖肩法，约 20 次。

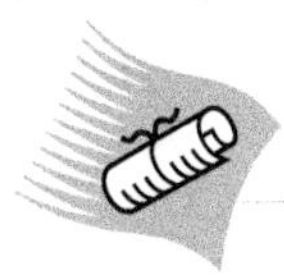

知识链接

三角肌下滑囊炎可因直接或间接外伤引起，但大多数病例继发于肩关节周围组织的损伤和退行性变，尤以滑囊底部的冈上肌肌腱的损伤、退行性变、钙盐沉积最为常见。三角肌下滑囊由于损伤或长期受挤压、摩擦等机械性刺激，使滑囊壁发生充血、水肿、渗出、增生、肥厚、粘连等无菌炎症反应。

本病与肩周炎的区别在于肩周炎起病慢，夜间疼痛明显，肩部广泛压痛，活动以外展、外旋、后伸等功能障碍为主。

四、任务实施(表 3-1-13)

表 3-1-13 三角肌下滑囊炎的推拿操作流程

操作程序	操作步骤	要点说明
评估	* 患者的年龄、有无外伤史； * 肩部疼痛的部位、时间、性质，功能障碍发展情况等； * 患者对中医的认识和对推拿治疗本病的意愿	✓ 询问患者有无外伤病史，肩部疼痛的时间、发展情况； ✓ 检查有无冈上肌、冈下肌及三角肌的萎缩，肩部外展、外旋时疼痛是否加重及功能障碍情况，肩部是否有肿胀； ✓ X 线检查冈上肌是否有钙化灶
计划 1. 治疗师的准备； 2. 用物准备； 3. 患者准备； 4. 环境准备	* 衣帽整洁，清洗双手，修剪指甲； * 准备推拿床、按摩巾、按摩油(或滑石粉)； * 了解三角肌下滑囊炎原因及机理，推拿治疗的部位； * 治疗室要安静、整洁、安全、光线充足	✓ 患者体位准备，以坐位或健侧卧位为主； ✓ 松肩，运用㨰、揉、点法作用于患部； ✓ 搓肩，以肩部和及上臂、前臂为主； ✓ 摇肩，运用握腕摇肩法操作； ✓ 抖肩，以放松肩部肌肉的紧张
实施 1. 穴位定位； 2. 解释及准备； 3. 腹部手法操作	* 在患者身体上找出阿是、天宗、肩井、肩髃、肩贞、肩内陵、巨骨、臂臑等穴位的位置； * 向患者解释评估结果和计划内容，同时告诉患者放松心情，准备好体位； * 推拿主要以肩峰下及三角肌部位为主，采用㨰、揉、推、点、按、擦、摇、抖等手法	✓ 对于肌肉萎缩的患者，推拿时注意力度和范围； ✓ 㨰、揉法以疼痛缓解为度； ✓ 注意局部保暖； ✓ 慎提重物，避免患肩外伤、劳损； ✓ 肩部活动障碍者要配合功能锻炼
评价	* 考核本病诊断是否准确； * 考核制定的治疗方案是否合适； * 检测穴位定位是否准确； * 考核手法操作是否规范； * 操作流程是否规范	✓ 检查学生对本病推拿治疗的操作规范性； ✓ 对三角肌下滑囊炎手法治疗的疗效进行评价

能力检测

李某，男，55岁，农民，2011年5月就诊。

肩峰及三角肌部位疼痛反复5年，加重1周，疼痛部位较深，夜间痛较显著，有肿胀感，运动时疼痛加重，尤其在外展和外旋时，向肩胛部、颈部等处放射。查体：肩关节、肩峰下、大结节处压痛(+)，可随肱骨的旋转而移位，肩关节活动范围缩小，肩胛带肌肉萎缩可疑。X线检查：冈上肌的钙盐沉着。

1. 该患者最可能患的是什么病?
2. 为该患者制定推拿治疗方案，包括取穴处方等内容。
3. 写出该病的推拿步骤和流程，并在模拟人身体上进行操作。

子任务十四　肱骨外上髁炎的推拿治疗

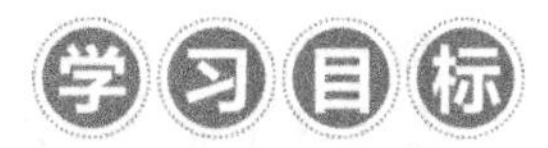

1. 能对肱骨外上髁炎进行准确诊断和鉴别。
2. 能针对肱骨外上髁炎制定推拿治疗方案。
3. 会针对肱骨外上髁炎开展推拿治疗。

案例引导

唐某，女，33岁，职员，2011年6月就诊。

肘关节疼痛三年余，不能持重，平时喜欢织毛衣，疼痛向前臂放射，前臂旋前用力时，肱骨外上髁处疼痛更明显。舌暗红，苔薄，脉弦。查体：肱骨外上髁处局部肿胀，压痛(+)，网球肘试验(+)，腕伸屈肌紧张试验(+)。

1. 该患者患的是什么病?
2. 为该患者制定推拿治疗计划。
3. 说出该患者的推拿步骤。

肱骨外上髁炎是指由各种积累性劳损所引起的肱骨外上髁周围软组织的无菌性炎症，病变常导致肱骨外上髁腕伸肌肌腱附着处发生撕裂，出血机化形成纤维组织，出现以疼痛、乏力、旋前功能受限为主要症状的一种疾病。多见于前臂用力的劳动者及网球运动员，故又有“网球肘”“肱骨外上髁骨膜炎”“桡骨滑囊炎”等名称。属中医学“肘痛”

范围。

一、临床表现

(1) 常有较为明确的急、慢性损伤史，初始为做某一动作时肘关节外侧疼痛，劳累后加重，休息后缓解。以后疼痛转为持续性，前臂旋转，腕背伸、提拉、端、推等活动时疼痛加重。或感疼痛乏力，疼痛甚至可向上臂及前臂放射。轻者不敢拧毛巾，重者提物时有突然“失力”现象。

(2) 肱骨外上髁处局部肿胀、疼痛，或见局部压痛，前臂旋前用力时，肱骨外上髁处疼痛更明显。网球肘试验，腕伸屈肌紧张(抗阻力)试验均为阳性。

二、治疗原则

本病治疗原则为舒筋通络、松解粘连、活血化瘀、理筋整复。

三、推拿步骤

(1) 急性期应使用颈腕带悬吊制动 1～2 周，后期配合手法治疗。

(2) 稳定期：患者取坐位，患臂屈肘平置桌上。㨰前臂桡侧 3 min，以达到行气活血、舒通经络的作用；疼痛部位做一指禅推法 3 min 和弹拨法 1 min，刺激桡侧腕伸肌等，以达到剥离局部粘连的作用，如有明显压痛点可用拇指剥筋；拇指按揉曲池、手三里、曲泽、合谷等穴，各 1 min；使肘关节过伸，在旋后位使肘关节突然伸直，以撕脱局部粘连；最后以揉法作用于患处 3 min 结束。

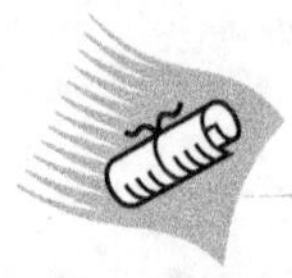

知识链接

传统医学认为：本病内因为气血虚弱，血不荣筋，肌肉失去温煦，筋骨失于濡养；外因为肱骨外上髁腕伸肌附着点慢性劳损及牵拉。具有一定的职业发病倾向，如网球运动员、泥瓦工等。

从解剖结构上来看，本病起于肱骨外上髁部肌组织较多，有桡侧腕长伸肌、桡侧腕短伸肌、肱桡肌、旋后肌等，具有伸腕、伸指、前臂旋后等功能。腕背或前臂旋外过度都会使附着于肱骨外上髁部的腕伸肌肌腱、筋膜受到牵拉而致伤。这是其发病的结构基础。

本病病理变化较为复杂，但病变部位局限，常有肌纤维在外上髁部分撕脱，或关节滑膜嵌顿或滑膜炎，或支配的神经分支的神经炎，或桡骨环状韧带变性，或肱骨外上髁骨膜炎等。其局部反应多有充血、水肿，或渗出、粘连等。

本病与肱桡滑膜囊炎极为相似，其区别主要是肱桡滑膜囊炎除局部压痛外，肘部旋前、旋后受限。前臂旋前引起剧烈疼痛，其疼痛点的位置比肱骨外上髁炎略高，压痛比肱骨外上髁炎轻。局部可有肿胀和触痛，穿刺针吸可见积液。这些均可作为鉴别的依据。

四、诊断

临床上根据职业特征、病史、临床表现等，比较易于做出诊断。

X线摄片一般无异常表现。病程长者可见骨膜反应，在肱骨外上髁附近有钙化沉积。

五、任务实施(表3-1-14)

表3-1-14 肱骨外上髁炎的推拿操作流程

操作程序	操作步骤	要点说明
评估	* 患者的年龄、外伤病史及职业状况； * 疼痛部位、时间，加重和减轻的因素； * 患者对中医的认识和对推拿治疗本病的意愿	√ 询问有无外伤病史，患者的职业，是否劳累后加重、休息后减轻； √ 检查肱骨外上髁处是否有肿胀、疼痛和压痛，疼痛是否向上臂和前臂放射； √ 做网球肘试验，腕伸屈肌紧张(抗阻力)试验是否为阳性
计划 1. 治疗师的准备； 2. 用物准备； 3. 患者准备； 4. 环境准备	* 衣帽整洁，清洗双手，修剪指甲； * 准备推拿床、按摩巾、按摩油(或滑石粉)； * 了解肱骨外上髁炎原因及机理，推拿治疗的部位； * 治疗室要安静、整洁、安全、光线充足	√ 舒筋通络，用㨰、揉法在前臂操作； √ 理筋整复，在肘关节拔伸、前臂旋前的情况下按揉桡骨小头，同时极度屈曲肘关节； √ 活血化瘀，运用㨰、揉、弹拨等手法在痛点操作，并配合肘关节的屈伸和前臂的旋转活动，同时用擦法在前臂背侧操作
实施 1. 穴位定位； 2. 解释及准备； 3. 手法操作	* 在患者身体上找出肱骨外上髁、前臂桡侧肌群、曲池、手三里、合谷、肘髎等穴位的位置； * 向患者解释评估结果和计划内容，同时告诉患者放松心情，准备好体位； * 本病的推拿在舒筋的基础上理筋，在理筋的基础上活血化瘀，采用㨰、按、揉、弹拨、擦法等	√ 在做理筋整复和活血化瘀手法时，应配合肘关节的屈伸和前臂的旋转，以增强疗效； √ 注意局部的保暖，避免寒冷刺激； √ 治疗期间尽量减少腕部的背伸； √ 坚强锻炼，保持肌肉强壮，减少前臂过度的旋前旋后运动； √ 从事需要前臂活动的运动项目时，要学会正确的技术动作

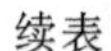

操作程序	操作步骤	要点说明
评价	* 考核本病诊断是否准确； * 考核治疗方案是否合适； * 检测穴位定位是否准确； * 考核手法操作是否规范； * 操作流程是否规范	√ 检查学生对本病推拿治疗的操作规范性； √ 对肱骨外上髁炎手法治疗的疗效进行评价

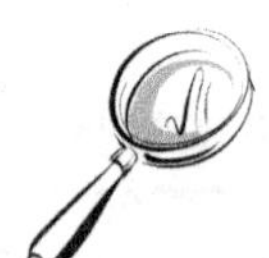

能力检测

夏某，男，53岁，理发师，2010年11月就诊。

理发工作30多年，右肘部疼痛渐重3年，持物有时突然失用，并疼痛加剧，握手时疼痛加重，自觉右肘部有灼热肿胀感，外用膏药有时缓解，但时间不长疼痛又起，肘关节活动受限，舌紫暗，苔薄，脉弦。查体：肱骨外上髁处肿胀、压痛（＋＋），网球肘试验（＋），腕伸屈肌紧张试验（＋）。

1. 该患者最有可能患的是什么病？
2. 为该患者制定推拿治疗方案，包括取穴处方等内容。
3. 写出该病的推拿步骤和流程，并在模拟人身体上进行操作。

（叶新强　李　永）

子任务十五　桡骨头半脱位的推拿

1. 能对桡骨头半脱位进行诊断。
2. 能对桡骨头半脱位制定推拿治疗方案。
3. 会对桡骨头半脱位实施推拿治疗。

案例引导

戚某，男，6岁，于2012年2月6日就诊。主诉：不能抬手接物3 h。患者于3 h前被父母牵拉出现肘部呈半伸直位，当时患者有哭闹，并闻及“弹响”。现患者手不能抬举取物，肘关节被动屈伸及前臂旋转活动时，疼痛加剧，但肘部无明显肿胀，肘关节不能自由活动，前臂轻度旋前位。问题：

1. 该患儿是哪种伤科疾病？
2. 为该患儿制定推拿治疗计划。
3. 说出该患儿的推拿治疗步骤。

桡骨头半脱位又称牵拉肘，俗称肘错环、肘脱环，是指在前臂受牵拉外力的作用下，桡骨头自环状韧带撕裂处脱出，环状韧带嵌顿在肱桡关节间，造成肘部疼痛、关节活动障碍的病症。常发生于4岁以下儿童，是临床常见的肘部损伤。

一、临床表现

(1) 有肘部牵拉损伤史，受伤时或可闻及肘部“弹响”声。上肢经牵拉后，患儿突然哭闹，肘关节呈近似伸直。

(2) 肘部疼痛，肘关节被动屈伸及前臂旋转活动时，疼痛加剧，哭叫不止，但肘部无明显肿胀。

(3) 肘关节不能自由活动，前臂轻度旋前位，手不能抬举取物。

(4) 体格检查可有桡骨头处压痛阳性；肘关节呈半屈曲位，前臂旋前、旋后困难，呈半屈曲旋前位。

(5) X线检查无异常表现。

二、治疗原则

本病以理筋、整骨复位为治疗原则。

三、推拿步骤

(1) 体位准备：不需麻醉，家长抱患儿正坐，术者与患儿相对。

(2) 以右侧为例，术者左手拇指放在桡骨头外侧处，右手握患儿的腕上部，并慢慢地将前臂旋后，一般半脱位在旋后过程中常可复位。

(3) 若不能复位，则右手稍加牵引至肘关节伸直旋后位，左手拇指加压于桡骨头处，然后屈曲肘关节常可听到或感觉到轻微的入臼声；或可屈肘90°向旋后方向来回旋转前臂，这样也可复位(图3-1-1)。

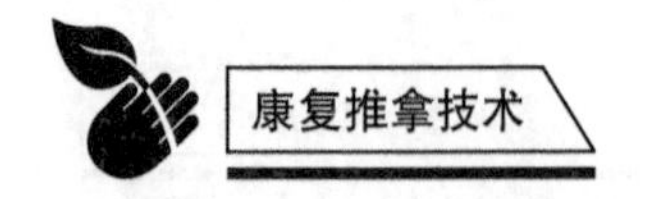

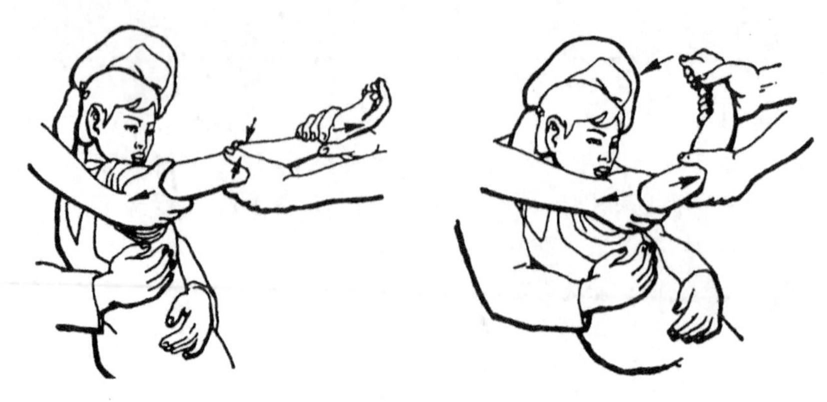

图 3-1-1　桡骨头半脱位整复法

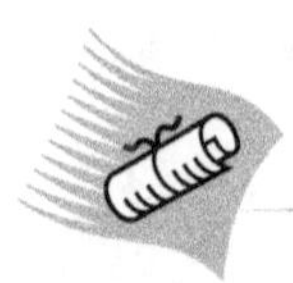

知识链接

桡骨头半脱位主要发生在桡尺近侧关节，该关节由尺骨的桡骨切迹与桡骨头的环状关节面构成。桡骨头下部被环状韧带紧紧包绕，环状韧带连于尺骨的桡骨切迹的前、后缘，与尺骨的桡骨切迹共同形成一个圆弧，桡骨头在此圆弧内做旋前及旋后的运动。儿童桡骨头发育尚不完全，头颈直径几乎相等，环状韧带比较松弛薄弱，故在前受牵拉外力下易引起半脱位损伤。特别是 4 岁以下儿童，环状韧带比较松弛，韧带远侧缘附着桡骨颈骨膜处部分较薄弱，桡骨头矢状面直径大于冠状面直径，当前臂旋前时桡骨头直径较小部分转至前后位，在前臂受牵拉力的作用下，桡骨头自环状韧带的撕裂处脱出，环状韧带嵌在肱桡关节间，形成桡骨头半脱位。

四、任务实施(表 3-1-15)

表 3-1-15　桡骨头半脱位的推拿操作流程

操作程序	操作步骤	要点说明
评估	* 患者的年龄、受伤时的体位和牵拉状况； * 患者疼痛的性质，患肢的制动情况及 X 线检查结果； * 患者及家长对中医的认识和对推拿治疗本病的意愿	√是否有牵拉病史； √ 有无肘部疼痛、特殊体位，能不能抬手拾物； √ X 线检查有无异常表现

续表

操作程序	操作步骤	要点说明
计划 1. 治疗师的准备； 2. 用物准备； 3. 患者准备； 4. 环境准备	* 衣帽整洁，清洗双手，修剪指甲； * 准备推拿床、推拿专用椅； * 了解桡骨头半脱位的机理，推拿治疗的体位； * 治疗室要安静、整洁、安全、光线充足	✓ 体位的准备； ✓ 治疗师两手放置的位置及复位的运动方向； ✓ 复位成功的标志； ✓ 对患者前臂的理筋手法
实施 1. 解剖标志及穴位定位； 2. 解释及准备； 3. 手法操作	* 在患者前臂上找出桡骨头、手三里、合谷、外关等穴位的位置； * 向患儿家长解释评估结果和计划内容，同时告诉患儿及家长放松心情，准备好体位，解释复位的经过和复位成功的标准； * 本病操作分两大部分，一部分为复位手法，一部分为理筋手法，理筋手法在先，复位手法在后，先用揉法揉合谷、外关、手三里等穴，待肌腱紧张缓解后实施复位手法，主要按压桡骨头外侧，在前臂旋后的同时按压桡骨小头	✓ 复位前必须做理筋手法，为顺利复位打基础； ✓ 复位成功的标志为患儿肘部疼痛立即消失，停止哭闹，屈肘自如，能上举取物； ✓ 复位后一般不需要固定，可采用肘关节功能位颈腕吊带 2～3 天制动； ✓ 在为患儿穿脱衣服时应避免用力牵拉患肢，以防止成为习惯性脱位，一般到 8～9 岁后多自行痊愈，不再发生半脱位
评价	* 考核桡骨头半脱位诊断是否正确； * 考核治疗方案是否合适； * 考核手法操作是否规范； * 操作流程是否规范	✓ 检查学生对本病推拿治疗的操作规范性； ✓ 对手法治疗桡骨头半脱位的疗效进行评价

能力检测

王某，男，三岁半，于 2011 年 4 月 18 日首诊。

患儿在幼儿园玩耍中被小朋友牵拉前臂后，突然哭闹，肘关节呈近似伸直，自诉肘部疼痛，肘关节被动屈伸及前臂旋转活动时，疼痛加剧，哭叫不止，但肘部无明显肿胀，肘关节不能自由活动，前臂轻度旋前位，手不能抬举取物。问题：

1. 该患儿患的是什么疾病？
2. 为该患儿制定推拿治疗方案，包括取穴处方等内容。
3. 写出推拿步骤和流程，并在模拟人身体上进行操作。

子任务十六　腕管综合征的推拿

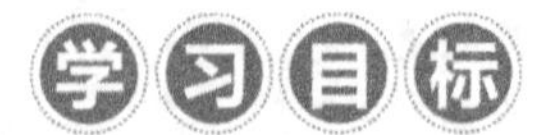

1. 能对腕管综合征进行诊断及鉴别诊断。
2. 能对腕管综合征制定推拿治疗方案。
3. 会对腕管综合征实施推拿治疗。

案例引导

项某，女，58岁，农民，2010年9月10日就诊。主诉：左侧手指麻痛时作1年余，曾辗转多家医院，先后按脑血栓、颈椎病、高脂血症等治疗无效。3月前在市中医院按腕管综合征封闭治疗2次后症状缓解，后因田间劳动复发。1月来麻痛持续，夜间加重，常可痛醒。检查：左手掌面桡侧三个半手指皮肤感觉减退，运动正常；用力指压腕管部时原有麻痛加重。止血带试验阳性，叩腕试验阳性，颈椎间孔挤压征阴性，臂丛牵拉征阴性，颈椎X线检查未见明显骨性病变。问题：

1. 该患者患的是哪种伤科疾病？
2. 为该患者制定推拿治疗计划。
3. 说出该患者的推拿治疗步骤。

腕管综合征又称腕管症候群，是指正中神经在腕管内受到压迫所引起的手指麻木等神经症状，临床上并不少见。腕关节掌侧横行韧带（宽1.5～2.0 cm，长2.5～3.0 cm）与腕骨连接构成一"腕管"，呈一个骨纤维管道，很像一座拱桥，其背面由八块腕骨组成，掌面则由坚韧的腕横韧带构成；腕管内有正中神经，拇长屈肌肌腱和四个手指的指屈深肌、指屈浅肌肌腱通过（图3-1-2），其间隙狭窄，易产生腕管综合征。近几十年

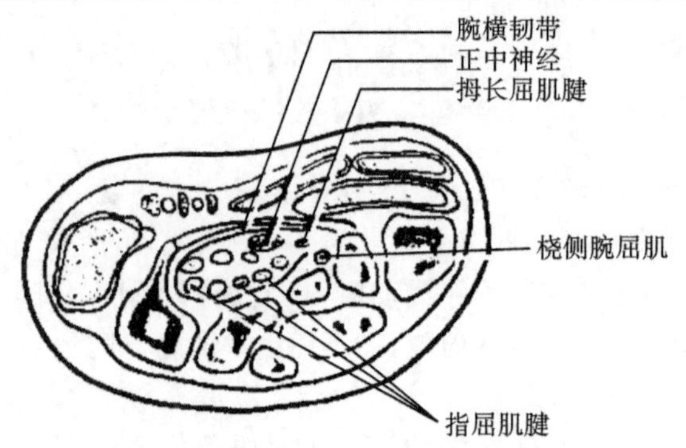

图3-1-2　腕关节横剖面

来证实在切断松解腕横韧带后，可以使症状缓解或消失，说明腕管综合征系腕管狭窄引起，故又名腕管狭窄症。

一、临床表现

（1）初期主要为正中神经的受压症状，如患手桡侧三个半手指（拇指、食指、中指、1/2 环指）有感觉异样、麻木、刺痛。一般夜间较重，手部温度增高时更加显著。劳累后症状加剧，偶尔可向上放射到臂、肩部。叩击腕部屈面正中时，可引起手指正中神经分布区呈放射性触电样刺痛。腕关节掌屈 90°，40 s 后可见症状加剧，甩动手指，症状可缓解。患肢可发冷、发绀、活动不利。

（2）后期患者出现大鱼际（拇展短肌、拇对掌肌）萎缩、麻痹及肌力减弱，拇指、食指及环指桡侧的一半感觉消失；拇指处于手掌的一侧，不能掌侧外展（即拇指不能与掌面垂直）。肌萎缩的程度常常与病程长短有密切关系，一般病程在 4 个月以后可逐步出现。

（3）以止血带阻断手臂血液循环（其压力应在收缩压和舒张压之间），可使症状重新出现并加剧。X 线检查能排除局部的骨性改变。

二、治疗原则

舒经通络，活血化瘀。

三、推拿步骤

（1）患者正坐，将手伸出，掌心朝上放置在桌上，医者用拇指点按曲泽、内关、大陵、鱼际等穴。再用一指禅推法在前臂至手沿手厥阴心包经往复治疗。

（2）在腕管及大鱼际处应重点治疗，手法应该做到先轻柔，然后逐渐加重。再用摇法摇揉腕关节及指关节。继之用擦法擦腕掌部，以达到舒筋通络、活血化瘀的目的。

（3）捏腕法：患者正坐，前臂放于旋前位，手背朝上，医者双手握患者掌部，右手在桡侧，左手在尺侧，而拇指平放于腕关节的背侧，以拇指指端按入腕关节背侧间隙内，在拔伸情况下摇晃腕关节，然后，将手腕在拇指按压下背伸至最大限度，随即屈曲，并左右各旋转其手腕 2～3 次（图 3-1-3）。

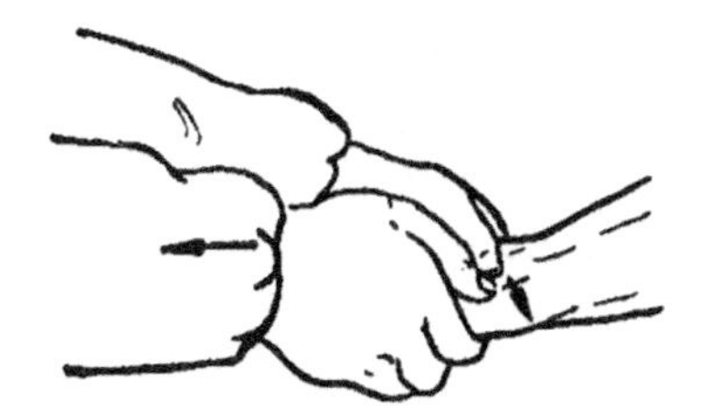
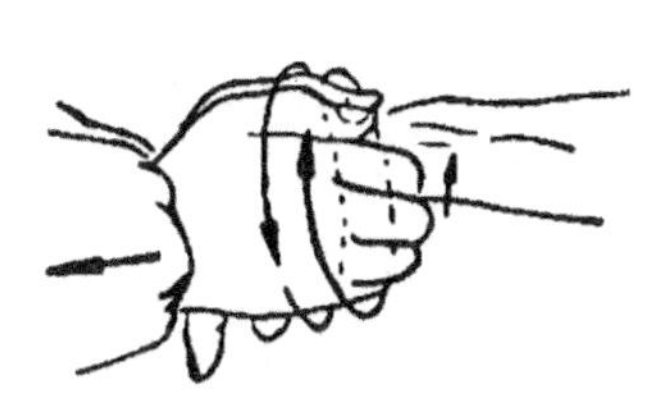

图 3-1-3　捏腕法

四、其他治疗

（1）药物治疗　治宜祛风通络，内服大活络丹，外贴宝珍膏或万应膏，并用八仙逍遥汤熏洗患手。

（2）针灸治疗　取阳溪、外关、合谷、劳宫等穴，得气后留针 15 min，每日或隔日一次。

（3）水针疗法　选用当归注射液 2 mL，强的松龙 12.5 mg 与 1%普鲁卡因混合液注射，以药液注入腕横韧带内为宜。

（4）症状严重的患者经治疗无效时，可考虑切断腕横韧带以缓解压迫。

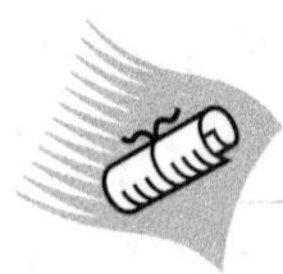

知识链接

中医学认为本病是由于急性损伤（骨折、脱位、扭挫伤等）或慢性劳损，使血瘀经络、寒湿淫筋、风邪袭肌，致气血流通受阻而引起。

现代医学认为，本病主要是劳损导致腕管的无菌性炎症压迫正中神经。腕管是一个骨纤维管道，有一定的容积，在正常情况下，指屈浅肌和指屈深肌肌腱在腕管内滑动，不会妨碍正中神经。但当局部遭受损伤等外在因素的影响（如局部骨折脱位、骨质增生、韧带增厚、腕管内容物体积膨大）时，可引起腕管相对狭窄而发病。临床上特别多见的是，当指屈浅肌和指屈深肌肌腱发生非特异性慢性炎性变化时，由于肌腱腱鞘的肿胀、膨大，可致腕管相对地变窄，此时腕管内正中神经即被挤压而发生神经压迫症状。

腕管综合征容易误诊，临床上应注意与其他疾病鉴别。例如，颈椎病和颈椎间盘突出症引起神经根受压时，则麻木区不单在手指，往往前臂同时也有痛觉减退区，并且运动、腱反射也出现某一神经根受压的变化。脊髓肿瘤压迫第六、七神经根时，神经根受压的症状进行性加重。多发性神经炎症状常常为双侧性，并不局限在正中神经，桡尺神经也受累，呈手套状感觉麻木区。

四、任务实施（表 3-1-16）

表 3-1-16　腕管综合征的推拿操作流程

操作程序	操作步骤	要点说明
评估	* 患者的年龄、职业、病史； * 患者疼痛诱因及性质，手指感觉情况，大、小鱼际是否有萎缩； * 患者对中医的认识和对推拿治疗本病的意愿	✓ 患手桡侧三个手指感觉异常； ✓ 止血带试验阳性，叩腕试验阳性，颈椎间孔挤压征阴性，臂丛牵拉征阴性； ✓ 颈椎 X 线检查情况

续表

操作程序	操作步骤	要点说明
计划 1. 治疗师的准备； 2. 用物准备； 3. 患者准备； 4. 环境准备	* 衣帽整洁，清洗双手，修剪指甲； * 准备推拿床、推拿椅、按摩巾、按摩油（活血止痛酊等）； * 了解腕管综合征的机理，推拿治疗的治疗原则和方案； * 治疗室要安静、整洁、安全、光线充足	✓ 选择性体格检查，鉴别诊断，确诊本病； ✓ 确定治疗原则，选择推拿处方； ✓ 确定所用手法及推拿步骤
实施 1. 穴位定位； 2. 解释及准备； 3. 手法操作	* 在患者患肢找出曲泽、内关、大陵、鱼际、阳溪、外关、合谷、劳宫等穴位的位置； * 向患儿家长解释评估结果和计划内容，同时告诉患者准备好体位； * 本病主要运用一指禅推、按、揉、摇、擦等手法，以腕关节背侧间隙和前臂心包经循行路线为重点施术部位，同时旋转和背伸手腕及弹拨患肢极泉和大鱼际	✓ 本病的治疗宜采用综合治疗； ✓ 推拿治疗后用温经通络的药膏外敷，腕部用纸板固定于休息位，症状缓解后，用中药外洗，或用舒筋药水涂擦； ✓ 治疗后应加强锻炼，减少复发，如进行伸臂钩臂、转体旋臂和手功能练习； ✓ 若因骨折、脱位引起本病者，必须在骨折愈合和脱位整复后进行推拿治疗； ✓ 治疗期间注意腕的休息，避免强力屈伸活动
评价	* 考核腕管综合征诊断及鉴别诊断是否正确； * 考核治疗方案是否合适； * 考核手法操作是否规范； * 操作流程是否规范	✓ 检查学生对本病推拿治疗的操作规范性； ✓ 对手法治疗腕管综合征的疗效进行评价

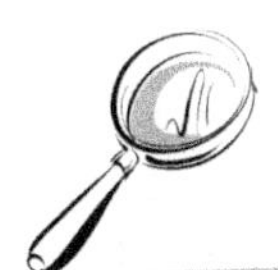

能力检测

严某，男，55 岁，退役乒乓球运动员，于 2011 年 9 月 10 日首诊。患者长期感觉右手桡侧三个半手指（拇指、食指、中指、1/2 环指）有感觉异样、麻木、刺痛。一般夜间较重，当手部温度增高时更显著。劳累后症状加剧，近来出现大鱼际（拇展短肌、拇对掌

肌)萎缩、麻痹及肌力减弱,拇指处于手掌的一侧,不能掌侧外展(即拇指不能与掌面垂直)。X线检查未见局部的骨性改变。问题:

1. 该患者患的是什么疾病?
2. 为该患者制定推拿治疗方案,包括取穴处方等内容。
3. 写出推拿步骤和流程,并在模拟人身体上进行操作。

子任务十七　桡骨茎突部狭窄性腱鞘炎的推拿治疗

1. 能对桡骨茎突部狭窄性腱鞘炎进行诊断。
2. 能对桡骨茎突部狭窄性腱鞘炎制定推拿治疗方案。
3. 会对桡骨茎突部狭窄性腱鞘炎实施推拿治疗。

案例引导

刘某,女,56岁,退休职工,2010年5月8日就诊。主诉:左腕外侧疼痛3个月。现病史:患者3个月前自觉左腕外侧疼痛,局部肿胀,拇指活动受限,腕部活动无力或受限,疼痛放射到手指和前臂。现查患部肿胀,压痛明显,让患侧拇指内收屈曲放于掌心握拳,再使腕部向尺侧倾斜,引起桡骨茎突处剧烈疼痛。问题:

1. 该患者患的是哪种伤科疾病?
2. 为该患者制定推拿治疗计划。
3. 说出该患者的推拿治疗步骤。

狭窄性腱鞘炎在指、趾、腕、踝等部位均可发生,但以桡骨茎突部最为多见。腱鞘是保护肌腱的滑囊(图3-1-4),有内、外两层,内层与肌腱紧密黏附,外层通过滑液腔与内层分开。在两端,内、外两层相互移行而构成封闭的腔隙。内、外层之间有滑液,可减少肌腱活动时的摩擦。在腕部、掌指部、足部和肩部二头肌腱沟等处均有腱鞘,它可保护肌腱免受骨骼和其他组织的摩擦和压迫,保证肌腱润滑,使之有充分的活动度。桡骨茎

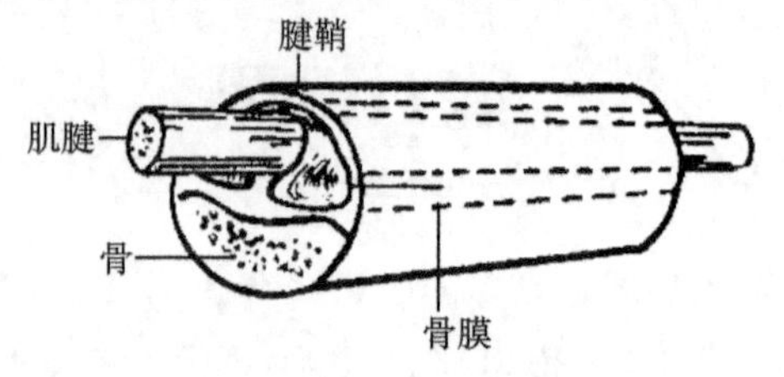

图3-1-4　腱鞘模式图

突部有外展拇长肌及伸拇短肌肌腱的共同腱鞘，在日常活动中拇指的对掌和伸屈动作较多，它使拇指的外展肌和伸肌不断收缩，从而可能造成该部位发生狭窄性腱鞘炎。与之相比，尺骨茎突部发生狭窄性腱鞘炎者则十分罕见。

一、临床表现

（1）多数缓慢发病，偶有因特殊劳累而起病稍快的，一般无明显外伤史。

（2）患者自觉腕部桡侧疼痛，提物乏力，尤其不能做提热水瓶倒水的动作。

（3）患侧桡骨茎突处有隆起，或者有结节，在桡骨茎突及第一掌骨基底部之间有压痛。部分患者局部有微红、微肿、微热，疼痛可放射至手或肩、臂部，腕及拇指活动时疼痛加剧。拇指无力，伸拇活动受限。

（4）检查时将拇指尽量屈曲握于掌心，同时腕关节尺倾而引起患处剧痛（图 3-1-5）。X 线检查一般无异常。

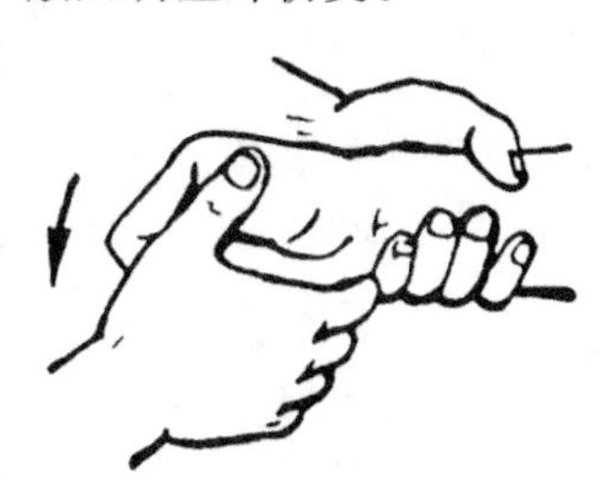

图 3-1-5　桡骨茎突腱鞘炎检查

二、治疗原则

本病以活血化瘀、消肿止痛、舒筋通络为治疗原则。

三、推拿步骤

（1）先于前臂伸肌群桡侧施㨰法，再点按手三里、偏历、阳溪、列缺和合谷等穴，然后医者用拇指重点揉按桡骨茎突部及其上下方，达到舒筋活血的目的。

（2）医者再以一手握住患腕，另一手握其手指进行对抗牵引，并使患腕掌屈、背屈，同时缓缓旋转。

（3）推按阳溪穴（相当于桡骨茎突局部）。以右手为例，医者左手拇指置于桡骨茎突部，右手食指及中指夹持患者拇指，拇指及食指等握住患者其他四指向下牵引，同时向尺侧极度屈曲。然后，医者用左拇指捏紧桡骨茎突部，用力向掌侧推压挤按，同时右手用力将患者腕部掌屈，以后再伸展，反复 3～4 次。

（4）以桡骨茎突部为中心用擦法，擦时可配合药物，也可配合热敷及外敷膏药。一般每日或隔日治疗一次。

四、其他治疗

（1）药物治疗　治宜调养气血、舒筋活络，可用桂枝汤加当归、何首乌、威灵仙等，外用海桐皮汤熏洗。

（2）针灸治疗　取阳溪为主穴，配合谷、曲池、手三里、列缺、外关等，得气后留针 15 min，隔日 1 次。

（3）水针疗法　选用当归注射液 2 mL，强的松龙 12.5 mg 加 1% 普鲁卡因 1 mL

做局部注射，以药液注入腱鞘内为佳。

（4）固定　疼痛严重时，可用胶布、塑料夹板或硬纸板一块包扎固定腕关节于桡倾，拇指伸展位3～4周，以限制活动，可缓解症状。

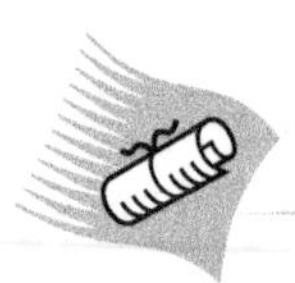

知识链接

中医学认为，本病为手腕部过度劳累或体弱血虚、血不荣筋所致。腕指经常活动或短期内活动过度，即腱鞘受到急、慢性劳损或慢性寒冷的刺激是导致本病的主要原因。

现代医学认为，本病为腱鞘无菌性炎症或肌腱水肿。桡骨茎突部的腱鞘解剖结构是其发病的基础，拇长展肌起自尺骨和桡骨中部的背面，止于第一掌骨底的外侧，主持拇指的外展活动。拇短伸肌在拇长展肌的下方，起自桡骨背面，止于拇指第一指骨底的背侧，具有背伸拇指的第一指骨及外展拇指的功能。拇长展肌和拇短伸肌的肌腱在桡骨茎突部共同进入一个腱鞘，长7～8 cm（图3-1-6）。腱鞘表面覆盖着腕背侧韧带，其下方为桡骨茎突部之纵沟，形成一个纤维性管道。管道的沟浅而窄，表面粗糙不平，伸或外展拇指时，肌腱在鞘内滑动摩擦。

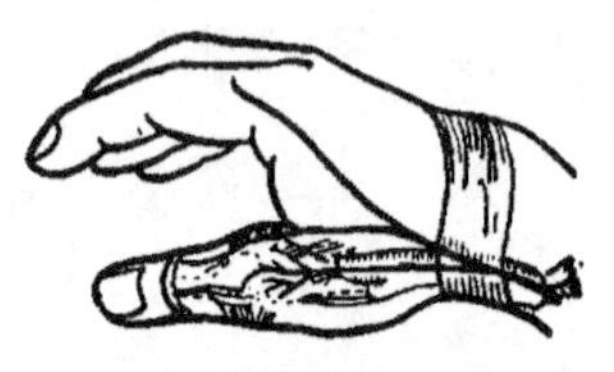

图3-1-6　桡骨茎突部腱鞘

人们在日常生产劳动中，如果经常用拇指用力捏持操作，使肌腱在狭窄的腱鞘内不断地运动摩擦，日久可能会引起肌腱、腱鞘的损伤性炎症。其主要病理变化是肌腱与腱鞘发生炎症、水肿，腱鞘内、外层逐渐增厚，而使腔道更狭窄，以致肌腱与腱鞘之间轻度粘连，当肌腱肿胀，鞘内的张力增加时，可产生疼痛及功能障碍。其病理切片检查显示：慢性炎症改变；腕背韧带失泽，有充血及细胞浸润反应；腱鞘呈浆液性滑囊炎，有钙质沉着；肌腱水肿严重时，可能会造成部分纤维断裂。

五、任务实施（表3-1-17）

表3-1-17　桡骨茎突部狭窄性腱鞘炎的推拿操作流程

操作程序	操作步骤	要点说明
评估	* 患者的年龄、职业及习惯、病史等； * 患者疼痛的部位及性质，功能障碍的情况； * 患者对中医的认识和对推拿治疗本病的意愿	✓ 无外伤史，但有腕部疲劳史； ✓ 腕部茎突处用力时疼痛，提物乏力，腕部在受力下不能旋转； ✓ 腕部X线检查一般无异常

续表

操作程序	操作步骤	要点说明
计划 1. 治疗师的准备； 2. 用物准备； 3. 患者准备； 4. 环境准备	* 衣帽整洁，清洗双手，修剪指甲； * 准备推拿床、按摩巾、按摩油（或滑石粉）； * 了解桡骨茎突部狭窄性腱鞘炎的机理，推拿治疗的治疗原则和方案； * 治疗室要安静、整洁、安全、光线充足	√ 根据本病的轻重程度选择推拿手法和推拿处方； √ 根据患者体质和耐受情况确定手法力度的大小； √ 根据疼痛的严重程度确定是否需要固定
实施 1. 穴位定位； 2. 解释及准备； 3. 手法操作	* 在患者前臂找出手三里、偏历、阳溪、列缺、合谷、阳溪、合谷、曲池、外关等穴位的位置； * 向患者解释评估结果和计划内容，同时告诉患者治疗中和治疗后应注意的问题； * 本病主要采用按、揉、㨰、擦等手法，治疗部位以桡骨茎突部为重点，在治疗时分三大程序即按揉弹拨法、拔伸法、牵拉法	√ 手法操作时，刺激量不宜过大，以免产生不良反应； √ 在施用擦法时应在患部涂抹按摩介质，防止损害皮肤； √ 推拿治疗期间配合患部热敷，以增加疗效
评价	* 考核桡骨茎突部狭窄性腱鞘炎诊断是否正确； * 考核治疗方案是否合适； * 考核手法操作是否规范； * 操作流程是否规范	√ 检查学生对本病推拿治疗的操作规范性； √ 对手法治疗桡骨茎突部狭窄性腱鞘炎的疗效进行评价

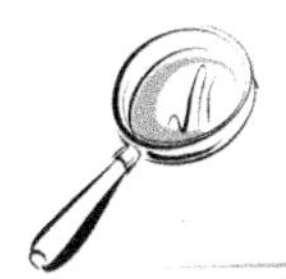

能力检测

张某，女，48岁，家庭主妇，于2011年2月18日首诊。患者近来自觉右手腕部桡侧疼痛，提物乏力，尤其不能做提热水瓶倒水的动作。在桡骨茎突及第一掌骨基底部之间有压痛。局部有微肿、微热，疼痛可放射至手或肩、臂部，腕及拇指活动时疼痛加剧。拇指无力，伸拇活动受限。X线检查无异常。问题：

1. 该患者患的是什么疾病？

2. 为该患者制定推拿治疗方案,包括取穴处方等内容。

3. 写出推拿步骤和流程,并在模拟人身体上进行操作。

子任务十八　腕部腱鞘囊肿的推拿治疗

1. 能对腕部腱鞘囊肿进行诊断。
2. 能对腕部腱鞘囊肿制定推拿治疗方案。
3. 会对腕部腱鞘囊肿实施推拿治疗。

案例引导

张某,男,45岁。左腕掌侧包块伴左环指、小指屈曲畸形11个月,局部有酸痛。包块逐渐增大,左手环指、小指伸直明显受限。体检:左腕掌侧偏尺侧可见一包块,约2.5 cm×2.0 cm×1.0 cm,质硬,有压痛,压痛时向包块周围放射,可随屈环指移动,左环指掌指关节、近指间关节、远指间关节活动范围分别是屈90°至伸45°,屈110°至伸90°,屈40°至伸30°。小指各关节活动范围与环指相近,未达到环指、小指功能位的标准。问题:

1. 该患者患的是哪种伤科疾病?
2. 为该患者制定推拿治疗计划。
3. 说出该患者的推拿治疗步骤。

腕部腱鞘囊肿古称“腕筋结”“腕筋瘤”“筋聚”“筋结”等,腱鞘囊肿实际上不是肿瘤,而是发生在腕关节或腱鞘内的囊性肿物,内含有无色透明或微呈白色、淡黄色的浓稠黏液。有单房性和多房性之分,囊肿壁的外层由纤维组织构成,内层为白色光滑的内皮膜覆盖,囊腔可与关节腔或腱鞘相通,但也有成封闭状的。好发于青壮年,女性多见。

一、临床表现

(1) 患者以青壮年和中年多见,女性多于男性。

(2) 囊肿多逐渐发生,成长缓慢,外形一般光滑,触诊时呈饱胀感,有时可有波动,且周缘大小可能发生变动。

(3) 患者局部酸痛或疼痛,有时会向囊肿周围放射。若囊肿和腱鞘相连,患部远端会出现软弱无力的感觉。

(4) 发作时可影响患侧环指、小指的伸直功能。

二、治疗原则

本病的治疗原则为理筋散结、舒筋通络。

三、推拿步骤

（1）按压法　对于囊壁薄者，可做指压法。如囊肿在腕背部，将手腕尽量掌屈，使囊肿更为高突和固定，医者用拇指压住囊肿，并加大压力压破之（图 3-1-7）。此时囊肿内黏液破囊壁而出，散入皮下，囊肿即不明显。再用按摩手法散肿活血，局部用绷带加压包扎 1～2 天。

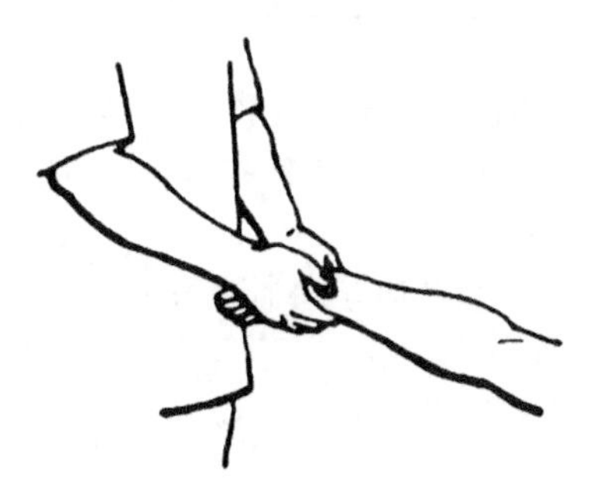

图 3-1-7　腕部腱鞘囊肿按压法

（2）敲击法　将患腕平置于软枕上，腕背向上并略呈掌屈，医者一手握患手维持其位置稳定，另一手持换药用弯盘，用力迅速而准确地向囊肿敲击，往往一下即可击破，如囊肿坚硬一次未击破时，可加击一二下。本法适用于囊肿大而坚硬者。

四、其他治疗（针刺法）

消毒皮肤后在皮下及囊肿中注入 2％普鲁卡因 1～2 mL，然后用消毒的三棱针刺入囊肿，可刺破 3～4 处，然后在肿块四周用拇指按压，使囊肿内容物向四周流散，部分胶状黏液可从针孔中挤出，然后用消毒敷料加压包扎 2～3 天。本法适用于质坚，较小而扁平的囊肿。

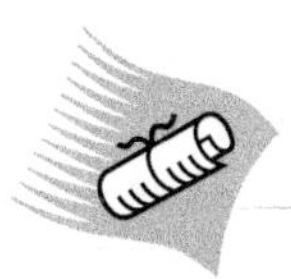

知识链接

本病的原因不明，但从临床观察，它与外伤和劳累有一定的关系。患者往往在没有明显外伤史的情况下发现囊性肿块，所以劳损是发病的较常见因素。有人认为它是由于关节囊或腱鞘膜向外突出而形成的疝状物，也有人认为它是黏液样变性所致，或者是由于结缔组织内局部胶样变性所致。

五、任务实施(表 3-1-18)

表 3-1-18 腕部腱鞘囊肿的推拿操作流程

操作程序	操作步骤	要点说明
评估	* 患者的年龄、性别、职业； * 患部囊肿的质地、成长速度、外形及波动情况； * 患者对中医的认识和对推拿治疗本病的意愿	✓ 应与腕部其他病变如局部肿瘤、增生、骨质病变等相鉴别； ✓ 检查及询问性别、年龄、职业及囊肿生长速度、质地、疼痛性质和对环指、小指的功能影响情况
计划 1. 治疗师的准备； 2. 用物准备； 3. 患者准备； 4. 环境准备	* 衣帽整洁，清洗双手，修剪指甲； * 准备推拿床、按摩巾、消毒针具、消毒敷料、消毒棉签、碘伏； * 了解腕部腱鞘囊肿的机理，推拿治疗的治疗原则和方案； * 治疗室要安静、整洁、安全、光线充足	✓ 根据囊肿的大小、质地选择不同的推拿方法； ✓ 囊壁薄、质地较软的选择按压法； ✓ 囊肿较大、质地较硬的用敲击法； ✓ 对于质坚、较小而扁平的囊肿可采用针刺法
实施 1. 穴位定位； 2. 解释及准备； 3. 手法操作	* 在患肢腕部找出囊肿的部位，画出囊肿的边缘界限； * 向患者解释评估结果和计划内容，同时告诉患者治疗中和治疗后应注意的问题； * 本病推拿的作用主要是促使囊肿的破溃，然后采用理筋手法，疏通局部经络，可分别采用按压法、敲击法等	✓ 按压和敲打时应关注患者的反应，应以患者能够耐受为度； ✓ 对于痛阈较低的患者可考虑局部麻醉； ✓ 囊肿溃破后应加压包扎以巩固疗效； ✓ 治疗期间应避免腕部的疲劳
评价	* 考核腕部腱鞘囊肿诊断是否正确； * 考核治疗方案是否合适； * 考核手法操作是否规范； * 操作流程是否规范	✓ 检查学生对本病推拿治疗的操作规范性； ✓ 对手法治疗腕部腱鞘囊肿的疗效进行评价

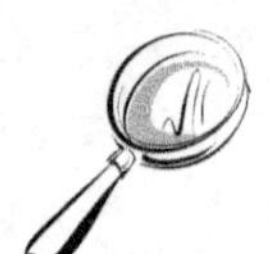

能力检测

王某，女，22 岁，于 2011 年 4 月 18 日首诊。患者左侧手腕部以前囊肿，生长缓慢，外形光滑，近来不适，触诊时呈饱胀感，有波动，患者局部酸痛并向囊肿周围放射。问题：

1. 该患者患的是什么疾病？
2. 为该患者制定推拿治疗方案，包括取穴处方等内容。
3. 写出推拿步骤和流程，并在模拟人身体上进行操作。

子任务十九　指骨间关节扭伤的推拿治疗

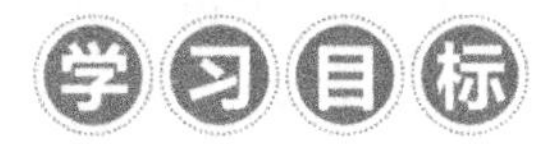

1. 能对指骨间关节扭伤进行诊断。
2. 能对指骨间关节扭伤制定推拿治疗方案。
3. 会对指骨间关节扭伤实施推拿治疗。

案例引导

周某，男，38岁，2011年7月10日首诊。主诉：右中指近侧指间关节肿胀疼痛4天。现病史：患者于4天前嬉闹扭伤了右中指近侧指间关节，随即出现肿胀。现患者该部位肿胀疼痛，中指指间关节活动明显受限，一侧副韧带处压痛明显。问题：

1. 该患者患的是哪种伤科疾病？
2. 为该患者制定推拿治疗计划。
3. 说出该患者的推拿治疗步骤。

人类的体力劳动必须通过手指的活动来进行，故手指伤筋很常见，特别是在球类运动、劳动生产等过程中，受伤的机会较多，尤以指间关节和掌指关节的侧副韧带及关节囊等软组织纤维的损伤最为常见。严重时可有一侧或两侧侧副韧带断裂。

在正常情况下，指间关节两侧都有副韧带加强稳定，限制指关节的侧向活动。指间关节的侧副韧带在手指伸直时紧张，屈曲时松弛，拇指的掌指关节和其余四指的近侧指间关节囊比较松弛，最易遭受损伤。

一、临床表现

（1）本病可发生于各手指的远侧指间关节，也可发生于近侧指间关节，而以远侧较多见。

（2）损伤关节处及周围肿胀伴有明显压痛，被动侧方活动时疼痛加重，而且肿胀不易消失，一侧副韧带压痛也较明显。指间关节功能活动受限。

（3）若伴有侧副韧带断裂，除上述症状更明显外，还有少数患者伴有畸形，手指偏向一侧，并向该侧活动程度增加；如有关节囊撕裂，侧方运动更加明显，有时可伴有撕脱骨折，可有移位；如果同时有关节囊撕裂，由于关节内负压作用，撕脱骨折片或韧带可被吸引至关节腔内，使复位不易。

二、治疗原则

（1）有撕脱骨折及脱位的，应及时复位固定。

（2）单纯性指间关节扭伤，以舒筋活血为治疗原则。

三、推拿步骤

（1）患者正坐，伤手伸出，掌心向下，医者站在伤手外侧（若为环指、小指则站在内侧），一手托住腕部，拿住伤指，另一手拇指、食指捏住伤指关节的内、外两侧，用捻法治疗。

（2）捻后，再将托腕之手改用拇指、食指两指捏住伤指关节近侧，指骨两侧；另一手拿住伤指远端，用摇法摇6～7次，然后在拔伸下轻轻地将关节反复伸屈数次。

四、其他治疗

（1）药物治疗　初期治宜活血祛瘀、消肿止痛，内服七厘散。后期用海桐皮汤煎水熏洗以消肿止痛，促进其功能恢复。

（2）固定法　有侧弯畸形者，初期可用铝板、塑料夹板或硬纸板固定于功能位2～3周，3周后去除固定。

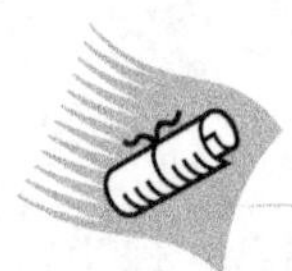

知识链接

指间关节扭伤多见于青壮年。当手指受到撞击、压轧，或间接暴力而过度背伸、掌屈和扭转时可引起。例如，在打球时，当某指尖受到猛烈冲撞时，即可引起关节面软骨的损伤。如指间关节突然侧向弯曲，则可引起关节囊及对侧副韧带的损伤，甚至脱位。

暴力冲击可使手指远端向侧方过度弯曲，从而可引起一侧副韧带出现撕裂伤，甚至出现断裂伤。这种损伤往往伴有该关节的暂时性半脱位。有的在韧带附着处有撕脱骨折的小骨片，骨片常包含一部分关节软骨。由于侧副韧带和指间关节囊紧密地连在一起，当侧副韧带断裂时，必然有关节囊的撕裂伤，从而影响到关节的稳定性。临床上双侧副韧带损伤较少见。

五、任务实施(表 3-1-19)

表 3-1-19　指骨间关节扭伤的推拿操作流程

操作程序	操作步骤	要点说明
评估	* 患者的年龄、病史； * 患部疼痛、肿胀情况，压痛点部位，关节的活动情况，是否有异常活动； * 患者对中医的认识和对推拿治疗本病的意愿	✓ 询问病史、损伤原因，检查患部肿胀、疼痛情况； ✓ 检查有无韧带的断裂和骨折； ✓ X线检查可确定指间关节有无侧方脱位及骨折
计划 1. 治疗师的准备； 2. 用物准备； 3. 患者准备； 4. 环境准备	* 衣帽整洁，清洗双手，修剪指甲； * 准备推拿床、按摩巾、按摩油(活络油)； * 了解指骨间关节扭伤的机理，推拿治疗的治疗原则和方案； * 治疗室要安静、整洁、安全、光线充足	✓ 首先判断有无韧带断裂和脱位； ✓ 仅仅扭伤者采用理筋手法即可； ✓ 有韧带断裂者治疗后应加以固定，视断裂程度建议是否手术治疗； ✓ 有脱位者应以复位为主，并加以固定，等稳定后再给予推拿治疗
实施 1. 穴位定位； 2. 解释及准备； 3. 手法操作	* 在患者身体上找出阳陵泉穴位位置，标出损伤关节或韧带位置； * 向患者解释评估结果和计划内容，同时告诉患者韧带断裂和脱位的治疗问题； * 针对一般扭伤主要采用捻、摇、拔伸法，但有韧带断裂和脱位者应在复位基础上加强固定	✓ 治疗前必须诊断清楚有无韧带断裂和关节的脱位； ✓ 对于需固定的患者，在允许的情况下尽早开展功能锻炼，以恢复患指功能； ✓ 在练功时禁止做被动的猛烈伸屈活动； ✓ 治疗时配合内服和外敷中药治疗
评价	* 考核指骨间关节扭伤诊断是否正确； * 考核治疗方案是否合适； * 考核手法操作是否规范； * 操作流程是否规范	✓ 检查学生对本病推拿治疗的操作规范性； ✓ 对指骨间关节扭伤手法治疗的疗效进行评价

能力检测

王某，男，17岁，于2011年5月11日首诊。患者在上体育课时打篮球受伤，右手中指远端关节周围肿胀明显，一侧副韧带压痛明显。指间关节功能活动受限。检查患指关节有明显压痛，做被动侧方活动时疼痛加重。X线检查见指间关节骨折。问题：

1. 该患者患的是什么疾病？
2. 为该患者制定推拿治疗方案，包括取穴处方等内容。
3. 写出推拿步骤和流程，并在模拟人身体上进行操作。

子任务二十　梨状肌损伤综合征的推拿治疗

1. 能对梨状肌损伤综合征进行诊断。
2. 能对梨状肌损伤综合征制定推拿治疗方案。
3. 会对梨状肌损伤综合征实施推拿治疗。

案例引导

肖某，女，60岁。2011年6月12日首诊。主诉：右下肢痛3年，加重1周。现病史：患者3年前，不明原因突感右下肢疼痛，曾在当地卫生所以“风湿”服用腰痛宁等而使疼痛缓解。后时轻时重，近1周来疼痛加重，以致行走不便，坐卧不安，用强痛定等可止痛数小时，在当地中医院诊为腰椎间盘脱出，准备行手术治疗。患者惧怕手术来本科治疗。查体：右侧梨状肌部位可触及弥漫性束状肌束，压痛阳性，并向下肢放射，梨状肌牵拉试验阳性。问题：

1. 该患者患的是哪种伤科疾病？
2. 为该患者制定推拿治疗计划。
3. 说出该患者的推拿治疗步骤。

由于梨状肌刺激或压迫坐骨神经引起臀腿痛，故称为梨状肌综合征。梨状肌起始于骶椎第二、三、四节段的前面骶前孔外侧和骶结节韧带，肌纤维穿出坐骨大孔后，抵止于股骨大转子。梨状肌是股骨外旋肌，受骶丛神经支配。梨状肌把坐骨大孔分成上、下两部分，分别称为梨状肌上孔和梨状肌下孔，坐骨神经大多从梨状肌下孔穿过。梨状肌的体表投影，为尾骨尖至髂后上棘所作的连线，此线中点向股骨大转子顶点作连线，此直线刚好为梨状肌下缘。

一、临床表现

（1）主要症状是臀痛和下肢沿坐骨神经分布区放射性疼痛，可因劳累或感受风寒湿邪而加重。严重者自觉臀部有“刀割样”或“烧灼样”疼痛，不能入睡，影响日常活动生活，甚至走路跛行。

（2）检查患者腰部无明显压痛和畸形，活动不受限。

（3）在梨状肌体表投射部位有压痛，按压有放射痛，局部能触及条索状隆起，有钝厚感，或者肌腹呈弥漫性肿胀，肌束变硬、坚韧、弹性降低。沿坐骨神经可有压痛，直腿抬高试验未达到60°时疼痛明显，超过60°时疼痛反而减轻。直腿抬高加强试验为阴性；梨状肌紧张试验为阳性。

二、治疗原则

本病以舒筋活血、通络止痛为治疗原则。

三、推拿步骤

（1）患者取俯卧位，医者用㨰法在臀部和大腿后侧操作4～5遍，时间约5 min。

（2）患者取俯卧位，放松患侧臀部及下肢，医者立于其患侧。在臀部先施以掌根按揉法，手法的刺激量中等、柔和，其目的是使臀部肌肉放松，这样对改善局部的血液供应和回流有利。然后在股后、小腿后部同样施以掌根按揉法，上下往返3～5 min。再指揉次髎、中髎、下髎、环跳、承扶、殷门、委中、阳陵泉、委中、承山、昆仑诸穴。

（3）经以上手法治疗，在臀部肌肉放松的基础上，再在梨状肌体表投影区施按压法和弹拨法。手法刺激量一定要由轻到重，要避开臀大肌的抗御力量；弹拨时弹拨方向要与梨状肌成垂直方向。此法可缓解痉挛的梨状肌，祛瘀通络，是治疗中的重点。可将掌根按揉同梨状肌按压、弹拨三法结合起来交替应用5～8 min。

（4）为避开臀大肌的抗御力量，可采用膝关节屈曲的方法，并通过内、外旋转髋关节的被动运动来提高手法的治疗效果。

（5）在臀部梨状肌体表投影区，顺其走向施用擦法，以热力度。对疼痛症状较重的患者，可局部加以热敷治疗。

四、其他治疗

（1）药物治疗　急性期筋膜扭伤，气滞血瘀，疼痛剧烈，动作困难，治宜化瘀生新、活络止痛，可用桃红四物汤加牛膝、乳香、没药、制香附、青皮等；慢性期病久体亏，经络不通，痛点固定，臀肌萎缩，治宜补养气血、舒筋止痛，可用当归鸡血藤汤加黄芪、白术、牛膝、五加皮等。

(2) 针灸治疗　取患侧阿是、环跳、殷门、承扶、阳陵泉、足三里等穴，用泻法，以有酸麻感向远端放散为宜。针感不明显者，可加强捻转。急性期每天针一次，好转后隔日一次。

(3) 水针疗法　取2%普鲁卡因4 mL加强的松龙12.5 mg或5%葡萄糖10 mL，用7号腰穿针缓慢刺入梨状肌部位，回抽无血液时，缓慢注入药液，5～7天一次。

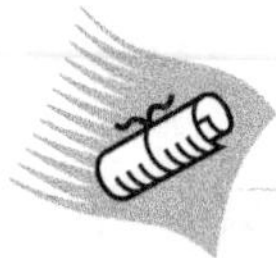

知识链接

本病主要是间接外力损伤所致，常见的间接外力有闪、扭、下蹲和跨越等动作不当产生的外力。在髋部扭闪时，髋关节急剧外旋，梨状肌猛烈收缩，或髋关节突然内收、内旋，使梨状肌受到牵拉，均可使梨状肌遭受损伤。损伤后，充血、水肿、痉挛、肥厚的梨状肌刺激或压迫坐骨神经可引起臀腿痛。

本病与腰椎间盘突出症容易混淆，在治疗前必须鉴别清楚。

五、任务实施(表3-1-20)

表3-1-20　梨状肌损伤综合征的推拿操作流程

操作程序	操作步骤	要点说明
评估	* 患者的年龄、病史； * 患者疼痛的性质，全身情况，舌苔和脉象等； * 患者对中医的认识和对推拿治疗本病的意愿	✓ 询问本病的诱因、疼痛的性质和功能障碍情况； ✓ 检查压痛点的部位； ✓ 做梨状肌紧张试验、直推抬高加强试验以区别椎间盘突出症
计划 1. 治疗师的准备； 2. 用物准备； 3. 患者准备； 4. 环境准备	* 衣帽整洁，清洗双手，修剪指甲； * 准备推拿床、按摩巾等； * 了解梨状肌损伤综合征的机理，推拿治疗的治疗原则和方案； * 治疗室要安静、整洁、安全、光线充足	✓ 在确诊基础上找出梨状肌的体表投影； ✓ 按揉松解紧张的肌肉； ✓ 弹拨梨状肌，并避开臀大肌的抵抗； ✓ 梨状肌周围组织按揉及松解操作

续表

操作程序	操作步骤	要点说明
实施 1. 穴位定位； 2. 解释及准备； 3. 手法操作	* 在患者腰臀部找出次髎、中髎、下髎、环跳、承扶、殷门、委中、阳陵泉、承山、昆仑等穴位的位置； * 向患者解释评估结果和计划内容，同时告诉患者弹拨时体位的配合及产生酸痛的情况； * 本病推拿主要分松解手法操作和弹拨手法操作，最后以擦法达到温经通络的作用	√ 弹拨时，患者在治疗师指导下做膝关节屈曲的动作，治疗师做内、外旋转髋关节的被动运动以提高疗效； √ 治疗期间注意局部保暖，避免风寒刺激； √ 急性期应以卧床休息为主，利于组织修复； √ 弹拨时不可用暴力，避免造成人为损伤
评价	* 考核梨状肌损伤综合征诊断是否正确 * 考核治疗方案是否合适； * 考核手法操作是否规范； * 操作流程是否规范	√ 检查学生对本病推拿治疗的操作规范性； √ 对梨状肌综合征手法治疗的疗效进行评价

能力检测

秦某，男，50 岁，于 2011 年 7 月 22 日首诊。患者自觉臀痛和下肢沿坐骨神经分布区放射性疼痛，劳累后加重，自觉臀部有“刀割样”疼痛，不能入睡，走路跛行。检查患者腰部无明显压痛和畸形，活动不受限。梨状肌部位有压痛和放射痛，局部能触及条索状隆起，有钝厚感，沿坐骨神经可有压痛，直腿抬高试验为阳性。问题：

1. 该患者患的是什么疾病？
2. 为该患者制定推拿治疗方案，包括取穴处方等内容。
3. 写出推拿步骤和流程，并在模拟人身体上进行操作。

子任务二十一　退行性膝关节炎的推拿治疗

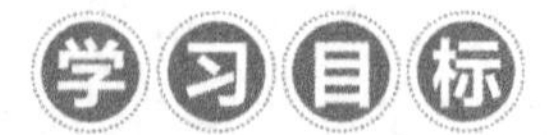

1. 能对退行性膝关节炎进行诊断。
2. 能对退行性膝关节炎制定推拿治疗方案。
3. 会对退行性膝关节炎实施推拿治疗。

案例引导

沈某，55岁，2011年4月22日就诊。主诉：膝痛不能上下楼梯2个月。现病史：患者于2个月前因受寒引起膝关节疼痛，以落地痛甚、不能上下楼梯、体型肥胖为主要表现。现患者膝关节肿胀，活动时膝关节有弹响和摩擦音，膝关节周围有压痛。问题：

1. 该患者患的是哪种伤科疾病？
2. 为该患者制定推拿治疗计划。
3. 说出该患者的推拿治疗步骤。

退行性膝关节炎又称增生性膝关节炎、肥大性关节炎、老年性关节炎。退行性膝关节炎是由于膝关节的退行性变和慢性积累性关节磨损而造成的，以膝部关节软骨变性、关节软骨面反应性增生、骨刺形成为主要病理表现。临床上以中老年人发病多见，女性多于男性。

退行性膝关节炎是中老年人最常见的疾病之一，其发病率比其他负重关节为高。实验表明，人体机能的退化、增生是一种代偿性生理现象。X线检查显示，同是一种膝关节增生现象，有的人可出现临床症状，而有的人则无临床症状，其原因是关节局部的软组织机械性积累性损伤所致，膝关节腔内容物过度磨损，关节腔内压升高起主要作用。

一、临床表现

（1）发病缓慢，多见于中老年肥胖女性，常有劳损史。

（2）膝关节活动时疼痛。其特点是初起疼痛为发作性，后为持续性，劳累后加重，上下楼梯时疼痛明显；膝关节活动受限，跑跳跪蹲时尤为明显，甚则跛行，但无强直；关节活动时可有弹响摩擦音，部分患者可出现关节肿胀，股四头肌萎缩，膝关节周围有压痛，活动膑骨时关节有疼痛感。个别患者可出现膝内翻或膝外翻；关节内有游离体时可在行走时突然出现交锁现象，稍活动后又可消失。

(3) 影像学表现　X线检查时正位片显示关节间隙变窄，关节边缘硬化，有不同程度的骨赘形成。侧位片可见股骨内侧髁和外侧髁粗糙，胫骨髁间嵴变尖，呈象牙状，胫股关节面模糊，髌股关节间隙变窄，髌骨边缘骨质增生及髌韧带钙化。

(4) 实验室指标　血常规、尿常规检验均正常。血沉正常，抗"O"及类风湿因子阴性，关节液为非炎性。

二、治疗原则

本病以舒筋通络，活血止痛，滑利关节为治疗原则。

三、推拿步骤

(1) 准备手法　患者取仰卧位，医者以按揉法、拿捏法作用于大腿股四头肌及膝髌周围 2 min，直至局部发热为度。

(2) 治疗手法　患者取俯卧位，医者施㨰法于大腿后侧、腘窝及小腿后侧约 3 min，重点应在腘窝部；患者取仰卧位，再点按所选各穴位 4 min，以局部酸胀为度，并用单手掌根部按揉髌骨下缘，反复 10 次；医者站在患膝外侧，用双拇指将髌骨向内推挤，同时垂直按在髌骨边缘压痛点，力量由轻逐渐加重，约 2 min，然后做膝关节摇法，同时配合膝关节屈伸、内旋、外旋的被动活动，反复 5 次。

(3) 结束手法　在膝关节周围行擦法 2 min，以透热为度。

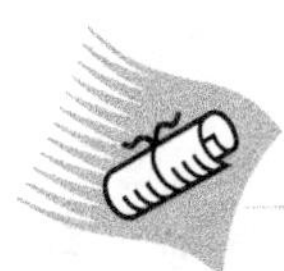

知识链接

膝关节是人体中最大而且结构最复杂的一个关节，其位置表浅，负重大，活动量大，其结构复杂且不稳定，特别是在活动过程中由于关节不稳，容易引起损伤。膝关节由骨关节面、关节腔内容物、韧带以及肌肉等组成。膝关节面上附着关节软骨，软骨表面十分光滑，有防止摩擦的作用。

退行性膝关节炎的病因目前尚不十分明确，一般认为与年龄、性别、职业、机体代谢及损伤有关，尤其与膝关节的机械运动关系密切。

本病的病理变化：早期因关节软骨积累性损伤导致关节软骨的原纤维变性，使软骨变薄或消失，引起关节活动时疼痛与受限；后期关节囊形成纤维化增厚，滑膜充血肿胀肥厚，软骨呈象牙状骨质增生。同时，膝关节周围肌肉因受到刺激而出现先痉挛，后萎缩。总之，本病的病理改变是一种关节软骨退行性变引起的以骨质增生为主的关节病变。

中医学认为，产生本病的原因：一是慢性劳损、受寒或轻微外伤；二是年老体弱、肝肾亏损、气血不足致使筋骨失养。

四、任务实施(表 3-1-21)

表 3-1-21　退行性膝关节炎的推拿操作流程

操作程序	操作步骤	要点说明
评估	* 患者的年龄、体型、病史； * 患者膝关节疼痛的诱因、持续时间、功能障碍情况及影像学表现和生化指标，同时应排除风湿性关节炎、类风湿关节炎、下肢畸形(如股内外翻及关节感染化脓性关节炎、关节结核等)； * 患者对中医的认识和对推拿治疗本病的意愿	√ 有典型的膝关节疼痛症状伴关节活动受限； √ 有膝关节周围压痛、关节活动弹响及摩擦音、关节挛缩或股四头肌萎缩的典型体征； √ 中老年女性患者多见，发病高峰在 50～60 岁； √ X 线检查显示，关节间隙变窄，髁间嵴变尖，髌骨边缘骨质增生，胫股关节面模糊及韧带钙化
计划 1. 治疗师的准备； 2. 用物准备； 3. 患者准备； 4. 环境准备	* 衣帽整洁，清洗双手，修剪指甲； * 准备推拿床、按摩巾等； * 了解退行性膝关节炎的机理，推拿治疗的治疗原则和方案； * 治疗室要安静、整洁、安全、光线充足	√ 松解患肢和膝关节附近肌肉及韧带； √ 膝关节前、后面推拿治疗； √ 最后运用温经通络的手法
实施 1. 穴位定位； 2. 解释及准备； 3. 手法操作	* 在患者患肢上找出梁丘、血海、双膝眼、阴陵泉、阳陵泉、足三里、委中、承山、太溪等穴位的位置； * 向患者解释评估结果和计划内容，同时告诉患者在治疗中应三次更换体位； * 本病的推拿主要运用㨰、按揉、点按、拿捏、摇、擦法等手法，分为准备手法、治疗手法和结束手法，并且膝关节前后、侧面和髌骨周围为重点推拿部位	√ 按压髌骨边缘压痛点时，施力应由轻到重，并以患者能忍受为度； √ 膝关节肿痛严重者应卧床休息，避免超负荷的活动与劳动，以减轻膝关节的负担； √ 患者应主动进行膝关节功能锻炼，如膝关节伸屈活动； √ 肥胖患者应注意节食减重，以减轻膝关节受累
评价	* 考核退行性膝关节炎诊断是否正确； * 考核治疗方案是否合适； * 考核手法操作是否规范； * 操作流程是否规范	√ 检查学生对本病推拿治疗的操作规范性； √ 是对退行性膝关节炎手法治疗的疗效进行评价

能力检测

孙某，女，59岁，于2011年8月31日首诊。患者体型较胖，膝关节活动时疼痛，初起疼痛为发作性，后为持续性，劳累后加重，上下楼梯时疼痛明显，关节活动时可有弹响摩擦音。X线检查：正位片显示关节间隙变窄，关节边缘硬化，有不同程度的骨赘形成；侧位片可见股骨内侧髁和外侧髁粗糙，胫骨髁间嵴变尖，呈象牙状，胫股关节面模糊，髌股关节间隙变窄，髌骨边缘骨质增生及髌韧带钙化。实验室检查：血常规、尿常规检验均正常；血沉正常，抗"O"及类风湿因子阴性，关节液为非炎性。问题：

1. 该患者患的是什么疾病？
2. 为该患者制定推拿治疗方案，包括取穴处方等内容。
3. 写出推拿步骤和流程，并在模拟人身体上进行操作。

子任务二十二　膝关节侧副韧带损伤推拿治疗

1. 能对膝关节侧副韧带损伤进行诊断。
2. 能对膝关节侧副韧带损伤制定推拿治疗方案。
3. 会对膝关节侧副韧带损伤实施推拿治疗。

案例引导

黄某，男，30岁，教师。主诉：腰背部、右膝部外伤疼痛伴活动障碍3天。现病史：患者于2天前因车祸导致腰背、右膝关节受伤，当时感腰背部、右膝关节疼痛，膝关节活动受限。现患者右侧股骨内上髁有压痛，小腿被动外展时疼痛加剧，膝内侧有局限性肿胀，伴有皮下瘀斑。问题：

1. 该患者患的是哪种伤科疾病？
2. 为该患者制定推拿治疗计划。
3. 说出该患者的推拿治疗步骤。

一、临床表现

（1）多有明显的外伤史，局部肿胀、疼痛、有瘀斑，压痛明显，膝关节屈伸功能障碍。

（2）内侧副韧带损伤时，压痛点在股骨内上髁，小腿被动外展时疼痛加剧，膝内侧有局限性肿胀，2～3天可出现皮下瘀斑，膝关节伸屈活动受限。外侧副韧带损伤时，压痛点在腓骨小头或股骨外上髁。

（3）当侧副韧带断裂时侧向试验及抽屉试验阳性。

二、治疗原则

本病以活血祛瘀、消肿止痛为治疗原则。

三、推拿步骤

（1）患者仰卧，伤肢伸直并外旋。医者先点按血海、阴陵泉、三阴交等穴。

（2）在上述手法的基础上，在损伤局部及其上、下方施揉摩、擦等手法。新鲜损伤肿痛明显者手法宜轻，日后随着肿胀的消退，手法可逐渐加重。

四、其他治疗

（1）药物治疗　早期治疗宜以祛瘀消肿为主，内服三七粉，每次1.5 g，1日2次，或服舒筋丸，每次服1丸，1日2次。局部可敷三色敷药或消瘀止痛膏。后期以温经活血、壮筋活络为主，内服小活络丹，每次5 g，1日2次。局部可用四肢损伤洗方或海桐皮汤熏洗患处，熏洗后贴宝珍膏。

（2）固定法　侧副韧带有部分断裂者，应固定膝关节屈曲20°～30°的功能位3～4周，并做股四头肌舒缩锻炼，解除固定后练习膝关节的屈曲活动。外侧副韧带完全断裂者，多用非手术治疗，若内侧副韧带完全断裂，应尽早做修补术。

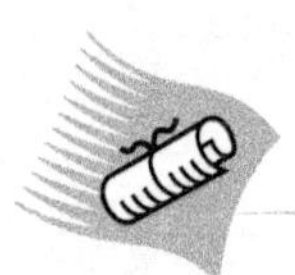

知识链接

膝关节侧副韧带损伤者一般有较严重的外伤史，因为膝关节周围韧带较为坚固。内侧及外侧各有坚强的副韧带附着，这些副韧带是膝关节组织的主要支柱。内侧副韧带起于股骨内髁结节，上窄下宽呈扇状，与内侧半月板相连，下止于胫骨内髁的侧面，防止膝外翻；外侧副韧带起于股骨外踝结节，呈条索状，下止于腓骨小头，防止膝内翻。当膝关节微屈时，侧副韧带较松弛，使膝关节有轻度的内收、外展活动，而伸膝时侧副韧带较紧张，膝关节无侧向运动。由于膝关节微屈时，膝关节的稳定性相对较差，此时如果突然受到外翻或内翻应力即可引起内侧或外侧副韧带损伤。由于膝关节呈轻度生理性外翻，且膝外侧容易受到外力的冲击，使膝过度外翻，故临床上内侧副韧带损伤占绝大多数。在少数情况下，外力迫使膝关节过度内翻，可发生外侧副韧带的损伤或断裂。临床上根据其损伤的程度，一般将本病分为部分断裂、完全断裂、合并半月软骨损伤或膝十字韧带损伤三种类型。推拿治疗适用于韧带的扭伤及部分撕裂，而完全断裂等须行手术缝合或修补。

本病常伴有侧副韧带断裂，当侧副韧带断裂时侧向试验为阳性。内侧副韧带断裂时，在膝伸直位小腿可做被动的外展活动，若该韧带部分撕裂，则小腿不能做被动的外展活动，但膝内侧疼痛可加剧（图 3-1-8）；外侧副韧带完全断裂时，小腿可做被动内收活动，若韧带部分撕裂，则小腿不能被动内收而膝关节外侧疼痛加剧。若合并有半月板损伤，则可见到关节内积血。

若为韧带止点撕脱者，可见有小骨片撕脱；若合并十字韧带撕脱者或可见胫骨髁部有撕脱骨折，抽屉试验阳性。

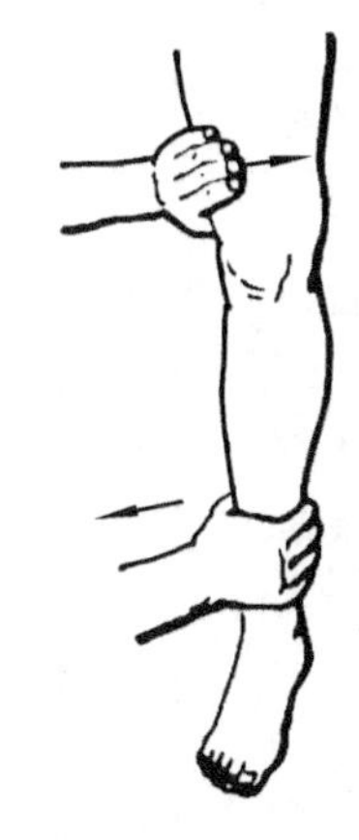

图 3-1-8　膝关节侧向试验检查

五、任务实施（表 3-1-22）

表 3-1-22　膝关节侧副韧带损伤的推拿操作流程

操作程序	操作步骤	要点说明
评估	* 患者是否有外伤史； * 局部肿胀情况，疼痛的部位及膝关节功能障碍情况； * 患者对中医的认识和对推拿治疗本病的意愿	√ 有外伤史并伴有膝关节屈伸功能障碍； √ 膝关节侧向试验及抽屉试验阳性有助于本病的诊断
计划 1. 治疗师的准备； 2. 用物准备； 3. 患者准备； 4. 环境准备	* 衣帽整洁，清洗双手，修剪指甲； * 准备推拿床、按摩巾、按摩油（活络油）； * 了解膝关节侧副韧带损伤的机理，推拿治疗方案； * 治疗室要安静、整洁、安全、光线充足	√ 根据损伤的新旧与否，选择合适力度的手法； √ 损伤局部的按揉手法和摩擦类手法，以达到活血化瘀、止痛的目的

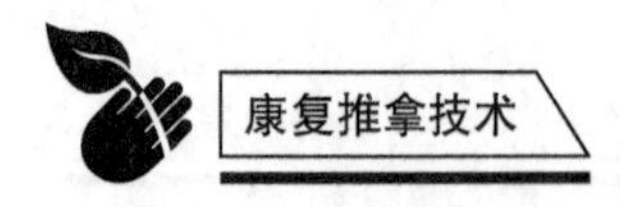

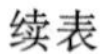
续表

操作程序	操作步骤	要点说明
实施 1. 穴位定位； 2. 解释及准备； 3. 手法操作	* 在患者患肢上找出血海、阴陵泉、三阴交、足三里、阳陵泉等穴位的位置； * 向患者解释评估结果和计划内容，同时告诉患者伴有韧带断裂或撕脱性骨折时必须行手术治疗； * 主要运用按、揉、摩、擦手法，操作时分两种，新伤宜用轻柔的按揉和摩擦类手法，旧伤可用较重的手法	√ 推拿治疗适用于拉伤及部分撕裂伤的患者； √ 推拿时应根据损伤情况灵活运用手法，不可造成人为损伤； √ 对于内侧副韧带的完全断裂合并半月软骨损伤或交叉韧带损伤及陈旧性损伤，膝关节不稳定的患者，应尽早施行手术缝合或修补重建术，以保证膝关节的稳定性； √ 术后外敷消瘀止痛膏，肿消后可外用洗药热敷； √ 在恢复期鼓励患者坚持股四头肌锻炼；
评价	* 考核膝关节侧副韧带损伤诊断是否正确； * 考核治疗方案是否合适； * 考核手法操作是否规范； * 操作流程是否规范	√ 检查学生对本病推拿治疗的操作规范性； √ 对膝关节侧副韧带损伤手法治疗的疗效进行评价

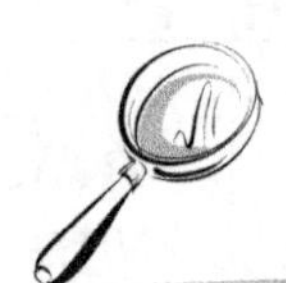

能力检测

胡某，男，39岁，于2011年3月23日首诊。患者自诉上周被电瓶车撞伤膝关节外侧面，现局部肿胀、疼痛、有瘀斑，压痛明显，膝关节屈伸功能障碍。压痛点在腓骨小头或股骨外上髁。患膝的外侧在局麻后置双膝关节于内翻位做X线正位摄片检查，可发现侧副韧带损伤处关节间隙增宽。问题：

1. 该患者患的是什么疾病？
2. 为该患者制定推拿治疗方案，包括取穴处方等内容。
3. 写出推拿步骤和流程，并在模拟人身体上进行操作。

子任务二十三　膝关节半月板损伤的推拿治疗

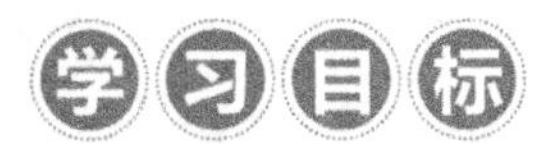

1. 能对膝关节半月板损伤进行诊断。
2. 能对膝关节半月板损伤制定推拿治疗方案。
3. 会对膝关节半月板损伤实施推拿治疗。

案例引导

胡某，女，54岁。主诉：右膝关节疼痛、活动受限4个月。现病史：患者4个月前无明显诱因出现右膝关节疼痛，为酸胀痛，曾外敷中药膏及口服中药治疗，病情逐渐加重，伴有弹响、交锁、打软腿、活动受限，尤以下楼时为著。既往患高血压病，平时经常服用复方降压片及中药降压药。体检：右膝髌前下方肿胀，有明显触痛，可触及6.0 cm×6.0 cm大的硬结，股四头肌无萎缩，外侧关节间隙无压痛，浮髌试验(－)，髌骨研磨试验(－)，侧方应力试验(－)，抽屉试验(－)，McMurray征(－)，过屈试验(＋)，过伸试验(－)。双膝关节活动范围：左145°(屈)，0°(伸)；右135°(屈)，0°(伸)。右膝正侧位CR片所见：膝关节多处唇样骨质增生改变，髌下囊肿胀，见2个1.0 cm×1.0 cm大的团状高密度影。问题：

1. 该患者患的是哪种伤科疾病？
2. 为该患者制定推拿治疗计划。
3. 说出该患者的推拿治疗步骤。

半月板为位于股骨髁与胫骨平台之间的纤维软骨，附着于胫骨内外髁的边缘，因为周边较厚而中央较薄，故能加深胫骨髁的凹度，以适应股骨髁的凸度，使膝关节稳定。半月板可分为内侧半月板和外侧半月板两部分：内侧半月板较大，弯如新月状，前后长，左右窄，其后半部与内侧副韧带相连，故后半部固定；外侧半月板稍小，似“O”形，前后角距离较近，不与外侧副韧带相连，故外侧半月板的活动度比内侧大。外侧半月板常有先天性盘状畸形，称先天性盘状半月板。半月板具有缓冲作用和稳定膝关节的功能。

一、临床表现

本病患者多有膝关节扭伤史，急性期膝关节疼痛剧烈，关节肿胀，屈伸功能障碍，而且由于剧痛，难以做详细的检查，故早期确诊比较困难。

慢性期或无明显外伤史者，病程漫长，持续不愈，但有典型体征，具体如下。

(1) 关节肿胀　半月板边缘破裂，血管损伤而产生关节积血、积液，应抽净出血和积液或待其消散后(7～10 天)进行检查。

(2) 关节交锁　破裂移位的半月板，游离于关节间隙中，使膝关节不能活动，临床上称为“交锁”。临床上常见到患者膝关节交锁于半屈曲位，经自行活动或别人牵拉后感到似有异物滑过，突然有“解锁”感，随即可以伸屈膝关节。“交锁”现象一般多见于“桶柄式”或纵形破裂。

(3) 肌肉萎缩　肌肉萎缩一般以股四头肌最明显，患者在行走时常因患肢无力而突然出现“腿软”。如果不治疗半月板的病变，只锻炼股四头肌，则萎缩的肌肉就难以恢复。

(4) 关节滑落感　走路时感觉关节不平，有滑落感，尤其在走高低不平的道路、上下台阶或楼梯时最明显。

(5) 有固定压痛点　压痛点多位于半月板的边缘和其前角。检查时，左手拇指放于髌韧带内或外侧，平膝关节间隙的前缘(俗称“膝眼”处)，以右手握住足跟徐徐伸直膝关节，并做旋转活动，此时半月板被股骨髁及胫骨平台挤压向前推移，与压迫膝眼的左手拇指相接触时，即发生疼痛(图 3-1-9)。

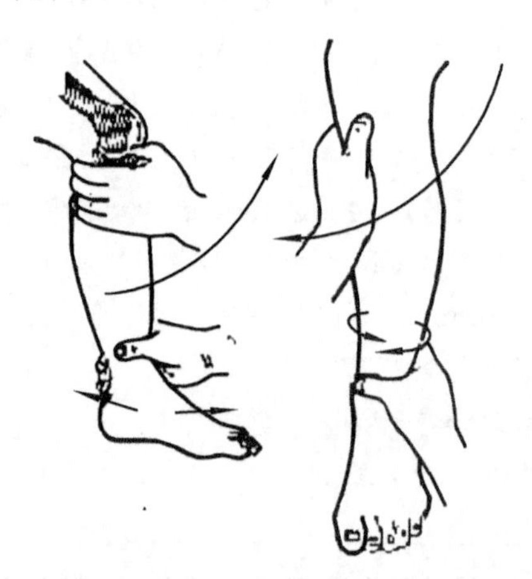

图 3-1-9　膝关节半月板前角压痛点检查

(6) 自诉关节活动时有弹响　半月板弹响试验(麦氏征)阳性。

二、治疗原则

本病以活血化瘀为治疗原则。

三、推拿步骤

(1) 患者取仰卧位，医者坐于患侧。先在股四头肌施以掌根按揉法，并辅股四头肌拿法。此两法交替使用 5～8 min。

(2) 在上述手法的基础上用指揉伏兔、血海、阳陵、膝眼(患侧半月板)诸穴约 10 min，以膝眼穴为重点。

（3）用拿法在血海、委中等穴操作，再用小鱼际擦病患处关节间隙以热为度。可做小幅度、轻柔的膝关节被动屈伸运动。

（4）对膝关节交锁的患者可用膝关节屈伸手法解除交锁，即患者仰卧，屈膝、屈髋90°，一助手握持股骨下端，医者握持踝部，两人相对牵引，医者内外旋转小腿几次，然后使小腿尽量屈曲，再伸直下肢，交锁即可解除，亦可用与麦氏征检查法相对的方法治疗。如内侧半月板交锁时可先使膝关节屈曲外展，然后把小腿内外旋转几次，随即使小腿尽量内旋，伸直。

（5）最后可以湿热敷结束治疗。

四、其他治疗

（1）药物治疗　早期治疗宜消肿止痛，内服桃红四物汤或舒筋活血汤，外敷三色敷药。局部红热较明显者，可敷清营退肿膏。后期治疗宜温经通络止痛，内服健步虎潜丸或补肾壮筋汤，并可用四肢损伤洗方或海桐皮汤熏洗患处。

（2）固定和练功活动　急性损伤期用夹板置患肢屈膝10°位置，以限制膝部活动，并禁止下床负重。3～5天后，肿痛稍减，应鼓励患者进行股四头肌的舒缩锻炼，防止肌肉萎缩。3周后解除固定，除加强股四头肌锻炼外，还可练习膝关节的伸屈活动和步行锻炼。因半月板的边缘血液运行较好，所以损伤在边缘的患者，通过上述治疗，多能获得治愈。对于其他类型的半月板损伤，如迁延不见好转，可考虑手术治疗，以防止继发创伤性关节炎。

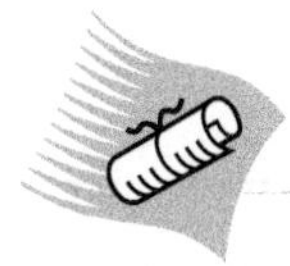

知识链接

半月板损伤多见于球类运动员、矿工、搬运工等。当膝关节完全伸直时，内、外侧副韧带紧张，关节稳定，半月板损伤的机会少。但当膝关节处于半屈曲位时，半月板向后方移位，此时半月板容易损伤。引起半月板破裂的外力因素有撕裂性外力和研磨性外力两种。撕裂性外力发生在膝关节半屈曲状态下的旋转动作，股骨牵动侧副韧带，韧带牵动半月板的边缘而发生撕裂，研磨性外力多发生在外侧半月板，因正常膝关节有3°～5°外翻，外侧半月板负重较大，若为先天性盘状半月板，长期受关节面的研磨（如长期下蹲位工作），可产生外侧半月板慢性损伤，常见为分层破裂。

从解剖角度看，半月板可随膝关节的运动而向前、后或向内、外侧移动。在下肢负重、足部固定、膝部略屈时，如突然过度内旋伸膝或外旋伸膝，半月板来不及退开而被挤压，可引起内侧半月板或外侧半月板撕裂。

国内报道以外侧半月板撕裂为多，撕裂类型有纵形撕裂、横形撕裂、水平撕裂、边缘撕裂。其中纵形撕裂、边缘撕裂常因破裂处套住股骨髁而发生“交锁”，而横形撕裂多位于半月板中央，不易发生交锁。此外，有前角及后角撕脱或瓣状破裂，破裂的半月板根部以蒂相连,游离于关节间隙。少数患者虽无撕裂,但也可出现类似症状,如合并囊肿、盘状软骨、过度活动性半月软骨、半月软骨周围炎等,临床上应注意鉴别。

对于半月板损伤的辅助检查还有回旋挤压试验和研磨试验。其中:回旋挤压试验要求患者仰卧,充分屈髋、屈膝,检查者一手握住足部,一手置于膝部,先使小腿内旋内收,然后外展伸直,再使小腿外旋外展,然后内收伸直(图 3-1-10),如有疼痛或弹响者为回旋挤压试验阳性,此项检查提示半月板可能有损伤;研磨试验要求患者取仰卧位,患膝屈曲 90°,检查者在足踝部用力下压并做旋转研磨,如出现疼痛,则为研磨试验阳性(图 3-1-11)。

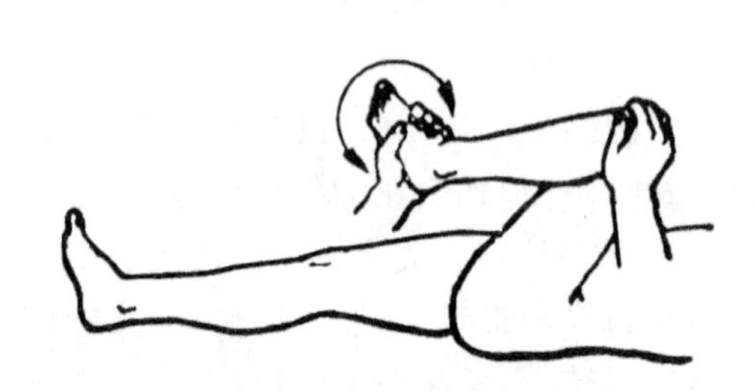

图 3-1-10 回旋挤压试验

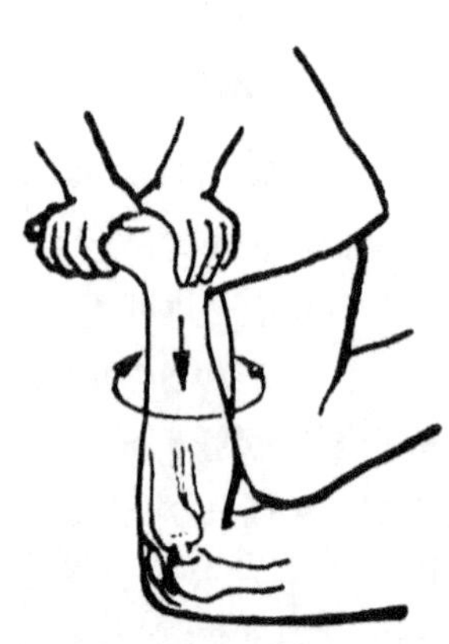

图 3-1-11 研磨试验

五、任务实施(表 3-1-23)

表 3-1-23 膝关节半月板损伤的推拿操作流程

操作程序	操作步骤	要点说明
评估	* 患者的年龄、职业、病史; * 膝关节疼痛的性质、部位及是否有本病的典型体征; * 患者对中医的认识和对推拿治疗本病的意愿	✓ 询问损伤的原因; ✓ 检查典型体征; ✓ X 线检查示无特殊表现,膝关节造影可见撕裂的阴影; ✓ 用研磨试验和回旋挤压试验进行检查
计划 1. 治疗师的准备; 2. 用物准备; 3. 患者准备; 4. 环境准备	* 衣帽整洁,清洗双手,修剪指甲; * 准备推拿床、按摩巾; * 了解膝关节半月板损伤的机理,推拿治疗的治疗原则和方案; * 治疗室要安静、整洁、安全、光线充足	✓ 损伤初期促进局部血液循环,加速血肿消散,主要以㨰、揉法为主; ✓ 损伤后期需活血化瘀,以点、按法为主,可配合中药治疗; ✓ 对于有关节交锁者,应解除交锁

续表

操作程序	操作步骤	要点说明
实施 1. 穴位定位； 2. 解释及准备； 3. 手法操作	* 在患者腿部找出伏兔、血海、膝眼、阳陵、委中的穴位位置，并标出股四头肌、小腿近端外侧的位置； * 向患者解释评估结果和计划内容，若有膝关节交锁要解释，消除恐惧心理； * 本病推拿以㨰、揉、拿、擦法为主，重点放在股四头肌、膝眼（患侧半月板）等部位，并结合膝关节被动屈伸运动	✓ 推拿应以恢复股四头肌张力、防止股四头肌萎缩、加强膝关节的稳定性能为主要目的； ✓ 运用擦法治疗时注意不要损伤皮肤； ✓ 针对推拿治疗效果不佳的患者，可配合内服活血利湿之剂，外敷消肿化瘀膏治疗； ✓ 针对有关节腔积液者，可行关节穿刺抽吸积血或积液治疗，并加压包扎、制动； ✓ 保守疗法无效者，可考虑做半月板切除术
评价	* 考核膝关节半月板损伤诊断是否正确； * 考核治疗方案是否合适； * 考核手法操作是否规范； * 操作流程是否规范	✓ 检查学生对本病推拿治疗的操作规范性； ✓ 对膝关节半月板损伤手法治疗的疗效进行评价

能力检测

胡某，男，51 岁，于 2011 年 6 月 18 日首诊。患者自诉关节肿胀，膝关节交锁于半屈曲位，经自行活动或别人牵拉后感到似有异物滑过，突然有“解锁”感，随即可以伸屈膝关节。在半月板的边缘和其前角有压痛。问题：

1. 该患者患的是什么疾病？
2. 为该患者制定推拿治疗方案，包括取穴处方等内容。
3. 写出推拿步骤和流程，并在模拟人身体上进行操作。

子任务二十四　踝关节扭伤的推拿治疗

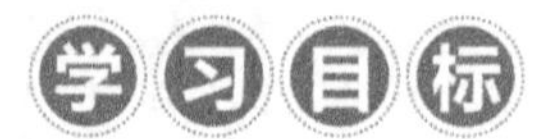

1. 能对踝关节扭伤进行诊断。
2. 能对踝关节扭伤制定推拿治疗方案。
3. 会对踝关节扭伤实施推拿治疗。

案例引导

姚某，女，60岁，2011年5月16日就诊。主诉：左脚外踝疼痛伴左小腿肚牵扯痛3天。现病史：患者于3天前爬山在下山时左脚落空扭伤踝部，当时左脚不能受力，疼痛，活动受限，不能行走。检查：左脚外踝轻度肿胀伴有瘀斑；内翻受限，跖曲活动受限。问题：

1. 该患者患的是哪种伤科疾病？
2. 为该患者制定推拿治疗计划。
3. 说出该患者的推拿治疗步骤。

踝关节扭伤是关节扭伤中的常见病，多见于踝关节内翻位损伤，可引起外侧副韧带损伤。若为外翻位损伤，多见外踝骨折。临床上常见踝部明显疼痛、肿胀、皮下瘀斑、踝关节功能障碍，以屈伸及内翻活动受限为甚。患者常因行走疼痛而跛行。如果踝关节损伤治疗不当，则易发生损伤性关节炎，甚至造成长期或永久性的功能障碍。

一、临床表现

(1) 多有走路不慎，跌倒，高处坐地，踝关节过度内、外翻等外伤病史。

(2) 局部疼痛，肿胀，瘀斑伴有活动受限。其中：外侧损伤，内翻受限，跖屈活动受限；内侧损伤，内翻受限，行走站立困难；外翻损伤，内侧韧带肿胀，疼痛，脚呈外翻位；跖屈内翻损伤，外侧韧带损伤。

(3) 伴有韧带完全断裂时，踝关节内翻角度明显增加，并可在患处触及沟状凹陷缺损；伴有半脱位、踝关节极度内翻时才能在外踝下摸到腔隙，在内翻位的X线摄片上可见到外侧关节间隙增宽。

二、治疗原则

本病以舒筋通络、活血散瘀、消肿止痛为治疗原则。

三、推拿步骤

(1) 患者仰卧,医者在足三里、太溪、昆仑、悬钟、解溪、太冲、商丘、丘墟等穴位用点按法操作,以通经络之气。

(2) 以揉、摩等法由上而下在小腿及扭伤局部周围施术,以活血祛瘀、消肿止痛。

(3) 在上述手法的基础上,医者以右手紧握患者足趾并向上牵引,先外翻以扩大踝关节内侧间隙,同时以左手食指压入间隙内,然后仍在牵引下内翻足部,扩大踝关节外侧间隙,以拇指压入关节间隙内。使拇指、食指夹持踝关节,右手在牵引下将患足左右轻轻摇摆,内翻、外翻 1～2 次(图 3-1-12(a)),然后背屈跖屈,同时夹持踝关节的食指、拇指下推上提两踝,背屈时下推,跖屈时上提(图 3-1-12(b)、(c))。

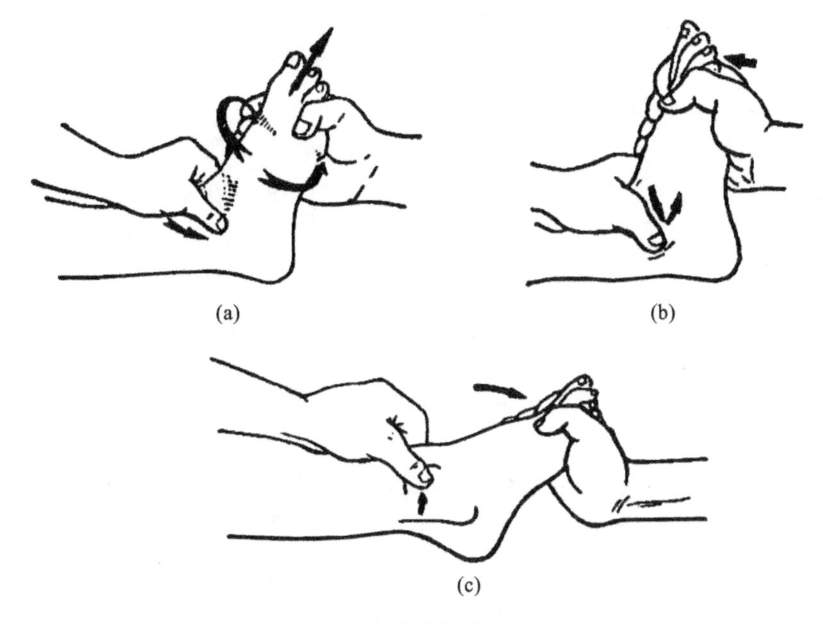

图 3-1-12　踝关节扭伤治疗手法

(4) 对伴有肌痉挛,关节粘连的患者,医者可一手握跟腱,一手握前足,并嘱咐患者放松踝部。先予以拔伸,跖屈,然后做突然的背屈动作(注意手法要适宜,不要用力太猛),最后外翻或内翻足背,以解除肌肉痉挛。

(5) 最后在局部行轻度摩法、擦法,以透热为度。

四、其他治疗

(1) 药物治疗　早期治疗宜活血祛瘀、消肿止痛,内服七厘散及舒筋丸,外敷五黄散或三色敷药。后期宜舒筋活络、温经止痛,内服活血酒或小活络丹,并可用四肢损伤洗方熏洗。

(2) 固定和练功训练　早期敷药后用绷带包扎,保持踝关节于受伤韧带松弛的位置，并暂时限制走路。根据损伤程度不同而选用绷带、胶布或夹板固定踝关节于中立位置，内翻扭伤采用外翻固定，外翻扭伤采用内翻固定，并抬高患肢，以利消肿。一般固定3周左右，固定期间做足趾屈伸活动。韧带完全断裂者，固定4～6周。解除固定后，开始锻炼踝关节的伸屈功能，并逐步练习步行。

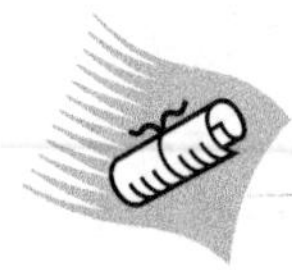

知识链接

一、踝关节的临床解剖

(1) 踝关节由胫骨、腓骨的下端与距骨滑车构成，属屈戌关节。

① 胫骨下端膨大，内侧面粗糙，凸隆，有一伸向下的短突，称为内踝。外侧面较光滑，称为内踝关节面，后缘呈唇样突出，称后踝。腓骨远端较细长，有尖锐的突起称为外踝，较内踝靠后。踝关节近端关节面由内踝、外踝、后踝共同构成关节窝(又称踝穴)，容纳距骨滑车。

② 远端关节是距骨，距骨分为头、颈、体三部分。距骨体的上面和两侧都有关节面，称为距骨滑车。滑车前部较宽，后部较窄，它使踝关节处于不同的屈伸时有不同的活动。背屈时，宽处进入踝穴，此活动度较小，相反，足尖着地，足跖屈时，后面较窄部位进入滑车，活动度较大。

③ 踝关节的关节面较髋关节、膝关节为小，但负重却很大。

(2) 踝关节的关节囊前壁和后壁薄弱、松弛，两侧紧张，且有韧带加强，周围主要的韧带如下。

① 内侧副韧带　起自内踝，自下呈扇形展开，附着于舟骨、跖骨和跟骨。

② 外侧副韧带　较薄弱，可分为3个独立的韧带：距腓前韧带、跟腓韧带、距腓后韧带。

(3) 踝关节周围有许多肌腱包围通过：后面有跟腱；前面有胫骨前肌肌腱、拇长伸肌肌腱、趾长伸肌肌腱和第三腓骨肌肌腱；内侧有胫骨后肌肌腱、拇长屈肌肌腱、趾长屈肌肌腱；外侧有腓骨长、短肌肌腱。

(4) 踝关节可做背屈和跖屈动作，一般背屈25°，跖屈45°。关节运动主要受关节面、关节囊和韧带的限制。

(5) 足的内翻、外翻运动是距跟舟关节、跟骨关节和距跟关节的联合运动。足的内翻、外翻常与踝关节协同运动，即内翻常伴以足的跖屈，外翻常伴以足的背屈。内翻约35°，外翻约25°。

正是由于踝关节的解剖特点，故踝关节扭伤的特点为：局部出血而造成皮下肿胀、瘀斑，一般为前脚掌、外踝尖下方或后方，严重者整个踝关节都发生肿胀。

二、踝关节损伤位置的判断

(1) 跖屈位易伤及距腓前韧带。

(2) 损伤力量较大，踝关节内翻可合并跟腓韧带损伤。

(3) 在运动中损伤，由于惯性作用，足部与小腿有相互滑动可伤及距腓后韧带，严重者可影响关节稳定性。

三、踝关节扭伤的病因及机理

踝关节的扭伤多由受力不均或失足所致。如在高低不平的路面上行走、跑步、跳跃或下台阶、下坡时不慎，或骑车跌倒时，足在跖屈位突然向内或向外翻转，超过了关节活动的生理活动范围，使踝部外侧副韧带或内侧副韧带过度牵拉，而引起踝关节扭伤。跖屈内翻时，容易损伤外侧的腓距前韧带，单纯内翻损伤时，容易损伤外侧的腓跟韧带，外翻姿势时，由于三角韧带比较坚强，较少发生损伤，但可引起下胫腓韧带撕裂。直接的外力打击，除损伤韧带外，多合并骨折和脱位。

临床上分内翻扭伤和外翻扭伤两类，以内翻扭伤多见，其原因在于：

(1) 外踝长，防止足外翻的力量大，内踝短，防止内翻的力量弱；

(2) 内侧的三角韧带坚强，在一定程度上增强了外踝防止外翻的作用；

(3) 当足跖屈或背屈肘，腓骨于轻度的旋内和旋外，胫腓骨前、后韧带可有一定的活动度，因而胫、腓肌下端构成的踝穴并不稳定；

(4) 起足外翻背屈的第三腓骨肌不如足内翻背屈的胫骨前肌强大，所以使足外翻的力量不如内翻的力量大；

(5) 踝关节跖屈时，距骨滑车较窄的后方进入关节窝宽大的部分，使踝关节的间隙增大，跖骨左右摆动范围大，踝关节因而不稳。

踝关节的病理改变有出血、肿胀，并很快渗透到皮下，皮肤饱满、光滑，12～24 h 后出现瘀斑(缺氧)，没有及时吸收，排出，影响修复，严重的断裂、骨折、脱位，应到骨科处理。

五、任务实施(表 3-1-24)

表 3-1-24　踝关节扭伤的推拿操作流程

操作程序	操作步骤	要点说明
评估	* 患者的职业、损伤时的体位及病史； * 患者踝部肿胀、疼痛及瘀斑情况，踝关节功能障碍情况，内、外侧踝关节间隙是否正常； * 患者对中医的认识和对推拿治疗本病的意愿	✓ 有明确的踝部外伤史； ✓ 损伤后踝关节即出现疼痛，局部肿胀，皮下瘀斑，伴跛行； ✓ 局部压痛明显，内翻损伤者，将足做内翻动作时，外踝前下方剧痛；外翻扭伤者，将足做外翻动作时，内踝前下方剧痛； ✓ X 线检查未见骨折

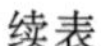
续表

操作程序	操作步骤	要点说明
计划 1. 治疗师的准备； 2. 用物准备； 3. 患者准备； 4. 环境准备	 * 衣帽整洁，清洗双手，修剪指甲； * 准备推拿床、按摩巾； * 了解踝关节扭伤的机理，推拿治疗的治疗原则和方案； * 治疗室要安静、整洁、安全、光线充足	√ 首先确定有无脱位或骨折，然后考虑是否需要复位和固定； √ 松解局部以通经活络； √ 采用拨顺筋和理筋手法； √ 运用小关节复位手法使关节和筋归合
实施 1. 穴位定位； 2. 解释及准备； 3. 手法操作	 * 在患者身体上找出足三里、太溪、昆仑、悬钟、解溪、太冲、商丘、丘墟等穴位的位置； * 向患者解释评估结果和计划内容，若有脱位或骨折应解释治疗的注意事项； * 本病主要运用摩、揉、擦、摇和拔伸等手法，推拿分三步，一是松解手法，二是理筋手法，三是归合（小关节和肌腱的复位）手法，最后用擦法活血止痛	√ 推拿前须排除骨折、肌腱断裂、脱位； √ 急性踝扭伤冷敷，越早越好，12 h内、24 h后可适当做手法，休息时采用俯卧位，脚抬高，有利于血流，48 h后可热敷； √ 对于血肿机化，产生粘连，踝关节功能受损的患者，应以较重手法剥离粘连，牵引摇摆，摇晃屈伸等法是常用的被动活动踝关节的手法； √ 对韧带完全断裂有撕脱骨折或暂时性脱位的患者，均须按踝部骨折处理
评价	* 考核踝关节扭伤诊断是否正确； * 考核治疗方案是否合适； * 考核手法操作是否规范； * 操作流程是否规范	√ 检查学生对本病推拿治疗的操作规范性； √ 对踝关节扭手法治疗的疗效进行评价

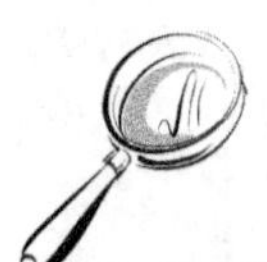

能力检测

汤某，女，52 岁，于 2011 年 7 月 12 日首诊。患者自诉昨晚下楼梯踏空台阶摔倒，现踝关节疼痛，局部肿胀，皮下瘀斑，伴跛行。局部压痛明显，X 线检查未见骨折。问题：

1. 该患者患的是什么疾病？

2. 为该患者制定推拿治疗方案，包括取穴处方等内容。
3. 写出推拿步骤和流程，并在模拟人身体上进行操作。

子任务二十五　踝管综合征的推拿治疗

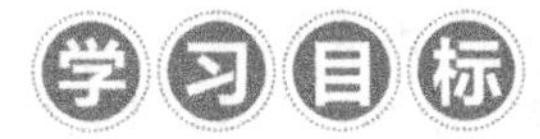

1. 能对踝管综合征进行诊断。
2. 能对踝管综合征制定推拿治疗方案。
3. 会对踝管综合征实施推拿治疗。

案例引导

邱某，男，20 岁，2011 年 10 月 12 日就诊。主诉：足底和足内侧疼痛 3 个月。现病史：患者于一年半前因训练导致左踝外旋外翻扭伤多次，一年前内踝前下方扪及骨性突起，后逐渐出现以骨突为起点逆行向小腿内后方的放射痛，足底无麻木症状，无皮肤干燥等自主神经功能障碍。查体：左内踝前下约 1.6 cm 处有一 2.5 cm ×1.5 cm 骨突，骨突与内踝间 Tinal 征(＋)，足背屈外翻时可诱发胫神经逆向放射痛，足底感觉及足内在肌功能正常。踝关节 X 线检查示左中距下关节内侧骨性增生突起。问题：

1. 该患者患的是哪种伤科疾病？
2. 为该患者制定推拿治疗计划。
3. 说出该患者的推拿治疗步骤。

踝管综合征是指胫后神经在踝部屈肌支持带深面的跖管中被压而引起的一组综合征。

一、临床表现

(1) 踝管综合征主要症状为足底和足跟内侧疼痛、麻木，劳累后明显、休息后减轻。

(2) 早期常因行走、站立过久而出现内踝后部不适感，休息后即可改善。随着病情的加重，上述症状反复出现，发作时间逐渐延长，患者有跟骨内侧和足底麻木感，或蚁行感。部分患者局部可有皮肤干燥，汗毛脱落，无汗，严重者胫后神经所支配的足内在肌萎缩。

(3) 轻叩内踝后方患者足部针刺感加重。足极度背屈或足外翻时可使疼痛加重。X 线检查，少数病例可见距、跟骨内侧有骨刺。

二、治疗原则

本病治疗原则为舒筋活血。

三、推拿步骤

(1) 患者仰卧，患肢外旋，医者点按阴陵泉、三阴交、太溪、照海、金门等穴位。

(2) 继以一指禅推法或揉法于小腿内后侧，由上而下推至踝部，重点在踝管局部，沿与踝管纵轴向垂直的方向推、揉 5～10 min，以通经活血，使踝管内压力降低。同时在局部配合弹拨法疏理经筋。

(3) 最后顺肌腱方向用擦法，还可以配合用洗药熏洗。

四、其他治疗

(1) 药物治疗　治宜祛风和络，内服大活络丸，每日 1 个，外贴宝珍膏或万应膏，并用腾药熏洗或热熨患足，每日 1～2 次。

(2) 水针疗法　可选用当归红花注射液 2 mL 或强的松龙 12.5 mg 加 1%普鲁卡因 3 mL，做踝管内注射。

(3) 手术治疗　若症状严重经治疗无效时，可考虑做屈肌支持带切断，胫后神经松解术。而对踝管内有骨疣，保守疗法长期不愈者，可采取手术疗法。

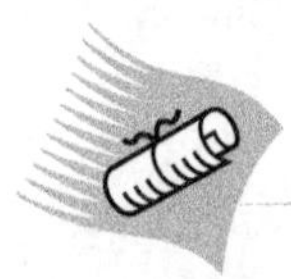

知识链接

踝管也称跖管，位于踝关节内侧，是小腿后区和足底深部蜂窝组织间隙的骨纤维组织所形成的一条通道。它的浅面为跨于胫骨内踝和跟骨结节间的分裂韧带，深部为跟骨、距骨和关节囊(图 3-1-13)。管内有肌腱(由前外向后内，排列顺序为胫后肌肌腱、趾长屈肌肌腱、拇长屈肌肌腱)、血管(胫后动、静脉)和神经(胫后神经)通过。血管和神经在趾长屈肌肌腱、拇长屈肌肌腱之间。胫后神经在出跖管时分出支配足底和足内侧的终末支——跖内、外侧神经，前者为感觉支，后者为运动支。

踝管的损伤多由于足部活动突然增加、踝部扭伤、劳损、骨折畸形愈合等原因，使踝管内的肌腱因摩擦而产生腱鞘炎，腱鞘肿胀。踝管内容物体积因此增大。但由于踝管为内踝后下方与距、跟骨和屈肌支持带所构成的一个缺乏弹性的骨纤维管，缺乏伸缩性，不能随之膨胀，因而形成踝管的相对狭窄，于是管内压力增高，由此产生胫后神经受压症状。

另外，分裂韧带退变增厚，踝管内跟骨骨刺形成或骨折等原因，都可导致踝管狭窄，形成对神经、血管的压迫而发生本病。

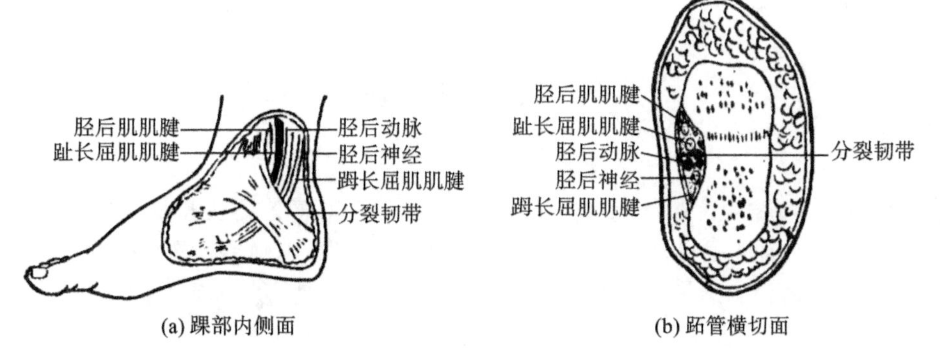

(a) 踝部内侧面　　(b) 跖管横切面

图 3-1-13　踝部内侧面和跖管横切面

五、任务实施(表 3-1-25)

表 3-1-25　踝管综合征的推拿操作流程

操作程序	操作步骤	要点说明
评估	* 患者的年龄、性别、有无骨质疏松和低血钙的病史； * 患者疼痛的部位及疼痛与疲劳的关系、局部皮肤的异常感觉、是否有骨刺； * 患者对中医的认识和对推拿治疗本病的意愿	✓ 年龄在 40 岁以上的女性多发； ✓ 有足部劳损和低血钙病史； ✓ 在足底和足跟内侧疼痛，休息后减轻，伴有皮肤感觉异常、皮肤干燥、脱毛或无汗
计划 1. 治疗师的准备； 2. 用物准备； 3. 患者准备； 4. 环境准备	* 衣帽整洁，清洗双手，修剪指甲； * 准备推拿床、按摩巾； * 了解踝管综合征的机理，推拿治疗的治疗原则和方案； * 治疗室要安静、整洁、安全、光线充足	✓ 根据患者性别、体质和疾病轻重决定手法的轻重； ✓ 点按局部穴位以通经止痛； ✓ 以拨伸和理筋手法减轻踝管压力和止痛； ✓ 运用擦法在局部操作以温经通络
实施 1. 穴位定位； 2. 解释及准备； 3. 手法操作	* 在患者患肢找出阴陵泉、三阴交、太溪、照海、金门等穴位的位置； * 向患者解释评估结果和计划内容，并告知本病推拿治疗预期效果及应对措施； * 本病推拿主要运用推、按、揉、弹拨、擦等手法，治疗部位应在踝管部，推拿应以减轻踝管压力为重点	✓ 诊断有困难时，可配合肌电图检查； ✓ 对于有骨刺者要综合治疗，可配合中药外洗或骨科手术治疗； ✓ 避免踝关节的扭伤和疲劳； ✓ 治疗期间注意休息，不能较长时间地站立和行走
评价	* 考核踝管综合征诊断是否正确； * 考核治疗方案是否合适； * 考核手法操作是否规范； * 操作流程是否规范	✓ 检查学生对本病推拿治疗的操作规范性； ✓ 对踝管综合征手法治疗的疗效进行评价

能力检测

唐某，女，58岁，于2011年10月26日首诊。患者感觉足底和足跟内侧疼痛、麻木，劳累后明显，休息后减轻。有跟骨内侧和足底麻木感、针刺感。检查时发现，轻叩内踝后方患者足部针刺感加重。足极度背屈或足外翻时可使疼痛加重。问题：

1. 该患者患的是什么疾病？
2. 为该患者制定推拿治疗方案，包括取穴处方等内容。
3. 写出推拿步骤和流程，并在模拟人身体上进行操作。

子任务二十六　跟痛症的推拿治疗

1. 能对跟痛症进行诊断。
2. 能对跟痛症制定推拿治疗方案。
3. 会对跟痛症实施推拿治疗。

案例引导

曾某，男，48岁，电工，2011年3月10就诊。主诉：左侧足跟痛6年，加重1个月。现病史：患者于6年前逐渐出现左侧足跟疼痛，足底有紧张感，不能久行，每遇劳累则更甚；近1个月来上述症状加重，患者早晨起床后站立时疼痛较重，行走片刻后疼痛减轻，但行走过久疼痛又加重；疼痛得热则舒，遇寒痛增；舌质暗淡瘀紫，苔白腻，脉沉涩。检查：局部检查不红不肿，足跟痛如针刺，脚底麻木重着。

请思考：

1. 该患者患的是哪种伤科疾病？
2. 为该患者制定推拿治疗计划。
3. 说出该患者的推拿治疗步骤。

跟痛症主要是指跟骨底面由于慢性损伤所引起的疼痛，常伴有跟骨结节部的前缘骨刺。

一、临床表现

(1) 本病起病缓慢,多为一侧发病,可有数月或数年的病史。

(2) 患者表现为足跟下或足心疼痛,足底有紧张感,不能久行,每遇劳累则更甚。早晨起床后站立时疼痛较重,行走片刻后疼痛减轻,但行走过久疼痛又加重。得热则舒,遇寒痛增。局部检查不红不肿,在跟骨跖面的跟骨结节处压痛明显,牵扯患者跖筋膜可使其疼痛加重。跟骨刺较大时,可触及骨性隆起。

(3) X线检查可帮助诊断,但临床表现常与X线征象不符,有骨刺者可无症状,有症状者可无骨刺。

二、治疗原则

本病以舒筋活血为治疗原则。

三、推拿步骤

(1) 患者仰卧,医者点按阴谷、阴陵泉、筑宾、三阴交、太溪、照海、然谷等穴,每穴操作1 min;

(2) 治疗师用拇指按揉局部及其周围并弹拨跖筋膜附着点的前部,最后以擦法,擦其足底以透热为度。

四、其他治疗

(1) 药物治疗　治宜养血舒筋、温经止痛,内服当归鸡血藤汤,外用八仙逍遥汤熏洗患足,或用熨风散做热熨。

(2) 针灸治疗　取昆仑、仆参、太溪、水泉等穴,用补法,隔日1次。也可选用强的松龙12.5 mg,不加普鲁卡因,从侧面进针,做痛点封闭,药液最好注射至腱膜或骨的表面。

(3) 固定和练功活动　急性期宜休息,症状好转后仍宜减少步行,并在患足鞋内放置海绵垫。

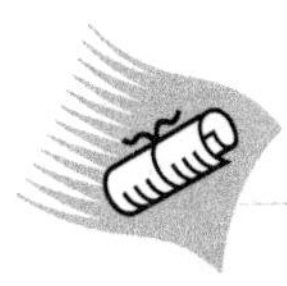

知识链接

跟痛症多发生于40～60岁的中年和老年人,祖国医学认为肾气亏虚是本病发生的内在因素。《诸病源候论》说:“夫劳伤之人,肾气虚损,而肾主腰脚。”说明劳累过度与肾气不足可引起腰脚痛。但60岁以后的老人,患跟痛症者较少见。《类经》注解《内经·痹论》认为:“营卫之行涩,而经络时疏,则血气衰少,血气衰少则滞逆亦少,故为不痛。”说明老年人气血衰少,活动减少,可以没有显著症状。

外伤、劳损或寒湿入络是其外因。日常挑担、负重行走、长途跋涉、局部挫伤均可引起跖筋膜劳损。跖筋膜即跖腱膜，是足底的深筋膜，位于足底部，附着在跟骨结节上，向前伸展，止于五个足趾近侧趾节的骨膜上。其中央部分坚强，内、外侧部分薄弱。有保护足底肌肉、肌腱，协助活动，保护足底关节，支持足弓的作用，同时又是足底某些内在肌的起点。如果长期、持续地牵拉，可在跖腱膜的跟骨结节附着处发生慢性损伤，引起局部疼痛。

此外，跟骨结节退变钙化，骨刺形成，也可导致纤维脂肪垫炎、跟下滑囊炎而形成典型的足跟痛。

五、任务实施(表 3-1-26)

表 3-1-26　跟痛症的推拿操作流程

操作程序	操作步骤	要点说明
评估	* 患者的年龄、性别及营养状况； * 患者疼痛的部位及与疲劳的关系，疼痛与环境温度的关系； * 患者对中医的认识和对推拿治疗本病的意愿	√ 本病多发生于 40～60 岁的中年和老年人； √ 足心疼痛，足底伴紧张感； √ 休息时减轻，疲劳时加重，得热时减轻，遇寒时加重； √ 多有骨刺
计划 1. 治疗师的准备； 2. 用物准备； 3. 患者准备； 4. 环境准备	* 衣帽整洁，清洗双手，修剪指甲； * 准备推拿床、按摩巾、按摩油(或滑石粉)； * 了解跟痛症的机理，推拿治疗的治疗原则和方案； * 治疗室要安静、整洁、安全、光线充足	√ 推拿前应与足跟部软组织化脓感染和骨结核鉴别； √ 点按患肢相关穴位以通络止痛； √ 弹拨跖筋膜附着点； √ 运用法擦以温经止痛
实施 1. 穴位定位； 2. 解释及准备； 3. 手法操作	* 在患者患肢上标出阴谷、阴陵泉、筑宾、三阴交、太溪、照海、然谷等穴位的位置； * 向患者解释评估结果和计划内容，并告知本病推拿治疗后的辅助措施； * 本病推拿主要运用点按、按揉、弹拨、擦法等手法，对于有骨刺者可用叩击法	√ 跟痛症与足跟部软组织化脓感染和骨结核的鉴别要点：足跟部软组织化脓感染虽有跟痛症状，但局部有红、肿、热、痛，严重者有全身症状；跟骨结核多发于青少年，局部微热，肿痛范围大； √ 推拿治疗后可配合洗药熏洗或可在鞋内放置一厚垫以减少跖筋膜的张力

续表

操作程序	操作步骤	要点说明
评价	* 考核跟痛症诊断是否正确； * 考核治疗方案是否合适； * 考核手法操作是否规范； * 操作流程是否规范	✓ 检查学生对本病推拿治疗的操作规范性； ✓ 对跟痛症手法治疗的疗效进行评价

能力检测

叶某，男，63岁，于2011年12月14日首诊。患者表现为足跟下疼痛，足底有紧张感，不能久行，每遇劳累加重。早晨起床后站立时疼痛较重，行走片刻后疼痛减轻，但行走过久疼痛又加重。得热则舒，遇寒痛增。局部检查不红不肿，在跟骨跖面的跟骨结节处压痛明显，牵扯患者跖筋膜可使其疼痛加重。问题：

1. 该患者患的是什么疾病？
2. 为该患者制定推拿治疗方案，包括取穴处方等内容。
3. 写出推拿步骤和流程，并在模拟人身体上进行操作。

（叶新强　刘燕）

任务二　内科疾病的推拿

推拿治疗内科疾病主要以传统“经络学说”以及现代“脊柱病因学说”“生物全息律学说”“反射区学说”等理论和假说，阐明推拿对内科疾病的治疗作用。本任务主要学习高血压病、失眠、感冒、支气管哮喘、慢性支气管炎、呃逆、慢性胃炎、胃下垂、慢性胆囊炎、便秘、慢性非特异性溃疡性结肠炎、面瘫、中风等疾病的推拿操作。

子任务一　高血压病的推拿治疗

1. 能对高血压病进行准确诊断。
2. 能针对各型高血压病制定推拿治疗方案。
3. 会针对各型高血压病开展推拿治疗。

案例引导

孟某,男,56岁,干部,2010年9月20日就诊。病史:眩晕5年余,加重1周。患者于2005年开始出现眩晕,头胀痛,行走如飘,发作甚时面赤如醉,当时测血压高于正常,最高可达160/100 mmHg。间断服用“卡托普利、利血平”等降压药,血压控制在120/80 mmHg左右。1周前,患者再次眩晕,伴有耳鸣,夜寐不安,心烦,大便干结,纳可,口干。体检:血压150/90 mmHg,心率80次/分,律齐,心界无明显扩大,各瓣膜听诊区未闻及病理性杂音。舌红,苔少,脉弦细。心电图示:窦性心律,正常心电图。胸片:心肺未见明显异常。问题:

1. 该患者是高血压病的哪一证型?
2. 为该患者制定推拿治疗计划。
3. 说出该患者的推拿步骤。

高血压病是以体循环动脉压增高为主要临床表现的综合征。定义为:在未使用降压药物的情况下,非同日3次测量血压,收缩压大于或等于140 mmHg和(或)舒张压大于或等于90 mmHg。收缩压大于或等于140 mmHg和舒张压小于90 mmHg为单纯性收缩期高血压。患者既往有高血压病史,目前正在使用降压药物,血压虽然低于140/90 mmHg,也诊断为高血压病。高血压病分属于中医眩晕、耳鸣、头痛等病症。

一、临床表现

起病及进展缓慢者,早起仅在精神紧张或劳累时血压升高,休息后可恢复正常,以后血压可逐渐升高。患者可无症状,仅在体检时发现血压高于正常。部分患者可有头痛、头晕、头胀、耳鸣、眼胀、健忘、烦闷、心悸、乏力。长期高血压可影响心、脑、肾等重要脏器的功能,最终导致脏器功能衰竭。

二、辨证分型

(1) 肝阳上亢　头晕目眩、头痛且胀、耳鸣、面赤、急躁易怒、夜寐不宁,每因烦劳、恼怒而诱发或加剧,伴胁胀、口苦,舌苔薄黄,脉弦有力。

(2) 痰浊壅盛　头昏头痛、沉重如蒙、胸闷脘痞、呕恶痰涎、食少多寐、舌苔白腻、脉濡滑或弦滑。

三、治疗原则

肝阳上亢宜平肝潜阳、滋养肝肾;痰浊壅盛宜健脾和胃、燥湿祛痰。

四、推拿步骤

1. 基本操作

(1) 头面及颈肩部操作　患者取坐位或仰卧位,医者行轻柔的一指禅小∞字和大

∞字推法，反复分推 3～5 遍。继之轻度指按、指揉印堂、攒竹、睛明、太阳、神庭，每穴 1 min；结合抹前额 3～5 遍；从前额发际处拿至风池穴处做五指拿法，反复 3～5 遍。轻推桥弓，每侧 100～200 遍，行双手扫散法，约 1 min；指尖击前额部至头项，反复 3～6 遍。

（2）腰背部操作　患者取俯卧位，医者用㨰法在患者背部、腰部操作，重点治疗心俞、厥阴俞、肝俞、胆俞、肾俞、命门等部位，时间约 5 min。自上而下捏脊 3～4 遍。自上而下掌推背部督脉 3～4 遍。

2. 随证操作

（1）肝阳上亢　重拿风池穴 2～3 min，掐太冲、行间穴各 2～3 min，取泻法；摩揉肝俞、肾俞、涌泉穴，透热为度，以补之。

（2）痰浊壅盛　一指禅推法结合指按、指揉丰隆、解溪穴，取泻法；推、擦足三里穴，摩中脘穴，取补法。

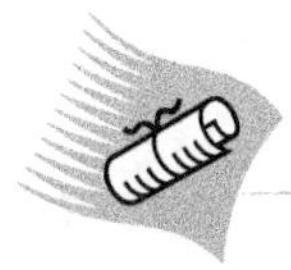

知识链接

原发性高血压病的病因尚未阐明，目前认为是在一定的遗传背景下由于多种后天因素作用使正常血压调节机制失代偿所致。中医学认为，本病可由于精神因素、饮食失节、内伤虚劳等因素引起。素体阳盛，或长期精神紧张，或恼怒忧思，可使肝气内郁，郁久化火，耗损肝阴，阴不敛阳，肝阳上亢而致血压升高。其次，嗜食肥甘厚味，饥饱劳倦，伤于脾胃，脾失运化，以致水谷不化、聚湿生痰、痰湿中阻、上壅于头，也能发为本病。另外，如劳伤过度或年老肾亏者，可因肾阴不足、肝失所养、肝阳偏亢、内风易动而发病。

五、任务实施（表 3-2-1）

表 3-2-1　高血压病推拿操作流程

操作程序	操作步骤	要点说明
评估	* 获得患者年龄、性别、症状、既往病史等信息； * 测血压，了解全身情况、舌苔和脉象等； * 根据血压测量结果进行诊断； * 根据临床表现进行辨证； * 告知患者评估结果和计划内容，了解患者对推拿治疗本病的意愿	√ 主要评估患者是否为高血压病； √ 鉴别患者是原发性还是继发性高血压病，同时应区分是肝阳上亢型还是痰浊壅盛型

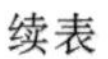
续表

操作程序	操作步骤	要点说明
计划 1. 治疗师的准备； 2. 用物准备； 3. 患者准备； 4. 环境准备	* 衣帽整洁，清洗双手，修剪指甲； * 准备推拿床、椅子、按摩巾； * 了解高血压病的原因及机理，推拿治疗的部位以及要求患者配合，根据操作部位，选择体位（坐位、仰卧位、俯卧位）； * 治疗室要安静、整洁、安全、光线充足	√ 肝阳上亢者，治法为平肝潜阳、滋养肝肾，以肝经、肾经及其俞募穴为主； √ 痰浊壅盛者，治法为健脾和胃、燥湿祛痰，以脾经、胃经及其俞募穴为主
实施 1. 穴位定位； 2. 解释及准备； 3. 推拿操作	* 在患者身体上找出印堂、神庭、太阳、睛明、攒竹、桥弓、风池、心俞、厥阴俞、肝俞、胆俞、肾俞、命门、华伦夹脊等穴位的位置； * 向患者解释评估结果和计划内容，同时告诉患者放松心情，准备好体位； * 头面部操作以头面部穴位为主，主要采用一指禅推法、按揉法等； * 腰背部操作以膀胱经穴位为主，采用㨰法、推法等	√ 根据证型，调整操作穴位、方法； √ 空腹、饥饿、疲劳时不宜治疗； √ 治疗过程中，应随时观察患者表情、机体反应，及时调整手法轻重； √ 嘱患者合理安排生活，注意劳逸结合，积极参加体力劳动和文体活动； √ 定期体检，系统治疗； √ 生活中应保持乐观态度，忌烟酒
评价	* 考核高血压病证型辨证是否准确； * 考核治疗方案是否合适； * 检查穴位定位是否准确； * 考核手法操作是否规范； * 考核操作流程是否规范	√ 检查学生对本病推拿治疗的操作规范性； √ 对手法治疗高血压病的疗效进行评价

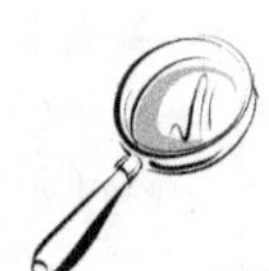

能力检测

郑某，女，66岁，退休工人，于2011年3月20日首诊。患者在8年前无明显诱因情况下出现间断性头晕、头痛，伴视物模糊、晕厥，无胸痛、胸闷，无恶心、呕吐等不适症状，血压最高达170/100 mmHg，规则服用利血平等降压药治疗，血压控制尚可。3天前再次出现头晕、头痛等不适，不伴胸闷、心悸等症状，无咳嗽、咳痰等不适，自行服用药物后症状缓解。体格检查：血压 146/90 mmHg，心界向左下扩大，心率 72 次/分，律齐，心尖搏动呈抬举状，心尖部可闻及Ⅱ级吹风样收缩期杂音。舌质红，苔薄白，脉弦细。心电图检查：左室肥厚并劳损。胸片检查：心脏大，呈高心改变。眼底检查：视网膜动脉硬化Ⅱ级。问题：

1. 该患者是高血压病的哪一证型？
2. 为该患者制定推拿治疗方案（包括取穴处方）。
3. 写出该证型高血压病的推拿步骤和流程，并在模拟人身体上进行操作。

子任务二　失眠的推拿治疗

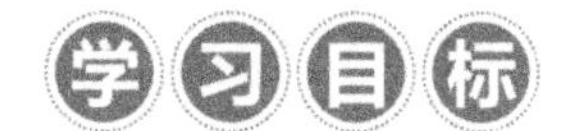

1. 能对失眠进行准确诊断。
2. 能针对失眠各类型制定推拿治疗方案。
3. 会针对各种类型失眠开展推拿治疗。

案例引导

樊某，女，25 岁，工人，2009 年 4 月 26 日门诊。病史：患者 2 年多来严重失眠，初始每晚尚能睡 3～5 h，后来失眠逐渐加重，发展到彻夜不眠，每晚服安定 2 粒，也仅能睡上 4 h 左右，白天无精打采，心烦易怒，面容憔悴，身体日渐消瘦。曾因此两次寻短见，均被旁人发现及时送医院抢救而生还。症见：表情抑郁寡言，形体骨瘦如柴，面容憔悴无华，烦躁易怒，彻夜不眠，健忘，口干口苦，纳呆，大便干结，小便短赤。体格检查：面色无华，舌红，少津，脉细数。发育正常，营养差，表情抑郁，形体消瘦。心肺及腹部体征无异常。无神经系统病理体征。CT 检查：头颅未见异常。问题：

1. 该患者是失眠的哪一证型？
2. 为该患者制定推拿治疗计划。
3. 说出该患者的推拿步骤。

失眠又称不寐，是指睡眠的始发和维持发生障碍致使睡眠的质和量不能满足个体正常需要的一种状况。失眠的表现有多种形式，包括难以入睡、睡眠不深、易醒、多梦早醒、醒后不易再睡、醒后不适感、疲乏，或白天困倦。患病率为 10%～20%。目前对失眠尚缺乏客观检查手段，临床可根据需要，进行脑电图、脑血流图等有关检查。

一、临床表现

(1) 失眠的表现不一，轻者入睡困难或易醒，醒后不能再次入睡，重者彻夜难眠。常伴有头痛、头晕、心悸、健忘、多梦等症。

(2) 失眠往往引起患者白天不同程度地感到未能充分休息和恢复精力，因而躯体困乏，精神萎靡，注意力减退，思考困难，反应迟钝。

(3) 失眠可引起患者精神沮丧、焦虑、抑郁或恐怖心理，并导致精神活动效率下降，妨碍社会功能。

二、辨证分型

(1) 心脾两虚　多梦易醒，面色不华，头晕目眩，心悸健忘，神疲肢倦，饮食无味，舌质淡，苔薄，脉细弱。

(2) 阴虚火旺　心烦不寐，头晕耳鸣，心悸健忘，颧红潮热，口干少津，手足心热，腰膝酸软，舌质红，少苔，脉细数。

(3) 痰热内扰　不寐多梦，头重心烦，头晕目眩，口苦痰多，胸闷脘痞，不思饮食，舌质红，苔黄腻，脉滑或滑数。

(4) 肝郁化火　心烦不能入寐，急躁易怒，头痛面红，目赤口苦，胸闷胁痛，不思饮食，口渴喜饮，便秘尿黄，舌质红，苔黄，脉弦数。

三、治疗原则

本病以宁心安神、平衡阴阳为治疗原则。

四、推拿步骤

(1) 头面及颈肩部操作　患者取坐位或仰卧位，医者行一指禅小∞字和大∞字推法，反复分推3～5遍。继之指按、指揉印堂、攒竹、睛明、鱼腰、太阳、神庭、角孙、百会，每穴1 min；结合抹前额3～5遍；从前额发际处拿至风池穴处做五指拿法，反复3～5遍。行双手扫散法，约1 min；指尖击前额至头项，反复3～6遍。

(2) 腰背部操作　患者取俯卧位，医者用㨰法在患者背部、腰部操作，重点治疗心俞、肝俞、脾俞、胃俞、肾俞、命门等部位，时间约5 min。自下而上捏脊3～4遍。自上而下掌推背部督脉3～4遍。

(3) 辨证加减：

① 心脾两虚　指按、指揉神门、天枢、足三里、三阴交，每穴1～2 min；擦背部督脉，以透热为度。

② 阴虚火旺　推桥弓，左右各20次，擦两侧涌泉穴，以透热为度。

③ 痰热内扰　指按、指揉神门、内关、丰隆、足三里，每穴1～2 min，横擦脾俞、胃俞、八髎，以透热为度。

④ 肝郁化火　指按、指揉肝俞、胆俞、期门、章门、太冲，每穴 1～2 min，搓两胁，约1 min。

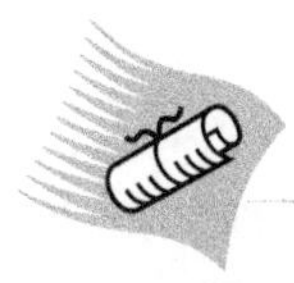

知识链接

失眠病位多在心，由心神失养或心神不安所致。其发病与肝胆抑郁、脾肾虚弱、胃失和降密切相关。其病机：或由思虑劳损，伤及心脾，心伤则阴血暗耗，不能养心，以致心神不安，而成失眠；或素体虚弱，或久病体虚，或房劳过度，肾阴耗损，心肾不交，水不制火，则心火独亢而神志不宁，因而失眠；或饮食不节，肠胃受伤，宿食停滞，酿成痰热，壅遏于中，痰热上扰，胃气不和，以致卧不得安；或恼怒伤肝，肝失条达，气郁不舒，郁而化火，火性炎上，扰动心神，神不得安则失眠。综上所述，失眠的原因虽多，总与心、脾、肝、肾及阴血不足有关，虚者多见。

五、任务实施(表 3-2-2)

表 3-2-2　失眠推拿操作流程

操作程序	操作步骤	要点说明
评估	* 患者年龄、性别、睡眠情况、既往病史等信息； * 患者精神状态、全身情况、舌苔和脉象等； * 患者对中医的认识和对推拿治疗本病的意愿	√ 询问睡眠的习惯，有无早醒、入睡困难等现象； √ 有无头痛、头晕、健忘、多梦等兼症； √ 根据脉象舌苔辨别心脾两虚型、阴虚火旺型、痰热内扰型、肝郁化火型
计划 1. 治疗师的准备； 2. 用物准备； 3. 患者准备； 4. 环境准备	* 衣帽整洁，清洗双手，修剪指甲； * 准备推拿床、按摩巾、按摩油(或滑石粉)； * 了解失眠原因及机理，推拿治疗的部位及要求患者配合； * 治疗室要安静、温暖、温馨，可同时播放轻柔音乐	√ 心脾两虚者，宜补益心脾，以心经、脾经和任脉为主； √ 阴虚火旺者，宜滋阴降火，以肝经、肾经及其俞募穴为主； √ 痰热内扰者，宜化痰清热，以胃经及其俞募穴为主； √ 肝郁化火者，宜疏肝泄热，以肝经、胆经及其俞募穴为主

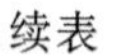

续表

操作程序	操作步骤	要点说明
实施 1. 穴位定位； 2. 解释及准备； 3. 推拿操作	* 在患者身体上找出印堂、神庭、太阳、睛明、攒竹、鱼腰、角孙、百会、风池、安眠、心俞、肝俞、脾俞、胃俞、肾俞等穴位位置； * 向患者解释评估结果和计划内容，同时告诉患者放松心情，准备好体位； * 头面部操作以头面部穴位为主，主要采用一指禅推法、按揉法等； * 腰背部操作以膀胱经穴位为主，采用㨰法、推法等	√ 根据证型，调整操作穴位、方法； √ 推拿时，以头部推拿为重点，实证手法稍重，虚证手法宜轻； √ 推拿治疗失眠，疗程较长，坚持治疗，可获较佳的效果
评价	* 考核失眠证型辨证是否准确； * 考核治疗方案是否合适； * 检查穴位定位是否准确； * 考核手法操作是否规范； * 考核操作流程是否规范	√ 检查学生对本病推拿治疗的操作规范性； √ 对手法治疗失眠的疗效进行评价

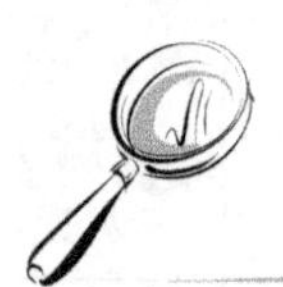

能力检测

林某，女，28岁，售楼服务员，于2010年4月15日首诊。患者反复失眠3年，加重1个月。患者诉3年前无明显诱因出现失眠，主要表现为难以入睡，10点上床睡觉，到凌晨2～3点后依然难以入睡，甚至一夜都不能入睡，心烦，情绪低落，在当地医院诊断为抑郁症，给予安定、阿普唑仑等对症治疗，效果欠佳，失眠逐渐加重。刻诊：失眠，难以入睡，无口干、口苦，心烦，舌质淡，苔白，脉细。问题：

1. 该患者是失眠的哪一证型？
2. 为该患者制定推拿治疗方案（包括取穴处方）。
3. 写出该证型的推拿步骤和流程，并在模拟人身体上进行操作。

子任务三　感冒的推拿治疗

1. 能对感冒进行准确诊断。
2. 能针对各种类型感冒制定推拿治疗方案。
3. 会针对各种类型感冒开展推拿治疗。

案例引导

张某，女，36岁，会计，2009年11月20日就诊。病史：2天前患者出现发热恶寒、肢节酸痛、头痛、鼻塞声重、咳嗽轻微、咯吐白稀痰、苔薄白、脉浮症状。胸片：心肺未见明显异常。问题：

1. 该患者是感冒的哪一证型？
2. 为该患者制定推拿治疗计划。
3. 说出该患者的推拿步骤。

感冒，轻者俗称“伤风”，一般数天即愈。感冒初起，多见鼻塞、流涕、喷嚏、声重，或头痛、畏寒，或发热、咳嗽、喉痒或咽痛等，甚则恶寒高热、头痛、周身酸痛、疲乏等。病情较重，引起广泛流行者称为时行感冒，宜结合相关的药物综合治疗。

一、临床表现

（1）风寒型　鼻塞声重，喷嚏，流清涕，喉痒咳嗽，或痰多稀薄，甚则头痛，恶寒发热，舌苔薄白，脉浮或紧。

（2）风热型　发热，微恶风寒，或有汗出，头痛，鼻塞，或有少量稠涕，咽喉红肿疼痛，咳嗽痰稠，舌苔薄黄，脉浮数。

（3）暑湿型　头重如裹，肢体关节酸困重痛，身热不扬，恶寒少汗，咳嗽不甚，痰白而黏，胸脘痞闷，呕恶腹胀，小便短黄，大便溏薄，舌苔厚腻或黄腻，脉缓或浮数。

（4）阳气不足型　平素体虚，反复感冒。气虚则倦怠无力，气短懒言，舌淡苔白，脉浮无力；阳虚则自汗或无汗，四肢不温，舌淡苔白，脉沉无力。

二、治疗原则

本病以疏通经络、祛风解表为治疗原则。

三、推拿步骤

(1) 患者取坐位或仰卧位，医者行一指禅小∞字和大∞字推法，反复分推3～5遍。继之指按、指揉印堂、攒竹、迎香、太阳、百会，每穴1 min；结合抹前额3～5遍；用分推法在前额、目眶上下及两侧鼻翼，反复推5～8遍；从前额发际处至风池穴处做五指拿法，反复3～5遍。行双手扫散法，约1 min；指尖击前额部至头项，反复3～6遍。患者取坐位，医者立其体侧，用拇、食两指指面在风池穴上做拿法，再缓慢向下移动拿颈项两侧直至颈项根部，如此，由上而下反复8～10遍；从前发际开始到后发际处用五指拿法5～8遍；拿肩井，稍用力以酸胀为度，反复8～10遍。

(2) 患者取俯卧位，一指禅推法结合按揉，在双侧肺俞、定喘操作，每侧1 min。擦大椎，擦背部膀胱经(重点擦大杼至膈俞部位)，以透热为度。

(3) 患者取坐位或仰卧位。一指禅推法沿上肢太阴经和阳明经往返操作，结合按揉或拿揉尺泽、曲池、合谷、外关、鱼际穴，每穴0.5～1 min；掌推上肢背侧手三阳经2～3 min。

(4) 随证操作：

① 风寒型　用按揉法在风府、风门两穴重点操作，每穴2 min，使项背部有轻松感为度。用推法、擦法沿足太阳膀胱经背部两条侧线，操作3～5 min，以透热为度。

② 风热型　患者取坐位，用一指禅推法沿督脉循行自印堂推至上星，反复操作5 min。用按揉法在百会、曲池穴操作1～2 min。

③ 暑湿型　用按揉法在心俞、脾俞、胃俞穴操作2 min。摩揉腹部5 min，拿三阴交1～2 min。

④ 阳气不足型　在肾俞、命门、足三里穴位按揉，每穴2 min。重按合谷、太阳、肺俞，捶打足三里。

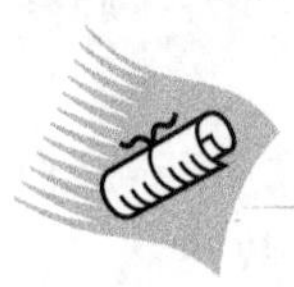

知识链接

感冒多发于气候突变、寒暖失常之时，也有的因起居不慎、冷热不调、雨淋、疲劳等使人体腠理疏懈、卫气不固、外邪乘虚侵袭而致病。感冒虽以感受风邪为主，但并不是单纯的风邪，尚多兼夹时气。

四、任务实施(表3-2-3)

表3-2-3　感冒推拿操作流程

操作程序	操作步骤	要点说明
评估	* 患者年龄、性别、平素体质等信息； * 患者精神状态、全身情况、舌苔和脉象等； * 患者对中医的认识和对推拿治疗本病的意愿	√ 主要从中医的角度评估患者感冒的类型，要从舌苔、脉象来诊断风寒型、风热型、暑湿型、阳气不足型感冒
计划 1. 治疗师的准备； 2. 用物准备； 3. 患者准备； 4. 环境准备	* 衣帽整洁，清洗双手，修剪指甲； * 准备推拿床、按摩巾、按摩油(或滑石粉)； * 了解感冒原因及机理，推拿治疗的部位及要求患者配合； * 治疗室要安静、温暖、温馨、光线充足	√ 风寒者，宜祛风散寒、解表宣肺，以膀胱经、肺经、大肠经为主； √ 风热者，宜疏风散热、解表清肺，以督脉、膀胱经、肺经、大肠经为主； √ 暑湿者，宜清暑化湿、解表和里，以任脉、肺经、脾经、膀胱经为主； √ 阳气不足者，宜扶正祛邪，以任脉、肺经、脾经、胃经、膀胱经为主
实施 1. 穴位定位； 2. 解释及准备； 3. 推拿操作	* 在患者身体上找出印堂、攒竹、太阳、迎香、风池、风府、肩井、肺俞、定喘、大椎穴、尺泽、曲池、合谷、外关、鱼际等穴位位置； * 向患者解释评估结果和计划内容，同时告诉患者放松心情，准备好体位； * 头面部及颈项部操作时，以局部穴位为主，主要采用一指禅推法、按揉法等； * 腰背部操作时，以膀胱经穴位为主，采用㨰法、推法等； * 上肢部操作时，以肺经、大肠经为主，采用一指禅推法、按法、揉法、拿法等	√ 按揉攒竹、太阳两穴时，手法不宜太重，以免引起恶心、呕吐等； √ 头部运用五指拿法时，注意不可牵拉发根，避免引起疼痛； √ 感冒流行期应避免去公共场所，增强自我保健意识； √ 推拿治疗期间，应多饮水； √ 若有继发感染，应积极配合抗生素治疗； √ 推拿治疗感冒应一天一次，并不是越多越好
评价	* 考核感冒证型辨证是否准确； * 考核治疗方案是否合适； * 检查穴位定位是否准确； * 考核手法操作是否规范； * 考核操作流程是否规范	√ 检查学生对本病推拿治疗的操作规范性； √ 对手法治疗感冒的疗效进行评价

能力检测

患者，男，43岁，文案人员，2009年7月24日就诊。身热，微恶风，汗少，肢体酸痛，头昏重胀而痛，心烦口渴，胸闷恶心，小便短赤，舌苔薄黄腻，脉濡数。问题：

1. 该患者是感冒的哪一证型？
2. 为该患者制定推拿治疗方案(包括取穴处方)。
3. 写出该证型感冒的推拿步骤和流程，并在模拟人身体上进行操作。

子任务四　支气管哮喘的推拿治疗

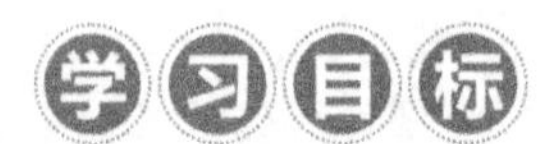

学习目标

1. 能对支气管哮喘进行准确诊断。
2. 能针对各种类型支气管哮喘制定推拿治疗方案。
3. 会针对各种类型支气管哮喘开展推拿治疗。

案例引导

徐某，女，26岁，工人，2010年5月20日就诊。病史：反复喘哮22年，再发3天。患者自4岁起即反复发作喘促，喉中痰鸣如水鸡声，咳嗽。每于春季易发，过敏因素不详。屡用西药抗过敏、抗菌、解痉平喘治疗，开始有效，以后用以上治疗逐渐失效，唯肾上腺皮质激素才能缓解发作。此次因气候变化于3天前复发。喘憋、哮鸣、痰白清稀，量不多，咳嗽，纳少，二便可。体格检查：胸廓饱满，叩诊呈过清音，两肺满布哮鸣音，心率105次/分，律齐，各瓣膜听诊区未闻及杂音。舌质淡红，苔薄白而润，脉象弦滑。问题：

1. 该患者是支气管哮喘的哪一证型？
2. 为该患者制定推拿治疗计划。
3. 说出该患者的推拿步骤。

支气管哮喘，简称哮喘，是由多种细胞(如嗜酸性粒细胞、肥大细胞、T淋巴细胞、中性粒细胞、气道上皮细胞等)和细胞组分参与的气道慢性炎症性疾病。这种慢性炎症与气道高反应性相关，通常出现广泛多变的可逆性气流受限，并引起反复发作性的喘息、气急、胸闷或咳嗽等症状，常在夜间和(或)清晨发作、加剧，多数患者可自行缓解或经治疗缓解。临床症状呈反复发作性,常因气候突变、饮食不当、情志失调、劳累过度等因素诱发。发作前多有鼻痒、喷嚏、咳嗽、胸闷等先兆。发作时喉中嘟鸣有声,呼吸困难,甚则张口抬肩,不能平卧,或口唇指甲发绀。

一、临床表现

哮喘,首先应分清虚实。实证起病较急,病程较短,呼吸深长急促,痰鸣有声,以呼出为快,其病在肺;虚证起病较缓,病程较长,呼吸短促难续,声音低微,或动则气喘,症状时轻时重,其病在肺、肾两脏。寒证、热证、痰浊证皆属实证,久病引起肺、肾和脾虚为虚证。

(1) 风寒袭肺　呼吸困难,形寒无汗,喉中痰鸣,痰稀色白,或带泡沫,头痛身痛,多在冬季或受寒发作,舌苔白滑,脉紧或浮紧。

(2) 风热犯肺　咳喘气粗,面红烦躁,发热有汗,痰黄质稠,咳痰不爽,咳引胸痛,口渴,舌苔黄腻,脉浮洪或滑数。

(3) 痰浊阻肺　气喘咳嗽,痰多黏腻,色白,胸满闷,恶心纳呆,甚则喉中有痰鸣声,舌苔白腻,脉滑。

(4) 虚证　肺虚则兼见面色㿠白,自汗恶风,息短少气,语言无力,鼻塞喷嚏,疲乏,舌质淡红,脉细数无力;脾虚则兼见面色少华,食入脘闷,痰多倦怠,便溏或腹泻。舌胖嫩,苔厚腻,脉缓滑或濡缓;肾虚则兼见面色黧黑,气急息促,动则更剧,头晕耳鸣,腰酸膝冷,汗出肢冷,脉象沉细。

二、治疗原则

本病以宣肺降气、止咳平喘为治疗原则。

三、推拿步骤

(1) 胸背部操作　患者取坐位或仰卧位,医者以一指禅推法结合中指揉法,在天突、膻中、中府、云门穴操作,每穴 1 min。再以两拇指由胸骨剑突沿肋弓分推两胁肋部,5～10 遍。患者取坐位或俯卧位,用一指禅推法结合中指揉法,在大椎、定喘、身柱、大抒、风门、肺俞穴操作,每穴 1 min。

(2) 四肢部操作　患者取坐位或仰卧位,以一指禅推法结合指按、指揉法在尺泽、外关、列缺、太渊、鱼际穴操作 2～3 min,继之拿揉合谷穴 1～2 min。

(3) 随证操作:

① 风寒袭肺　直擦背部督脉经及两侧膀胱经至发热内透为度。一指禅推或按揉肺俞、膈俞各 1～2 min。

② 风热犯肺　直擦背部督脉及膀胱经,以温热为度。用三指拿法及按揉颈椎两侧往返 3～6 遍,约 3 min。

③ 痰浊阻肺　按揉脾俞、胃俞,并横擦两穴,以透热为度。按、拿两侧尺泽、内关、

足三里、丰隆等穴，以酸胀为度，每穴 1 min。

④ 肺虚　重点横擦前胸上部及背部膀胱经的心俞、肺俞，以透热为度。用一指禅推法或按揉法在背部两侧肺俞、膈俞、脾俞、肾俞操作，每穴 1～3 min。

⑤ 肾虚　直擦背部膀胱经和横擦肾俞、命门，按揉两侧肾俞、肺俞，手法宜轻柔。

⑥ 哮喘发作较甚者　用一指禅推法或按、揉法，在两侧定喘、风门、肺俞、肩中俞治疗，每穴各 1～2 min。治疗开始时用轻柔的手法，以后逐渐加重，以患者有明显酸胀感为度。在哮喘缓解后再进行辨证施治。

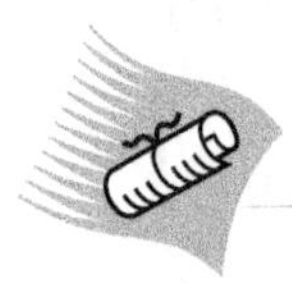

知识链接

中医学认为人体正常的呼吸功能，主要是由于肺、肾两脏的作用，影响正常呼吸功能的原因有以下几个方面。

(1) 外邪侵袭　重感风寒，侵袭于肺，内则肺气壅塞，外则腠理郁闭，致使肺气失于肃降，上逆为喘；或因风热之邪，自口鼻入肺，或风寒郁而化热，热不得泄，则肺气壅实，清肃失司，导致肺气上逆而喘。

(2) 痰浊内盛　饮食不洁，恣食肥甘、生冷，或嗜酒伤中、脾失健运而生痰湿，或素体痰湿偏盛，日渐积累，由中焦而上犯于肺，肺为痰壅，不得宣畅，气机失利，难以下降，导致呼吸促迫而成喘。若湿痰久郁化热，或肺火素盛，蒸液成痰，则痰火交阻于肺，于是胀满而为喘。

(3) 肺肾虚弱　久咳伤肺火，平素极易疲劳出汗，导致肺之气阴不足，气失所主，肺气肃降功能下降，而致气短而喘。年老体弱，肾气不足或劳欲伤肾，精气内夺，导致肾气摄纳无权，而致少气而喘。

四、任务实施(表 3-2-4)

表 3-2-4　支气管哮喘推拿操作流程

操作程序	操作步骤	要点说明
评估	* 患者年龄、性别、既往病史等信息； * 患者精神状态、全身情况、舌苔和脉象等； * 患者对中医的认识和对推拿治疗本病的意愿	√ 询问发作的频率、时间和持续时间； √ 检查咳痰性质、舌苔、脉象来诊断是风寒袭肺、风热犯肺、痰浊阻肺还是虚证型； √ 同时注意与其他因素引起的哮喘相鉴别，如左心衰竭、慢性阻塞性肺疾病、上气道阻塞等疾病

续表

操作程序	操作步骤	要点说明
计划 1. 治疗师的准备； 2. 用物准备； 3. 患者准备； 4. 环境准备	* 衣帽整洁，清洗双手，修剪指甲； * 准备推拿床、按摩巾、按摩油(或滑石粉)； * 了解支气管哮喘原因及机理，推拿治疗的部位及要求患者配合； * 治疗室要安静、整洁、安全、光线充足	√ 实证以祛邪为主，运用一指禅手法、点法、推法在肺俞、风门、大椎、天突、膻中等处操作； √ 虚证以扶正为主，运用擦法、按揉法在前胸上部及背部膀胱经操作
实施 1. 穴位定位； 2. 解释及准备； 3. 推拿操作	* 在患者身体上找出天突、膻中、中府、云门、身柱、大抒、风门、肺俞、定喘、尺泽、外关、列缺、太渊、鱼际、合谷等穴位位置； * 向患者解释评估结果和计划内容，同时告诉患者放松心情，准备好体位； * 胸背部操作时以上胸背局部穴位为主，主要采用一指禅推法、按揉法等； * 上肢部操作时以肺经穴位为主，采用㨰法、推法等	√ 支气管哮喘发作，多为外邪引动伏痰，阻塞肺道所致，其病程较长，反复发作，顽固难愈； √ 推拿治疗，对轻、中型哮喘疗效较好；对重型哮喘合并感染者，应综合治疗，以防病情恶化； √ 预防感冒，忌烟、酒、油腻、酸辣等刺激物，以消除诱因； √ 季节交替时注意冷热，平时注意进行适当户外活动，并进行强身保健功能锻炼，如易筋经、太极拳、气功等； √ 本病后期，肺、肾、心往往同时衰竭，出现阳气欲脱之象时，不宜推拿治疗，应及时由他科诊治
评价	* 考核本病证型辨证是否准确； * 考核治疗方案是否合适； * 检查穴位定位是否准确； * 考核手法操作是否规范； * 考核操作流程是否规范	√ 检查学生对本病推拿治疗的操作规范性； √ 对手法治疗支气管哮喘的疗效进行评价

能力检测

刘某，男，34岁，工人，于2010年3月24日首诊。病史：哮喘反复发作4年余，近一月来持续频繁发作，喉中作水鸣声，痰鸣喘咳，气急，咳白色黏痰，排吐不利，胸部闷痛，咳则尤甚，口唇、指端微绀，舌苔白腻，脉滑。问题：

1. 该患者是支气管哮喘的哪一证型？
2. 为该患者制定推拿治疗方案(包括取穴处方)。
3. 写出该证型的推拿步骤和流程，并在模拟人身体上进行操作。

子任务五　慢性支气管炎的推拿治疗

1. 能对慢性支气管炎进行准确诊断。
2. 能针对各种类型慢性支气管炎制定推拿治疗方案。
3. 会针对各种类型慢性支气管炎开展推拿治疗。

案例引导

程某，男，63岁，农民，2009年12月11日就诊。病史：间断咳嗽、咳痰4年，加重1周。4年前患者受凉后出现咳嗽、咳痰，痰量中等且黏稠，服用抗炎止咳药物可缓解，此后间断出现上述症状，多于冬春易发，咳嗽以晨起和夜间明显，咳白色黏痰，时有痰量增多、痰液变稠或呈黄色，常迁延1个月以上。1年前曾因上述症状住院经X检查确诊为“慢性支气管炎”，经对症治疗后缓解。1周前患者受凉后流涕、咽痛，后转为咳嗽、咳痰，痰量多且黏稠不易咳出，自服复方甘草合剂等未见缓解而逐渐加重，夜间明显影响睡眠。现症见气急咳喘，不能平卧，胸膈满闷，痰多色黄，咯吐不易，大便略干结，舌苔黄腻，脉弦数。查体：双肺呼吸音粗，可闻及少量散在干湿啰音。X线检查：双下肺纹理增粗、紊乱。问题：

1. 该患者是慢性支气管炎的哪一证型？
2. 为该患者制定推拿治疗计划。
3. 说出该患者的推拿步骤。

慢性支气管炎是气管、支气管黏膜及其周围组织的慢性非特异性炎症。临床上以咳嗽、咳痰为主要症状，每年发病持续3个月，连续2年或2年以上。排除具有咳嗽、咳痰、喘息症状的其他疾病(如肺结核、肺尘埃沉着症、肺脓肿、心脏病、心功能不全、支气管扩张、支气管哮喘、慢性鼻咽炎、食管反流综合征等疾病)。慢性支气管炎属中医“咳嗽”“喘证”“肺胀”等范畴。

一、临床表现

(1) 缓慢起病,病程长,反复急性发作而病情加重。主要症状为咳嗽、咳痰,或伴有喘息。咳嗽时,一般以晨间咳嗽为主,睡眠时有阵咳或排痰。痰液一般为白色黏液和浆液泡沫性,偶可带血。清晨排痰较多,起床后或体位变动可刺激排痰。

(2) 喘息明显者常称为喘息性支气管炎,部分可能伴支气管哮喘。若伴肺气肿可表现为劳动或活动后气急。其早期多无异常体征。急性发作期可在背部或双肺底听到干、湿啰音,咳嗽后可减少或消失。如合并哮喘可闻及广泛哮鸣音并伴呼气期延长。X线检查早期可无异常,呼吸功能检查早期无异常,血液检查细菌感染时偶可出现白细胞总数和(或)中性粒细胞增高,痰液检查可培养出致病菌。

二、辨证分型

(1) 湿痰咳嗽　咳嗽,痰多清稀,或黄滑易出,食少面黄,腹胀便秘,四肢沉重,苔浊,脉缓。

(2) 热痰咳嗽　咳嗽,痰黄难咯,口渴,面赤,烦热,苔厚黄浊,脉洪或弦数。

(3) 寒痰咳嗽　咳嗽,痰白清稀,量多,咳逆上气,动则气喘,形寒肢冷,苔白润,脉沉滑。

(4) 痰饮咳嗽　咳喘,甚则不能平卧,痰如白沫,量多,久咳则面目浮肿,历年不愈,遇寒即发,初起时可合并有恶寒身痛等表证,苔白腻,脉弦紧。

三、治疗原则

发作期以止咳平喘为主,缓解期以补益脾肾固本为主。

四、推拿步骤

(1) 患者取仰卧位,呼吸自然。医者站立或坐于患者体侧,以一指禅推法或中指轻轻按揉天突至膻中穴,重点在天突和膻中,再按揉中府穴 1 min 左右。手法不宜过重,速度不宜过快,能起到宽胸理气止咳作用。

(2) 双手拇指按揉胸部肾经,足阳明胃经穴位,再以双手拇指或掌从中沿肋弓分推至两胁肋部 5～10 遍;或用擦法,擦上胸部,以胸部温热为度。男性可直接针对皮肤操作,也可隔着按摩巾操作;女性应避开乳房进行操作,可宽胸宣肺、理气止咳。

(3) 患者取端坐位或俯卧位。医者用一指禅推法推身柱、大杼、风门、肺俞,每穴 1 min,力量可稍重,速度可稍快,可清肺化痰止咳。

(4) 双拇指按揉风池,拿揉肩井;按揉脾俞、肾俞穴,以酸胀为度。横擦上背部、以透热为度,可振奋、扶助肺气。

(5) 捏拿颈项两侧直至颈项根部,再五指拿肩部、空拳叩击、虚掌拍打背部,可疏通肺气。

(6) 患者取端坐位或仰卧位，医者一指禅推或按揉尺泽、外关、太渊、合谷等穴，每穴 1 min，可宣肺解表、化痰止咳。

(7) 捏拿、搓抖、运动上肢关节 3～6 遍，以疏通经络。

(8) 随证操作：

① 湿痰咳嗽　一指禅推法或拇指按揉脾俞、胃俞、足三里、丰隆等穴操作，每穴 1～3 min，再用手掌直推胸部 3～5 min，最后指按揉章门 1～3 min，使呼吸通畅。

② 热痰咳嗽　一指禅推或拇指按揉天柱、肩井等穴，每穴 1～3 min，再点按太冲、行间、三阴交 1～3 min，可清热化痰止咳。

③ 寒痰咳嗽　拇指按揉命门、肾俞、涌泉穴各 1 min，再用小鱼际横擦肾俞、命门 1 min，以透热为度。

④ 痰饮咳嗽　拇指按揉背部两侧肺俞、膈俞、脾俞、肾俞，每穴 1～3 min。擦前胸部及背部膀胱经的心俞、肺俞区域，以透热为度。

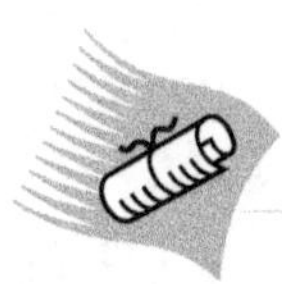

知识链接

本病的病因以肺、脾、肾三脏功能失常为内因，以复感风寒湿热之邪为外因，内外相合，成为脾运失常，酿湿成痰，上贮于肺，或为痰湿不化，蕴而化热，上蒸于肺，或肾虚水冷为痰，上犯于肺；或胸阳不振，脾失健运，水饮停于胸中，复感寒邪，引动伏饮，上凌心肺，均可引发本病。

五、任务实施(表 3-2-5)

表 3-2-5　慢性支气管炎推拿操作流程

操作程序	操作步骤	要点说明
评估	* 患者年龄、性别、既往病史等； * 患者精神状态、全身情况、舌苔和脉象等； * 患者对中医的认识和对推拿治疗本病的意愿	√ 询问发作和持续时间； √ 观察痰液的性状、颜色，结合舌苔、脉象进行诊断； √ 注意与其他因素引起的咳嗽相鉴别，如肺结核、肺脓肿、心脏病、支气管扩张、支气管哮喘、慢性鼻咽炎、食管反流综合征等

续表

操作程序	操作步骤	要点说明
计划 1. 治疗师的准备； 2. 用物准备； 3. 患者准备； 4. 环境准备	* 衣帽整洁，清洗双手，修剪指甲； * 准备推拿床、按摩巾、按摩油(或滑石粉)； * 了解慢性支气管炎的原因及机理，推拿治疗的部位及要求患者配合； * 治疗室要安静、整洁、安全、光线充足	√ 湿痰咳嗽宜健脾燥湿化痰，运用按揉手法在脾俞、胃俞、足三里、丰隆等穴操作； √ 热痰咳嗽宜清热化痰，运用点法在太冲、行间、三阴交等穴操作； √ 寒痰咳嗽宜温肾化痰，运用擦法在肾俞、命门等穴操作； √ 痰饮咳嗽宜温肺化饮，运用按揉法和擦法在脾俞、肺俞、肾俞操作
实施 1. 穴位定位； 2. 解释及准备； 3. 推拿操作	* 在患者身体上找出天突、膻中、中府、风池、肩井、身柱、大杼、风门、肺俞、脾俞、肾俞、尺泽、外关、太渊、合谷等穴位的位置； * 向患者解释评估结果和计划内容，同时告诉患者放松心情，准备好体位； * 胸背部操作时以上胸背任脉、膀胱经穴位为主，主要采用一指禅推法、按揉法等； * 上肢部操作时以肺经、大肠经穴位为主，采用一指禅推法、按揉等	√ 咳嗽与天气变化有关，平时应适当锻炼身体，增强体质，注意保暖，避免过度劳累，远烦戒怒，保持室内空气流通； √ 忌食辛辣刺激，肥甘厚味，不宜吸烟、喝酒； √ 咳嗽起病急，病位浅，病情轻，推拿取穴以肺经为主，手法宜重，治疗得当较易治愈； √ 内伤咳嗽病程较长，病情复杂，除选肺经穴位外，还应随证选穴，非急性期手法宜轻，从缓图治
评价	* 考核本病证型辨证是否准确； * 考核治疗方案是否合适； * 检查穴位定位是否准确； * 考核手法操作是否规范； * 考核操作流程是否规范	√ 检查学生对本病推拿治疗的操作规范性； √ 对手法治疗慢性支气管炎的疗效进行评价

能力检测

李某，女，67岁，退休工人，2010年11月13日就诊。病史：患者咳喘5年，咳痰清稀，如白沫，量多，面浮肢肿，脘痞，纳差，尿少，怕冷，苔白腻，脉弦紧。问题：

1. 该患者是慢性支气管炎的哪一证型？
2. 为该患者制定推拿治疗方案（包括取穴处方）。
3. 写出该证型的推拿步骤和流程，并在模拟人身体上进行操作。

子任务六　呃逆的推拿治疗

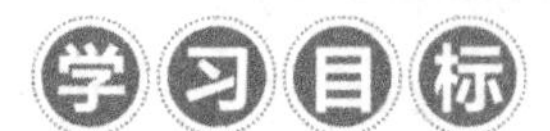

1. 能对呃逆进行准确诊断。
2. 能针对各种类型呃逆制定推拿治疗方案。
3. 会针对各种类型呃逆开展推拿治疗。

案例引导

林某，男，65岁，退休干部，2005年4月12日就诊。病史：患者因胃部急性穿孔入院手术，随后出现呃逆，伴有发热，下腹剧痛，经剖腹探察，术后痛缓，但发热呃逆不止，呃声响亮，连续有力，口臭尿赤，大便干结，舌红苔黄，脉弦数。问题：

1. 该患者是呃逆的哪一证型？
2. 为该患者制定推拿治疗计划。
3. 说出该患者的推拿步骤。

呃逆是气逆上冲，喉间呃呃连声，声短而频，不能自制的一种症状。呃逆有偶然和持续发作的不同，偶然发作的大都可以不药自愈。张景岳说："轻易之呃，或偶然之呃，气顺则已。"若持续不断则须治疗方能渐平。本症若在其他急、慢性疾病过程中出现，则每为病变转向危重的预兆。呃逆相当于西医学中的单纯性膈肌痉挛，而其他疾病如胃肠神经官能症、胃炎、胃扩张、胸腹腔肿瘤、肝硬化晚期、脑血管病、尿毒症，以及胸腹手术后等所引起的膈肌痉挛之呃逆，均可参考本节辨证论治。

一、临床表现

（1）胃中寒冷　呃声沉缓有力，膈间及胃脘不舒，得热则减，得寒愈甚，食欲减少，口不渴，舌苔白润，脉迟缓。

（2）胃中燥热　呃逆连声，洪亮有力，口渴便秘，面赤烦躁，喜冷恶热，舌苔黄，脉象滑数。

（3）气郁痰阻　呃逆连声，胸胁胀闷，常因情志不畅而诱发或加重，时有恶心，饮食不下，头目昏眩，舌苔薄腻，脉弦而滑。

(4) 正气亏虚　呃声低沉无力，气不得续，面色苍白，手足不温，食少困倦，腰膝无力，舌淡苔白，脉象沉细。

二、治疗原则

本病以和胃、降气、平呃为治疗原则。

三、推拿步骤

(1) 胸腹部操作　患者取仰卧位，医者坐于右侧，按揉缺盆穴，以酸胀为度，每侧半分钟，然后按揉膻中穴半分钟，再用摩法治疗腹部，摩法的方向及在腹部移动的方向均为顺时针方向，以中脘穴为重点，时间 6～8 min。

(2) 背部操作　患者取俯卧位，医者坐于右侧，用一指禅推法自上而下在背部膀胱经治疗 3～4 遍，重点在膈俞、胃俞，时间为 6 min，再按揉膈俞、胃俞，以酸胀为度，最后搓背部及两胁。

(3) 随证操作：

① 胃中寒冷　摩腹时加气海穴，时间 2 min；横擦背部两侧膀胱经，以透热为度。

② 胃中燥热　加摩少腹、大横、天枢、腹结穴以泄热，按揉大肠俞、八髎、足三里穴，以酸胀为度。

③ 气郁痰阻　按揉胸腹部的中府、云门、膻中、章门、期门，背部的肺俞、肝俞、膈俞、胃俞，均以酸胀为度，横擦胸上部，以透热为度；斜擦两胁，以微有热感为度；按揉内关、足三里、丰隆，以酸胀为度，每穴约半分钟。

④ 正气亏虚　擦热背部膀胱经与督脉，按揉足三里、内关穴各半分钟，再配合捏脊 3～5 遍。

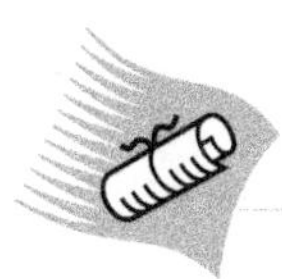

知识链接

中医学认为呃逆的病因多由饮食不当、情志不遂和正气亏虚等所致。胃失和降、气逆动膈是呃逆的主要病机。

(1) 饮食不当　进食太快，过食生冷，或滥服寒凉药物，寒气蕴蓄于胃，循手太明之脉上动于膈，导致呃逆。或过食辛热煎炒，醇酒厚味，或过用温补之剂，燥热内生，腑气不行，气逆动膈，发生呃逆。

(2) 情志不遂　恼怒伤肝，气机不利，横逆犯胃，逆气动膈；或肝郁克脾，或忧思伤脾，运化失职，滋生痰浊；或案有痰饮内停，复因恼怒气逆，逆气夹痰浊上逆动膈，发生呃逆。

(3) 体虚病后　或素体不足，年高体弱，或大病久病，正气未复，或吐下太过，虚损误攻，均可损伤中气。或胃阴耗伤，胃失和降，发生呃逆。或病深及肾，肾气失于摄纳，浊气上乘，上逆动膈，发生呃逆。

现代医学认为，呃逆可分为中枢性、周围性、反射性和一过性四种。

（1）中枢性呃逆　大脑皮质疾病，脑、脊髓及脑膜的炎症病变，颅压增高，脑供血不足，以及中毒和代谢疾病，均可致中枢性呃逆。

（2）周围性呃逆　颈淋巴结肿大、甲状腺明显肿大，纵隔炎症或肿瘤，胸膜炎症，某些心肺疾病，膈肌、膈神经病变，均可致周围性呃逆。

（3）反射性呃逆　腹部炎症、肿瘤、胃肠积气、积液、梗阻、穿孔、腹部手术、腹水、内脏出血等均可致反射性呃逆。

（4）一过性呃逆　饮食不当可致一过性呃逆。

四、任务实施（表 3-2-6）

表 3-2-6　呃逆推拿操作流程

操作程序	操作步骤	要点说明
评估	* 患者年龄、性别、平素体质等信息； * 患者精神状态，全身情况，舌苔和脉象等； * 患者对中医的认识和对推拿治疗本病的意愿	✓ 询问呃逆的诱因、发作及持续时间； ✓ 通过望、闻、问、切从舌苔、脉象来诊断是胃寒型、胃热型、气郁痰阻型还是正气亏虚型呃逆； ✓ 呃逆应与干呕、嗳气相鉴别，干呕为有声无物而呕吐涎沫的病症，嗳气为胃气阻郁，气逆于上，冲咽而出，发出沉缓的嗳气声，常伴酸腐气味，食后多发
计划 1. 治疗师的准备； 2. 用物准备； 3. 患者准备； 4. 环境准备	* 衣帽整洁，清洗双手，修剪指甲； * 准备推拿床、按摩巾、按摩油（或滑石粉）； * 了解呃逆原因及机理，推拿治疗的部位及要求患者配合； * 治疗室要安静、温暖、温馨、光线充足	✓ 胃寒者，宜温中散寒、降逆止呃，以任脉、手足阳明、足太阳经穴位为主； ✓ 胃热者，宜清降泄热、和胃止呃，以任脉、足阳明、手阳明、足太阳经穴位为主； ✓ 气郁痰阻者，宜疏肝理气、降逆止呃，以足厥阴、任脉、足太阳、足少阳经为主； ✓ 正气亏虚者，宜扶正祛邪，以任脉、督脉、足太阳、足阳明、足厥阴为主

续表

操作程序	操作步骤	要点说明
实施 1. 穴位定位； 2. 解释及准备； 3. 推拿操作	* 在患者身体上找出膻中、缺盆、中脘、气海、膈俞、胃俞、合谷、内关、足三里等穴位的位置； * 向患者解释评估结果和计划内容，同时告诉患者放松心情，准备好体位； * 实证用㨰、按、拿、点、揉等手法，以祛邪、和胃止呃或疏肝理气为主，虚证用摩、揉、按、擦、一指禅推等手法，以温补脾胃或益胃生津为主	√ 呃逆轻重差别极为明显，轻者不治自愈，或以推拿辨证而治，一般均可见效，若见危重疾病出现频频呃逆，推拿效果不佳，预后亦较差； √ 患者应少食生冷、辛热等食品； √ 患者注意保暖，避免寒冷刺激； √ 患者应情绪安宁，可专心做些其他事务以分散注意力
评价	* 考核呃逆证型辨证是否准确； * 考核治疗方案是否合适； * 检查穴位定位是否准确； * 考核手法操作是否规范； * 考核操作流程是否规范	√ 检查学生对本病推拿治疗的操作规范性； √ 对手法治疗呃逆的疗效进行评价

能力检测

蔡某，女，47岁，2010年5月13日就诊。病史：患者自5月9日起呃逆频作，有时自觉气从小腹或胁肋上冲咽喉，其气带有臭味，偶有胸闷憋气，胃纳减少，稍多进食更不舒适，形体较瘦，性情常易急躁，大便每日2次，成形，小便略黄。舌苔薄白，脉沉弦。问题：

1. 该患者是呃逆的哪一证型？
2. 为该患者制定推拿治疗方案(包括取穴处方)。
3. 写出该证型呃逆的推拿步骤和流程，并在模拟人身体上进行操作。

子任务七　慢性胃炎的推拿治疗

1. 能对慢性胃炎进行准确诊断。

2. 能针对各种类型慢性胃炎制定推拿治疗方案。
3. 会针对各种类型慢性胃炎开展推拿治疗。

案例引导

赵某,男,49岁,教师,2004年5月10日就诊。病史:患者反复胃脘胀痛不适3年,屡用药物治疗,服药期间症状减轻,但停药后诸证又现,治疗效果不理想。胃镜检查:胃黏膜红白相间,大部分黏膜以白色为主,并见丝状血管,黏膜中度萎缩,伴有轻度增生,诊断为慢性萎缩性胃炎。现患者胃脘痞满而疼痛,痛处固定不移,遇寒则痛甚,喜饮热食,脘腹畏寒尤显,大便不调,舌质淡,苔薄白,脉沉细。问题:

1. 该患者是慢性胃炎的哪一证型?
2. 为该患者制定推拿治疗计划。
3. 说出该患者的推拿步骤。

慢性胃炎是由各种病因引起的胃黏膜慢性炎症。慢性胃炎分为非萎缩性(以往称为浅表性)、萎缩性和特殊类型三大类。慢性非萎缩性胃炎是指不伴有胃黏膜萎缩性改变、胃黏膜层见以淋巴细胞和浆细胞为主的慢性炎症细胞浸润的慢性胃炎。根据炎症分布部位,可再分为胃窦胃炎、胃体胃炎和全胃炎。慢性萎缩性胃炎是指胃黏膜已经发生了萎缩性改变的慢性胃炎,可分为多灶性萎缩性胃炎和自身免疫性胃炎。特殊类型胃炎种类很多,由不同病因所致,临床上少见,如感染性胃炎、化学性胃炎等。

一、临床表现

(1) 由幽门螺杆菌引起的慢性胃炎多数患者无症状。有症状者表现为上腹痛或不适、上腹胀、早饱、嗳气、恶心等消化不良症状,这些症状的有无及严重程度与慢性胃炎的内镜所见及组织病理学改变并无肯定的相关性。

(2) 自身免疫性胃炎患者可伴有贫血,在典型恶性贫血时除贫血外,还可伴有维生素 B_{12} 缺乏的其他临床表现。胃镜检查并同时取活组织学检查是诊断慢性胃炎的最可靠方法。内镜下非萎缩性胃炎可见红斑(点、片状或条状)、黏膜粗糙不平、出血斑点、黏膜水肿、渗出等基本表现。

(3) 内镜下萎缩性胃炎有两种类型,包括单纯萎缩性胃炎和萎缩性胃炎伴增生。前者主要表现为黏膜红白相间白相为主、血管显露、色泽灰暗、皱襞变平甚至消失;后者主要表现为黏膜呈颗粒状或结节状。内镜下非萎缩性胃炎和萎缩性胃炎皆可见伴有糜烂、出血、胆汁反流。

二、辨证分型

(1) 肝胃气滞　胃脘胀痛,饱闷不适,食后尤甚,痛无定处,攻撑连胁,嗳气频作,得气则舒，若情志不遂则诸症均重，可有恶心，呕吐，泛酸，苔薄白，脉沉弦。

（2）胃热阴虚　胃脘灼痛，痛无定时，但以下午与空腹时较重，得食则缓，嘈杂，颧赤，口干而苦，心烦易怒，纳少，或有吐血，舌红少苔或苔黄少津，脉弦细而数。

（3）脾胃虚弱　胃脘隐隐作痛，畏寒喜热，得按则舒，纳呆，食则胀满，面色不华，神疲乏力，四肢不温，或有呕吐清涎，舌淡苔白，脉沉细无力。

三、治疗原则

本病以健脾和胃、理气止痛为治疗原则。

四、推拿步骤

1. 肝胃气滞型

（1）患者取仰卧位，治疗师以㨰法在其背部两侧膀胱经操作 5 min，重点在肝俞、胃俞，继而拇指按揉肝俞、胃俞各 1～2 min。

（2）体位同上，治疗师以一指禅推中脘、膻中、期门各 3 min。摩上腹部 5 min，掌振中脘 2 min，使其感觉腹中温暖。以两手大鱼际着力自剑突下沿两胁下向两侧分推 10 次。按揉太冲、足三里、阳陵泉各 2 min。

（3）嘱患者取坐位，治疗师面向患者立于患者背后，双手五指分开，分别以指腹着力自患者前正中线沿各肋间隙向两侧分抹 3 min，在两胁下用搓法搓 1 min。

2. 胃热阴虚型

（1）患者取坐位，治疗师立于患者背后，按揉其肝俞、脾俞、胃俞各 1～2 min。

（2）嘱患者取仰卧位，治疗师以一指禅推中脘、梁门、气海各 3 min。摩上腹部 5 min。捏拿曲池，点揉合谷、手三里各 2 min。点揉足三里、阴陵泉、三阴交、太溪各 2 min。擦涌泉穴，以透热为度。

3. 脾胃虚弱型

（1）患者取俯卧位，治疗师以㨰法在其背部两侧膀胱经操作5 min，继而按揉脾俞、胃俞各 1～2 min。在背部两侧膀胱经与督脉施以擦法、拍法。

（2）患者取仰卧位，治疗师以一指禅推百会、中脘、章门各 3 min。腹部采用摩法，以脐为中心由小到大，再由大到小顺时针操作，继而逆时针操作共约 5 min。掌振中脘、关元 2 min，以腹中温暖为佳。按揉足三里、阴陵泉、三阴交各 2 min。

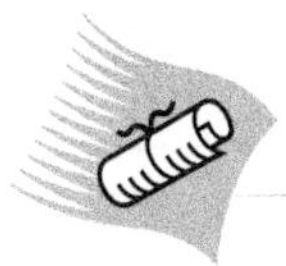

知识链接

慢性胃炎的过程是胃黏膜损伤与修复的慢性过程，主要组织病理学特征是炎症、萎缩和肠化生。炎症表现为黏膜层以淋巴细胞和浆细胞为主的慢性炎症细胞浸润，幽门螺杆菌引起的慢性胃炎常见淋巴滤泡形成。慢性炎症过程中出现胃黏膜萎缩，主要表现为胃黏膜固有腺体数量减少甚至消失。慢性胃炎进一步发展，胃上皮或化生的肠上皮在再生过程中发育异常，可形成异型增生，表现为细胞异型性生长和腺体结构的紊乱，异型增生是胃癌的癌前病变。

中医学认为，本病多由感受邪毒，或饮食不节，偏食、嗜食辛辣之品，或情志郁怒失调等引起胃的慢性病变，迁延日久，肝气郁结，脾胃虚弱，湿热内蕴，胃阴耗伤，气血运行迟缓，瘀血内停，以致胃络失养而萎缩。本病病机一方面是脾胃虚弱，另一方面常兼气郁、湿蕴、瘀阻等，故病性多以虚实夹杂为主。

五、任务实施(表 3-2-7)

表 3-2-7　慢性胃炎推拿操作流程

操作程序	操作步骤	要点说明
评估	* 患者年龄、性别、平素体质等信息； * 患者精神状态、全身情况、舌苔和脉象等； * 患者对中医的认识和对推拿治疗本病的意愿	√ 询问患者食欲情况，胃部不适的时间和性质，大便的性状、颜色等； √ 检查患者有无贫血，剑突下压痛是否为阳性； √ 通过症状、舌苔、脉象分辨证型； √ 根据疼痛时间和规律及大便情况，并结合胃镜与十二指肠溃疡、胃癌等相鉴别
计划 1. 治疗师的准备； 2. 用物准备； 3. 患者准备； 4. 环境准备	* 衣帽整洁，清洗双手，修剪指甲； * 准备推拿床、按摩巾、按摩油(或滑石粉)； * 了解慢性胃炎原因及机理，推拿治疗的部位及要求患者配合； * 治疗室要安静、温暖、温馨、光线充足	√ 肝胃气滞型宜疏肝和胃，治疗部位以膀胱经的肝俞、胆俞、胃俞和肝胆经胸胁部为主； √ 胃热阴虚型宜滋阴清热，选穴以膀胱经脾俞、胃俞及清热的曲池和滋阴的三阴交、涌泉、太溪、足三里为主； √ 脾胃虚弱型宜健脾养胃，运用按揉和擦法，选用任脉的关元和胃经的中脘穴，以及补虚的足三里穴

续表

操作程序	操作步骤	要点说明
实施 1. 穴位定位； 2. 解释及准备； 3. 推拿操作	* 在患者身体上找出中脘、关元、足三里、脾俞、胃俞、太冲、肝俞、梁门、气海、阴陵泉、曲池、涌泉等穴位位置； * 向患者解释评估结果和计划内容，同时告诉患者放松心情，准备好体位； * 虚证用摩法、揉法、振法、一指禅推等手法以温补扶正为主，实证当用按、拿、擦、分、点等手法，以祛邪、理气为主	√ 在胸胁部操作时，注意力度，不可引起疼痛和压迫感； √ 推拿时应以腹部为重点，用振法法和擦法以腹部温热感为度； √ 慢性非萎缩性胃炎预后良好，注意治疗所需时间的较长，且症状缓解后仍要巩固一段时间，并注意饮食及生活起居调摄，否则仍可复发； √ 注意保持情绪开朗，劳逸有度； √ 强调饮食调节，避免生、硬、寒凉及不易消化的食物，少食多餐
评价	* 考核本病证型辨证是否准确； * 考核治疗方案是否合适； * 检查穴位定位是否准确； * 考核手法操作是否规范； * 考核操作流程是否规范	√ 检查学生对本病推拿治疗的操作规范性； √ 对手法治疗慢性胃炎的疗效进行评价

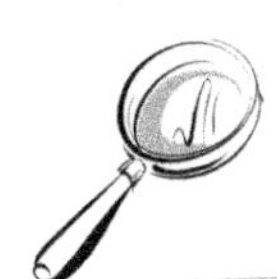

能力检测

汤某，女，36岁，工人，2008年7月18日就诊。病史：患者自诉胃脘满痛反复发作5年余，每次病证发作多因心情烦闷或情绪激动而诱发，曾多次服药，效果不佳。胃镜检查：胃黏膜红白相间，局部以白为主，并有充血水肿。病理组织检查：胃黏膜萎缩伴轻度肠化生。1周之前病情加重，前来就诊。现患者胃脘疼痛而胀满，痛无定处，连及胁部，时有嗳气，纳差，二便无殊。舌淡苔薄白，脉沉弦。问题：

1. 该患者是慢性胃炎的哪一证型？
2. 为该患者制定推拿治疗方案(包括取穴处方)。
3. 写出该证型慢性胃炎的推拿步骤和流程，并在模拟人身体上进行操作。

子任务八　胃下垂的推拿治疗

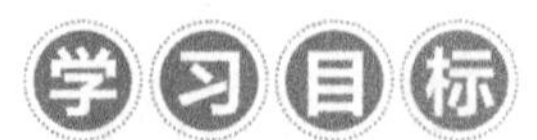

1. 能对胃下垂进行准确诊断。
2. 能针对各种类型胃下垂制定推拿治疗方案。
3. 会针对各种类型胃下垂开展推拿治疗。

案例引导

徐某，男，45岁，职工，2006年3月16日就诊。病史：患者诉脘腹坠胀3年多，平时隐痛不适，症状反复发作，劳累后尤甚。经X线钡餐检查，诊断为胃下垂（胃小弯角切迹在髂嵴连线下3.5 cm）。服中、西药经数十次治疗，症状、体征改善不明显。现患者脘腹坠胀隐痛较前加重，时有胸闷泛恶，食纳量少，形瘦面黄，舌质淡薄，脉细。问题：

1. 该患者是胃下垂的哪一证型？
2. 为该患者制定推拿治疗计划。
3. 说出该患者的推拿步骤。

胃的正常位置，大部分在左季肋部，小部分在上腹部，但随着胃的充盈程度，胃肌层的紧张力以及体位变化等因素，其位置的变化较大。胃下垂是指胃小弯弧最低点下降至髂嵴连线以下或十二指肠球部向左偏移的一种病症，属于中医学的“胃缓”范畴。

一、临床表现

(1) 本病以瘦长体型人群多发。

(2) 轻度者一般无明显症状，重度者可有胃肠蠕动及分泌功能降低的症状，如上腹部不适、易饱胀、厌食、嗳气、便秘、腹泻等。有时可有腹痛，患者常于餐后久立或劳累后上腹胀满不适加重，可伴有眩晕、乏力、心悸、失眠。严重者可合并其他内脏下垂。兼见痞满、恶心、嗳气、喜叹息等症。

(3) 体检时无特异体征，常见的有上腹部压痛点随立位、卧位变动，立位时痛点下移，上腹部常伴有振水声。

(4) 胃肠X线钡餐检查：站位时胃位置下降，紧张力减退，小弯弧线最低点在髂嵴线以下；球部不随胃一起下垂，胃呈马蹄状，球形部因受牵拉，其上角尖锐；十二指肠第三段可因肠系膜动脉压迫而呈十二指肠壅滞。

二、治疗原则

本病以健脾温阳、补中益气为治疗原则。

三、推拿步骤

(1) 胸腹部操作　患者取屈膝仰卧位，治疗师坐于患者右侧，先用轻柔的一指禅推法、揉法作用于胸腹部，以膻中、鸠尾、中脘穴为重点，然后往下至腹部及少腹部，以神阙、气海、关元、天枢穴为重点，约 10 min，再用托法，根据胃下垂的不同程度，自下而上托之，同时可以用指振法在中脘穴和掌振法在上腹部振动。再用摩法在腹部按逆时针方法操作治疗 5 min。点按百会穴 3 min。

(2) 背部操作　患者取俯卧位，治疗师先以㨰法于背部两侧膀胱经往返治疗 5 min，然后按揉肝俞、脾俞、胃俞、气海俞、关元俞 2～3 min。患者取坐位，治疗师面向患者立于其背后，右手四指并拢，掌心向后上，指尖由左肩部肩胛骨内下缘向外上方插入肩胛骨与肋骨间 6～9 cm，同时左手掌顶住患者左肩，两手呈合拢之势，持续 1～2 min，患者可有胃上提之感，随后缓缓将手收回，插 2～3 次。再以同法左手插入右侧肩胛骨下缘。

(3) 随证操作：

① 肝气郁结　按揉章门、期门及肝俞、太冲，每穴 1～2 min。擦两胁肋，以微微透热为度。

② 脾气下陷　直擦背部督脉，横擦左侧背部，均以透热为度。按揉足三里约 2 min。

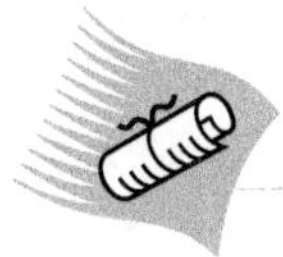

知识链接

中医学认为，本病多由经常暴饮暴食或饭后剧烈运动，脾胃损伤，或七情所伤，肝气郁结，横逆犯胃，日久脾胃受损，进而生化之源不足，日久导致元气亏损、中气下陷、升举无力而造成，也可因各种原因耗伤元气，如病后产后、气血亏损、元气未复、脾胃虚弱等而引起。

四、任务实施(表 3-2-8)

表 3-2-8　胃下垂推拿操作流程

操作程序	操作步骤	要点说明
评估	* 患者年龄、性别、平素体质等信息； * 患者精神状态、全身情况、胃肠 X 线钡餐检查等； * 患者对中医的认识和对推拿治疗本病的意愿	✓ 观察患者体型，询问食欲情况，饮食后与症状的关系，大便情况，上腹部症状等； ✓ 通过 X 线钡餐检查进一步明确诊断； ✓ 通过舌苔、脉象进行分型诊断

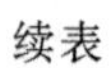
续表

操作程序	操作步骤	要点说明
计划 1. 治疗师的准备； 2. 用物准备； 3. 患者准备； 4. 环境准备	* 衣帽整洁，清洗双手，修剪指甲； * 准备推拿床、按摩巾、按摩油（或滑石粉）； * 了解胃下垂原因及机理，推拿治疗的部位及要求患者配合； * 治疗室要安静、温暖、温馨、光线充足	✓ 先在腹部操作，以托法和振法为主； ✓ 背部操作时主要以膀胱经的肝俞、脾俞、胃俞、气海俞、关元俞等穴为主； ✓ 肝气郁结者以疏肝理气、健脾和胃为治疗原则，运用按揉法和擦法在章门、期门及肝俞、太冲等穴操作； ✓ 脾气下陷者以补气升提为治疗原则，运用擦法在督脉、左侧背部操作
实施 1. 穴位定位； 2. 解释及准备； 3. 推拿操作	* 在患者身体上找出中脘、关元、气海、天枢、脾俞、肝俞、肾俞、气海俞、关元俞、膻中、鸠尾、神阙等穴位的位置； * 向患者解释评估结果和计划内容，同时告诉患者放松心情，准备好体位； * 本病推拿以腹部和背部操作为主，腹部主要手法是托法，主要穴位是膻中、鸠尾、中脘、神阙、气海、关元、天枢，配合患者深呼吸进行，缓慢操作，以患者能忍耐为度，背部主要用按揉法，主要穴位是肝俞、脾俞、胃俞、气海俞、关元俞	✓ 推拿手法宜和缓从容，轻快熟练，力量由轻渐重，同时要注意解剖位置变化，使手法治疗准确无误； ✓ 宜少食多餐，忌食生冷、刺激性及不易消化的食物； ✓ 生活起居要有规律，保持情志舒畅； ✓ 避免久站，适当进行腹部肌肉锻炼
评价	* 考核本病证型辨证是否准确； * 考核治疗方案制定是否合适； * 检查穴位定位是否准确； * 考核手法操作是否规范； * 考核操作流程是否规范	✓ 检查学生对本病推拿治疗的操作规范性； ✓ 对手法治疗胃下垂的疗效进行评价

能力检测

陈某,女,47岁,工人,2009年6月19日就诊。病史:患重度胃下垂近5年,平时只能少食多餐,胃脘部经常胀痛,恶心呕吐。近半年来病情渐重,自诉胃脘胀坠疼痛,经常呕吐、嗳气,恼怒时自觉症状明显。形体消瘦,面色萎黄,身疲懒言,畏惧进食,大便2日1次,小便无殊。舌质红,少苔,脉弦细。胃肠X线钡餐造影显示:胃角切迹位于髂嵴连线下8 cm;胃内容物潴留;胃排空缓慢。问题:

1. 该患者是胃下垂的哪一证型?
2. 为该患者制定推拿治疗方案(包括取穴处方)。
3. 写出该证型胃下垂的推拿步骤和流程,并在模拟人身体上进行操作。

子任务九　慢性胆囊炎的推拿治疗

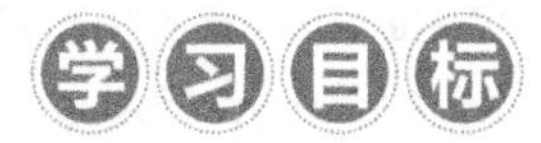

1. 能对慢性胆囊炎进行准确诊断。
2. 能针对各种类型慢性胆囊炎制定推拿治疗方案。
3. 会针对各种类型慢性胆囊炎开展推拿治疗。

案例引导

林某,男,65岁,退休干部,2005年4月12日就诊。病史:患者自诉右胁肋疼痛3个月,加重1周。患者3个月前受刺激后常觉两侧胁肋不适,时有疼痛,连及脘腹,嗳气后稍减,经服中药治疗后症状减轻。1周前胁痛加重,更见不思饮食,时有恶心,服药后未能减轻,特来诊治。现右胁疼痛较甚,晚上加剧,不喜揉按。食少,口苦,舌苔薄白,脉弦。问题:

1. 该患者是慢性胆囊炎的哪一证型?
2. 为该患者制定推拿治疗计划。
3. 说出该患者的推拿步骤。

慢性胆囊炎是急性胆囊炎反复多次发作或长期存在胆囊结石的后果。慢性胆囊炎可使囊壁增厚、胆囊萎缩,内含胆结石。慢性胆囊炎有右上腹疼痛、不适,甚者疼痛放散到右肩，常伴有消化不良或黄疸等症状。本病属中医学“胁痛”范畴。

一、临床表现

(1) 肝气郁结　胁肋胀痛，走窜不定，甚则引及胸背肩臂，疼痛每因情志变化而增减，胸闷腹胀，嗳气频作，得嗳气而胀痛稍舒，纳少口苦，舌苔薄白，脉弦。

(2) 瘀血内停　胁肋刺痛，痛有定处，病处拒按，入夜痛甚，胁肋下或见有癥块，舌质紫暗，脉象沉涩。

(3) 肝胆湿热　胁肋胀痛或灼热疼痛，口苦口黏，胸闷纳呆，恶心呕吐，小便黄赤，大便不爽，或兼有身热恶寒，身目发黄，舌红苔黄腻，脉弦滑数。

(4) 肝阴不足　胁肋隐痛，绵绵不休，遇劳加重，头晕目眩，口干咽燥，心中烦热，舌质红，少苔，脉细弦而数。

二、治疗原则

本病以疏肝利胆、行气止痛为治疗原则。

三、推拿步骤

(1) 背部操作　患者取坐位或俯卧位。医者用点法或按法在患者背部膈俞、肝俞、胆俞及压痛点处行强刺激治疗，每穴 3 min；用一指禅推法在背部膀胱经操作，约 3 min；擦背部膀胱经，以透热为度。必要时运用胸椎定点旋转扳法（根据脊柱相关疾病学说理论）。

(2) 胁肋部操作　患者取坐位，医者用一指禅推法结合指按、指揉法在患者章门、期门穴操作，每穴 2 min。搓、擦两侧胁肋部，以透热为度。

(3) 四肢操作　患者取坐位或仰卧位，治疗师用一指禅推法结合点法、按法、揉法在阴陵泉、胆囊穴、足三里、三阴交、太冲、行间操作，每穴约 1 min；擦小腿前外侧，以透热为度。

(4) 随证操作：

① 肝气郁结　按揉章门、期门的时间可延长。点按厥阴俞、脾俞，每穴约 1 min。搓两胁，约 1 min。

② 瘀血内停　掌摩胁肋部，约 3 min。指摩右上腹及剑突下，约 2 min。

③ 肝胆湿热　用点法或按法点按脾俞、胃俞，每穴约 2 min。一指禅推或指按揉中脘、天枢、大横，每穴约 2 min。

④ 肝阴不足　指摩气海俞、关元俞，每穴约 2 min。指按揉三阴交、太溪，每穴约 2 min。

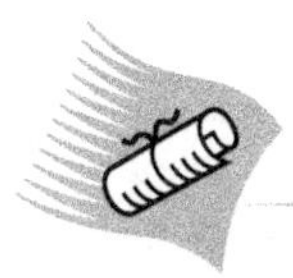

知识链接

慢性胆囊炎除与肝、胆有关外，与脾、胃、肾也有密切的关系。中医学认为，情志不遂，肝气郁结，失于条达，或伤于酒食，积湿生热，移于肝胆，或外感湿热，郁于少阳，枢机不利，或跌扑闪挫，胁肋脉络损伤，停瘀不化，均可导致肝胆疏泄功能失职，经脉气机阻滞，血运不畅而发生胁痛。另外，久病或劳欲过度，精血亏损，肝阴不足，血虚不能养肝，使脉络失养，亦能导致胁痛。总之，慢性胆囊炎在病证方面，有虚有实，而以实证为多见。实证以气滞、血瘀、湿热为主，三者又以气滞为先。虚证多属阴血亏损，肝失所养。

四、任务实施(表3-2-9)

表3-2-9　慢性胆囊炎推拿操作流程

操作程序	操作步骤	要点说明
评估	* 患者年龄、性别、平素体质等； * 患者精神状态，胁痛性质及与情志的关系，胁痛与情志的关系，舌苔和脉象等； * 患者对中医的认识和对推拿治疗本病的意愿	✓ 询问患者有无口苦、胁痛症状； ✓ 要从疼痛性质、舌苔、脉象来分型诊断； ✓ 注意与胆囊胆固醇沉积症、胆囊腺肌增生症、胆囊神经瘤病等相鉴别
计划 1. 治疗师的准备； 2. 用物准备； 3. 患者准备； 4. 环境准备	* 衣帽整洁，清洗双手，修剪指甲； * 准备推拿床、按摩巾、按摩油(或滑石粉)； * 了解慢性胆囊炎的原因及机理，推拿治疗的部位及要求患者配合； * 治疗室要安静、温暖、温馨、光线充足	✓ 肝气郁结者，治以疏肝理气，运用点按法、按揉法在章门、期门的厥阴俞、脾俞等穴位上操作； ✓ 瘀血内停者治以活血化瘀，运用掌摩法和指摩法在胁肋部、右上腹及剑突下操作； ✓ 肝胆湿热者治以清利湿热，运用点按法和一指禅推法在脾俞、胃俞、中脘、天枢、大横等穴操作； ✓ 肝阴不足者治以养阴柔肝，运用指摩法和指揉法在气海俞、关元俞、三阴交、太溪等穴操作

续表

操作程序	操作步骤	要点说明
实施 1. 穴位定位； 2. 解释及准备； 3. 推拿操作	* 在患者身体上找出膈俞、肝俞、胆俞、章门、期门、阳陵泉、胆囊穴、足三里、三阴交、太冲、行间等穴位的位置； * 向患者解释评估结果和计划内容，同时告诉患者放松心情，准备好体位； * 实证者，当用点、按、拿、分、搽、揉等手法，以疏肝清热，祛瘀通络为主，虚证者，当用摩、揉、分、一指禅推等手法，以补益肝肾为主	√ 本病的预后一般较好，但也有部分患者迁延不愈，若治疗不得当，演变为癥瘕痞块、肝痛等症，预后欠佳； √ 指导患者保持心情舒畅，避免抑郁恼怒等不良情绪的刺激； √ 适当进行体育锻炼，以增强体质； √ 饮食要有节制，避免暴饮暴食，控制高脂肪、高胆固醇食物； √ 患者要养成良好排便习惯，保持胃肠道的正常生理功能； √ 注意卫生，预防和治疗蛔虫病
评价	* 考核本病证型辨证是否准确； * 考核治疗方案是否合适； * 检查穴位定位是否准确； * 考核手法操作是否规范； * 考核操作流程是否规范	√ 检查学生对本病推拿治疗的操作规范性； √ 对手法治疗慢性胆囊炎的疗效进行评价

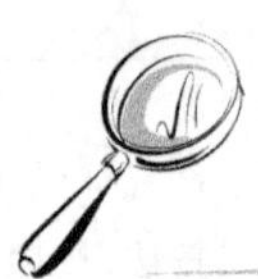

能力检测

刘某，男，52岁，2009年8月16日就诊。病史：患者近来胁肋隐痛，悠悠不休，遇劳加重，口干咽燥，心中烦热，头晕目眩，舌红少苔，脉细弦而数。问题：

1. 该患者是慢性胆囊炎的哪一证型？
2. 为该患者制定推拿治疗方案(包括取穴处方)。
3. 写出该证型慢性胆囊炎的推拿步骤和流程，并在模拟人身体上进行操作。

子任务十　便秘的推拿治疗

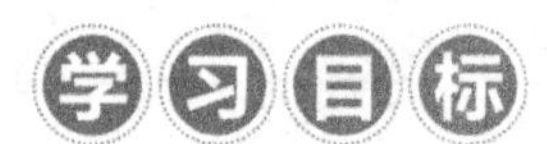

学习目标

1. 能对便秘进行准确诊断。

2. 能针对各种类型便秘制定推拿治疗方案。
3. 会针对各种类型便秘开展推拿治疗。

案例引导

孙某，男，64岁，农民，2008年11月9日就诊。病史：近2年来，患者由于冠心病，动则心悸，故长期卧床养病，周身无力，腰膝酸软，饮食减少，大便干如球状，每逢大便倍感痛苦，需用开塞露通便。舌苔薄白，脉细涩。问题：

1. 该患者是便秘的哪一证型？
2. 为该患者制定推拿治疗计划。
3. 说出该患者的推拿步骤。

便秘是指大便秘结不通，排便时间延长，或欲大便而艰涩不畅的一种病证。本证多见于各种急、慢性病中，主要因大肠传导功能失常，粪便在肠内停留时间过久，水液被吸收，而致便质干燥难解。按照病因、病机及临床所见，本病可分为热秘、气秘、虚秘、冷秘四类。

一、临床表现

（1）排便困难，经常三五日或六七日大便一次。

（2）有部分患者，大便次数正常，但粪质干燥，坚硬难排；或少数患者，时有便意，大便并不干燥，但排出艰难。

（3）而另一部分患者表现为腑气不通、浊气不降，兼有头痛、头晕、腹中胀满甚则疼痛、脘闷嗳气、食欲减退、睡眠不安、心烦易怒等。长期便秘，会引起痔疮，肛裂。

二、辨证分型

（1）胃肠燥热（热秘） 大便干结、小便短赤、面红身热，或兼有腹胀腹痛、口干口臭、舌红苔黄或黄燥、脉滑数。

（2）气机郁滞（气秘） 大便秘结、欲便不得、嗳气频作、胸胁痞满甚则腹中胀痛、纳食减少、舌苔薄腻、脉弦。

（3）气血亏虚（虚秘） ①气虚便秘：虽有便意，但临厕努挣乏力，挣则汗出短气，便后疲乏，大便并不干硬，面色㿠白，舌淡，苔薄，脉虚。②血虚便秘：大便秘结，面色少华，头晕目眩，心悸，唇舌淡，脉细涩。

（4）阴寒凝滞（冷秘） 大便艰涩，排出困难，小便清长，面色㿠白，四肢不温，喜热恶冷，腹中冷痛，或腰脊酸冷，舌淡苔白，脉沉迟。

二、治疗原则

本病以和肠通便、理气通腑为治疗原则。

三、推拿步骤

1. 基本操作

患者取仰卧位，医者居于患者右侧，在中脘、天枢、关元、大横穴用轻快的一指禅推法、摩法进行操作，使热量深透至腹部，增强肠胃的蠕动，接着改取俯卧位，在背部脾俞、胃俞、肝俞、大肠俞用一指禅推法进行操作，然后用指按法、揉法于肾俞、长强穴，最后指按足三里，搓、抹腹部结束。

2. 随证操作

(1) 胃肠燥热　直擦八髎穴，以透热为度，按揉足三里、大肠俞以酸胀为度。

(2) 气机郁滞　摩膻中、章门、期门穴，按揉膈俞、肝俞均以酸胀为度，擦两肋及腹部气海、关元、大横部以疏肝理气，最后直擦腰骶部及八髎穴以理气通便。

(3) 气血亏虚　横擦胸上部、背部及腰骶部，均以透热为度，接着按、揉足三里、支沟穴以酸胀为度。

(4) 阴寒凝结　横擦脘腹部和腰骶部以透热为度，直擦背部督脉，以透热为度。

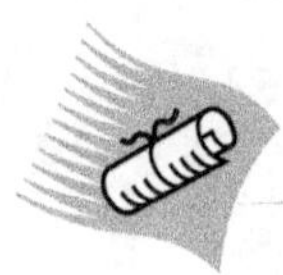

知识链接

便秘虽属大肠传导功能失常，但与脾、胃及肾脏的关系甚为密切。其发病的原因有燥热内结、津液不足、情志失和、气机郁滞，以及劳倦内伤、身体衰弱、气血不足等。

(1) 胃肠燥热　素体阳盛或过食辛辣厚味，导致胃肠燥热；或误服药石，毒热内盛；或热病后余热留恋，肺热移于大肠，耗伤津液，导致胃肠燥热。

(2) 气机郁滞　忧愁思虑过度，情志不舒，或久坐少动，气机郁滞，通降失常，传导失职，糟粕内停而成便秘。

(3) 气血亏虚　病后、产后气血两伤未复，或年迈体弱，气血亏耗，气虚则大肠传导无力，血虚则津亏，肠失滋润而成便秘。

(4) 阴寒凝结　素体阳虚，下焦阳气不充，阴寒内盛，腑气受阻，传导失职，凝积肠道而为便秘。

四、任务实施(表 3-2-10)

表 3-2-10 便秘推拿操作流程

操作程序	操作步骤	要点说明
评估	* 患者年龄、性别、平素体质等信息； * 患者排便、情绪及大便性状等情况，舌苔和脉象等； * 患者对中医的认识和对推拿治疗本病的意愿	✓ 询问患者每周排便次数，情绪状况，大便性状，排便的感受等； ✓ 检查患者有无痔疮、肛裂等； ✓ 注意与积聚、肠结相鉴别，积聚是以腹部结块，或胀或痛为主症的病证，肠结多为急病，表现为腹部疼痛拒按，大便完全不通，无矢气和肠鸣音，严重者可吐出粪便
计划 1. 治疗师的准备； 2. 用物准备； 3. 患者准备； 4. 环境准备	* 衣帽整洁，清洗双手，修剪指甲； * 准备推拿床、按摩巾、按摩油(或滑石粉)； * 了解便秘原因及机理，推拿治疗的部位及要求患者配合； * 治疗室要安静、温暖、温馨、光线充足	✓ 胃肠燥热者宜清热降浊，用擦法和按揉法在八髎、足三里和大肠俞上操作； ✓ 气机郁滞者宜疏肝理气，运用摩法、按揉法和擦法在膻中、章门、期门、膈俞、肝俞、两肋、气海、关元、大横穴操作； ✓ 气血亏损者宜健脾和胃、补益气血，运用横擦法、按揉法在胸上部、背部、腰骶部操作，重点是三焦经的支沟穴，以通三焦之气，使津液得下，大便得通； ✓ 阴寒凝结者宜温中散寒，重点运用擦法，在腰骶部和脘腹部及督脉操作，以求散寒通便
实施 1. 穴位定位； 2. 解释及准备； 3. 推拿操作	* 在患者身体上找出中脘、关元、天枢、大横、脾俞、胃俞、肝俞、肾俞、大肠俞、八髎、长强、支沟、足三里等穴位的位置； * 向患者解释评估结果和计划内容，同时告诉患者放松心情，准备好体位； * 实证用揉、按、拿、搽等手法，以泄热、顺气、通便为主，虚证用摩、揉、震颤、一指禅推等手法，以温阳、益气、补血为主	✓ 在腹部做摩法操作时力求热量深透； ✓ 嘱患者饮食不可过于细腻，应多食粗粮、蔬菜、水果，以促进胃肠蠕动； ✓ 保持精神愉快，心情舒畅； ✓ 保持适度运动，加强腹肌锻炼，以助于排便； ✓ 养成定时排便习惯； ✓ 对于便意急迫且努挣不下者，应以甘油注入肛门内，以免局部损伤
评价	* 考核便秘证型辨证是否准确； * 考核治疗方案是否合适； * 检查穴位定位是否准确； * 考核手法操作是否规范； * 考核操作流程是否规范	✓ 检查学生对本病推拿治疗的操作规范性； ✓ 对手法治疗便秘的疗效进行评价

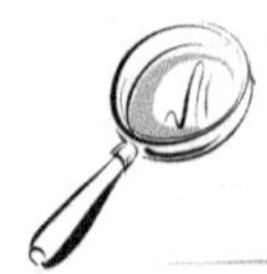

能力检测

张某，男，39岁，2011年10月11日就诊。病史：患者平素性情急躁。近期因郁怒不解诱发便秘，大便干燥，数日一行，心烦易怒，目赤口苦，舌质红，苔黄，脉弦数。问题：

1. 该患者是便秘的哪一证型？
2. 为该患者制定推拿治疗方案(包括取穴处方)。
3. 写出该证型便秘的推拿步骤和流程，并在模拟人身体上进行操作。

子任务十一　慢性非特异性溃疡性结肠炎的推拿治疗

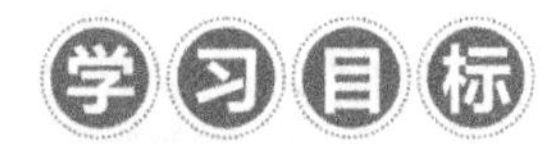

1. 能对慢性非特异性溃疡性结肠炎进行准确诊断。
2. 能针对各种类型慢性非特异性溃疡性结肠炎制定推拿治疗方案。
3. 会针对各种类型慢性非特异性溃疡性结肠炎开展推拿治疗。

案例引导

陈某，女，32岁，已婚，售货员。2008年4月18日就诊。病史：患者腹泻反复发作已2年，加重半年。自诉2年前因产后饮食不慎而发病，经多次住院治疗，服中、西药后，病情反复发作，时好时坏。日行大便8～9次，伴阵发性腹绞痛及里急后重，排便后才获缓解。便中常有血脓样黏液。近半年来病情不断加重，最近每日大便6～10次，自觉头晕心悸，神疲乏力，纳少，食后腹张，形寒肢冷，腹痛，肠鸣即泻，并有“完谷不化”现象。检查：患者呈慢性病容，面色晄白，双目无神，两眼深凹，眼眶暗黑，颜面布满暗黑色斑块。形体极度消瘦，少气微言，舌质淡，苔浊厚腻，脉细弱。大便镜检：色黄稀，红细胞(＋＋＋)，黏液(＋＋＋)。血液化验：红细胞(RBC)为2.3×10^{12}/L。血压为80/56 mmHg，体重35 kg。乙状结肠镜检：一端距肛门1～5 cm，另一端距肛门14～16 cm，肠管黏膜充血，血管轮廓模糊，分布不均；1～5 cm处黏膜水肿，两段肠管黏膜呈细颗粒状。问题：

1. 该患者是慢性非特异性溃疡性结肠炎的哪一证型？
2. 为该患者制定推拿治疗计划。
3. 说出该患者的推拿步骤。

慢性非特异性溃疡性结肠炎是一种病因不明的直肠和结肠炎性疾病。病变主要局限于大肠黏膜层和黏膜下层，临床表现为腹泻、黏液脓血便及腹痛，病情轻重不等，多呈反复发作慢性过程。本病可发生在任何年龄，多见于20～40岁，亦可见于儿童或老年人。男女发病率无明显差异。

一、临床表现

（1）本病起病多数缓慢，少数急性起病，偶见急性暴发起病。

（2）病程呈慢性经过，多表现为发作期与缓解期交替，少数症状持续并逐渐加重。部分患者在发作间歇期可因饮食失调、劳累、精神刺激、感染等诱因诱发或加重症状。

（3）临床表现为持续或反复发作的腹泻、黏液脓血便伴腹痛、里急后重和不同程度的全身症状，可有腹胀，严重病例有食欲不振、恶心、呕吐。轻、中型患者仅有左下腹轻压痛，有时可触及痉挛的降结肠或乙状结肠。重型和暴发型患者常有明显压痛和鼓肠。

（4）结肠镜检查：病变多从直肠开始，呈连续性、弥漫性分布，黏膜血管纹理模糊、紊乱或消失，充血、水肿、质脆、出血及脓性分泌物附着，亦常见黏膜粗糙，呈细颗粒状。病变明显处可见弥漫性、多发性糜烂或溃疡。慢性病变见假息肉及桥状黏膜，结肠袋往往变浅、变钝或消失。

二、辨证分型

中医学认为，本病多由湿盛、脾虚形成，两者相互影响，互为因果。一般来说，湿盛多为急性泄泻，脾虚多为慢性泄泻。具体分型如下。

（1）湿邪侵袭　症见发病急骤，大便稀薄或夹黏液，每日数次或10余次，腹痛肠鸣，苔黄腻或白腻，脉濡或滑数。

（2）伤食泄泻　有暴饮暴食或不洁饮食史。发病突然，脘腹胀痛，泻下粪便臭如败卵，泻后则痛减，嗳腐吞酸，舌苔腻，脉滑数。

（3）脾胃虚弱　大便时溏时泄，完谷不化，反复发作，稍食油腻后大便次数增多，甚则食入即泻，食欲不振，面色㿠白，舌质淡，苔薄，脉沉细或缓弱。

（4）肝气郁结　泄泻每因情绪波动时发作，平时感觉胸胁胀满，肠鸣腹痛，心烦不寐，嗳气纳少，舌苔淡红舌尖绛，脉弦。

（5）肾虚泄泻　黎明前脐周腹痛，肠鸣辘辘有声，痛发即泻，泻后痛减，口渴，形寒肢冷，腰膝酸软，舌苔薄白，脉沉细。

三、治疗原则

本病以健脾和胃、温肾壮阳、疏肝理气为治疗原则。

四、推拿步骤

1. 基本操作

(1) 患者取仰卧位,医者居于右侧,用沉着缓慢的一指禅推法、摩法,由中脘慢慢向下移动至气海、关元穴,往复数次,再指按、揉中脘、天枢、气海及下肢的足三里。

(2) 患者取俯卧位,医者用一指禅推法于脾俞、胃俞、大肠俞、八髎穴约 5 min,然后施按揉法于上述诸穴,以酸胀为度,横擦大肠俞、八髎穴以透热为度。

(3) 患者取坐位,拿肩井及上肢的曲池、合谷等穴结束治疗。

2. 辨证加减

(1) 脾胃虚弱　去一指禅推法,用摩法于中脘、天枢、气海、关元穴 8 min,接着再摩胃脘及下腹部各 5 min;坐位擦脾俞、胃俞、肾俞、大肠俞,以透热为度。

(2) 肾虚泄泻　加横擦气海、关元穴,直擦督脉,横擦肾俞、命门,逐渐下降到大肠俞、八髎穴以透热为度,按揉涌泉后再擦涌泉穴以引火归元。脾肾两虚者可加内功推拿常规操作,重点在脘腹和腰骶部。

(3) 肝气郁结　加推摩膻中、章门、期门,按揉肝俞、胆俞、膈俞、行间、内关穴,以酸胀为度,并擦两胁部以透热为度,达到疏肝理气的功效。

(4) 湿邪侵袭　加揉摩天枢、气海、关元,重按内关、足三里穴,横擦八髎穴。

(5) 伤食泄泻　去一指禅推法,加摩脘腹部,沿顺时针方向进行 15～20 min,重按足三里,直擦大肠俞、八髎穴。

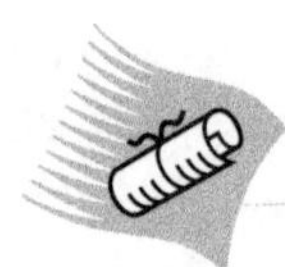

知识链接

慢性非特异性溃疡性结肠炎属中医"泄泻"范畴,主要病变部位在脾、胃与大、小肠,还与肝肾关系密切。

中医学认为:脾主运化,胃主受纳,脾健胃和,则水谷腐熟、运化正常,即消化、吸收、排泄功能正常,营养充沛;起居失宜,饮食不节,或外感暑湿、寒湿之邪,或过食生冷、腐败食物,均可使脾胃受伤,胃伤则水谷不能腐熟,脾伤则水谷精微不能输化,升降失司,清浊不分,酿生湿热,以致湿热蕴结大肠,腑气不利,气血凝滞,缠而为脓,故见腹痛、腹泻,便下黏液、脓血等症。

情志因素与慢性非特异性溃疡性结肠炎有一定关系。因情志不畅,郁怒伤肝,肝失疏泄,横逆犯脾,导致肝脾不和,也可腹痛、腹泻。

若病情迁延日久,导致脾气不足,脾阳不运,完谷不化,而生腹痛、腹泻,若久病不愈,或反复发作,脾病及肾、脾肾阳虚,则可导致大便溏薄或五更泄泻。

五、任务实施(表 3-2-11)

表 3-2-11　慢性非特异性溃疡性结肠炎推拿操作流程

操作程序	操作步骤	要点说明
评估	* 患者年龄、性别、平素体质等信息； * 患者精神状态，大便次数、性状及腹痛情况，舌苔和脉象等； * 患者对中医的认识和对推拿治疗本病的意愿	✓ 询问患者每天大便的次数、性状，大便与腹痛的关系； ✓ 检查左下腹是否有压痛，是否触及痉挛的肠管； ✓ 从临床表现、舌苔、脉象来诊断患者是脾胃虚弱型、肾虚泄泻型、肝气郁结型、湿邪侵袭型还是伤食泄泻型； ✓ 注意与细菌性痢疾、阿米巴痢疾、慢性血吸虫病、肠结核等感染性肠炎及 Crohn 病、缺血性肠炎、放射性肠炎等相鉴别
计划 1. 治疗师的准备； 2. 用物准备； 3. 患者准备； 4. 环境准备	* 衣帽整洁，清洗双手，修剪指甲； * 准备推拿床、按摩巾、按摩油(或滑石粉)； * 了解慢性非特异性溃疡性结肠炎原因及机理，推拿治疗的部位及要求患者配合； * 治疗室要安静、温暖、温馨、光线充足	✓ 急性泄泻，治以止泻调理，综合治之，兼有寒湿者，温化寒湿，兼有伤食者，佐以消导； ✓ 推拿以治疗慢性泄泻为主，治以温补扶正，健运肠腑，以脾虚为主者，当予健脾，因脾肾阳虚者，宜温肾健脾，因肝气乘脾者，宜抑肝扶脾
实施 1. 穴位定位； 2. 解释及准备； 3. 推拿操作	* 在患者身体上找出中脘、气海、关元、天枢、足三里、脾俞、胃俞、肾俞、大肠俞、长强、肩井、曲池、合谷等穴位的位置； * 向患者解释评估结果和计划内容，同时告诉患者心情放松及体位准备； * 推拿以腹部操作为主，配合腰骶部及四肢经穴，手法宜轻柔和缓，以一指禅推、按揉、摩腹为主要手法，速度宜缓慢，时间宜长些，有些手法可配合呼吸进行，背部手法宜重	✓ 推拿治疗本病疗程较长，应坚持治疗； ✓ 患者注意保暖，不要受凉，避免过度疲劳，饮食、生活要有规律； ✓ 患者忌食含淀粉和脂肪过多的食物，以及一切生冷刺激与不易消化的食物

续表

操作程序	操作步骤	要点说明
评价	* 考核本病证型辨证是否准确； * 考核治疗方案是否合适； * 检查穴位定位是否准确； * 考核手法操作是否规范； * 考核操作流程是否规范	√ 检查学生对本病推拿治疗的操作规范性； √ 对手法治疗慢性非特异性溃疡性结肠炎的疗效进行评价

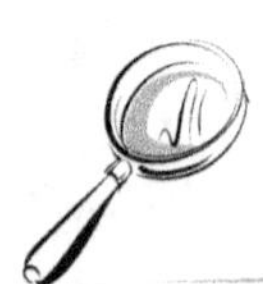

能力检测

杜某，男，57岁，2009年11月9日就诊。病史：患者主诉腹痛腹泻已2年余，经常服用氟哌酸、氧氟沙星、肠炎宁等药物治疗，病情时轻时重，缠绵不愈，近半年腹痛腹泻加重，日泻3～4次，每日黎明必泻，伴神疲倦怠，畏寒肢冷，腰膝酸冷，舌淡苔白，脉沉细。结肠镜检查：黏膜充血、水肿，大便镜检有少量脓细胞。西医诊断：慢性非特异性溃疡性结肠炎。问题：

1. 该患者是慢性非特异性溃疡性结肠炎的哪一证型？
2. 为该患者制定推拿治疗方案（包括取穴处方）。
3. 写出该证型慢性非特异性溃疡性结肠炎的推拿步骤和流程，并在模拟人身体上进行操作。

子任务十二　面瘫的推拿治疗

1. 能对面瘫进行准确诊断。
2. 能针对各种类型面瘫制定推拿治疗方案。
3. 会针对各种类型面瘫开展推拿治疗。

案例引导

童某，男，35岁，工人，2009年3月2日就诊。病史：患者2天前晨起洗脸、漱口时，突然发现右侧面颊动作不灵、口角歪斜偏向左侧，伴有口水自右侧淌下。当地医院诊断为面神经炎，门诊治疗2天，患者病情好转不明显，为改善病情来院就诊。就诊时查体：患者体质偏胖，左侧眼裂扩大、鼻唇沟平坦、口角下垂，右侧不能做皱额、闭目、鼓气和噘嘴动作，舌质淡，苔白腻。问题：

1. 该患者是面瘫的哪一证型？
2. 为该患者制定推拿治疗计划。
3. 说出该患者的推拿步骤。

面瘫又称口眼歪斜、面神经麻痹，俗称“歪嘴巴”。本病可发生于任何年龄，但以20～40岁为多见，男性多于女性，通常为单侧发病，双侧同时发病的极为少见，有中枢型面瘫和周围型面瘫两类。

一、临床表现

发病前或发病的初期可有下颌角或耳后疼痛，多在晨起洗脸、漱口时发现口角歪斜。症状于数小时至3天内到达高峰，表现为一侧表情肌瘫痪，病侧鼻唇沟变浅、口角下垂，露齿时口角歪向健侧，吹口哨时因患侧口唇不能闭合而漏气，由于面瘫，食物常留于病侧齿颊之间。

二、辨证分型

（1）风寒证　多因感受风寒而起，伴畏风、迎风流泪，苔薄白，脉弦缓。

（2）风热证　多继发于感冒发热、中耳炎、耳廓带状疱疹、牙龈肿痛，伴耳后乳突疼痛，口干口苦，苔黄，脉浮数。

二、治疗原则

本病以祛风、通经、活络为治疗原则。

四、推拿步骤

（1）面部操作　患者取坐位或仰卧位，治疗师在患者患侧，用一指禅推法自印堂、阳白、睛明、四白、迎香、下关、颊车、地仓穴往返治疗，并可用揉法或按法先患侧后健侧，配合擦法治疗，但在施行手法时防止颜面部破皮。

（2）颈项及上肢部操作　患者取坐位，治疗师站于患者背后，用一指禅推法施于风池及项部，随后拿风池、合谷。

（3）随证操作　鼻唇沟平坦者重点揉迎香、禾髎；鼻唇沟歪斜者重点揉水沟；颏唇沟歪斜者重点揉承浆；目不能闭者重点揉阳白、攒竹、申脉、照海、外关；风热证重点揉曲池；风寒证可在按摩后配合热敷。

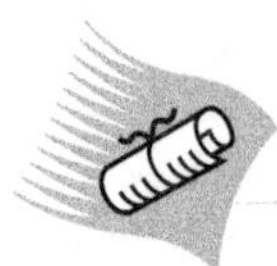

知识链接

中医学认为，面瘫是由于风寒之邪侵袭面部经络（主要为阳明、少阳等经），以致经气流行失常、气血不和、经筋失于濡养、纵缓不收而发病，或是由于脑卒中后遗症，或失血过多，血不养筋所致。

现代医学认为：周围性面瘫多由于急性非化脓性茎乳突孔内的面神经炎所引起，面部受冷风侵袭常为诱因；中枢性面瘫因脑血管疾病或脑肿瘤等原因而发生。

五、任务实施(表 3-2-12)

表 3-2-12　面瘫推拿操作流程

操作程序	操作步骤	要点说明
评估	* 患者年龄、性别、平素体质等信息； * 患者发病的诱因及时间，瘫痪侧面部的情况，舌苔和脉象等； * 患者对中医的认识和对推拿治疗本病的意愿	✓ 询问患者面瘫的诱因及发病时间以及饮水是否有外漏，饮食是否有嵌顿； ✓ 观察患者鼻唇沟和口角情况； ✓ 检查患者面瘫的情况，如鼓腮、露齿、口角歪斜情况，吹哨是否漏气
计划 1. 治疗师的准备； 2. 用物准备； 3. 患者准备； 4. 环境准备	* 衣帽整洁，清洗双手，修剪指甲； * 准备推拿床、按摩巾、按摩油（或滑石粉）； * 了解面瘫原因及机理，推拿治疗的部位及要求患者配合； * 治疗室要安静、温暖、温馨、光线充足	✓ 运用擦法、一指禅推拿、按揉法在患者患侧面部治疗，以期达到疏风通络的功效； ✓ 针对面神经的分布在颈部和风池等穴操作，以促进神经的恢复，缓解神经的水肿； ✓ 若有风热应祛风清热，如按揉曲池和大椎等穴

续表

操作程序	操作步骤	要点说明
实施 1. 穴位定位； 2. 解释及准备； 3. 推拿操作	* 在患者身体上找出印堂、睛明、阳白、四白、迎香、下关、颊车、地仓、风池、合谷等穴位的位置； * 向患者解释评估结果和计划内容，同时告诉患者放松心情，准备好体位； * 推拿时，以患者患侧颜面部为主，健侧做辅助治疗，采用一指禅推法、按法、揉法、擦法、拿法等	√ 手法操作时宜轻柔，要防止颜面部皮肤破损； √ 应嘱患者避免面部受寒受风； √ 患者应少食生冷、辛热食物； √ 推拿治疗时可配合面部热敷和用鳝鱼血敷于面部，以促进恢复； √ 可同时服用神经营养药和抗病毒药物
评价	* 考核面瘫证型辨证是否准确； * 考核治疗方案是否合适； * 检查穴位定位是否准确； * 考核手法操作是否规范； * 考核操作流程是否规范	√ 检查学生对本病推拿治疗的操作规范性； √ 对手法治疗面瘫的疗效进行评价

能力检测

邓某，女，51岁，2009年3月7日就诊。病史：睡觉受风邪而起的面瘫，因为患病时间长，超过最佳治疗时间，导致病毒深度感染。查体：面部肿胀、麻木，口眼歪斜，口角流涎、流口水，面目变形，面肌萎缩，苔薄白，脉沉弦。问题：

1. 该患者是面瘫的哪一证型？
2. 为该患者制定推拿治疗方案（包括取穴处方）。
3. 写出该证型面瘫的推拿步骤和流程，并在模拟人身体上进行操作。

子任务十三　中风的推拿治疗

1. 能对中风进行准确诊断。
2. 能针对各种类型中风制定推拿治疗方案。
3. 会针对各种类型中风开展推拿治疗。

案例引导

唐某，男，57岁，农民，2010年9月27日就诊。病史：患者因“左侧肢体活动不利，伴言语不清半月”收治入院。半月前与他人争执，突然昏仆于地，不省人事，牙关紧闭。发病后急送当地医院重症监护病房(ICU)，诊断为脑梗死。予卧床休息、溶栓、营养神经、促醒、补液等对症治疗，2天后意识逐步转清，病情趋稳。现遗留左侧肢体偏瘫、言语含糊，伴头晕，胃纳略少，大便偏干，小便可，睡眠尚安。查体：患者神志清楚，精神不振，口角歪斜，伸舌困难，左侧上、下肢偏瘫，坐靠时则渐渐向左侧歪斜，不能自行纠正，左上肢肌力0级，左下肢肌力1级，左侧肌张力高，左侧巴宾斯基征阳性，舌红苔黄，脉弦有力。颅脑CT扫描示右侧基底节出现低密度病灶。问题：

1. 该患者是中风的哪一证型？
2. 为该患者制定推拿治疗计划。
3. 说出该患者的推拿步骤。

中风又称脑卒中、脑血管意外，是指急性起病，由于脑局部血液循环障碍所导致的神经功能缺损综合征，症状持续时间至少24 h。中风能引起局灶性的症状和体征，与受累脑血管的血供区域相一致，在临床上表现为半身不遂，又称偏瘫，是指患者出现一侧肢体瘫痪、口眼歪斜、舌强语謇等症状。中风的发病率、死亡率及致残率均高，它与心脏病、恶性肿瘤构成人类三大致死病因。据近年来我国流行病学调查估计，全国每年新发中风患者约为200万人，每年死于中风的患者约150万人，存活患者600万～700万人。中风是老年人的常见病、多发病，其发病率及死亡率，男性显著高于女性。推拿治疗对促进患者肢体功能的康复具有不同程度的效果，一般以早期治疗为宜。

一、临床表现

(1) 中风以患者单侧上、下肢瘫痪无力，口眼歪斜，舌强语謇等为主症。

(2) 初期患者肢体软弱无力，知觉迟钝或稍有强硬，活动功能受限，以后逐渐趋于强直挛急，患侧肢体姿势常发生改变和畸形等。

(3) 患者口眼歪斜时，可见口角及鼻唇沟歪向健侧，两腮鼓起漏气，但能做皱额蹙眉和闭眼等动作。

(4) 患者半身不遂时，可见患侧肢体肌张力增高，关节挛缩畸形，感觉略减退，活动功能基本丧失，患侧上肢肱二头肌肌腱、肱三头肌肌腱反射亢进，下肢膝反射和踝反射均亢进，健侧正常。

二、辨证分型

(1) 气虚血瘀，经脉阻滞　肢软无力，偏枯不用，面色萎黄，神疲乏力，或见肢体麻木，口舌歪斜，或兼有纳少、便溏、言语不利，舌紫暗或有瘀斑，苔白，脉细涩或重按无力。

(2) 阴虚阳亢，脉络瘀阻　中风日久，半身不遂，一侧肢体强痉、僵硬、拘挛，关节屈伸不利，头晕头痛，颜面潮红，耳鸣如蝉，或兼有烦躁不安，言语不利，肢体麻木，舌红苔黄，脉弦有力。

(3) 风痰阻络　舌强语謇，甚至舌蜷难以伸出，言语困难，或吞咽困难，或痰多痰稠，咳吐不爽，肢体活动不利，舌红或黯，苔白腻或黄腻，脉弦滑。

(4) 肾虚精亏　舌喑失语，腰膝酸软无力，心悸气短，或有二便失禁，头晕眼花，舌体瘦小或卷，苔白，脉沉细。

三、治疗原则

本病以早期治疗为主，一般在中风后 2 周，适宜推拿治疗。平肝熄风、行气活血、疏筋通络、滑利关节是本病的治疗原则。

四、推拿步骤

(1) 腰背部操作　患者取俯卧位，医者㨰其背部脊柱两侧 5～8 min，在㨰腰骶部的同时，配合腰后伸被动运动，接着㨰臀部及下肢后侧及跟腱，为时 3 min，在㨰臀部的同时配合髋外展被动运动，然后按揉大椎、膈俞、肾俞、命门、大肠俞、环跳、委中、承山，诸穴以酸胀为度，擦腰骶部以透热为度。

(2) 下肢部操作　患者取侧卧位，医者施㨰法于居髎、风市、阳陵泉 3 min，并按揉上述穴位以酸胀为度。患者取仰卧位，医者施㨰法于大腿前侧、小腿前外侧至足背部，并对患侧膝关节做极度屈曲，㨰足背部，然后按揉伏兔、梁丘、两膝眼、足三里、丘墟、解溪、太冲诸穴以酸胀为度，拿委中、承山、昆仑、太溪，以有酸、胀、麻的感觉为佳。

(3) 上肢部操作　患者取坐位，医者施㨰法于肩关节周围到手部 5 min，在㨰肩前部时结合肩关节上举、外展的被动运动，㨰腕部时结合腕关节屈伸被动运动，按揉肩内陵以酸胀为度，拿曲池、合谷以酸胀为度，摇掌指关节，捻指关节，最后搓肩部及上肢。

(4) 头面部操作　患者取坐位或仰卧位，治疗师施一指禅推法于下关、颊车、地仓、人中、承浆 5～8 min，拿两侧风池、肩井。

(5) 随证操作：

① 气虚血瘀、经脉阻滞　分推腹阴阳，反复 5～10 遍；摩腹 10～15 min，跪推中脘、下脘、天枢等穴；拿揉梁丘、血海；按揉心俞、膈俞、脾俞、胃俞等穴；横擦脾俞、胃俞一线，以透热为度。

② 阴虚阳亢、脉络瘀阻　推桥弓，左右交替操作各 15～20 遍；推大椎，按压缺盆，按揉翳风；捏拿曲池 2 min，按揉双侧三阴交 3 min，点按双侧太冲约 2 min；自太溪沿小腿内侧面推至阴谷，各 10～15 遍；擦涌泉，以透热为度。

③ 风痰阻络　推、按揉膻中、中府、云门、中脘、建里、天枢等穴各 1 min；摩腹 10～15 min；按揉脾俞、胃俞、大肠俞，并横擦以透热为度。按揉足三里、丰隆各约 2 min，拿

揉承山。

④ 肾虚精亏　按推心俞、肝俞、肾俞、命门各 1 min；横擦肾俞、命门一线，以透热为度，搓擦大腿内侧以透热为度，揉双侧三阴交 3 min，推按涌泉，再施以擦法以透热为度。

⑤ 语言謇涩者　重点按揉廉泉、通里、风府、风池等穴。

⑥ 口眼歪斜者　用抹法在患侧面部推抹 3～5 min，重按下关、瞳子髎等穴。

⑦ 口角流涎者　按揉患侧面部与口角部。

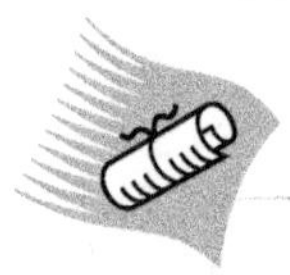

知识链接

中医学认为，中风是由于火盛、气虚、湿痰内盛，以致肝阳上亢，肝风内动所致。

(1) 正气不足，脉络空虚　风邪入侵，因气虚腠理不密，卫外不固，风邪趁虚入中经络，气血痹阻，肌肤筋脉失却濡养；或痰浊素盛，外风引动痰湿，流窜经络，引起肢体瘫痪，口眼歪斜。

(2) 阴虚阳亢，脉络瘀阻　烦劳过度，年老体衰，以致精血不足，肝肾阴虚，肝阳上亢，加之五志过极，心火暴盛，阳化风动，风火相煽，气血逆乱，并走于上，发为中风。

(3) 肝脾不调，痰湿内生　肝阳素亢，横逆犯脾；或饮食劳倦，损伤脾胃，脾失健运，痰湿内生；或肝火内动，炼液成痰，以致肝风挟痰火，横窜经络，蒙蔽清窍而发病。

现代医学认为，中风可分缺血性卒中和出血性卒中，前者又称脑梗死，后者包括脑出血和蛛网膜下腔出血。脑梗死包括动脉粥样硬化性血栓性脑梗死、脑栓塞、腔隙性脑梗死及分水岭梗死等。脑出血最常见的病因是高血压合并细、小动脉硬化；蛛网膜下腔出血多由颅内动脉瘤、脑血管畸形等引起；脑梗死多见于心脏病患者，如心房颤动、心瓣膜病等。

五、任务实施(表 3-2-13)

表 3-2-13　中风推拿操作流程

操作程序	操作步骤	要点说明
评估	* 患者年龄、性别、平素体质等信息； * 患者意识状态，认知情况，上、下肢功能障碍的情况，舌苔和脉象等； * 患者对中医的认识和对推拿治疗本病的意愿	√ 询问患者及其家属发病时的情况，日常生活活动能力； √ 检查患者的意识、认知情况，上、下肢的肌力，关节活动度情况； √ 观察患者的步态及上肢功能障碍情况； √ 诊断时可结合头颅 CT 或 MRI 检查确诊，应与脑肿瘤、脑外伤相鉴别

续表

操作程序	操作步骤	要点说明
计划 1. 治疗师的准备； 2. 用物准备； 3. 患者准备； 4. 环境准备	* 衣帽整洁，清洗双手，修剪指甲； * 准备推拿床、按摩巾、按摩油（或滑石粉）； * 了解中风原因及机理，推拿治疗的部位及要求患者配合； * 治疗室要安静、温暖、温馨、光线充足	✓ 背部膀胱经的推拿； ✓ 上肢内、外侧肌群推拿，并配合肩关节的外展，肘关节的伸展，腕关节的背伸等动作； ✓ 下肢后侧肌群的推拿，以膀胱经和胃经穴位为重点，配合下肢髋关节的外展，膝关节的屈伸，踝关节的背伸等动作； ✓ 面部推拿以改善吞咽、言语、认知及面瘫症状为主，恢复期治疗偏重于活血化瘀
实施 1. 穴位定位； 2. 解释及准备； 3. 推拿操作	* 在患者身体上找出大椎、肩井、臂臑、曲池、手三里、合谷、居髎、环跳、殷门、承扶、委中、承山、昆仑、血海、足三里、阳陵泉、风市、梁丘、肾俞、大肠俞、命门等穴； * 向患者解释评估结果和计划内容，同时告诉患者放松心情，准备好体位； * 推拿治疗以患侧为主，健侧为辅，以肢体关节为重点，包括上肢的小关节，同时辅以全身操作治疗，早期推拿治疗应轻柔、缓慢而有规律，肢体施术以从近端关节向远端关节为顺序	✓ 推拿应以防止和改善异常步态和姿势为主，在髋关节推拿时，应在内旋情况下慢慢伸髋部，并弹拨环跳穴； ✓ 手法治疗本病，应在病情稳定后进行，急性期慎用手法单独治疗； ✓ 嘱患者病情稳定后，积极进行功能锻炼，以促进肢体功能恢复； ✓ 注意保暖，避免感冒，加强翻身等护理，防止压疮形成； ✓ 忌肥甘厚味、高脂肪食物，忌烟酒
评价	* 考核中风证型辨证是否准确； * 考核治疗方案是否合适； * 检查穴位定位是否准确； * 考核手法操作是否规范； * 考核操作流程是否规范	✓ 检查学生对本病推拿治疗的操作规范性； ✓ 对手法治疗中风的疗效进行评价

能力检测

李某，男，68岁，退休工人，2010年6月20日就诊。病史：患者素有眩晕，原发性高血压10年。1周前忽感左半身麻木，行走不能，语言含糊。在当地医院急诊，CT检查：右侧丘脑出现椭圆形高密度影，诊断为脑梗死。现患者仍有左侧肢体活动不利、言语不清，伴头晕，饮食欠佳，大便2日一行，尿频。体格检查：血压136/86 mmHg，神清，被动体位，左侧肢体偏瘫，不能行走，言语不利，左上肢肌力3级，左下肢肌力3级，左侧巴宾斯基征(+)，左膝反射亢进。舌质红，苔黄腻，脉弦滑。问题：

1. 该患者是中风的哪一证型?
2. 为该患者制定推拿治疗方案(包括取穴处方)。
3. 写出该证型中风的推拿步骤和流程，并在模拟人身体上进行操作。

(王小兵　叶新强)

任务三　妇科疾病推拿术

推拿治疗妇科病是以中医的脏腑、经络学说为理论基础，并结合现代医学的解剖和病理诊断，通过手法作用于女性体表相应穴位和特定部位以调节女性生理、病理状况，达到疏通经络、活血化瘀、止痛、祛邪扶正、调和阴阳的目的。本任务主要练习痛经、月经不调、闭经、围绝经期综合征等疾病的推拿操作。

子任务一　痛经的推拿治疗

1. 能对痛经进行准确诊断和鉴别。
2. 能针对各种类型的痛经制定推拿治疗方案。
3. 会针对各种类型的痛经开展推拿治疗。

案例引导

王某，女，32岁，教师，2011年10月就诊。该患者每次月经来潮前3～5日即开始腹痛，轻则可以忍耐，重则小腹痛如刀刺，腰痛如折，经来有块色黑，5～7天腹疼腰痛才能渐渐平复。结婚四年一直未孕，特前来求治。现患者形体壮实，脉象左右均沉涩，舌质有瘀点，苔薄白，按其腹则痛增。问题：

1. 该患者是痛经的哪一证型？
2. 为该患者制定推拿治疗计划。
3. 说出该患者的推拿步骤。

痛经又称为"经行腹痛"，是指妇女在行经期间或行经前后，出现小腹或腰骶部疼痛，甚则难以忍受以致晕厥的一种病症。本病较多见于青年女性。

现代医学将其分为原发性痛经和继发性痛经两种。原发性痛经是指生殖器官无明显器质性病变者，又称为功能性痛经；继发性痛经多继发于生殖器官的某些器质性病变，如子宫内膜异位症、慢性盆腔炎、子宫肌瘤宫颈口粘连狭窄等妇科病。

一、临床表现

痛经主要表现为经期或行经前后小腹或腰骶疼痛，并随月经周期而发。疼痛可连及胸胁、乳房、股内侧、阴道、肛门等处。一般于经期来潮前数小时已感到疼痛，甚者疼痛难忍、面青肢冷、呕吐汗出、周身无力，甚至晕厥。

二、辨证分型

寒湿凝滞　经前或经期小腹冷痛，得热则舒，经血量少、色紫黯、有块，伴形寒肢冷、小便清长，苔白，脉沉紧。

气滞血瘀　经前或经期小腹胀痛，经血量少、色紫黯、有块，伴胸胁、乳房胀痛，舌紫黯或有瘀斑，脉沉弦或涩。

气血不足　经期或经后小腹隐痛或喜按，且有空坠不适感，经血量少、色淡、质稀，伴神疲乏力、头晕眼花、心悸气短，舌淡，苔薄，脉沉细。

三、治疗原则

总的治疗原则是调经止痛。其中：寒湿凝滞者，温经散寒；气滞血瘀者，行气活血；气血不足者，益气养血。

四、推拿步骤

(1) 患者取仰卧位，医者自膻中到中极抹8～10次；顺时针摩少腹约5 min；一指禅推或揉气海、关元、中极，往返2～3遍；按揉气海、关元各1 min；拿揉血海、三阴交、合谷各 1 min。

(2) 患者取俯卧位,医者㨰腰部脊柱两旁及骶部约 4 min;一指禅推或按肝俞、脾俞、膈俞、肾俞、八髎各 1 min,以酸胀为度;擦肾俞、八髎及腰骶部,以透热为度。

(3) 随证操作:

①寒湿凝滞　直擦督脉 8～10 次,横擦肾俞、命门 8～10 次,以透热为度;分点太溪,以有热感;按大椎、丰隆各 1 min;拿风池 3～5 次;按揉血海、三阴交各 1 min。

②气滞血瘀　按揉章门、期门、肝俞、膈俞各 1 min;掐太冲 1 min;拿气海、三阴交 3～5次,以酸胀为度;从后向前擦两胁 7～8 遍;叩打八髎 8～10 次。

③气血不足　直擦督脉 8～10 次,以透热为度;按揉脾俞、胃俞、足三里各 1 min;按揉中脘 2～3 min;振关元 3 min。

五、注意事项

(1) 在经期注意保暖,避免受凉;忌食寒凉、生冷、辛辣食物。

(2) 注意经期卫生,禁止房事。

(3) 适当休息,情绪安稳。

(4) 于月经来潮前 3 天开始治疗,发作期一天 1 次,间歇期隔日 1 次,连续治疗 2～4 个月经周期。

(5) 痛经容易复发,必须坚持治疗,治疗前最好先做相应的妇科检查,以确定有无器质性病变。

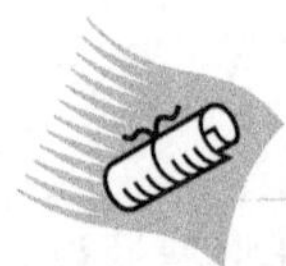

知识链接

中医学认为,痛经的发生与肝、肾二脏,冲、任二脉及胞宫的周期性生理变化有关。经水为水之所化,气血同行。若情志不畅,肝气郁结,血不能随气运行;或久居潮湿之地,或经期冒雨涉水,或过食生冷,寒湿之邪客于胞宫,血得寒则凝;或素有湿热内蕴,或经期、产后,感受湿热之邪,与血搏结,稽留于冲、任二脉及胞宫;或先天肾气不足,或房劳多产,或久病虚损,伤及肾气,致精亏血少,冲任不足;或素体虚弱,气血不足,或大病久病,耗伤气血,或脾胃虚弱,化源不足,气虚血少。邪气内伏,更值经期前后冲、任二脉的气血生理变化急骤,导致胞宫的气血运行不畅,"不通则痛";经血素亏,胞宫失于濡养,"不荣亦痛"。

在妇科疾病中有如下几种疾病均以痛经为临床表现,在推拿治疗前应予以鉴别。

(1) 子宫内膜异位症　其痛经的特点是月经来潮时和来潮后数天疼痛,为进行性加重。妇科检查常于子宫骶韧带或直肠子宫窝处触及硬性小结节,肿块的大小常随月经周期而改变。腹腔镜检查和活体组织检查可确诊。

(2) 子宫肌瘤　一般疼痛较轻,妇科双合诊可发现子宫胀大、表面平滑或呈结节状。

六、任务实施(表 3-3-1)

表 3-3-1　痛经的推拿操作流程

操作程序	操作步骤	要点说明
评估	* 患者的年龄、婚姻状况、生育情况； * 患者疼痛开始及结束的时间，疼痛的性质，全身情况，舌苔和脉象等； * 患者对中医的认识和对推拿治疗本病的意愿	√ 主要评估患者是否是痛经； √ 与子宫内膜异位症、子宫肌瘤进行鉴别，同时应分清患者是寒湿凝滞型还是气血不足型或气滞血瘀型
计划 1. 治疗师的准备； 2. 用物准备； 3. 患者准备； 4. 环境准备	* 衣帽整洁，清洗双手，修剪指甲； * 准备推拿床、按摩巾、按摩油(或滑石粉)； * 了解痛经原因及机理，推拿治疗的部位以及要求患者排空大、小便； * 治疗室要安静、整洁、安全、光线充足	√ 寒湿凝滞者，宜温经散寒，以擦法为重点； √ 气滞血瘀者，宜行气活血，以按揉肝经穴位为主； √ 气血不足者，宜益气养血，主要以脾、胃经穴位为主(脾胃为气血的生化之源)
实施 1. 穴位定位； 2. 解释及准备； 3. 腹部手法操作； 4. 腰骶部手法操作	* 在患者身体上找出膻中、中极、关元、气海、血海、三阴交、合谷、肝俞、脾俞、膈俞、肾俞、八髎、大椎、章门、期门、太冲、三阴交等穴位的位置； * 向患者解释评估结果和计划内容，同时告诉患者放松心情，准备好体位； * 以任脉穴位为主，主要采用摩法、一指禅推拿和拿法； * 以膀胱经穴位为主，采用擦法、点法和揉法，特别是八髎穴采用擦法，以透热为度	√ 擦法操作前应在施术部位涂抹滑石粉或其他润滑剂； √ 点法操作时应做到重而不滞，以患者得气即出现酸、麻、胀感为度； √ 空腹、饥饿、疲劳时不宜做治疗； √ 治疗时应随时观察患者表情，询问治疗手法的轻重
评价	* 考核痛经证型辨证是否准确； * 考核治疗方案是否合适； * 检测穴位定位是否准确； * 考核手法操作是否规范； * 操作流程是否规范	√ 检查学生对本病推拿治疗的操作规范性； √ 对手法治疗痛经的疗效进行评价

能力检测

刘某，女，46岁，干部，于2009年4月18日首诊。患者在2年前无明显诱因的情况下出现了经前腹痛伴呕吐，且症状逐渐加重，特别是经来当天，疼痛开始为1天，后至经前3～5天，呕吐也延至经行通畅时才有所缓解。现患者面色稍黄，平时精神尚可，经期较准，经来5～6天，量中等，色暗有块，舌质暗红，脉细涩。问题：

1. 该患者是痛经的哪一证型？
2. 为该患者制定推拿治疗方案（包括取穴处方）。
3. 写出该类型痛经的推拿步骤和流程，并在模拟人身体上进行操作。

子任务二　月经不调的推拿治疗

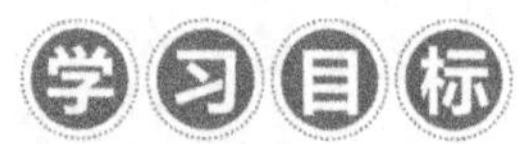

1. 能对月经不调进行准确诊断和鉴别。
2. 能针对月经不调类型制定推拿治疗方案。
3. 会针对各型月经不调开展推拿治疗。

案例引导

陈某，女，46岁，干部。患者近一年月经紊乱，18～20天一潮，历8～10天干净，用卫生巾5～6包，今正值经期第2天，经量多，色淡红，时挟血块，面色白，神疲乏力，头晕，腰酸痛，无腹痛，口淡，纳呆，夜尿多，大便烂，舌质淡胖有齿印，苔薄白，脉沉细。问题：

1. 该患者是月经不调的哪一种证型？
2. 为该患者制定推拿治疗计划。
3. 说出该患者的推拿步骤。

月经不调是指月经的周期、经期、经色、经质等发生异常并伴有其他症状的妇科病，又称为经血不调。临床上把月经提前一周，甚至一月两至者称为月经先期，又称为经早；把月经推后一周，甚至四五十日一至者称为月经后期，又称为经迟；把月经先后不定期，称为经乱；常伴有月经量、经质、经色的异常改变。

现代医学的功能性子宫出血、生殖器炎症或肿瘤及垂体前叶病变引起的阴道异常出血,可参考本节治疗。

一、临床表现

月经周期异常改变(经早即连续两个月经周期提前一周以上者;经迟即连续两个月经周期推后一周以上者;经乱即连续两个月提前或推后一到两周者),并伴随有经量、经色、经质的异常改变为特征。可兼有头痛头晕,恶心,呕吐,二便失常,腰酸,少腹不适、胀满疼痛,乳房或胁肋胀满疼痛,心烦易怒,畏寒喜暖等症。

二、辨证分型

(1) 经早　月经量多、色淡、质稀,伴有神疲肢倦、小腹空坠、纳少便溏、舌淡、苔白、脉细弱,为气虚。月经量多、色深红或紫红、质黏稠,伴心烦、面赤、口干、便秘、舌红、苔黄、脉滑数,为血热之实证。月经量少、色红、质黏,伴有潮热、盗汗、手足心热、腰膝酸软、舌红、少苔、脉细弱,为血热之虚证。

(2) 经迟　月经量少、色淡、质稀,伴有头晕眼花、心悸少寐、面色苍白或萎黄、舌淡、少苔、脉细弱,为血虚。月经量少、色暗红、有血块,伴少腹冷痛、得热痛减、畏寒肢冷、苔白、脉沉紧,为血寒。月经量少、色淡、质稀,伴有头晕耳鸣、腰膝酸痛、舌淡、少苔、脉沉细,为肾虚。经量或多或少、色紫红、有血块,伴胸胁、乳房及少腹胀痛,爱叹息、苔薄白或薄黄、脉弦,为气郁。

(3) 月经先后不定期,伴随经量、经色、经质的变化。

三、治疗原则

本病以调和气血为治疗原则。

四、推拿步骤

(1) 患者取仰卧位,医者用一指禅推法或掌摩法在中脘、气海、关元操作 10 min,以得气为度;用摩法顺时针方向摩小腹 6～8 min。

(2) 患者取俯卧位,医者用一指禅推法在肝俞、脾俞、肾俞往返治疗,并按揉命门、八髎,使患者有酸胀感。

(3) 拿揉足三里、三阴交、血海、阴陵泉等穴各 3 min。

(4) 随证操作:

① 血热　在大敦、行间、隐白、三阴交、解溪、血海等穴用按揉法,每穴约 1 min,以得气为度;在肝俞、胃俞、大肠俞按揉 3～5 min。

② 血寒　按揉神阙 3～5 min,使患者下腹部出现热感为度;用掌擦法施术于背部督脉,以皮肤透热为度。

③ 气血虚　用按揉法施术于患者中脘、气海,每穴 3 min,使腹部出现发热感为度;

按揉足三里、三阴交,每穴 1 min,以得气为度;按揉脾俞、胃俞 1 min;掌擦脾俞、胃俞,以透热为度。

④ 气郁　按揉章门、期门,每穴约 2 min;用拇指按揉膈俞、肝俞 3～5 min。

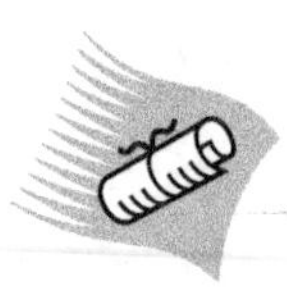

知识链接

月经不调有广义和狭义之分。广义的月经不调是指所有的月经病;狭义的月经不调是指单纯的月经紊乱。平时所说的月经不调是指狭义的,故闭经、痛经、崩漏不属于月经不调的范围。

中医学认为本病与肝、脾、肾三脏及冲、任二脉关系密切。经早主要是由于气虚不固或热扰冲任。气虚则统摄无权,冲任失固则血流行散溢,以致月经提前而至。经迟有虚实之分:实者因寒凝血瘀、冲任不畅,或因气滞血瘀,冲任受阻,致使经期延后;虚者或因营血亏损,或因阳气虚衰,以致血源不足,血海不能按时溢满,导致经迟。经乱主要是由于肝气郁结或肾气虚衰而致冲任气血失调,血海溢蓄失常,以致月经紊乱。

在妇科疾病中,肿瘤和炎症也会导致月经不调,推拿时应注意鉴别。主要鉴别要点如下。

(1) 肿瘤　阴道恶性肿瘤和子宫颈、子宫的良、恶性肿瘤,如宫颈癌、子宫内膜癌、绒毛膜癌等常引起阴道出血,可根据宫颈涂片、宫颈活检和诊断性刮宫予以鉴别。

(2) 炎症:外阴溃疡、尿道肉阜、阴道炎等都可引起出血。可根据临床表现和体检予以鉴别。

五、任务实施(表 3-3-2)

表 3-3-2　月经不调的推拿操作流程

操作程序	操作步骤	要点说明
评估	* 询问患者的年龄、婚姻状况、生育情况; * 患者月经开始及结束的时间,全身情况,舌苔和脉象等; * 患者对中医的认识和对推拿治疗本病的意愿	✓ 患者是否为月经不调; ✓ 与肿瘤、炎症的区别; ✓ 分清证型

续表

操作程序	操作步骤	要点说明
计划 1. 治疗师的准备； 2. 用物准备； 3. 患者准备； 4. 环境准备	* 衣帽整洁，清洗双手，修剪指甲； * 准备推拿床、按摩巾、按摩油（或滑石粉）； * 了解月经不调的原因及机理，推拿治疗的部位以及要求患者排空大、小便； * 治疗室要安静、整洁、安全、光线充足	√ 血热者，在肝、脾经相关穴位按揉，以达清热调经的目的； √ 血寒者，按揉神阙、掌擦督脉相关穴位，达到温经散寒的目的； √ 气血虚者，宜益气养血，主要以脾、胃经穴位为主（脾胃为气血生化之源）； √ 血郁按揉肝经相关穴位，以达到疏肝解郁和调经的目的
实施 1. 穴位定位； 2. 解释及准备； 3. 腹部手法操作； 4. 腰骶部手法操作	* 在患者身体上找出大敦、隐白、行间、中脘、关元、气海、神阙、血海、三阴交、合谷、肝俞、脾俞、膈俞、肾俞、命门、八髎、章门、期门、太冲、三阴交等穴位的位置； * 向患者解释评估结果和计划内容，同时告诉患者放松心情，准备好体位； * 以任脉穴位为主，主要采用摩法、一指禅推法和揉法； * 以督脉穴位为主，采用掌擦法，以透热为度	√ 多在月经来潮前 5～7 天开始治疗，行经期间一般不做推拿治疗； √ 在经期注意保暖，避免受凉，忌食寒凉、生冷、辛辣食物； √ 注意经期卫生，禁止房事； √ 适当休息，情绪安静； √ 对器质性病变引起的月经不调应采取综合治疗方法
评价	* 考核月经不调证型辨证是否准确； * 考核治疗方案是否合适； * 检测穴位定位是否准确； * 考核手法操作是否规范； * 操作流程是否规范	√ 检查学生对本病推拿治疗的操作规范性； √ 对手法治疗月经不调的疗效进行评价

能力检测

吴某，女，13 岁。患者 12 岁月经初潮，第一次月经历 20 天干净，后停经半年，近两个月月经频发,15~18 天一潮,历 7~8 天干净,用纸巾 3 包,经色鲜红,手足心热,口干,梦多,大便较干结,舌质红,少苔,脉细数。问题:

1. 该患者是月经不调的哪一种证型?
2. 为该患者制定推拿治疗方案,包括取穴处方。
3. 写出该类型月经不调的推拿步骤和流程,并在模拟人身体上进行操作。

子任务三　闭经的推拿治疗

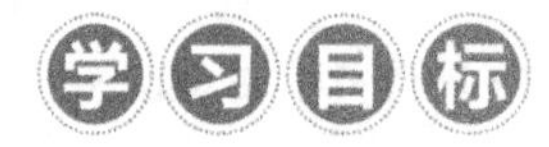

1. 能对闭经进行准确诊断和鉴别。
2. 能针对各种证型闭经制定推拿治疗方案。
3. 会针对各种证型闭经开展推拿治疗。

案例引导

张某,女,22 岁。2 年来常月经延后,2~3 个月一行,经量时多时少,神疲腰痛,腹胀不适。后来闭经半年,要求治疗,曾服六味地黄汤加益母草、鸡血藤之类活血药,其症不减,又以为血瘀不畅,方用桃红四物汤增土鳖、泽兰等,如此治疗数月无效,欲推拿治疗。患者情绪急躁,舌边尖红,脉象弦细而数。问题:

1. 该患者是闭经的哪一种证型?
2. 为该患者制定推拿治疗计划。
3. 说出该患者的推拿步骤。

闭经是指年满 14 周岁女子尚无月经来潮而第二性征不发育者,或年满 16 周岁且第二性征已发育尚无月经来潮;或曾已建立月经周期,因某种病理性原因而月经持续停止时间相当于既往 3 个月经周期以上的总时间或月经停止 6 个月者。中医学又称为“女子不月”“月事不来”“经水不通”。前者称为原发性闭经,后者称为继发性闭经。至于青春期前、妊娠期、哺乳期和绝经期后的停经则属正常生理现象,不属闭经范畴。

西医因卵巢、内分泌障碍等原因引起的闭经可参考本节辨证论治。

一、临床表现

闭经,可伴有体格发育不良、肥胖、多毛或结核病等。妇科检查可见子宫体细小、畸形或过早退化,第二性征缺乏,附件炎性粘连或肿块等异常改变。

二、辨证分型

（1）肝肾亏虚　月经超龄未至或先见经期错后，经量逐渐减少，终至经闭。若兼头晕耳鸣，腰膝酸软，或第二性征不足，舌淡红少苔，脉沉细或细涩。

（2）气血不足　月经周期逐渐后延，月经量少而色淡，继而闭经。伴面色无华，头晕目眩，心悸气短，神疲肢倦，食欲不振，舌淡苔薄白，脉沉细无力。

（3）气滞血瘀　月经停闭，小腹胀痛拒按，伴情志抑郁，烦躁易怒，胸胁胀满，舌质紫暗或有瘀点，脉沉弦而有力。

（4）寒湿凝滞　月经停闭，小腹冷痛拒按，得热则舒，伴形寒肢冷，面色青白，大便稀溏，舌紫暗、苔白润，脉沉紧或沉迟。

三、治疗原则

本病以理气活血为治疗原则。

四、推拿步骤

（1）患者取仰卧位，医者逆时针方向深沉缓慢摩小腹 6 min；一指禅推、揉中脘、气海、关元 1～2 min；按揉血海、三阴交、足三里各 2 min；自上而下振小腹约 10 次；点按章门、气冲各 1 min。

（2）患者取俯卧位，医者用掌根自上而下推、揉腰背膀胱经 10 遍；滚法施于腰部脊柱两旁 5～6 min；按揉肝俞、胃俞、脾俞 1～2 min；擦腰骶部，以透热为度；捏脊 3～5 遍；拿肩井 3～5 次。

（3）随证操作：

①肝肾亏虚、气血不足者　按、揉、推、摩腹部 3～5 min，点、按、揉气海、水分、关元、中脘、建里、天枢；按、揉、推、摩脾俞、肝俞、肾俞、胃俞、膈俞 1～2 min；点、揉足三里、太溪各 1 min。

② 气滞血瘀、寒湿凝滞者　直擦背部督脉 10 次，横擦腰骶部，斜擦两胁，以透热为度，按揉章门、期门 1 min；掐行间、太冲，以酸胀为度；按揉八髎，以微热为度。

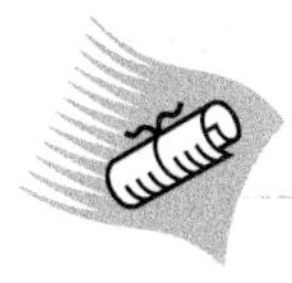

知识链接

中医学认为，本病与肝、脾、肾三脏及冲任气血失调关系密切，且有虚、实之分。虚者又称为血枯经闭，多因肾虚冲任气血不足，或因脾虚气血化源不足，血海不能满溢，或因血虚冲任血少，导致冲任亏败，源断其流。实者又称血滞经闭，多因情志不舒，气滞血瘀，或因寒客冲任，血运受阻，或因痰湿壅塞，阻滞冲任，经血不通。

西医认为本病的病因较为复杂，在诊断过程中应做子宫检查、卵巢功能检查、垂体功能检查、染色体检查以明确诊断。

闭经也可见于早孕和外阴发育异常，主要鉴别要点如下。

(1) 早孕　月经以往正常，突然停止，常伴有厌食、择食、恶心呕吐、喜食酸味等早期妊娠反应。妇科检查：宫颈着色，宫体增大符合孕月，质软，乳房增大，尿妊娠试验阳性，B超检查见妊娠囊或胚胎可确诊。

(2) 外阴发育异常　常见的是处女膜闭锁。表现为青春期后无初潮和逐渐加重的周期性下腹痛。可在下腹部正中扪到包块。下腹疼痛严重时，伴有全身不适、头痛、便秘、尿频或尿潴留，检查见相当于处女膜部膨隆、透紫。

五、任务实施(表 3-3-3)

表 3-3-3　闭经的推拿操作流程

操作程序	操作步骤	要点说明
评估	* 询问患者的年龄、婚姻状况、生育情况； * 询问患者闭经开始的时间，全身情况，舌苔和脉象等； * 患者对中医的认识和对推拿治疗本病的意愿	√ 询问患者月经史，包括初潮的年龄、经色、经期、经量、经质等； √ 询问患者有无先天性缺陷或其他疾病和家族史，闭经期限和症状，发病前有无诱因，如精神因素、环境改变以及用药情况； √ 根据患者的症状、舌苔、脉象进行分型辨证
计划 1. 治疗师的准备； 2. 用物准备； 3. 患者准备； 4. 环境准备	* 衣帽整洁，清洗双手，修剪指甲； * 准备推拿床、按摩巾、按摩油(或滑石粉)； * 了解闭经原因及机理，推拿治疗的部位以及要求患者排空大、小便； * 治疗室要安静、整洁、安全、光线充足	√ 肝肾亏虚、气血不足者，宜滋补肝肾、益气养血，以按、揉、推、摩、点法为重点； √ 气滞血瘀、寒湿凝滞者，宜行气活血、温经散寒，可用擦揉法

续表

操作程序	操作步骤	要点说明
实施 1. 穴位定位； 2. 解释及准备； 3. 腹部手法操作； 4. 腰骶部手法操作	* 在患者身体上找出中极、关元、气海、水分、建里、天枢、血海、合谷、肝俞、脾俞、膈俞、肾俞、八髎、章门、期门、行间、太冲、三阴交、足三里等穴位的位置； * 向患者解释评估结果和计划内容，同时告诉患者放松心情，准备好体位； * 以任脉和胃经穴位为主，主要采用摩法、揉法、一指禅推法； * 以膀胱经穴位为主，采用擦法、点法和揉法，特别是背俞穴	√ 寒湿凝滞型推拿时多用擦法，也可用葱姜汁作为推拿介质以增强疗效，同时配合艾灸治疗； √ 保持心情愉快，情绪稳定，避免不良刺激； √ 勿食生冷，防止风、寒、湿邪侵袭； √ 本病属难治之症，病程较长，一般患者经过三个月治疗常能见效，鼓励患者坚持半年至一年以提高远期疗效
评价	* 考核闭经证型辨证是否准确； * 考核治疗方案是否合适； * 检测穴位定位是否准确； * 考核手法操作是否规范； * 操作流程是否规范	√ 检查学生对本病推拿治疗的操作规范性； √ 对手法治疗闭经的疗效进行评价

能力检测

陈某，女，35岁。闭经一年。以往月经不调，经常3～4个月一行，常需注射黄体酮，月经始来。后来，患者寻求中医治疗。医者曾用逍遥散无功，继用桃红、泽兰之属，活血祛瘀无效，审证而思，该女舌质淡而脉沉细，尺脉尤细弱，以往患者曾做过两次人流术，辗转数载，病情渐增，以至出现面容憔悴，面色不华，食欲不振，腰酸痛，记忆力减退。问题：

1. 该患者是闭经的哪一种证型？
2. 为该患者制定推拿治疗方案，包括取穴处方。
3. 写出该类型闭经的推拿步骤和流程，并在模拟人身体上进行操作。

子任务四　围绝经期综合征的推拿治疗

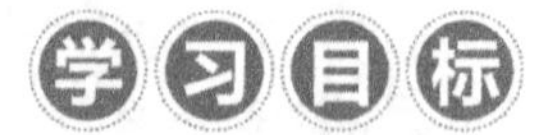

1. 能对围绝经期综合征进行准确诊断和鉴别。
2. 能针对各种证型围绝经期综合征制定推拿治疗方案。
3. 会针对各种证型围绝经期综合征开展推拿治疗。

案例引导

万某，女，52岁。患者月经紊乱1年余，头痛，午后潮热面赤，精神萎靡，睡眠质量差而且多梦、盗汗，皮肤干燥，纳差胃胀，胃寒怕热，胸闷气短，善惊易恐。舌红，苔少津，脉细数。问题：

1. 该患者是围绝经综合征的哪一种证型？
2. 为该患者制定推拿治疗计划。
3. 说出该患者的推拿步骤。

围绝经期综合征又称更年期综合征，是指妇女在绝经前、后，出现烘热面赤，进而汗出，精神倦怠，烦躁易怒，头晕目眩，耳鸣心悸，失眠健忘，腰背酸痛，手足心热，或伴有月经紊乱等与绝经有关的症状。

本病好发年龄为45～55岁。绝经是其重要标志，症状持续1～2年，长者可达20年。85%的妇女有症状，但大多能自行缓解，此属正常。如果症状严重，并且影响日常生活，则需接受治疗。本病属中医学"脏躁"范畴。

现代医学的更年期综合征，双侧卵巢切除或放射治疗后双侧卵巢功能衰退者，可参考本节辨证论治。

一、临床表现

(1) 月经的变化，主要为月经周期延长，间或闭经或不规律；经血量减少或突然增多甚至大出血；经期延长或缩短等。

(2) 泌尿生殖系统的变化为盆底松弛、乳房下垂、阴道黏膜变薄、皱襞消失、分泌物减少、性交疼痛，有时出现尿频、尿急、尿失禁等症状。

(3) 血管舒缩综合征，即潮红、出汗、心悸、眩晕等症状，发作次数不等，持续数秒钟至数分钟。

(4) 精神症状，常有焦虑、抑郁、激动，喜怒无常、脾气暴躁、记忆力下降、注意力不集中、失眠多梦等。

(5) 骨质疏松，绝经后约有25%妇女患骨质疏松症、腰酸背痛、腿抽筋、肌肉关节疼痛等。

(6) 易发生脂代谢异常、动脉粥样硬化、心脑血管疾病。

二、辨证分型

(1) 肾阴亏虚　绝经前、后，头晕耳鸣，腰膝酸软，烘热汗出，五心烦热，失眠多梦，烦躁易怒，心悸，情志异常，或皮肤瘙痒，或麻木，月经紊乱，经量多少不定，色红，质稠，口干咽燥，大便干结，舌红少苔，脉细数。

(2) 脾肾阳虚　绝经前、后，头晕耳鸣，腰痛如折，神疲倦怠，形寒肢冷，脘腹满闷，腹冷阴坠，小便频数或失禁，带下量多，月经不调，经量或多或少，色淡质稀，精神萎靡，面色晦暗，舌淡，苔白滑，脉沉细而迟。

三、治疗原则

本病以协调阴阳、调和冲任为治疗原则。

四、推拿步骤

(1) 患者取仰卧位，医者用顺时针摩法施于胃脘部及下腹部，分别为5 min左右；用一指禅推法分别施治于膻中、中脘、气海、关元，每穴2～3 min。

(2) 患者取俯卧位，医者用一指禅推法或拇指按揉法施于厥阴俞、膈俞、肝俞、脾俞、肾俞、命门，每穴约1 min；用小鱼际擦背部督脉经和背部膀胱经第一侧线，横擦肾俞、命门，以透热为度；捏脊3～5遍。

(3) 患者取坐位，医者拿风池及项部2 min；拿头五经5次；用一指禅推法或大鱼际揉法施于前额部5 min；用分抹法施于前额、眼眶及鼻翼两旁5～10次；拇指按揉太阳、百会各约1 min；拿肩井3～5次；按、揉内关、合谷各1 min。

(4) 随证操作：

① 肾阴亏虚　推、擦两下肢内侧3 min；按、揉阴陵泉、三阴交、复溜、太溪、涌泉各2 min；推、按、㨰、揉腰背部2～3遍；按、揉肝俞、肾俞各1 min；横擦腰骶部，以透热为度。

② 脾肾阳虚证　按、揉建里、天枢、梁门、气海、关元、水道各2 min；拿、捏三阴交、足三里各2 min；叩、按脾俞、胃俞、肾俞、命门、大椎各1 min，拿肩井5～10次；横擦腰骶部及八髎，以透热为度。

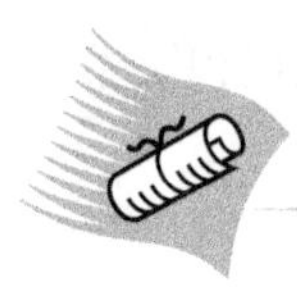

知识链接

本病以往称为更年期综合征，1994 年世界卫生组织(WHO)推荐采用“围绝经期综合征”。即从绝经前，出现与绝经相关的内分泌、生物学和临床特征起，至绝经后一年内的时间。绝经提示卵巢功能衰退、生殖能力终止。城市妇女平均绝经年龄为 49.5 岁，农村妇女为 47.5 岁。约 1/3 的妇女可以平稳过渡，没有明显不适，约 2/3 的妇女出现程度不同的低雌激素血症引发的一系列症状，称“围绝经期综合征”。

中医学认为，本病多因妇女绝经前后，肾气渐衰，冲任亏虚，天癸将竭，精血不足，阴阳平衡失调，脏腑气血功能紊乱所致。其中：素体阴虚，或房劳、多产伤肾，至天癸渐竭之时，肾阴亏虚越甚，肾阴虚不能制约肝阳则肝阳上亢，或不能上制心火，心火独亢，则心肾不交而生本病；素体阳虚，或过用寒凉之品，或劳倦过度，耗损脾阳，日久损及肾阳，至绝经前后肾中元阳虚衰更甚，五脏失于温养，功能失调而致本病。

总之本病病变主要在肾，并可累及心、肝、脾三脏，且以肾虚为本，心、肝、脾三脏功能失调为标。

五、任务实施(表 3-3-4)

表 3-3-4　围绝经期综合征的推拿操作流程

操作程序	操作步骤	要点说明
评估	* 询问患者的年龄、婚姻状况、生育情况； * 询问患者开始出现围绝经期综合征的时间，全身情况，舌苔和脉象等； * 患者对中医的认识和对推拿治疗本病的意愿	√ 询问患者的年龄、职业、月经情况； √ 询问家属，患者的睡眠、情绪及性生活情况； √ 检查患者的性激素水平； √ 根据症状、舌苔、脉象进行分型辨证
计划 1. 治疗师的准备； 2. 用物准备； 3. 患者准备； 4. 环境准备	* 衣帽整洁，清洗双手，修剪指甲； * 推拿床、按摩巾、按摩油(或滑石粉)； * 了解绝经期综合征原因及机理，推拿治疗的部位以及要求患者排空大、小便； * 治疗室要安静、整洁、安全、光线充足	√ 肾阴亏虚者，滋肾宁心，育阴潜阳，以按揉复溜、三阴交、涌泉等滋阴的穴位为主； √ 脾肾阳虚者，温肾健脾，固摄精血，以擦肾俞、命门等温补肾阳的穴位为重点

续表

操作程序	操作步骤	要点说明
实施 1. 穴位定位； 2. 解释及准备； 3. 手法操作	* 在患者身体上找出膻中、中极、关元、气海、血海、三阴交、内关、肩井、合谷、肝俞、脾俞、膈俞、肾俞、章门、期门、天枢、梁门、水道、太冲、三阴交等穴位的位置； * 向患者解释评估结果和计划内容，同时告诉患者放松心情，准备好体位； * 本病推拿分别在俯卧位、仰卧位、坐位等三个体位进行，涉及经络有任脉、膀胱经、脾经和胃经，主要运用摩法、一指禅推法、揉法、擦法和点法，特别是八髎采用擦法，以透热为度	√ 推拿治疗本病的疗效肯定，对各种症状均有不同程度的改善； √ 治疗时宜对患者加强精神疏导与情绪调节，使患者保持乐观豁达心态，避免忧郁、焦虑、急躁情绪； √ 注意劳逸结合，保证充足的睡眠，加强体育锻炼，多进行户外活动如散步、慢跑、太极拳； √ 注意饮食调养，可适当辅以食疗
评价	* 考核本病证型辨证是否准确； * 考核治疗方案是否合适； * 检测穴位定位是否准确； * 考核手法操作是否规范； * 操作流程是否规范	√ 检查学生对本病推拿治疗的操作规范性； √ 对手法治疗围绝经期综合征的疗效进行评价

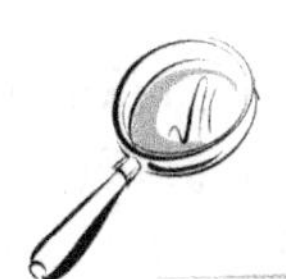

能力检测

江某，女，49岁。绝经2年。头晕，面红烘热，汗出胸闷，心慌气短，失眠多梦，五心烦热，咽干口燥，腰酸膝软，情绪波动，急躁易怒，记忆力减退，血压偏高(达到140/100 mmHg)，舌红少津，脉细数。问题：

1. 该患者是围绝经期综合征的哪一种证型？
2. 为该患者制定推拿治疗方案，包括取穴处方。
3. 写出该类型围绝经期综合征的推拿步骤和流程，并在模拟人身体上进行操作。

任务四　五官科疾病推拿术

推拿治疗五官科疾病是以中医的脏腑、经络学说为理论基础，并结合现代医学的解剖和病理诊断，通过手法作用于人体体表相关穴位和特定部位以调节机体生理、病理状况，达到疏通经络、活血化瘀、止痛、祛邪扶正、调和阴阳的目的。本任务主要练习牙痛、慢性鼻窦炎、失喑、颞下颌关节功能紊乱综合征等疾病的推拿操作。

子任务一　牙痛的推拿治疗

1. 能对牙痛进行准确诊断和鉴别。
2. 能针对各种证型牙痛制定推拿治疗方案。
3. 会针对各种证型牙痛开展推拿治疗。

案例引导

贺某，男，38岁，干部。2010年4月11日诊治。患者素患牙痛之疾，或左或右，或上或下，今左下臼齿处疼痛难忍，喜凉饮。余观其牙痛处牙龈红肿不甚，舌质红，苔黄腻，脉弦细数。问题：

1. 该患者患的是牙痛的哪一种证型？
2. 为该患者制定推拿治疗计划。
3. 说出该患者的推拿步骤。

牙痛是指牙齿因各种原因引起的疼痛而言的，为口腔疾病中最常见的症状之一，属“牙槽风”“牙宣”范畴。牙齿及周围组织的疾病、牙邻近组织的牵扯痛及全身疾病均可引起牙痛。每遇冷、热、酸、甜等刺激时可引起或加剧本病。任何年龄和季节均可发生。

西医学的龋齿、牙周炎、牙髓炎、根尖周围炎、冠周炎、牙本质过敏等引起的牙痛，可参考本节辨证论治。

一、临床表现

牙齿疼痛，因冷、热、酸、甜等刺激而发作或加重，或伴有牙龈红肿、牙龈出血、龈肉萎缩、牙齿松动等，疼痛可向周围放射，影响张口和咀嚼，甚至影响言语功能和睡眠。苔薄白或黄，脉浮数。

二、辨证分型

（1）风火牙痛　牙痛阵发性加重，牙龈红肿，遇风发作，遇冷痛减，遇热加剧，形寒身热，舌红，苔薄白，脉浮数。

（2）胃火牙痛　牙痛剧烈，齿龈红肿或出脓血，肿连腮颊，口臭，便秘，舌红苔黄，脉弦数。

(3) 肾虚牙痛　牙痛隐隐或微痛，时作时止，龈肉萎缩，牙齿松动，咬物无力，午后痛甚，伴有腰背酸痛、头晕眼花、口干不欲饮，手足心热，舌质红嫩，少苔，脉细数。

三、治疗原则

总的治疗原则是疏风邪热、通络止痛。

四、推拿步骤

(1) 点、按、揉内庭、太溪、行间、太冲等穴，重刺激，时间约 3 min。面部按、揉下关、颊车等穴，力量由轻到重，时间约 5 min。按、揉合谷，力量由轻到重。

(2) 根据疼痛的性质和症状选择病变牙龈的局部，施以捏、按等手法。

(3) 随证操作：

①风火牙痛　加按、揉太阳、风池，手法缓慢深沉，每穴 2 min；用一指禅推法自迎香起始，经地仓向上至下关，向下至颊车、承浆，以深透为度，共 5 次；在合谷、外关点按，力度由轻到重，每穴 1 min；拿揉肩井、曲池，手法轻快，以得气为度，每穴 1 min。

②胃火牙痛　用一指禅推法自迎香起始，经地仓向上至下关，向下至颊车、承浆，以深透为度，共 5 次；拿揉足阳明胃经膝关节以下部位，手法轻快，得气为度，往返 20 次；点按丰隆、解溪、足三里、内庭、合谷，手法由轻到重，每穴 2 min。

③肾虚牙痛　在腰部用㨰法，重点在肾俞、命门，以深透有力为度；用一指禅推法自迎香起始，经地仓向上至下关，向下至颊车、承浆，以深透为度，共 5 次；在双侧足三阴经拿揉，手法轻快，以得气为度，往返 20 次；点按太溪、涌泉，手法力度由轻到重，每穴 2 min。

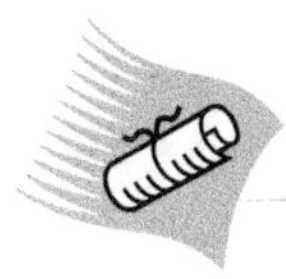

知识链接

中医学认为，本病病变部位在齿龈，热盛阴亏为主要病机，与大肠、胃、肾关系密切。具体为风热邪毒外袭经络，郁于阳明而化火，火邪循经上炎而引起牙痛；或大肠、胃腑积热，火热循经上炎发为牙痛；肾主骨、齿为骨之余，肾阴不足，虚火上炎亦可引起牙痛。

本病应与急性化脓性上颌窦炎和三叉神经痛相鉴别，主要鉴别要点如下。

(1) 急性化脓性上颌窦炎　有鼻塞、流脓涕、头痛，上颌窦区有压痛，尖牙有叩痛。X 线检查上颌窦腔内有液平面。

(2) 三叉神经痛　三叉神经痛有时也被称为"脸痛"，容易与牙痛混淆，是一种发生在头面部三叉神经分布区域内反复发作的阵发性剧烈神经痛，三叉神经痛是神经外科、神经内科常见病之一。多数三叉神经痛于 40 岁起病，多发生于中老年人，女性尤多，其发病右侧多于左侧。该病的特点是，在头面部三叉神经分布区域内，其发病特征是骤发、骤停、闪电样、刀割样、烧灼样，是非常顽固的难以忍受的剧烈性疼痛。

五、任务实施(表 3-4-1)

表 3-4-1　牙痛的推拿操作流程

操作程序	操作步骤	要点说明
评估	* 询问患者的年龄、婚姻状况、病史； * 询问患者牙痛的时间、原因等情况，舌苔和脉象等； * 患者对中医的认识和对推拿治疗本病的意愿	✓ 患者是否为牙痛； ✓ 与三叉神经痛鉴别； ✓ 区分是风火、胃火还是肾虚牙痛
计划 1. 治疗师的准备； 2. 用物准备； 3. 患者准备； 4. 环境准备	* 衣帽整洁，清洗双手，修剪指甲； * 准备推拿床、按摩巾、按摩油(或滑石粉)； * 了解牙痛原因及推拿治疗的部位； * 治疗室要安静、整洁、安全、光线充足	✓ 风火牙痛者，宜疏风泻热，重点按揉曲池、肩井及胃经和大肠经的井穴； ✓ 胃火牙痛者，宜清泻胃火，以按、揉胃经穴位为主； ✓ 肾虚牙痛者，宜滋补肝肾，选取肾俞、命门等穴位
实施 1. 穴位定位； 2. 解释及准备； 3. 手法操作	* 在患者身体上找出太阳、风池、迎香、地仓、下关、合谷、内庭、太溪、肾俞、命门等穴位的位置； * 向患者解释评估结果和计划内容，同时告诉患者放松心情，准备好体位； * 本病推拿以胃经和大肠经穴位为主，其中上牙齿痛重点选胃经，下牙齿痛重点选大肠经，合谷和面部、口腔附近穴位为必选穴位，面部以手、足阳明经穴位为主，主要采用揉法、一指禅推法，腰部以膀胱经穴位为主，擦、揉肾俞、命门等穴位	✓ 推拿对于牙痛效果良好，但对龋齿感染、牙周炎、牙髓炎、智齿等引起的牙痛，效果欠佳，应配合药物治疗； ✓ 平时注意口腔卫生，避免酸、甜、冷、热刺激； ✓ 应仔细询问病史，详细检查，排除心肌梗死所致的牙痛，以防误诊，贻误治疗时机

续表

操作程序	操作步骤	要点说明
评价	* 考核牙痛证型辨证是否准确； * 考核治疗方案是否合适； * 检测穴位定位是否准确； * 考核手法操作是否规范； * 考核操作流程是否规范	√ 检查学生对本病推拿治疗的操作规范性； √ 对手法治疗牙痛的疗效进行评价

能力检测

李某，男，58 岁。主诉：左侧上牙肿痛 7 天。患者牙齿剧烈疼痛 7 天，渐进牙龈红肿，面部肿大，难以进食。舌红苔黄，脉数。既往每年发作数次，需药物治疗近月才能慢慢好转。问题：

1. 该患者是牙痛的哪一种证型？
2. 为该患者制定推拿治疗方案，包括取穴处方。
3. 写出该类型牙痛的推拿步骤和流程，并在模拟人身体上进行操作。

子任务二 慢性鼻窦炎的推拿治疗

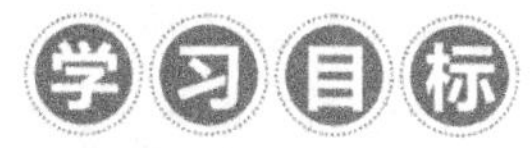

1. 能对慢性鼻窦炎进行准确诊断和鉴别。
2. 能针对各种证型慢性鼻窦炎制定推拿治疗方案。
3. 会针对各种证型慢性鼻窦炎开展推拿治疗。

案例引导

谢某，女，7 岁，自 3 岁开始鼻涕多，家长没有重视，自上学以来，孩子经常反映头痛，父母发现孩子晚上睡觉鼻子不通气，常用口呼吸，并且不思饮食，体倦喜睡，大便黏滞，家长便带她到当地医院检查，诊断为慢性化脓性鼻窦炎，上颌窦伴额窦炎症严重，当地住院输液半月，患者精神状态低下，后在当地用多种方法治疗，还用中药偏方吸入治疗等，疗效均不理想。问题：

1. 该患者是慢性鼻窦炎的哪一种证型？
2. 为该患者制定推拿治疗计划。
3. 说出该患者的推拿步骤。

慢性鼻窦炎是以鼻塞、流脓、流涕、头昏、头痛、嗅觉减退为主要表现的疾病，又称为鼻渊。本病病程较长，可数年至数十年，反复发作，经久难愈。慢性鼻窦炎绝大多数是鼻窦内的多种细菌感染所致，致病菌以流感杆菌及链球菌多见。

一、临床表现

(1) 流涕　多为脓性，黄、绿色或灰绿色，病程长者鼻涕可有息气，脓涕常可经后鼻孔流至咽喉，患者自觉咽部有痰，并常经咽部抽吸后吐出。

(2) 鼻塞　鼻黏膜充血、鼻甲肥大或鼻息肉引起鼻塞，有时亦可因脓涕太多而于擤出鼻涕后鼻塞减轻。

(3) 嗅觉下降　多为两种原因所致，一为鼻黏膜肿胀、鼻塞，气流不能进入嗅觉区域，二为嗅区黏膜受慢性炎症长期刺激，嗅觉功能减退或消失。

(4) 头昏、头痛　慢性鼻窦炎多表现为头沉重感，急性发作时可有头痛，均为鼻窦内引流不畅所致。

(5) 全身表现　少数人可无明显症状，但多数有头昏、食欲不振、易疲倦、记忆力减退以及失眠等。

二、辨证分型

(1) 实证　鼻涕黄浊而黏稠，量多，嗅觉减退，可伴有头痛、鼻塞、发热恶寒、口苦咽干等症。

(2) 虚证　鼻涕不稠，但量多，嗅觉减退，可伴有鼻塞、乏力、形寒肢冷、便溏等症。

三、治疗原则

总的治疗原则是清热泻火、宣肺通窍。

四、推拿步骤

(1) 患者取仰卧位，医者按揉睛明、攒竹、阳白、丝竹空 2～5 min。从印堂分推至太阳 3～5 次，点揉太阳 1～2 min；按揉迎香、瞳子髎、巨髎、颧髎、四白、承泣，每个穴位 1～3 min。

(2) 患者取俯卧位：

① 自百会循督脉点揉，按推至风府 3～5 遍。

② 按推天柱、风池、玉枕、肩井各穴位 1～3 min。

③ 从天柱、风池发际线处自督脉及百会方向抓拿 2～5 min。

④ 沿背部的足太阳膀胱经部位从上至下推 3～5 遍，循经捏肌提穴由下至上施术3～5 遍。

⑤ 循督脉捏肌提穴 3～5 遍(由下至上施术)，至此结束治疗过程。

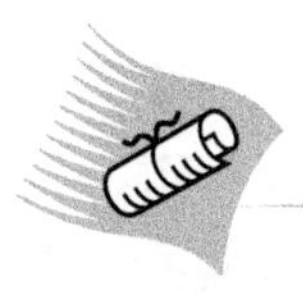

知识链接

一、祖国医学认为本病有虚、实之分，其病因病机可归纳为以下几点。

（1）肺经风热　风热邪毒，袭表犯肺；或风寒侵袭郁而化热，风热壅遏肺经肺失清肃，致使邪毒循经上犯，结滞鼻窍，灼伤鼻窦肌膜而为病。

（2）胆腑郁热　胆为刚脏，内寄相火，其气通脑。情志不畅，喜怒失节，胆失疏泄，气郁化火，循经上犯，移热于脑或邪热犯胆，胆经热盛，上蒸于脑，伤及鼻窦，燔灼肌膜，热炼津液而为涕，迫津下渗发为本病。

（3）脾胃湿热　素嗜酒醴肥甘之物，脾胃湿热内生，运化失常，清气不升，浊阴不降，湿热邪毒循经上犯，停聚窦内，灼损窦内肌膜所致。

（4）脾肺虚弱　鼻渊日久，耗伤肺脾之气，脾虚运化失健，营气难以上布鼻窍；肺气不足，易为邪毒侵袭，且又清肃不利，邪毒滞留鼻窍，凝聚于鼻窦，伤蚀肌膜而为病。

（5）肾阴不足　鼻渊日久，阴精大伤，虚火内扰，余邪滞留不清，两者搏结于鼻窦，肌膜败坏，而成浊涕，发为鼻渊。

二、西医诊断本病可借助X线检查和CT检查。X线检查：窦腔形态变化和窦内黏膜不同程度地增厚、窦腔密度增高，或息肉影，如窦内积聚脓性分泌物，则可见液平面。CT检查是诊断鼻窦炎最直接和准确的方法，可以显示病变鼻窦的位置、范围、解剖学致病因素、鼻腔鼻窦黏膜病变程度，还可以对鼻窦炎的性质进行确定。

本病也需与慢性鼻炎和神经性头痛相鉴别，主要鉴别要点如下。

（1）与慢性鼻炎鉴别　慢性鼻炎流鼻涕不呈绿脓性，亦无臭味，故观察鼻涕的性质是鉴别的关键。X线检查鉴别可准确无误，慢性鼻炎病变局限于鼻腔，而慢性鼻窦炎则鼻窦内可见有炎性病变。

（2）与神经性头痛鉴别　有些患神经性头痛的患者可长年头痛，反复发作，往往误认为有鼻窦炎，但这样的患者基本没有鼻部症状，故从临床表现及X线检查上即可加以鉴别。

五、任务实施（表3-4-2）

表3-4-2　慢性鼻窦炎的推拿操作流程

操作程序	操作步骤	要点说明
评估	* 询问患者的年龄、婚姻状况、生育情况； * 患者出现不适感的时间及相应临床表现，舌苔和脉象等； * 患者对中医的认识和对推拿治疗本病的意愿	✓ 询问有无头痛、头昏、流涕、鼻塞及嗅觉下降等症状； ✓ 观察鼻涕的颜色、质地、气味等； ✓ 结合舌苔、脉象进行分型辨证

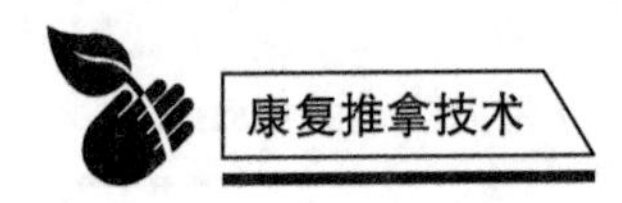

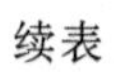
续表

操作程序	操作步骤	要点说明
计划 1. 治疗师的准备； 2. 用物准备； 3. 患者准备； 4. 环境准备	* 衣帽整洁，清洗双手，修剪指甲； * 准备推拿床、按摩巾、按摩油（或滑石粉）； * 了解慢性鼻窦炎原因及推拿治疗的部位； * 治疗室要安静、整洁、安全、光线充足	√ 实证者，采用清热泻火的治疗原则，局部选穴； √ 虚证者，采用益气健脾的治疗原则，除局部选穴外，配合补虚的穴位，如肾俞、命门、足三里等
实施 1. 穴位定位； 2. 解释及准备； 3. 手法操作	* 在患者身体上找睛明、攒竹、阳白、丝竹空、印堂、太阳、迎香、瞳子髎、巨髎、颧髎、四白、承泣、肾俞、命门等穴位的位置； * 向患者解释评估结果和计划内容，同时告诉患者放松心情，准备好体位； * 本病推拿主要以头面部穴位为主，实证用泻法、运太阳的操作；虚证用补法，其中按揉迎香、攒竹和擦迎香为重点，常用手法有点揉法、拿法、推法、捏脊法等	√ 头面部推拿要轻柔，特别是迎香、太阳、攒竹等穴的操作； √ 慢性鼻窦炎的患者由于病程日久，常伴有全身不适及容易烦躁等表现，居住室内应保持空气新鲜，冬季气温变化不应太大，注意休息，坚持治疗； √ 积极预防感冒，在上呼吸道感染期及时治疗，因为上呼吸道感染治疗不彻底，常是慢性鼻窦炎的诱因； √ 工作环境粉尘、污染较重的地方，应戴口罩，避免细菌进入鼻腔； √ 积极治疗慢性鼻炎； √ 不用力擤鼻，脓涕多者可先滴药、再擤鼻，以免单个鼻窦发炎因擤鼻不当，将脓涕压入其他鼻窦而导致多个鼻窦发炎； √ 禁食辛辣、肥腻、刺激性食物，戒除烟酒
评价	* 考核本病证型辨证是否准确； * 考核治疗方案是否合适； * 考核穴位定位是否准确； * 考核手法操作是否规范； * 操作流程是否规范	√ 检查学生对本病推拿治疗的操作规范性； √ 对手法治疗慢性鼻窦炎的疗效进行评价

能力检测

张某，男，20岁，2009年10月8日就诊。主诉：双鼻塞，流脓涕约2年。现病史：患者于两年前“受凉”后出现双鼻塞，交替出现，伴有流鼻涕。起初为清涕，继为脓涕，量较多。诉头晕症状随即出现，无鼻出血，无发热及全身皮疹，无咳嗽及胸腹痛等症状，当时以感冒自行治疗，症状有所好转。此后上述症状在季节变换时均会出现，影响日常生活及工作。问题：

1. 该患者是慢性鼻窦炎的哪一种证型？
2. 为该患者制定推拿治疗方案，包括取穴处方。
3. 写出该证型慢性鼻窦炎的推拿步骤和流程，并在模拟人身体上进行操作。

子任务三　失喑的推拿治疗

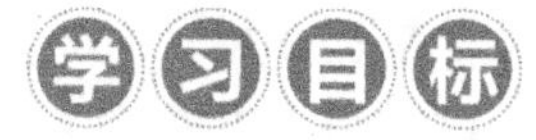

1. 能对失喑进行准确诊断和鉴别。
2. 能针对各种证型失喑制定推拿治疗方案。
3. 会针对各种证型失喑开展推拿治疗。

案例引导

李某，男，41岁，干部，1997年10月2日来诊。半年来自觉咽喉不适，咳时偶有少许黏痰，声音不清且乏力。于9月初经某医院诊为慢性声带炎，口服消炎药等无效。现除上述症状外，伴有失眠，易惊，时心悸，动则气短，食欲不振，四肢乏力，声音嘶哑而语气无力，面色㿠白，舌淡，舌头边略有齿痕，苔薄白，脉沉细。问题：

1. 该患者是失喑的哪一种证型？
2. 为该患者制定推拿治疗计划。
3. 说出该患者的推拿步骤。

失喑是指由于咽喉连同声带发炎、肿胀，影响声带振动发声所致的声音不扬，甚至嘶哑或失声的一系列症候，有急、慢性之分，属中医学“喉喑”范畴。可散见于任何人群，但以教师、歌唱演员等长期从事“说”“唱”工作的人多见。

本证相当于西医学的“声带麻痹”，即声门闭合不全。

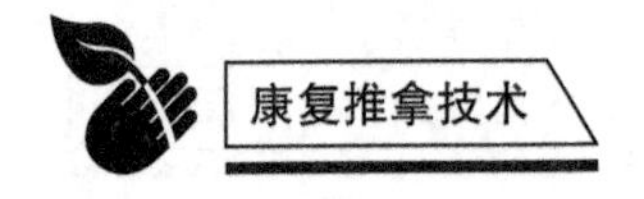

一、临床表现

1. 实证

① 风寒　症见卒然声音不扬，甚则嘶哑，兼见咳嗽、鼻塞、头痛、恶寒发热、舌苔薄白、脉浮紧。

② 风热　症见发声不扬，声音低微，伴咽痛咽干，咳痰黄稠，口渴尿赤，舌红苔黄，脉滑数。

2. 虚证

① 肺燥津伤　症见音哑，口干咽燥，干咳无痰，唇干鼻燥，舌红，脉细数。

② 肺肾阴虚　症见音哑，失暗，逐渐加重，日久不愈，伴咽干喉燥，干咳少痰，手足心热，腰膝酸软，周身乏力，虚烦不寐，盗汗，舌红少苔，脉细。

二、治疗原则

本病以利喉开音为治疗原则。

三、推拿步骤

(1) 患者取坐位或仰卧位，医者与患者相对而坐。先以一指禅推法于患者夹喉穴(位于喉结两侧，距前正中线 2 寸，以喉结为中点，上下各 1.5 寸，总长 3 寸，即甲状软骨边缘)施术(拇指及其余四指各按压一侧)，手法要求轻柔和缓，不疾不徐。操作时，拇指可沿穴位上下移动，而其余四指则原位不动，以使整个穴位上始终全方位有酸胀得气感达 10 min。施术过程中，既要使患者夹喉穴上有得气感，又不能大力按压，以防憋气，更不可左右推动喉结，以免造成喉头水肿。

(2) 胸部手法　医者先以指揉法分别施术于天突、膻中，以得气为度，每穴 3 min；继以中指点振法，每穴 3 次，且使得气感向第三胸椎方向放射。

(3) 随证操作：

①风寒　拿揉肩井、风池；擦风门、肺俞；点按列缺、合谷约 5 min。

②风热　拿肩井、风池；揉曲池、大椎、合谷、列缺约 5 min。

③肺燥津伤　揉肺俞、风门；推膻中、天突；循肋分推两胁 5 min。

④肺肾阴虚　揉肺俞、肾俞；推气海、关元；擦腰骶八髎 5 min。

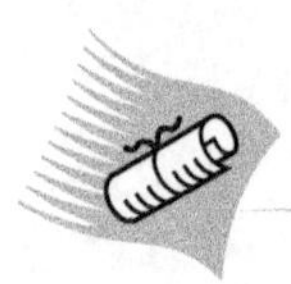

知识链接

中医学认为，失喑的病因有内、外之分，病程有长、短之别。一般而言，暴喑病程短，多由外感等引起，属实证。久喑病程长，多由气阴耗伤而致，为虚证。本证虽病在局部，但与肺、肾两脏有着密切的关系。《直指方》云："肺为声音之门，肾为声音之根。"《灵枢》

曰:“会厌为声音之门户。”本病虽属局部疾病,但与肺、肾关系密切。

(1) 实证风寒袭肺或风热犯肺,或寒邪化热复感外寒,致热为寒郁,肺气不宣,会厌不利,以至于音不得出。

(2) 虚证言多耗气,久之则气阴亏损,或久病肺肾两亏,致肺阴不足,喉不得润,音不得出。

西医认为,声音是气体通过声道(声门裂)引起声带有节律地闭合与开放产生振动而发出的。声带的闭合与开放,有赖于喉部诸多肌肉的协调作用,而这些肌肉又分别受到喉上神经及喉下神经(喉返神经)的支配与调节(喉上神经及喉下神经分属迷走神经的两大分支)。因此,不管是直接损伤了声带,还是损伤了影响声带运动的肌肉或者是支配这些肌肉运动的神经,都可以导致声带的闭合与开放不全,从而出现音哑及失喑。

四、任务实施(表 3-4-3)

表 3-4-3 失喑的推拿操作流程

操作程序	操作步骤	要点说明
评估	* 询问患者的年龄、职业等情况; * 患者开始发病的时间、全身情况、舌苔和脉象等; * 患者对此病的认识和对推拿治疗本病的意愿	√ 询问患者发病前是否有劳累、感冒等造成声带疲劳的因素; √ 根据舌苔、脉象进行辨证分型; √ 根据症状与中风之后舌强不利、语言不能的“舌喑”症相鉴别
计划 1. 治疗师的准备; 2. 用物准备; 3. 患者准备; 4. 环境准备	* 衣帽整洁,清洗双手,修剪指甲; * 准备推拿床、按摩巾、按摩油(或滑石粉); * 了解失喑原因及机理,推拿治疗的部位; * 治疗室要安静、整洁、安全、光线充足	√ 外感风热宜祛风散热,运用拿、揉法在曲池、大椎和风池等穴操作; √ 外感风寒宜疏风散寒,主要在风门、肺俞等穴操作; √ 肺燥津伤宜润肺养津,可按揉膻中、天突、复溜、三阴交等穴; √ 肺肾阴虚宜养阴补肾,主要按揉肾俞、关元,擦八髎以补肺肾

续表

操作程序	操作步骤	要点说明
实施 1. 穴位定位； 2. 解释及准备； 3. 手法操作	* 在患者身体上找出夹喉穴、天突、膻中、肩井、风池、肺俞、曲池、大椎、合谷、气海、关元等穴位的位置； * 向患者解释评估结果和计划内容，同时告诉患者放松心情，准备好体位； * 本病推拿重点是用一指禅推法和按揉法在夹喉穴、风池上操作（既可祛外风也可熄内风），然后，外感风热取大椎和曲池，外感风寒取肺俞和风门，肺燥津伤取膻中、天突、三阴交、复溜等穴，肺肾阴虚取肾俞、关元和八髎	✓ 在夹喉穴用一指禅推法操作时，一定要轻柔和缓，切忌暴力； ✓ 避免过度、过力及不正确的发声； ✓ 嘱患者少说话，尤其是大声呼叫，注意身心调养，避免不良精神刺激； ✓ 少食辛辣等刺激性强的食物； ✓ 防止外感及咽喉部炎症发生
评价	* 考核失喑证型辨证是否准确； * 考核治疗方案是否合适； * 检测穴位定位是否准确； * 考核手法操作是否规范； * 操作流程是否规范	✓ 检查学生对本病推拿治疗的操作规范性； ✓ 对手法治疗失喑的疗效进行评价

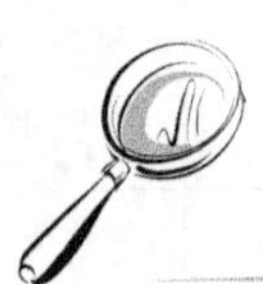

能力检测

林某，男，43 岁，声音反复嘶哑 1 年余，昨因劳累加重，声哑不能发声，咽痛，微恶风，无发热，舌质红、苔薄黄，脉细略数。检查：咽喉部黏膜充血肿胀；纤维喉镜见双声带充血、肿胀、肥厚，示慢性喉炎急性发作。问题：

1. 该患者是失喑的哪一种证型？
2. 为该患者制定推拿治疗方案，包括取穴处方等。
3. 写出该证型失喑的推拿步骤和流程，并在模拟人身体上进行操作。

子任务四　颞下颌关节功能紊乱综合征的推拿治疗

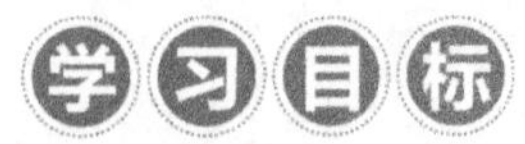

学习目标

1. 能对颞下颌关节功能紊乱综合征进行准确诊断和鉴别。

2. 能针对各种证型颞下颌关节功能紊乱综合征制定推拿治疗方案。
3. 会针对各种证型颞下颌关节功能紊乱综合征开展推拿治疗。

案例引导

王某，女，32岁，教师，2011年10月就诊。右颞下颌关节疼痛，张、闭口困难，弹响三年余。经某院诊为“颞下颌关节功能紊乱综合征”用药物、局封等久治未愈。近半年来病情逐渐加重，张口困难。除了有三大征(颞下颌关节运动异常、关节弹响、关节区疼痛)外，还有如下症状：开口度不足一横指、开口不对称、下颌偏向患侧、咬嚼紊乱。问题：

1. 该患者是颞下颌关节功能紊乱综合征的哪一种证型？
2. 为该患者制定推拿治疗计划。
3. 说出该患者的推拿步骤。

颞下颌关节功能紊乱综合征，是指由于颞下颌关节受到外力作用，反复劳损，或寒凉、周围炎症刺激，引起颞下和关节功能紊乱，出现局部疼痛、张口受限、关节弹响等症状的一种疾病，又称为颞下颌关节炎，是口腔颌面部常见的疾病之一。

在颞下颌关节疾病中，此病最为多见。此病好发于青壮年，以20～30岁患病率最高，常发生于一侧，亦可累及双侧。

一、临床表现

主要的临床表现有局部酸胀或疼痛、弹响和运动障碍。疼痛部位可在关节区或关节周围；并可伴有轻重不等的压痛。关节酸胀或疼痛尤以咀嚼及张口时明显。弹响在张口活动时出现。响声可发生在下颌运动的不同阶段，可为清脆的弹响声或碎裂的连响声。常见的运动阻碍为张口受限，但也可出现张口过大或张口时下颌偏斜。此外，还可伴有颞部疼痛、头晕、耳鸣等症状。

二、治疗原则

本病以舒筋通络、理筋整复为治疗原则。

三、推拿步骤

(1) 患者取坐位，医者用拇指揉法于颊车、下关3～5 min；在耳门、上关、下关、颊车、翳风、合谷用点法，每穴30 s，以酸胀为度；在颞下颌用指摩法；摇颞下颌关节。

(2) 患者取坐位，医者双手拇指按住患者两侧颊车，其余四指托扶下颌骨下缘，双手拇指按揉颊车，并轻微活动下颌骨。若关节有半脱位，拇指可感到有轻微的弹跳感；若下颌骨偏歪，咬合异常，应予手法整复。

（3）患者取坐位，医者站于患者身后，一手掌大鱼际按住患侧颞下颌关节，另一手掌按住健侧下颌骨，嘱患者做张口、闭口运动；同时医者双手相对用力挤按。

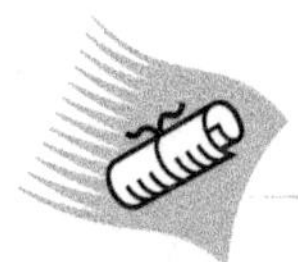

知识链接

颞下颌关节功能紊乱综合征多发于青壮年，其发病机理尚未完全明了。本症的主要特点为关节区酸胀疼痛、运动时弹响、张口运动障碍等。多数属关节功能失调、预后良好；但极少数病例也可发生器质性改变。主要原因如下。

（1）创伤因素　很多患者有局部创伤史，如曾承外力撞击、突咬硬物、张口过大（如打呵欠）等急性创伤；还有经常咀嚼硬食、夜间磨牙以及单侧咀嚼习惯等。这些因素可能引起关节挫伤或劳损，咀嚼肌群功能失调对本症的发生也有一定影响。

（2）咬合因素　不少患者有明显的咬合关系紊乱，如牙尖过高、牙齿过度磨损、磨牙缺失过多、不良的假牙、颌间距离过低等。咬合关系紊乱可破坏关节内部结构间功能的平衡，促使本症的发生。

（3）全身及其他因素　神经精神因素与本病可有一定的关系，如有些患者有情绪急躁、精神紧张、容易激动等情况。此外，有的患者有风湿病史，有的患者发病与受寒有关。

本病应与颞下颌关节脱位相鉴别，颞下颌关节脱位表现为患者呈半张口状，不能咬合，吞咽困难，言语不清，流涎不止。在颧弓下可摸到下颌骨髁突，其后方有一凹陷。

四、任务实施（表 3-4-4）

表 3-4-4　颞下颌关节功能紊乱综合征的推拿操作流程

操作程序	操作步骤	要点说明
评估	* 询问患者的年龄、职业； * 患者开始发病的时间，全身情况，牙齿咬合状况等； * 患者对此病的认识和对推拿治疗本病的意愿	√ 询问患者疼痛时间、性质、诱因，有无夜晚磨牙、喜食硬物等病史； √ 检查患者有无牙尖过高、牙齿过度磨损、磨牙缺失过多、不良的假牙、颌间距离过低等诱发因素； √ 询问患者最近有无疲劳、焦虑、失眠等情况； √ 注意与颞下颌关节脱位、颞下颌关节部的骨折、结核及肿瘤相鉴别

续表

操作程序	操作步骤	要点说明
计划 1. 治疗师的准备； 2. 用物准备； 3. 患者准备； 4. 环境准备	* 衣帽整洁，清洗双手，修剪指甲； * 准备推拿床、按摩巾、按摩油（或滑石粉）； * 了解此病发生的原因及机理，推拿治疗的部位； * 治疗室要安静、整洁、安全、光线充足	√ 检查两侧颞下颌关节是否对称，两侧咬肌是否一样； √ 运用按、揉等松解手法缓解紧张的咬肌； √ 纠正颞下颌关节的异常位置关系
实施 1. 穴位定位； 2. 解释及准备； 3. 手法操作	* 在患者身体上找出颊车、上关、下关、翳风、耳门、合谷等穴位的位置； * 向患者解释评估结果和计划内容，同时告诉患者放松心情，准备好体位； * 本病推拿分为放松紧张肌群和纠正该关节异常位置关系两大部分，主要运用按、揉、点、摩和挤压等手法，重点穴位是颊车、耳门、上关、下关、颊车、翳风，手法的关键是在患者张口、闭口的主动运动的配合下挤压该关节	√ 做关节复位时，应注意力度，不可造成对颞下颌关节的再度损伤； √ 本病推拿时患者可做小幅度的张口、闭口运动，以松弛关节周围的肌肉、韧带，以增强推拿效果； √ 推拿治疗本病，疗效较好，尤其是早期治疗，晚期关节有损害者，可缓解症状； √ 韧带松弛而发生关节半脱位时，应适当限制下颌骨的过度运动，全脱位应首先复位； √ 术后应嘱患者避免寒冷刺激和过度用力咬干硬的食物
评价	* 考核本病证型辨证是否准确； * 考核治疗方案是否合适； * 检测穴位定位是否准确； * 考核手法操作是否规范； * 操作流程是否规范	√ 检查学生对本病推拿治疗的操作规范性； √ 对手法治疗颞下颌关节功能紊乱综合征的疗效进行评价

能力检测

王某，男，18 岁。患者 5 月初门诊就诊。近期因复习功课，参加高考模拟考试，学习紧张，思想负担重，睡眠较少。3 天前早起吃饭时，突感左侧牙齿咬合困难，无法咀嚼，左侧耳垂前下方压痛，张口时疼痛，能听到响声，进食明显受限制，每日只能喝稀粥，心情烦躁，来门诊就医。查患者张口度约 2 cm，张口时中线明显外移，张口时有弹响，左颞颌关节处明显压痛，左上、下牙咬合关系稍差，患者心烦口干，便干，舌质红，苔淡黄，脉沉数。问题：

1. 请为该患者制定推拿治疗方案，包括取穴处方。

2. 写出颞下颌关节功能紊乱综合征的推拿步骤和流程，并在模拟人身体上进行操作。

（王庆芬）

任务五　儿科疾病推拿术

子任务一　发热的推拿治疗

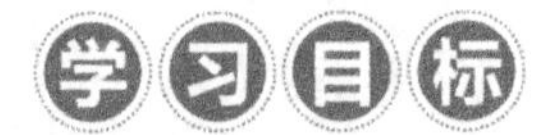

1. 能对小儿发热进行准确诊断。
2. 能针对各种证型的小儿发热制定推拿治疗方案。
3. 会针对各种证型小儿发热开展推拿治疗。

案例引导

许某，男，3 岁，发热 1 天。患儿 1 天前出现发热，在家口服退烧药物后缓解，今天又发热、有汗、鼻塞、咳嗽黄稠痰。舌质红，苔黄腻，指纹紫红，脉浮数。发病来饮食差，精神差，小便正常，大便发病以来 1 次，稀，无黏液脓血。

体格检查：体温 38.5 ℃，脉搏 98 次/分，呼吸 30 次/分，发热病容，发育好，精神差，皮肤黏膜无黄染。颌下淋巴结肿大，无压痛，活动度可。口腔黏膜充血无溃疡，舌乳头红肿，无疼痛。咽部充血、扁桃体Ⅱ度肿大，无脓性分泌物。双肺听诊呼吸音稍粗，未闻及干湿啰音，心脏听诊正常，无杂音。腹胀，无压痛、反跳痛。肠鸣音正常，四肢活动正常，生理反射存在，病理反射未引出。问题：

1. 该患儿是发热的哪一种证型？
2. 为该患儿制定推拿治疗计划。
3. 说出该患儿的推拿步骤。

发热，是指体温高于正常标准，为小儿时期疾病的常见症状之一。

小儿发热一般分为外感发热、食积发热、惊恐发热、阴虚发热、气虚发热等五种。小儿具有“阳常有余，阴常不足”的生理、病理特点，很多急、慢性疾病均有发热的症状，其中以外感发热最为常见，某些急性传染病的初期如麻疹、水痘、流行性乙型脑炎、丹痧等也有不同程度的发热。年幼体弱患儿，在发热性病程中常易出现兼证、变证，临证时应加以注意。

一、临床表现

(1) 外感发热　发热轻、恶寒重、头痛、无汗、鼻塞流清涕、喷嚏、喉痒、苔薄白、指纹鲜红者为外感风寒；发热重、恶寒轻、恶风、微汗出、鼻流黄涕或浊涕、口干、咽痛、苔薄黄、指纹红紫者为外感风热。

(2) 食积发热　发热以入暮为甚，腹壁手心发热，两颧红赤，夜卧不宁，嗳腐吞酸，胸腹胀满，疼痛拒按，便秘或泄下酸臭，舌红，苔黄腻，脉滑数，指纹紫滞。

(3) 惊恐发热　发热不甚，昼轻夜重，伴有面色青黄，心悸不宁，睡梦虚惊，甚则睡卧时手足掣动，惊啼，舌红，苔黄，脉弦数，指纹青紫。

(4) 阴虚发热　午后发热，手足心热，盗汗，形体瘦削，心烦少寐，舌红少苔或无苔，脉细数，指纹淡紫。

(5) 气虚发热　发热，语声低微，动则自汗，形体消瘦，倦怠懒言，食欲不振，或食后即泻，舌质淡，苔薄白，脉虚弱或沉细无力，指纹色淡。

二、治疗原则

发热的总体治疗原则以清热为主。外感者，佐以发散解表；肺胃实热者，佐以清泻里热，理气消食；阴虚者，佐以滋阴；气虚者，佐以健脾益气。

三、推拿步骤

1. 外感发热

(1) 开天门、推坎宫、揉太阳、运耳后高骨各 100 次。

(2) 清肺经、揉二扇门、清天河水各 200 次。

(3) 风热者，加推脊、揉大椎、揉合谷、揉曲池、揉外关各 200 次；风寒者，加推三关、推天柱骨、拿风池各 200 次。其中：咳嗽、痰鸣气急者，加推揉膻中、揉肺俞 200 次，运内八卦 100 次；痰多者，加揉丰隆 200 次；鼻塞者，加黄蜂入洞 20 次；咽痛者，加掐揉少商 200 次；脘腹胀满、不思乳食加揉中脘、分腹阴阳、揉板门各 200 次；嗳酸呕吐者，推天柱骨 200 次；惊惕不安，夜寐不宁，加清肝经、捣揉小天心、掐揉五指节各 200 次。

2. 食积发热

清肺经、清胃经、清大肠、揉天枢、揉板门、摩腹、运内八卦、清天河水、退六腑各200次。

其中:大便干结难下者,加推下七节骨、掐揉膊阳池各200次;夜寐不安者,加掐揉小天心、掐揉五指节各200次。

3. 惊恐发热

捣小天心、掐揉五指节、清天河水各200次,推三关300次。其中大便色绿者加揉外劳宫200次。

4. 阴虚发热

揉二马、补肺经、清天河水、运内劳宫、推涌泉各200次。

其中:自汗、盗汗者,加揉肾顶、补肾经各200次,捏脊5次;烦躁不安者,加清肝经、清心经、掐揉五指节、揉百会各200次。

5. 气虚发热

补脾经、补肺经、运内八卦、摩腹、分手阴阳、揉足三里、揉脾俞、揉肺俞各300次,清天河水100次,捏脊5遍。

其中:腹胀、纳呆者,加揉板门、分推腹阴阳各200次;大便稀薄,夹有不消化食物残渣者,加推上七节骨、补大肠、板门推向横纹各100次;恶心呕吐,加推天柱骨、横纹推向板门各100次。

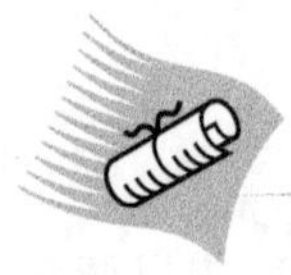

知识链接

小儿发热不但要从中医的角度进行辨证,而且还应该从现代医学角度探究其特点及发病原因和机理。现代医学根据发热的持续时间和发热波峰特点将发热分为短期发热、长期发热和不同热型。发热时间持续2周以内者称为短期发热;发热时间持续2周以上者称为长期发热。小儿常见热型有稽留热、弛张热、间歇热、双峰热、不规则发热、波浪热、双相热等。

感染性疾病是发热最常见的病因,各种病原微生物(病毒、细菌、真菌、支原体、衣原体、立克次体、螺旋体和寄生虫)引起的机体局部或全身感染均可导致发热。非感染性疾病如结缔组织病与变态反应性疾病、肿瘤与血液病、免疫缺陷病、体温中枢调节失常、组织破坏或坏死等亦可导致发热。

发热较甚,推拿不能控制时,应及时配合现代医学医疗手段进行治疗。

四、任务实施(表3-5-1)

表3-5-1　发热的推拿操作流程

操作程序	操作步骤	要点说明
评估	* 患儿的营养状况，家长的文化程度，沟通是否畅通； * 患儿发热的程度，呼吸和心跳状况，舌质和舌苔及指纹情况，精神状况、大小便情况等； * 患儿家长对中医的认识和对推拿治疗本病的意愿	√ 判断是外感发热还是食积发热、惊恐发热、阴虚发热、气虚发热等； √ 注意与其他因素引起的发热相鉴别，如肿瘤、免疫缺陷等
计划 1. 治疗师的准备； 2. 用物准备； 3. 患者准备； 4. 环境准备	* 衣帽整洁，清洗双手，修剪指甲，与患儿沟通； * 推拿床、按摩巾、按摩油（或滑石粉）； * 让患儿家长了解发热原因及机理，推拿治疗的部位，使患儿配合； * 治疗室要安静、温暖、温馨，符合儿童心理、光线充足	√ 外感发热者，宜疏风解表、宣肺清热； √ 食积发热者，宜清泻里热、理气消食； √ 惊恐发热者，宜镇惊清热，如捣小天心、掐揉五指节等
实施 1. 穴位定位； 2. 解释及准备； 3. 手法操作	* 在患儿身体上找出呈点状、线状、面状的穴位，如天门、坎宫、太阳、耳后高骨、肺经、二扇门、天河水等该病推拿所需穴位的位置； * 向患儿家长解释评估结果和计划内容，同时告诉患儿及其家长放松心情，准备好体位； * 小儿发热的推拿应以退热为主，可采用清天河水、清肺经、揉二扇门、揉二马等，同时兼顾分型不同采用辅助治疗手法	√ 推拿时可加凉水、酒精和薄荷水以增加退热的效果； √ 推拿治疗期间，小儿要补充水分，注意休息，切勿造成脱水或惊厥； √ 因急性传染病导致的发热，应采用中西医结合的方式治疗，特别是患儿出现频繁呕吐、烦躁或嗜睡时应高度重视
评价	* 考核发热证型辨证是否准确； * 考核治疗方案是否合适； * 检测穴位定位是否准确； * 考核手法操作是否规范； * 操作流程是否规范	√ 检查学生对本病推拿治疗的操作规范性； √ 对手法治疗发热的疗效进行评价

能力检测

刘某，男，6岁，午后发热1周。患儿于1周前出现发热，以午后明显，且烦躁盗汗，体质消瘦，经常便秘，皮肤干燥。现患儿精神较差，舌红少苔，脉细数，指纹淡紫。问题：

1. 该患儿是发热的哪一种证型？
2. 为该患儿制定推拿治疗方案，包括取穴处方。
3. 写出该证型发热的推拿步骤和流程，并在模拟人身体上进行操作。

（叶新强）

子任务二　咳嗽的推拿治疗

学习目标

1. 能对小儿咳嗽进行准确诊断。
2. 能针对各种证型的小儿咳嗽制定推拿治疗方案。
3. 会针对各种证型小儿咳嗽开展推拿治疗。

案例引导

张某，男，3岁，于2006年11月8日就诊。主诉：咳嗽4天。病史：患儿4天前洗澡后开始咳嗽、鼻塞、流清涕、恶寒重而无汗、喉中痰鸣、纳食减少、夜寐不安，家长喂服强力银翘片、止咳糖浆无效，来我院就诊。查体：患儿咳嗽有痰，流清涕，咽部稍红，肺部呼吸音粗糙，苔薄白，指纹色红，脉浮紧。问题：

1. 该患儿是咳嗽的哪一种证型？
2. 为该患儿制定推拿治疗计划。
3. 说出该患儿的推拿治疗步骤。

咳嗽是小儿肺脏疾病的主要症状之一，一年四季均可发病，而以冬春季节多见。三岁以下婴幼儿尤易罹患。

《幼幼集成》说："凡有声无痰谓之咳，肺气伤也；有痰无声谓之嗽，脾湿动也；有声有痰谓之咳嗽。"不论外邪袭肺或其他脏腑病变累及肺脏，均可引起咳嗽。本节着重讨论外感风寒、风热及肺脾两虚等所致的咳嗽。西医学的小儿急、慢性支气管炎等，以咳嗽为主要表现者，可参考本节辨证治疗。

一、临床表现

1. 外感咳嗽

（1）风寒咳嗽　咳嗽频作，痰、涕清稀色白，恶寒重而无汗，头身疼痛，咽痒，声重，舌淡，苔薄白，脉浮紧，指纹浮红。

（2）风热咳嗽　咳嗽不爽，痰、涕黄稠，稍畏寒而微汗出，咽喉疼痛，口渴，舌红，苔薄黄，脉浮数，指纹鲜红或紫红。

2. 内伤咳嗽

（1）痰湿咳嗽　咳嗽痰多，色白质稀，胸闷纳呆，神倦乏力，舌淡，苔白腻，脉滑，指纹淡红。

（2）气虚咳嗽　咳嗽声低无力，痰白质稀，面色㿠白，气短少言，语声低微，畏寒自汗，舌淡嫩，边有齿印，脉细无力，指纹色淡。

（3）阴虚咳嗽　干咳无痰，或少痰、口渴咽干，喉痒声嘶，手足心热或午后潮热，盗汗，舌红少苔，脉细数，指纹色紫。

二、治疗原则

总体治疗原则以宣降肺气为主。外感咳嗽者，佐以疏风解表；内伤咳嗽者，佐以燥湿化痰，或养阴润肺。

三、推拿步骤

（一）外感咳嗽

1. 风寒咳嗽

（1）开天门、推坎宫、运太阳、揉耳后高骨、掐揉二扇门、顺运内八卦各 100 次。

（2）清肺经、推揉膻中、推三关各 200 次，分推肩胛骨、揉肺俞各 100 次。

其中：发热者，加清天河水 300 次；鼻流清涕者，加揉迎香 200 次。

2. 风热咳嗽

（1）开天门、推坎宫、运太阳、揉耳后高骨各 100 次。

（2）清肺经、揉肺俞、清天河水各 300 次。

（3）推揉膻中、运内八卦、揉乳旁、揉乳根各 100 次。

其中：痰多喘咳者，加揉丰隆 300 次；肺部有湿性啰音者，加揉掌小横纹 300 次；肺部有干性啰音者，加推小横纹 300 次。

（二）内伤咳嗽

1. 痰湿咳嗽

（1）补脾经、补肺经、揉脾俞、揉肺俞、揉中脘、按揉足三里各 300 次。

（2）按揉天突、揉膻中、揉乳根、揉乳旁、运内八卦各 200 次。

其中：腹泻者，加补大肠、推上七节骨、揉龟尾；痰多者，加揉丰隆；体虚久咳者，加捏脊、补肾经。

2. 肺虚咳嗽

(1) 补肺经、补肾经、揉肺俞、揉膻中、揉乳根、揉乳旁各 300 次。

(2) 按揉天突、分推肩胛骨、运内八卦各 200 次。

其中：阴虚甚者，加揉二马；久咳体虚者，加捏脊、揉足三里；虚热者，加推涌泉、清天河水。

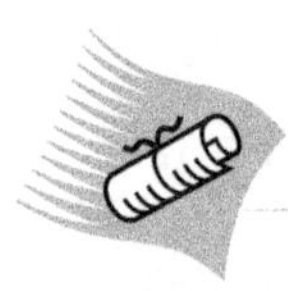

知识链接

中医学认为，咳嗽有外感和内伤两大因素。外感因素：主要是外邪犯肺，因肺为娇脏，主气司呼吸，开窍于鼻，外合皮毛，主一身之表，小儿形气未充，卫外不固，外邪侵袭，首当犯肺；若风寒或风热之邪外侵，邪客肌表，肺气郁闭，肺失清肃或感受燥邪，伤津灼肺；痰涎黏结，阻塞气道等均可使肺气上逆，引起咳嗽。内伤因素：主要是素体虚弱，或久病不愈，肺气阴耗伤，肺气上逆；或饮食不当，损伤脾胃，致脾失健运，痰湿内生，上扰肺络，肺失宣降而出现咳嗽。

现代医学把咳嗽分为急性咳嗽、亚急性咳嗽和慢性咳嗽。其中：急性咳嗽是指咳嗽时间少于 3 周者；亚急性咳嗽是指咳嗽时间为 3～8 周者；慢性咳嗽是指咳嗽时间在 8 周以上者。普通感冒是急性咳嗽最常见的病因，其他病因包括急性支气管炎、急性鼻窦炎、过敏性鼻炎、慢性支气管炎急性发作、支气管哮喘（简称哮喘）等。亚急性咳嗽最常见的原因是感冒后咳嗽（又称感染后咳嗽）、细菌性鼻窦炎、哮喘等。慢性咳嗽的原因较为复杂：一部分患者有实质性病变，如肺炎、肺结核、肺癌等；另一部分患者无实质性病变，仅以咳嗽为主或咳嗽是其一症状，有人称之为不明原因慢性咳嗽。

四、任务实施（表 3-5-2）

表 3-5-2　咳嗽的推拿操作流程

操作程序	操作步骤	要点说明
评估	* 患儿的营养状况，家长的文化程度，沟通是否畅通； * 患儿咳嗽的原因、时间、程度、特点以及舌质和舌苔及指纹情况； * 患儿家长对中医的认识和对推拿治疗本病的意愿	✓ 判断患儿咳嗽属于外感还是内伤； ✓ 注意鉴别肺结核等因素引起的咳嗽

续表

操作程序	操作步骤	要点说明
计划 1. 治疗师的准备； 2. 用物准备； 3. 患者准备； 4. 环境准备	* 衣帽整洁，清洗双手，修剪指甲，与患儿沟通； * 准备推拿床、按摩巾、按摩油（或滑石粉）； * 让患儿家长了解咳嗽原因、推拿治疗的部位，使患儿配合； * 治疗室要安静、温暖、温馨，符合儿童心理，光线充足	√ 风寒咳嗽者，宜解表散寒、宣肺止咳； √ 风热咳嗽者，宜疏风清热、宣肺止咳； √ 痰湿咳嗽者，宜健脾除湿、化痰止咳； √ 肺虚咳嗽者，宜补肺养阴、化痰止咳
实施 1. 穴位定位； 2. 解释及准备； 3. 手法操作	* 在患儿身体上找出呈点状、线状、面状的穴位，如天门、坎宫、肺经、天突、乳根、膻中、内八卦等该病推拿所需穴位的位置； * 向患儿家长解释评估结果和计划内容，同时告诉患儿及其家长放松心情，准备好体位； * 小儿咳嗽的推拿应以宣肺止咳为主，如开天门、推坎宫、清或补肺经、运内八卦、按揉天突、乳旁和乳根，推揉膻中等，同时根据分型不同选用相应的辅助治疗手法	√ 咳嗽推拿期间不宜多吃橘子，否则会加重咳嗽； √ 治疗期间饮食宜清淡，忌食辛辣、肥厚之物； √ 肺炎、肺结核等疾病引起的咳嗽，除采用推拿治疗外，还应结合现代医疗手段进行综合治疗； √ 外感风寒咳嗽，可以加葱白、生姜、白酒加水熬制的介质推拿，以增强驱寒宣肺止咳的功效
评价	* 考核咳嗽证型辨证是否准确； * 考核治疗方案是否合适； * 检测穴位定位是否准确； * 考核手法操作是否规范； * 操作流程是否规范	√ 检查学生对本病推拿治疗的操作规范性； √ 对手法治疗咳嗽的疗效进行评价

能力检测

张某，男，5岁，咳嗽5天。患儿于5天前外出游玩后开始咳嗽，兼有鼻塞、头痛，痰和鼻涕黄稠，畏寒轻，有汗，伴有口渴、咽痛、发热。苔薄黄，指纹浮红，脉浮数。问题：

1. 该患儿是咳嗽的哪一种证型？

2. 为该患儿制定推拿治疗方案，包括取穴处方。

3. 写出该类型咳嗽的推拿步骤和流程，并在模拟人身体上进行操作。

（胡玉兰）

子任务三　哮喘的推拿治疗

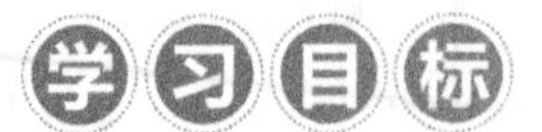

1. 能对小儿哮喘进行准确诊断。
2. 能针对各种证型的小儿哮喘制定推拿治疗方案。
3. 会针对各种证型小儿哮喘开展推拿治疗。

案例引导

陈某，男，4岁，于2011年11月8日就诊。主诉：哮喘2天。病史：患儿2天前因感受风寒后出现哮喘（有哮喘病史），一天发作3次，每次发作时形寒无汗，咳痰稀白多沫，四肢不温，口不渴，苔薄白，脉浮滑。问题：

1. 该患儿是哮喘的哪一种证型？
2. 请为该患儿制定推拿治疗计划。
3. 请说出该患儿的推拿治疗步骤。

小儿哮喘是一种反复发作的痰鸣气喘的肺系疾病，发作时临床表现为喘促气急，喉间痰鸣，呼气延长，严重者不能平卧，呼吸困难，张口抬肩，口唇青紫。

本病的发作与季节相关，以冬季和春季多发。多因气候骤变、寒温失宜，或饮食不当、接触异物等诱发，常在夜间和清晨发作或加剧。多数患儿经治疗可缓解或自行缓解，若治疗调护得当，随着年龄增长，大都可以痊愈。少数患儿治疗不当，病程迁延，影响生长发育。

一、临床表现

1. 发作期

起病多急，发作时间长短则因人而异，少则数分钟，多则数日。通常辨证分为寒性哮喘和热性哮喘两类。

（1）寒性哮喘　初期多有咳嗽，鼻流清涕，咽痒不适等寒邪束表之候，继之哮喘发作，症见喉间哮鸣，气急喘促，痰少色白多沫。形寒无汗、口淡不渴、饮食乏味，睡眠欠安，大便尚调，有时溏薄，小便清长。面白甚至晦滞而清，口唇暗滞，舌苔薄白或厚白，舌质淡，脉浮紧有力。

(2) 热性哮喘　起病可见频咳，鼻流浊涕、咽红等征候。哮喘发作较急，吼鸣不已，声高息涌，呼气延长，气喘胸闷，痰黏色黄，身热不宁，口渴汗出，乳食减少，睡眠不实，大便干，小便黄，神烦面红，口唇干燥，舌苔薄黄，舌质红，脉数有力。

2. 缓解期

哮喘发作经过一定的时间，哮喘发作休止，邪气渐退，正气未复，此期主要是以肺、脾、肾亏虚的症候为突出表现。

(1) 肺虚喘嗽　喘嗽缓解，咳嗽以早、晚明显，自汗怕冷，神疲乏力，四肢不温，舌苔薄白，舌质淡，脉缓无力。

(2) 脾虚痰滞　喘嗽痰多，日久不尽，活动时痰鸣漉漉，乳食减少，大便溏泻，形瘦体怠，舌苔薄少，舌质淡嫩，脉沉滑无力。

(3) 肾虚气短　气短，尤以过度活动之后更为明显，日久不愈，则见形体虚弱，懒言少动，腰膝酸软，四肢乏力，舌苔薄白，舌质淡，脉虚无力。

二、治疗原则

哮喘发作期治疗原则为攻邪、止哮、平喘；缓解期治疗原则应以补肾、健脾、益肺为主。

三、推拿步骤

1. 发作期

(1) 清肺经、揉肺俞、揉膻中、揉天突各 200 次。

(2) 搓摩胁肋、运内八卦 100 次，揉丰隆 200 次。

发热者，加清天河水 300 次；鼻流清涕、形寒无汗者，加揉风池、揉外劳宫、揉二扇门、推三关各 200 次，咳痰黄稠，面赤烦躁，便秘尿赤者，加清大肠、退六腑各 200 次，推脊 50 次。

2. 缓解期

(1) 补肺经、补脾经、补肾经、揉肺俞、揉脾俞、揉肾俞各 300 次。

(2) 推三关、揉外劳宫、揉天突各 200 次。

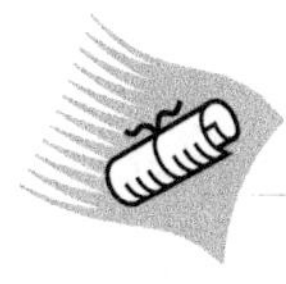

知识链接

中医学认为，本病是伏痰加诱因而发病。其中：诱因多为感受外邪、接触异物、饮食失调等因素；伏痰主要与肺、脾、肾三脏功能失调有关。小儿肺脏娇嫩，脾常不足，肾常虚。人体水液的正常代谢，依赖脾、肺、肾三脏功能正常发挥作用。肺气不足，卫外不固，易被外邪所侵，不能正常宣发疏布津液，聚而成痰；脾气不足，运化失职，则聚湿生痰；肾气不足，不能化气行水，水气停聚，凝而成痰。因此，肺、脾、肾不足，导致水液代谢失常，水湿内停，聚湿生痰，痰饮内伏，是哮喘反复发作的宿根。诱因：气候骤变、寒热失调、风寒外侵使肺失肃降，肺气上逆与痰相搏结可诱发哮喘；花粉、尘埃、鱼虾、油漆、绒毛、煤气等异物刺激气道，引动伏痰，亦可诱发哮喘。

现代医学认为，哮喘与遗传和环境等因素有关，机体过敏是哮喘的主要原因：当患者接触某些过敏原（如花粉、尘埃、鱼虾、油漆、煤气等）时，小支气管平滑肌痉挛，可产生一系列相应症状。

四、任务实施（表 3-5-3）

表 3-5-3 哮喘的推拿操作流程

操作程序	操作步骤	要点说明
评估	* 患儿是否有哮喘病史，家长的文化程度，沟通是否畅通； * 患儿哮喘发作的诱因、持续时间、程度、特点以及舌质和舌苔及指纹情况； * 患儿家长对中医的认识和对推拿治疗本病的意愿	√ 判断患儿哮喘属于寒哮还是热哮； √ 辨虚实，虚或实分别与脾、肺、肾中的哪个脏器有关
计划 1. 治疗师的准备； 2. 用物准备； 3. 患者准备； 4. 环境准备	* 衣帽整洁，清洗双手，修剪指甲，与患儿沟通； * 准备推拿床、按摩巾、按摩油（或滑石粉）； * 让患儿家长了解哮喘原因，推拿治疗的部位，并使患儿配合； * 治疗室要安静、温暖、温馨，符合儿童心理，光线充足	√ 哮喘发作期宜攻邪、止哮、平喘； √ 哮喘缓解期宜补肺、健脾、益肾
实施 1. 穴位定位； 2. 解释及准备； 3. 手法操作	* 在患儿身体上找出呈点状、线状、面状的穴位，如肺经、肺俞、膻中、天突、内八卦、丰隆、天河水、风池、劳宫、三关、大肠、六腑、肾经、脾俞、肾俞、外劳宫等该病推拿所需穴位的位置； * 向患儿家长解释评估结果和计划内容，同时告诉患儿及其家长放松心情，准备好体位； * 哮喘的推拿应以止哮平喘为主，根据辨证佐以补脾、补肺、补肾，其中清肺经、揉肺俞、揉膻中、揉天突是重点	√ 患儿应配合体育锻炼，以增强体质，减少复发，增强疗效； √ 预防一切的诱因，如冬天注意保暖防寒，以防感冒诱发哮喘，春天减少户外活动，避免与花粉等致敏物质接触； √ 哮喘持续发作时，应配合药物治疗，避免发生意外

续表

操作程序	操作步骤	要点说明
评价	* 考核哮喘证型辨证是否准确； * 考核治疗方案是否合适； * 检测穴位定位是否准确； * 考核手法操作是否规范； * 操作流程是否规范	✓ 检查学生对本病推拿治疗的操作规范性； ✓ 对手法治疗哮喘的疗效进行评价

能力检测

吴某，男，7岁，哮喘间断发作10天。患儿于10天前到植物园游玩后突发哮喘，持续10 min左右缓解，但在后来10天内间断发作8次。患儿发作时有发热、面红，痰稠色黄症状。现患儿口渴喜冷饮，小便黄赤，大便干结，苔薄黄，脉滑数。问题：

1. 该患儿是哮喘的哪一种证型？
2. 为该患儿制定推拿治疗方案，包括取穴处方。
3. 写出该证型哮喘的推拿步骤和流程，并在模拟人身体上进行操作。

（薛家鹏）

子任务四　呕吐的推拿治疗

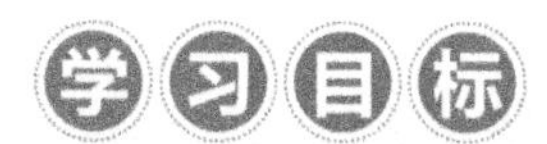

1. 能对呕吐进行准确诊断。
2. 能针对各种证型的呕吐制定推拿治疗方案。
3. 会针对各种证型呕吐开展推拿治疗。

案例引导

董某，男，7岁，于2010年9月10日就诊。主诉：呕吐1天。病史：患儿于1天前贪吃零食后出现呕吐，现患儿不思饮食，嗳气厌食，脘腹胀满，食入即吐，呕吐物为酸腐味道，吐后舒畅，口气秽臭，矢气恶臭，伴有腹泻，泻下物含大量不消化物，舌苔腻，脉实，指纹紫滞。问题：

1. 该患儿是呕吐的哪一种证型？
2. 为该患儿制定推拿治疗计划。
3. 说出该患儿的推拿治疗步骤。

呕吐是由于胃气上逆，胃或肠道呈逆行蠕动而引起，并以呕吐为主要表现的消化道常见病症，可见于多种疾病中，是小儿常见症状之一。

中医学认为，呕吐病变部位在胃，和肝、脾密切相关，胃失和降、胃气上逆是其基本病机。有物有声者，谓之呕；有物无声者，谓之吐；有声无物者，谓之干呕。

需注意的是，小儿脏腑娇嫩，胃部贲门松弛，常因喂养不当，吸入过多空气，或因喂乳过多，出现喂食后有少量乳汁倒流口腔，从口角溢出，这种现象俗称“溢乳”，不属病态。

一、临床表现

（1）寒吐　饮食稍多即吐，时作时止，呕吐物酸臭不甚，面色苍白，四肢欠温，腹痛喜暖，大便溏薄或完谷不化，小便清长，舌质淡，苔薄白，脉细而无力，指纹色红。

（2）热吐　食入即吐，呕吐物酸臭，身热口渴，面赤烦躁，大便黏滞臭秽或秘结，小便黄赤，舌质红，苔黄腻，脉数，指纹色紫。

（3）伤食吐　呕吐频繁，呕吐物酸臭腐馊，有未消化的食物残渣或乳片，口气臭秽，胸闷厌食，肚腹胀痛，大便酸臭，或溏或秘，苔厚腻，脉滑实，指纹色紫而滞。

（4）惊恐吐　暴受惊恐后呕吐，面色忽青忽白，心烦不安，睡卧不宁，或惊惕哭闹，脉弦，指纹色青。

二、治疗原则

本病总体治疗原则为和胃、通降、平逆。

三、推拿步骤

1. 寒吐

补脾经 300 次，横纹推向板门、推天柱骨、运内八卦、揉中脘、推三关、揉外劳宫各 200 次。兼有腹痛者，加揉一窝风。

2. 热吐

清脾经、清胃经、横纹推向板门、推天柱骨、运内八卦、清大肠、退六腑、推下七节骨各 200 次。发热甚者，加清天河水。

3. 伤食吐

补脾经 300 次；横纹推向板门、推天柱骨、分腹阴阳各 200 次；运内八卦、揉板门、揉中脘、揉足三里各 300 次。若兼有大便秘结者，加揉膊阳池、推下七节骨。

4. 惊恐吐

清肝经、捣小天心、横纹推向板门、推天柱骨、揉中脘各 200 次；运内八卦 100 次。伴有腹泻、大便色绿者，加推三关 200 次，揉中脘 200 次，补脾经 300 次。

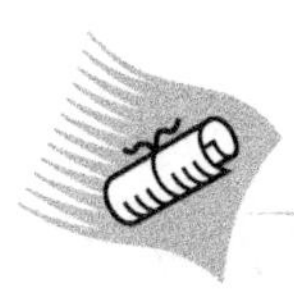

知识链接

中医学认为，小儿呕吐的原因多为外邪犯胃，内伤饮食和惊吓三种因素所致。外感方面是因为小儿脾胃薄弱，风、寒、暑、湿、热等外感六淫侵扰脾胃，以致胃失和降，胃气上逆而发生呕吐；内伤饮食主要是小儿乳食不节，或过食生冷、油腻、不洁之物，积滞中焦，损伤脾胃，胃失和降，气逆于上而致呕吐；惊吓所致呕吐因小儿神气怯弱，若目睹异物、耳闻异声、暴受惊恐，惊则气乱，扰动肝气，横逆犯胃，胃失和降，气逆于上，则可发生呕吐。

推拿治疗小儿呕吐时，必须结合现代医学手段排除某些急性传染病、急腹症、颅内高压等引起的呕吐，以免造成误诊或发生意外。

四、任务实施(表 3-5-4)

表 3-5-4　呕吐的推拿操作流程

操作程序	操作步骤	要点说明
评估	* 患儿是否患有急性传染病、急腹症、颅内高压等症，家长的文化程度，沟通是否畅通； * 患儿呕吐原因、呕吐物的气味、大小便情况、舌质和舌苔及指纹情况； * 患儿家长对中医的认识和对推拿治疗本病的意愿	✓ 判断患儿属于寒吐、热吐、伤食吐还是惊恐吐
计划 1. 治疗师的准备； 2. 用物准备； 3. 患者准备； 4. 环境准备	* 衣帽整洁，清洗双手，修剪指甲，与患儿沟通； * 准备推拿床、按摩巾、按摩油(或滑石粉)； * 向患儿家长了解呕吐的原因，推拿治疗的部位，要求患儿配合； * 治疗室要安静、温暖、温馨，符合儿童心理、光线充足	✓ 寒吐宜温中散寒、降逆止呕，以揉中脘为重点； ✓ 热吐宜清热和胃、降逆止呕，以清大肠、退六腑为主； ✓ 伤食吐宜消食导滞、和中降逆； ✓ 惊恐吐宜镇惊安神、和胃降逆

续表

操作程序	操作步骤	要点说明
实施 1. 穴位定位； 2. 解释及准备； 3. 手法操作	* 在患儿身体上找出呈点状、线状、面状的穴位，如脾经、横纹、板门、天柱骨、内八卦、中脘、三关、六腑、外劳宫、一窝风、胃经、内八卦、大肠、七节骨、天河水、膊阳池等该病推拿所需穴位的位置； * 向患儿家长解释评估结果和计划内容，同时告诉患儿及其家长放松心情，准备好体位； * 哮喘的推拿应以和胃、通降、平逆为主，如揉中脘、推天柱骨、横纹推向板门、运内八卦等	✓ 小儿饮食宜清淡，勿暴饮暴食或过食生冷； ✓ 对呕吐患儿应适当控制乳食；呕吐频繁者，必要时应予禁食，待病情缓解后，再酌增饮食量； ✓ 呕吐时应及时将患儿头部置于侧位，避免呕吐物吸入气管； ✓ 反复呕吐导致水、电解质代谢紊乱者，应及时给予静脉补液
评价	* 考核呕吐证型辨证是否准确； * 考核治疗方案是否合适； * 检测穴位定位是否准确； * 考核手法操作是否规范； * 操作流程是否规范	✓ 检查学生对本病推拿治疗的操作规范性； ✓ 对手法治疗呕吐的疗效进行评价

能力检测

蔡某，男，4岁，呕吐2天。患儿于2天前因受凉后出现呕吐，现患儿饮食稍多即吐，时作时止，呕吐物酸臭，面色苍白，四肢欠温，腹痛喜暖，大便含有不消化食物，小便清长，舌质淡，苔薄白，脉细而无力，指纹色红。问题：

1. 该患儿是呕吐的哪一种证型？
2. 请为该患儿制定推拿治疗方案，包括取穴处方。
3. 写出该证型呕吐的推拿步骤和流程，并在模拟人身体上进行操作。

（叶新强　薛家鹏）

子任务五　泄泻的推拿治疗

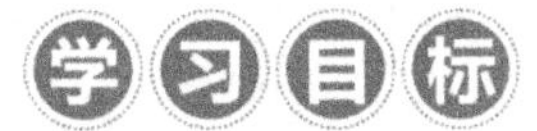

1. 能对各种证型泄泻进行准确辨证。
2. 能针对各种证型泄泻制定推拿治疗方案。
3. 会针对各种证型泄泻开展推拿治疗。

案例引导

患儿，男，1岁，2011年10月因“大便量多，稀薄且挟有奶块半月”就诊。该患儿于半月前过食鸡蛋后腹泻，每日6～7次，便稀，其中有大量未消化的食物残渣，泻前哭闹，泻后则安；伴嗳气，食欲不振。曾自服婴儿素无明显缓解。查体：发育良好，营养佳。腹胀如鼓，口臭，苔白厚腻，大便酸臭。问题：

1. 该患儿的泄泻是什么证型？
2. 为该患儿制定推拿治疗计划。
3. 说出该患儿的推拿步骤。

泄泻又称腹泻、消化不良等，其特征是大便次数增多、粪便溏薄如水样、便中带有未消化的食物残渣及黏液。常见于三岁以内的小儿，年龄越小发病率越高；大多发生在夏秋季节。泄泻易耗气血，如不及时治疗，迁延日久可严重影响小儿的营养和生长发育，重症患儿可造成气虚液脱，甚至夭亡，临诊时必须十分审慎。

一、临床表现

(1) 寒湿泻　大便清稀多沫，色淡不臭，肠鸣腹痛，面色淡白，口不渴，四肢发凉，小便清长，苔白腻，脉濡，指纹色红。

(2) 湿热泻　腹痛即泻，急迫暴注，大便稀水样，或如蛋花汤样，或有黏液，或黄褐热臭，身有微热，烦躁口渴，尿少色黄，苔黄腻，脉滑数，指纹色紫。

(3) 伤食泻　脘腹胀痛，泻前哭闹，泻后痛减，大便稀溏夹有未消化的食物残渣，且量多酸臭，嗳气，纳呆，夜卧不安，口臭伴呕吐酸馊，苔厚或黄腻，脉濡，指纹紫滞。

(4) 脾虚泻　久泻不愈，大便稀溏夹有未消化的食物残渣，食后即泻，或反复发作，时轻时重；形体消瘦，面色萎黄，食欲不振，疲乏无力，舌淡苔薄，脉濡。若泄泻日久不愈，进而可损及肾阳，症见面色淡白，大便水样，次数频，四肢厥冷，舌淡苔白，脉弱无力；甚至出现腹泻不止，完谷不化，四肢厥冷，脉微欲绝，昏不识人等津竭阳脱之症。

(5) 惊泻　有典型的受惊病史，大便绿稀夹有大量未消化的食物残渣及泡沫，心神不安，夜寐不宁，惊惕哭闹，或口舌生疮，舌苔、脉象多无变化，指纹青紫。

二、治疗原则

本病以健脾利湿、止泻为治疗原则。

三、推拿步骤

1. 寒湿泻

(1) 推三关、揉外劳宫、补脾经、补大肠、清小肠、摩腹、揉脐、揉龟尾、推上七节骨、按揉足三里各 300 次。

(2) 兼有腹痛、肠鸣重者加拿肚角 20 次、揉一窝风 300 次；体虚者加捏脊 5 次；惊惕不安者加清肝经、捣小天心、掐揉五指节各 200 次。

2. 湿热泻

(1) 清脾经、清胃经、清大肠、清小肠、退六腑、揉天枢、揉龟尾各 200 次。

(2) 兼有烦躁不安者加掐揉小天心 200 次。

3. 伤食泻

(1) 补脾经 300 次、揉中脘、揉板门、运内八卦、摩腹、分腹阴阳、清大肠、推下七节骨、揉天枢、揉龟尾各 200 次。

(2) 兼有呕吐者加推天柱骨 200 次。

4. 脾虚泻

(1) 补脾经、补大肠、推三关、摩腹、揉脐、揉龟尾、推上七节骨各 200 次、捏脊 5 次。

(2) 兼有肾阳虚者加补肾经、揉外劳宫各 300 次；兼有腹胀者加运内八卦 200 次；久泻不止者加按揉百会 300 次。

5. 惊泻

(1) 清肝经、捣小天心、揉百会、掐揉五指节各 200 次，补脾经、补大肠、推上七节骨、揉龟尾、推三关各 300 次，捏脊 5 次。

(2) 兼有口舌生疮者加清心经、揉内劳宫各 200 次。

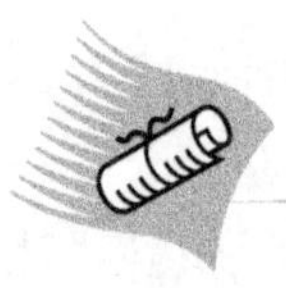

知识链接

中医学认为，泄泻的病变主要与脾和大、小肠有关，盖脾主运化，小肠分清泌浊，大肠为传导之官，若脾和大、小肠病变则致泄泻。《幼幼集成》指出："若饮食失节，寒温不调，以致脾胃受伤，则水反为湿，谷反为滞，精华之气，不能输化，乃至合污下降，而泄泻作矣。"小儿脾胃发育未完善，且处于生长发育期，脾胃的负担相对较重，故在外感六淫、内伤乳食、脾肾虚寒或突受惊吓等情况下易引起运化失常而致泄泻。其中：外感泄泻多因小儿脏腑娇嫩，易被外邪所袭，但凡寒凉、暑热、湿困之邪常内扰脾胃，湿困脾阳，脾失健运，清浊不分而成泄泻；乳食泻多因饮食不节或不洁，或突然改变饮食性质，或恣食油腻生冷，皆可导致脾胃运化失职，不能腐熟水谷而成泄泻；脾虚泄泻是由先天禀赋不足，或后天喂养不当，调护失宜，或因久病迁延不愈，造成脾胃虚弱，健运失调，水谷不得运化，水湿滞留，下走肠道而成泄泻；惊吓泻是因小儿心气怯弱，神气不足所致。当小儿突受惊吓时，肝木横逆，乘脾犯胃，脾失健运而致泄泻。

现代医学认为，腹泻多见于急性肠炎、慢性肠炎、胃肠功能紊乱、过敏性肠炎、溃疡性结肠炎、肠结核等。

四、任务实施(表 3-5-5)

表 3-5-5　泄泻的推拿操作流程

操作程序	操作步骤	要点说明
评估	* 患儿的年龄、体重、营养状况和出生时情况和腹泻的诱因等； * 患儿泄泻开始的时间、频次、大便性状和气味、舌苔和指纹等	✓ 根据大便性状、气味及患儿发热、恶寒、腹痛及是否拒按来辨别证型； ✓ 注意泄泻与菌痢相鉴别； ✓ 注意与溃疡性结肠炎和肠结核相鉴别
计划 1. 治疗师的准备； 2. 用物准备； 3. 患者准备； 4. 环境准备	* 衣帽整洁，清洗双手，修剪指甲； * 准备推拿床或椅、按摩巾、按摩剂等； * 了解泄泻原因及机理，推拿治疗的部位，并要求患儿排空大小便； * 治疗室安静、整洁、安全、光线充足，环境设计符合儿童心理	✓ 寒湿泻宜温中散寒、化湿止泻，多用温中散寒手法如推三关、揉外劳宫，另加补脾经、清小肠、摩腹、揉脐与按揉足三里以温中健脾，散寒化湿； ✓ 湿热泻宜清热利湿、调中止泻，主要用清脾经、清胃经以清中焦湿热； ✓ 伤食泻宜消食导滞、和中助运，主要用补脾经、揉中脘、揉板门、运内八卦、摩腹、分腹阴阳以健脾和胃、行滞消食； ✓ 脾虚泻宜益气健脾、和胃止泻，主要用补脾经、补大肠以健脾益气、固肠实便； ✓ 惊泻宜平肝健脾、镇惊止泻，主要用清肝经、捣小天心、揉百会、掐揉五指节之法

续表

操作程序	操作步骤	要点说明
实施 1. 穴位定位； 2. 解释及准备； 3. 手法操作	* 在患儿身体上找出脾经、胃经、大肠、小肠、三关、外劳宫、龟尾、足三里、六腑、天枢、中脘、板门、内八卦、七节骨、肝经、小天心、百会、五指节等穴位的位置； * 向患儿家长解释评估结果、计划内容和注意事项，同时进行体位准备； * 以调理脾胃为主，并根据辨证分型情况，实证加用泻法，如清脾经、清大肠、推下七节骨、退六腑等，虚证加用补法，如补脾经、补大肠、推上七节骨、推三关等	✓ 急性腹泻，除推拿外，应配合其他方法进行治疗，特别是小儿出现面色苍白，小便极少或无尿，眼眶凹陷，呕吐频繁，饮食难进，精神萎靡等症时，不宜单独使用本法，应配合液体疗法进行治疗，防气阴耗损过度而出现阴竭阳脱之危症； ✓ 腹泻期间，适当控制饮食，减轻胃肠道负担，呕吐严重者，暂禁食 4～6 h，可饮用淡盐水，腹泻好转后进食应由稀到稠，由少到多； ✓ 小儿腹部及尾骶部注意保暖、避免受凉，要勤换尿布，臀部皮肤保持清洁、干燥，避免发生红臀； ✓ 注意饮食卫生，防止病从口入，乳贵有时，食贵有节，不要时饥时饱、过凉过热
评价	* 考核辨证是否准确； * 考核治疗方案是否合适； * 检测穴位定位的准确性； * 考核手法操作是否规范； * 操作流程是否规范	✓ 检查学生对本病推拿治疗的操作规范性； ✓ 对手法治疗泄泻的疗效进行评价

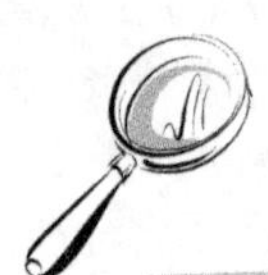

能力检测

患儿，女，8 个月，2010 年 10 月 18 日因“泄泻 1 个月”就诊。其于 1 个月前不明原因出现腹泻，每日 6～8 次，大便稀薄挟有奶块等未消化食物残渣及少量黏液，食后即泻。曾在某医院就诊为“肠炎”，静脉输注和口服消炎药 7 天，疗效不显。现睡眠较差，纳差，每日仍腹泻 6 次左右来诊。查体：形体消瘦，面色萎黄，体温正常，皮肤弹性可，轻度腹胀，指纹淡红。大便常规：白细胞(＋＋)。问题：

1. 指出该患儿泄泻的证型。
2. 为该患儿制定推拿治疗方案。
3. 描述该证型泄泻的推拿步骤和流程，并在模拟人身体上进行操作。

（周国庆）

子任务六　腹痛的推拿治疗

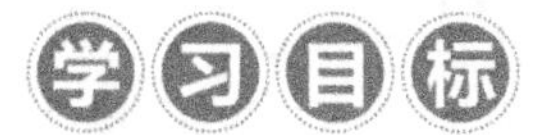

1. 能对各种证型腹痛进行准确辨证。
2. 能针对各种证型腹痛制定推拿治疗方案。
3. 会针对各种证型腹痛开展推拿治疗。

案例引导

患儿，女，4岁，2010年6月15日因“腹痛4日”就诊。该患儿平素饮食不佳，偏食。4日前腹痛，喝热饮腹痛减轻，喜按。每日发作4～6次，每次持续3～5 min。查体：形体消瘦，面色萎黄无华，神疲懒言。腹平软，肋下未及肝、脾。舌质淡，苔薄，指纹色淡，脉象细弱。问题：

1. 该患儿是什么证型的腹痛？
2. 为该患儿制定推拿治疗计划。
3. 说出该患儿的推拿步骤。

腹痛为小儿常见的一种病症，以胃脘以下、耻骨以上的区域发生疼痛为特征。可见于任何年龄与季节，牵涉的范围非常广泛。腹腔中有肝、胆、脾、胃、大肠、小肠、肾和膀胱等，有足三阴、足阳明、足少阳、冲脉、任脉等经脉循行。但凡这些脏腑、经脉有变皆可引起腹痛。如《古今医统·腹痛》云：小儿腹痛之病，诚为急切；凡出生两三个月及一周之内，多有腹痛之患；无故啼哭不已或夜间啼哭之甚，多是腹痛之故。

一、临床表现

（1）感寒腹痛　腹痛急暴，哭叫不安，喜按怕冷，得温则舒，遇冷痛剧，大便稀溏，小便清长，面色黄青，甚则唇色紫暗，喜俯卧，舌质淡，苔薄白，指纹色赤，脉沉细，常伴恶寒发热。

（2）伤食腹痛　脘腹胀痛，拒按，嗳腐吞酸，呕吐之物酸腐，矢气频作，大便量多，腹泻或便秘，或腹痛欲泻，泻后痛减，不喜饮食，面黄唇赤，舌苔厚腻，脉沉滑，指纹紫滞。

（3）虫积腹痛　腹痛突发，多饭前，以脐周为甚，时作时止，有时可在腹部摸到蠕动之块状物，按之腹软，可凹陷变形，时隐时现，多有便虫史，若虫窜胆道则痛若钻顶，小儿体瘦，口喜唾涎及清水，嗜食异物，夜间磨牙。

（4）虚寒腹痛　腹痛绵绵，喜温喜按，神疲便溏，形体消瘦，面色萎黄，食欲不振，舌淡苔薄，指纹色淡。

二、治疗原则

本病以温通经络、消滞散结为治疗原则。

三、推拿步骤

1. 寒性腹痛

（1）补脾经、推三关、揉外劳宫、摩腹、揉中脘、掐揉一窝风各200次，拿肚角10次。

（2）兼有腹泻者加补大肠、推上七节骨200次。

2. 伤食腹痛

（1）补脾经、揉中脘各300次，清大肠、掐揉一窝风、揉天枢、揉足三里、摩腹、逆运内八卦、揉板门各200次，分腹阴阳100次，拿肚角10次。

（2）兼有呕吐者加推天柱骨、横纹推向板门各200次；发热者加清天河水、退六腑各200次。

3. 虫积腹痛

（1）掐揉一窝风、推三关、揉外劳宫、摩腹、揉脐各200次。

（2）腹痛甚者加按揉脾俞、胃俞各200次，拿肚角10次。

4. 虚寒腹痛

（1）补脾经、补肾经、揉外劳宫、揉丹田、推三关、揉中脘、揉脐、按揉足三里各200次。

（2）兼有腹泻者加摩腹、补大肠各200次。

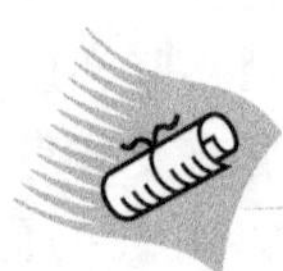

知识链接

中医学认为，本病由外感和内伤两大原因引起，具体为感受寒邪，内伤乳食，虫积和脾胃虚寒所致。其中：寒痛主要因护理不当，腹部为风冷之邪所侵，或气候突变，或过食生冷，寒邪抟结肠间，寒主收引，寒凝则气滞，经络不通，气血壅阻不畅而痛；乳食痛是因乳食不节，乳食壅阻，气机受阻郁而不通，或郁久化热，热结肠胃，壅塞气机，升降无能，传化失职而痛；虫积腹痛为饮食或玩耍不洁之物而感染寄生虫（以蛔虫居多）所致，虫或寄于肠中，或窜入胆道，或扭结成团，使气血逆乱而致痛；虚寒腹痛，素体脾胃虚弱，脏腑虚冷，或久病脾虚致脾阳不振，运化失能，寒湿内停，温煦失常，阴寒内盛致痛。

腹痛的病因复杂，再加上儿童表述不清，所以应配合西医的检查方法，首先观察小儿的一般表现，区分是感染性腹痛还是平滑肌痉挛性腹痛，不要急于检查腹部。若进行腹部触诊时，应先从不痛部位开始，逐渐向疼痛部位检查。先轻触腹壁有无感觉过敏，再轻压腹壁检查有无肌紧张、压痛，然后向腹后壁深压，检查有无肿块及其形状、质地。检查时注意观察患儿面部表情、局部是否拒按、是否哭闹。若全腹柔软，疼痛部位不固定，多为内科性腹痛。

四、任务实施(表 3-5-6)

表 3-5-6 腹痛的推拿操作流程

操作程序	操作步骤	要点说明
评估	* 患儿的年龄、体重和营养状况等； * 患儿腹痛开始的时间、频次、大便性状、舌苔和指纹情况等	✓ 分清腹痛的类型，并排除急腹症； ✓ 问清病史及引起腹痛的因素； ✓ 检查腹痛的性质和大便情况
计划 1. 治疗师的准备； 2. 用物准备； 3. 患者准备； 4. 环境准备	* 衣帽整洁，清洗双手，修剪指甲； * 准备推拿床或椅、按摩巾、按摩剂等； * 了解腹痛的病因病机，推拿治疗的部位，并要求患儿排空大小便； * 治疗室安静整洁、安全、光线充足，环境符合儿童心理	✓ 寒痛者宜温中散寒、理气止痛，常用推三关、揉外劳宫、摩腹、揉中脘等手法； ✓ 乳食痛者宜消食导滞、和中止痛，常用补脾经、清大肠、揉板门、分腹阴阳等手法； ✓ 虫积腹痛宜温中行气、安蛔止痛，常用掐揉一窝风、推三关、揉外劳宫、摩腹、揉脐等手法； ✓ 虚寒腹痛宜温补脾肾、益气止痛，常用补肾经、揉中脘、按揉足三里等手法
实施 1. 穴位定位； 2. 解释及准备； 3. 手法操作	* 在患儿身体上标出脾经、肾经、大肠、三关、中脘、外劳宫、一窝风、丹田、足三里、天枢、板门等穴位的位置； * 向患儿家长解释评估结果、计划内容和注意事项，同时进行体位准备； * 本病推拿以止痛为主要目的，常用止痛手法如拿肚角，再根据实则泻之的原则使用清大肠、分推腹阴阳等手法，需补者可用揉补肾经、揉足三里等手法	✓ 操作前应在施术部位涂抹滑石粉或其他润滑剂； ✓ 对于寒痛者可用葱姜水作为介质以增强疗效； ✓ 治疗时态度和蔼，应密切观察患儿表情，调节治疗手法的轻重度；调整患儿的体位，力求舒适自然； ✓ 推拿治疗小儿腹痛效果明显，但需明确诊断，急腹症引起的腹痛，不宜用推拿治疗，应及时采取其他治疗方法，以免延误病情； ✓ 虫积腹痛者，推拿止痛后要及时驱虫，以求彻底治愈； ✓ 饮食要有规律，不能饥饱无度，应避免过食生冷、瓜果和不易消化的食物； ✓ 注意饮食卫生，饭前、便后洗手，腹部避免感受寒湿
评价	* 考核辨证是否准确； * 考核治疗方案是否合适； * 检测穴位定位的准确性； * 考核手法操作是否规范； * 操作流程是否规范； * 评估疗效	✓ 检查学生对本病推拿治疗的操作规范性； ✓ 对手法治疗腹痛的疗效进行评价

能力检测

患儿，男，3岁半，2008年7月8日因“腹痛5个月”就诊。该患儿平素体弱，喂饭困难。近5个月来经常腹痛，喜温喜按，便溏。查体：形体消瘦，面色萎黄，舌质淡，苔白，脉沉；腹部无阳性体征。问题：

1. 该患儿的腹痛是哪一种证型？
2. 为该患儿制定推拿治疗方案。
3. 描述该证型腹痛的推拿步骤和流程，并在模拟人身体上进行操作。

（周国庆）

子任务七　便秘的推拿治疗

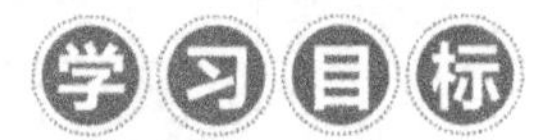

1. 能对各种证型便秘进行准确辨证。
2. 能针对各种证型便秘制定推拿治疗方案。
3. 会针对各种证型便秘开展推拿治疗。

案例引导

患儿，女，6岁，2009年6月4日因“大便秘结1周”就诊。该患儿平素偏食，7天前出现大便干结难下、腹痛腹胀、食欲不振，2～3天排便一次，大便色黑。自服金银花露、蜂蜜无明显效果就诊。查体：体温37.2℃，咽红，扁桃体无肿大，心肺（一）。腹部叩诊呈鼓音，肋下未及肝脾，左下腹触及可移动的条状物。口气臭秽，小便黄赤。舌质红，苔黄腻，指纹色紫，脉弦滑。问题：

1. 该患儿是什么证型的便秘？
2. 为该患儿制定推拿治疗计划。
3. 说出该患儿的推拿步骤。

排便间隔时间延长，大便又多坚硬干燥，艰涩难以排出者称为便秘，是临床常见的一种病症，可单独出现，亦可并发于其他病程中。

饮食入胃，经脾胃运化，吸收其精华之后，所剩糟粕由大肠传送而出。便秘的发生，主要是大肠传导功能失常，粪便停留时久，水分被吸收，粪质干硬难以排出。根据便秘的病因、证候通常分为实秘、虚秘两类。实秘多因肠胃积热，燥结气滞，如《诸病源候论·小儿杂病诸候论》曰："小儿大便不通者，脏腑有热，乘于大肠故也。"虚秘则多因气血虚弱，气虚则肠道传送无力，血虚则津液亏少，不能滋润大肠。

一、临床表现

(1) 实秘　大便干结，腹部胀满作痛，嗳气泛酸，面赤身热，口臭心烦，口干唇燥，胸胁痞满，小便短赤，苔黄，脉弦滑，指纹色紫。

(2) 虚秘　便秘不畅，便不坚硬或软，腹中冷痛，喜热恶寒，面唇苍白，形瘦气怯，指爪无华，四肢不温，小便清长，舌淡苔薄，脉细涩，指纹色淡。

二、治疗原则

本病以导滞通闭为治疗原则。

三、推拿步骤

1. 实秘

(1) 清脾胃、清大肠、退六腑、揉天枢、按膊阳池、按揉足三里各 200 次。

(2) 揉中脘、摩腹、推下七节骨、按弦走搓摩、运内八卦 100 次。

(3) 若邪热偏盛者加清天河水 200 次。

2. 虚秘

补脾经、补肾经、推三关、清大肠、揉上马、揉中脘、揉肾俞、按膊阳池、按揉足三里、摩腹、揉涌泉各 200 次，捏脊 10 次。

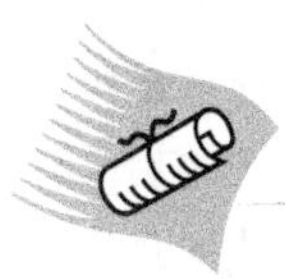

知识链接

在治疗小儿便秘时，应结合现代医学搞清原因，也可以针对病因进行有效预防。现代医学认为，引起小儿便秘的原因主要有以下几点。

(1) 饮食不当　偏食、零食过多、膳食纤维素摄入不足，或饮水不足。

(2) 排便习惯不良　缺乏正常的排便习惯，常数日不排便。

(3) 器质性病变　先天性巨结肠、肠旋转不良、先天性肛门狭窄、肛裂、肛周脓肿等。

(4) 神经系统疾病　大脑发育不全、脑瘫等疾病引起排便反射中断或抑制副交感神经而出现便秘。

(5) 腹腔内或腹膜后占位性病变压迫肠道。

(6) 药物性便秘　如盐酸丙咪嗪、盐酸哌醋甲酯等可以引起便秘。

四、任务实施(表3-5-7)

表3-5-7　便秘的推拿操作流程

操作程序	操作步骤	要点说明
评估	* 患儿的年龄、体重、精神和饮食状况等； * 患儿便秘开始的时间、频次、大便性状、舌苔和指纹情况等	√ 通过是否发热、喜暖、腹部是否喜按、口气和小便情况辨别是实秘还是虚秘
计划 1. 治疗师的准备； 2. 用物准备； 3. 患者准备； 4. 环境准备	* 衣帽整洁，清洗双手，修剪指甲； * 准备推拿床或椅、按摩巾、按摩剂等； * 了解便秘的病因、病机，推拿治疗的部位，并要求患儿排空大、小便； * 治疗室安静、安全、整洁、光线充足	√ 实秘宜理气行滞、清热通便，常用清脾胃、清大肠、退六腑等手法； √ 虚秘宜益气养血，滋阴润燥，常用补脾经、补肾经、推三关、按揉足三里、摩腹、揉涌泉等手法
实施 1. 穴位定位； 2. 解释及准备； 3. 手法操作	* 在患儿身体上标出脾经、胃经、大肠经、六腑、天枢、膊阳池、足三里、中脘、下七节骨、内八卦、肾经、三关、肾俞、涌泉等穴位的位置； * 向患儿家长解释评估结果、计划内容和注意事项，同时进行体位准备； * 本病重点手法为摩腹、按揉天枢、按揉足三里、按膊阳池、揉中脘等手法，实秘加清脾胃、清大肠、退六腑、推下七节骨、按弦走搓摩等手法，虚秘加补脾经、补肾经、推三关、清大肠、揉肾俞、按揉足三里、揉涌泉等手法	√ 养成按时排便的习惯，即使患儿无排便感，24～48 h内亦应让患儿在饭后半小时内解大便； √ 合理膳食，多喝水，多吃蔬菜等富含纤维素的食物，不能用水果代替蔬菜； √ 不要长期用蜂蜜来润肠通便，因为蜂蜜内的生物激素可致小儿早熟，亦不宜用泻药来通便； √ 便秘者临时处理可将“小儿开塞露”压入肛门内，或将肥皂切成圆柱状塞入肛门内，保留5 min即可排便，平时注意适当运动促进排便； √ 脾胃虚，少食而便少者，应注意抚养胃气； √ 对治疗1～2周效果不明显者，应做进一步检查排除器质性病变
评价	* 考核便秘证型辨证是否准确； * 考核治疗方案是否合适； * 检测穴位定位的准确性； * 考核手法操作是否规范； * 操作流程是否规范	√ 检查学生对本病推拿治疗的操作规范性； √ 对手法治疗便秘的疗效进行评价

能力检测

李某，女，2岁，于2010年6月7日因“便秘1年”就诊。该患儿平素体弱，1年来持续便秘，长期服用果导片，有时需用开塞露帮助排便。近5天来未排便，腹部胀痛，纳呆，时有反胃恶心，夜眠不安，小便正常。查体：面色微红，腹胀满，舌质红，苔薄黄，脉滑。问题：

1. 指出该患儿便秘的证型。
2. 为该患儿制定推拿治疗方案。
3. 写出该证型便秘的推拿步骤和流程，并在模拟人身体上进行操作。

（周国庆）

子任务八　疳积的推拿治疗

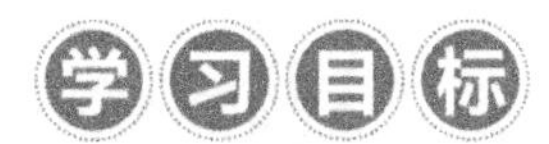

1. 能对疳积进行准确诊断。
2. 能针对各种证型的疳积制定推拿治疗方案。
3. 会针对疳积开展推拿治疗。

案例引导

郭某，男，4岁，于2010年8月4日就诊。主诉：纳呆、呕吐，腹痛、腹泻3天。病史：患儿近3个月来出现纳呆，3天前因食蛋糕奶油后出现腹泻、呕吐，每日腹泻5次，曾服小儿痢特灵无效。患儿现面黄肌瘦，体重12 kg，神疲纳呆，脘腹胀痛拒按，呕吐物酸馊并含有食物残渣，夜间额头汗出，烦躁不宁，手足心热，大便臭秽，苔黄腻，脉滑数，指纹紫滞。问题：

1. 该患儿是呕吐的哪一种证型？
2. 为该患儿制定推拿治疗计划。
3. 说出该患儿的推拿治疗步骤。

疳积是积滞和疳证的总称。积滞与疳证有轻重程度的不同。积滞是指小儿伤于乳食，损伤脾胃，而致脾胃运化失司，积聚留滞于中所形成的一种慢性消化功能紊乱综合征，以不思乳食、食而不化、腹部胀满、大便不调为特征；疳证是指小儿饮食失调，脾胃虚损，运化失权，以致气液干涸，临床表现以身体羸瘦、发育迟缓、神疲乏力为特征，往往是积滞的进一步发展，所以古人有“无积不成疳”的说法。小儿感染诸虫，也可转为疳证。

《厘正按摩要术》：“由乳食积滞，胸闷肠鸣，嗳气酸腐，见食则恶，或胀或痛，大便臭秽，矢气有伤食之味，夹寒则面色㿠白，舌苔白腻，积久脾伤，延成疳疾。”

现代医学的“小儿营养不良”和“微量元素缺乏”与本病相似，可以参照推拿治疗。

一、临床表现

小儿疳积主要有积滞伤脾和气虚两亏两种类型，具体表现如下。

（1）积滞伤脾　形体消瘦，体重不增，腹部胀满，甚则青筋暴露，乳食不香，精神不振，夜眠不安，大便不调，常有恶臭，舌苔厚腻，脉滑，指纹多见紫滞。

（2）气血两亏　面色萎黄或㿠白，骨瘦如柴，毛发枯黄稀疏，精神委靡，睡眠露睛或睡卧不宁，哭声低微，四肢欠温，发育障碍，腹部凹陷如舟，大便溏泄，舌淡苔薄，脉细弱，指纹色淡而不显。

二、治疗原则

本病总体治疗原则为消食通导、健脾和胃。

三、推拿步骤

1. 积滞伤脾

（1）补脾经、分腹阴阳、运内八卦、揉板门、揉中脘、揉天枢、按揉足三里。

（2）掐揉四横纹各 300 次，捏脊 5 遍。

2. 气血两亏

（1）补脾经 500 次，补大肠、推三关、揉外劳宫各 300 次。

（2）掐揉四横纹、运内八卦 100 次，揉中脘、摩腹、按揉足三里各 200 次、捏脊 5 遍。

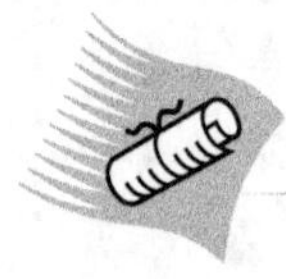

知识链接

中医学认为，疳积的形成：一是先天不足；二是后天喂养不当。先天不足主要是小儿脏腑娇嫩、脾胃薄弱、饮食稍有不当或其他原因，乳食难于腐熟，而使乳食停积，阻碍气机，时日渐久，致使营养失调，患儿羸瘦，气血虚衰，发育障碍。后天喂养不当主要是乳食不节、伤及脾胃，因脾主运化，胃主受纳，小儿乳食不节，过食肥甘生冷，伤及脾胃，脾胃失司，受纳运化失职，升降不调，乃成积滞。积滞日久，脾胃更伤，转化为疳。

先天不足与后天喂养不当互为因果，积滞可伤及脾胃，脾胃虚弱又能产生积滞，故临床上多互相兼杂为患。此外，虫症和某些慢性疾病也常为本病的原因。

四、任务实施(表 3-5-8)

表 3-5-8　呕吐的推拿操作流程

操作程序	操作步骤	要点说明
评估	* 患儿是否患有肝胆疾病及肠道寄生虫病，家长的文化程度，沟通是否畅通； * 患儿食欲情况、大便的性状及气味、患儿的营养状况、舌质和舌苔、指纹情况； * 患儿家长对中医的认识和对推拿治疗本病的意愿	√ 判断患儿属于积滞伤脾型还是气血两亏型； √ 注意鉴别因肝胆疾病导致的食欲不振和大便异常
计划 1. 治疗师的准备； 2. 用物准备； 3. 患者准备； 4. 环境准备	* 衣帽整洁，清洗双手，修剪指甲，与患儿沟通； * 准备推拿床、按摩巾、按摩油(或滑石粉)； * 患儿家长了解疳积原因，推拿治疗的部位及患儿配合要求； * 治疗室要安静、温暖、温馨，符合儿童心理，光线充足	√ 若为积滞伤脾者宜消积导滞、调理脾胃，主要可采用通泻的推拿手法； √ 气血两亏者宜温中健脾、补益气血，主要可采用的手法有按揉足三里、捏脊等
实施 1. 穴位定位； 2. 解释及准备； 3. 手法操作	* 在患儿身体上找出呈点状、线状、面状的穴位，如脾经、腹阴阳、内八卦、板门、中脘、天枢、按足三里、四横纹、脊、大肠、腹等该病推拿所需穴位的位置； * 向患儿家长解释评估结果和计划内容，同时告诉患儿及其家长放松心情，准备好体位； * 疳积的推拿应以消导和健脾为主，如掐四横纹、捏脊、补脾经等	√ 推拿前辨明是否有肠道寄生虫病，若有须配合药物进行驱虫治疗； √ 小儿饮食宜清淡，勿暴饮暴食或过食生冷； √ 小儿应尽量采用乳食喂养，喂乳期间，目前也应注意饮食，不可贪食辛辣、厚腻、生冷之品； √ 条件允许者，可采用捏脊和针刺四横纹的手法； √ 小儿需适当锻炼以增强消化功能
评价	* 考核疳积证型辨证是否准确； * 考核治疗方案是否合适； * 检测穴位定位是否准确； * 考核手法操作是否规范； * 操作流程是否规范	√ 检查学生对本病推拿治疗的操作规范性； √ 对手法治疗疳积的疗效进行评价

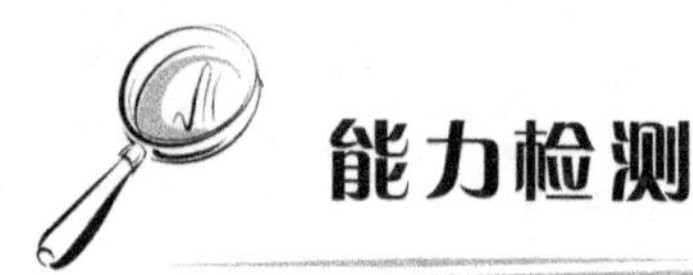

能力检测

胡某,男,5岁,厌食及体重不增7个月。患儿于7个月前不思饮食并逐渐消瘦。现患儿面色萎黄,毛发稀疏、枯黄,骨瘦如柴,精神萎靡,四肢不温,腹部凹陷,大便溏薄,舌质淡,苔薄,脉细弱,指纹色淡不显。问题:

1. 该患儿患的是疳积的哪一种证型?
2. 为该患儿制定推拿治疗方案,包括取穴处方。
3. 写出该证型疳积的推拿步骤和流程,并在模拟人身体上进行操作。

(叶新强　薛家鹏)

子任务九　惊风的推拿治疗

学习目标

1. 能对各种证型惊风进行准确辨证。
2. 能针对各种证型惊风制定推拿治疗方案。
3. 会针对各种证型惊风开展推拿治疗。

案例引导

患儿,女,3岁,2009年4月6日因“发热3天,抽搐6 min”就诊。该患儿3天前发热(37.5～39 ℃),伴有鼻塞流涕、食欲不振、昏睡。自服小儿安等药物疗效不显。6 min前双眼上翻,抽搐,呼之不应,急诊。查体:体温39.2 ℃,神志不清,面唇青紫,口吐白沫,双目上视。指纹色紫,脉滑。问题:

1. 该患儿的惊风是哪种证型?
2. 为该患儿制定推拿治疗计划。
3. 说出该患儿的推拿步骤。

惊风又称“惊厥”“抽风”,是小儿时期常见的一种以抽搐、双目上视为特征的急重病证,常伴有神志不清。多见于1～5岁的小儿,年龄越小发病率越高,病情变化越迅速。一年四季均可发病,是古代中医儿科的“四大要证”之一。

惊风临床上分为急惊风和慢惊风两大类。急惊风来势凶急,属阳证实证,与外感时邪、痰热积滞、暴受惊恐有关。慢惊风起病缓慢，病程长，病情较重、较复杂，多属阴证虚证。《厘正按摩要术》指出："惊风者，惊生于心，风生于肝。小儿热盛生风，风盛生痰，痰盛生惊。"风、热、痰、火之邪，突受惊恐，乳食积滞，肝肾阴虚等是惊风最常见的原因。

一、临床表现

1. 急惊风

(1) 高热惊风　此型多为急性热病或不明原因的高热扰乱神明引动肝风而发。患儿体温在 39 ℃以上，初起气急鼻扇，烦躁不安，继则壮热无汗，口渴欲饮，面红唇赤，神昏谵语，颈项强直，四肢抽搐，牙关紧闭，双目上视，舌质红绛，苔黄，脉细数，指纹青紫。

(2) 突受惊恐　暴受惊恐后，神情紧张，突起抽搐，面色乍青乍白，惊惕不安，夜眠不宁或昏睡不醒，醒时啼哭，四肢厥冷，大便色青，苔薄白，脉细数，指纹青紫。

(3) 乳食积滞　好发于饱食或过食之后，先见脘腹胀满，腹痛，便秘，继而目瞪视呆，神昏抽搐，呼吸短促，苔黄腻，脉滑数。兼有痰湿者，喉中痰声辘辘，咳吐不利，呼吸急促，苔白腻。

2. 慢惊风

形羸神疲，面色淡黄或青，昏睡露睛，抽搐无力，时作时止，肢冷便溏，纳呆，前囟凹陷或凸起，舌淡苔白，脉沉无力。

二、治疗原则

本病以开窍、熄风、止痉为治疗原则。

三、推拿步骤

1. 急惊风

(1) 掐人中、掐老龙、掐十宣、掐承浆、掐端正、掐威灵、掐精宁 5 次。

(2) 拿肩井、拿曲池、拿合谷、拿百虫、拿承山、拿委中 10 次。

(3) 兼有肝风内动，角弓反张者加拿风池、推脊各 10 次，推天柱骨、揉阳陵泉各 100 次。

(4) 兼有痰湿内阻者加清肺经、揉中脘、搓摩胁肋、揉肺俞、揉丰隆各 200 次，揉膻中、揉天突各 20 次。

(5) 有乳食积滞者加补脾经、清大肠、揉板门、揉中脘、揉天枢、摩腹、按揉足三里、推下七节骨、清天河水各 200 次。

(6) 邪热炽盛者加推三关、清肝经、清心经、清肺经、清天河水推大肠、退六腑、运八卦各 200 次，推脊 10 次。

2. 慢惊风

揉捣小天心、推三关、补脾经、补肾经、清肝经、按揉百会、揉中脘、揉一窝风、摩腹、按揉足三里各 200 次，拿曲池、捏脊、拿委中 10 次。

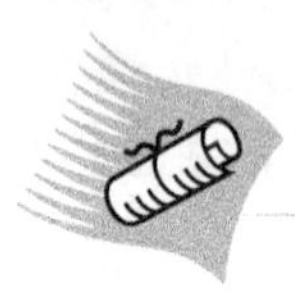

知识链接

小儿惊风应该正确处理，倘若处理不当会对患儿运动功能和大脑造成损伤，严重者甚至会危及生命。惊风患儿正确的护理方法如下。

(1) 按压或针刺人中、合谷等穴位，通过强刺激达到开窍、止惊的功效。

(2) 保持呼吸道通畅　发作时应解开衣扣，去枕平卧，头偏向一侧，用缠有纱布的压舌板放于上、下齿之间，以防唇舌咬伤，必要时用舌钳将舌拉出，以免后坠引起窒息；随时吸出患儿咽喉部分泌物。

(3) 吸氧，密切观察体温、呼吸、脉搏、血压、瞳孔和面色的变化。

(4) 降温　体温升高明显者，头部给予湿冷敷，有条件者将冰袋或冰枕置于头部，同时用冰水或30%～50%的酒精擦浴颈项、腋下、肘窝、腹股沟等大血管走行处，避免擦前胸后背。亦可用药物降温。

(5) 减少刺激　房间环境安静，减少噪音，避免诱发抽搐。惊风发作时切勿强行控制患儿的肢体，以免扭伤筋骨，导致瘫痪或强直等后遗症。

(6) 做好口腔护理　高热时口腔黏膜干燥，易发生口腔炎症，要常用生理盐水轻拭口腔。

(7) 皮肤护理　昏迷的惊风患儿，要经常改变睡眠体位，按揉受压部位，防止压疮。

(8) 饮食　以易消化的流质食物为主，禁食油腻厚味，多吃新鲜瓜果。鼓励患者多饮水，避免因降温过快、出汗过多引起虚脱。

(9) 预防感染及中毒。

四、任务实施(表3-5-9)

表3-5-9　惊风的推拿操作流程

操作程序	操作步骤	要点说明
评估	* 患儿的年龄、体重和发育情况等； * 患儿惊风开始的时间、频次、舌苔和指纹等	√ 询问患儿发病时的诱因以及兼症； √ 根据发热、面色、大便情况判断惊风的证型

续表

操作程序	操作步骤	要点说明
计划 1. 治疗师的准备； 2. 用物准备； 3. 患者准备； 4. 环境准备	* 衣帽整洁，清洗双手，修剪指甲； * 准备推拿床或椅、按摩巾、按摩剂； * 了解惊风的病因病机，推拿治疗的部位，并要求患儿排空大小便； * 治疗室安静、整洁、安全，环境符合儿童心理	✓ 急惊风宜先开窍镇惊，然后，可清热化痰、消食镇惊，运用掐人中、掐老龙、掐十宣、掐承浆、掐端正、掐威灵、掐精宁以醒神开窍；拿合谷、拿曲池、拿肩井、拿百虫、拿承山、拿委中以止抽搐； ✓ 慢惊风宜扶元固本、培补脾胃、熄风止痉，运用揉捣小天心以镇惊通窍、安神止痉；推三关、补脾经、补肾经、揉中脘、揉一窝风、摩腹、按揉足三里、捏脊以健脾和胃，培补元气
实施 1. 穴位定位； 2. 解释及准备； 3. 手法操作	* 在患儿身体上找出人中、老龙、十宣、承浆、端正、威灵、精宁、肩井、合谷、承山、小天心、三关、脾经、肝经、肾经、百会、中脘、一窝风、足三里、曲池、委中等穴位的位置； * 向患儿家长解释评估结果、计划内容和注意事项，并进行体位准备； * 急则治其标，所以急惊风主要以泻法为主，以掐、拿手法为重点，缓则治其本，所以慢惊风主要以补法为主，如推三关、补脾经、补肾经、清肝经、按揉百会、揉中脘、揉一窝风、摩腹、按揉足三里等	✓ 在患儿身体上运用掐、拿手法时，应注意力度，避免对皮肤的损伤，并在掐、拿手法后继以揉法； ✓ 慢惊风急性发作时，治疗方案按急惊风处理； ✓ 在急惊风中如为邪热炽盛，在运用清天河水时，可蘸凉水操作，以增强疗效； ✓ 角弓反张者，应积极配合西医疗法，以减少对脑的损伤
评价	* 考核辨证是否准确； * 考核制定的治疗方案是否合适； * 检测穴位定位的准确性； * 考核手法操作是否规范； * 操作流程是否规范	✓ 检查学生对本病推拿治疗的操作规范性； ✓ 对手法治疗惊风的疗效进行评价

能力检测

李某，女，9个月，于2010年8月3日因“反复发作四肢抽搐半年”就诊。该患儿生后3个月喂乳时突然起病，双目上翻，四肢抽搐，面青神昏，三五分钟后恢复正常。此后反复发作。近10天来发作频繁，时有呕吐。查体：面色淡白，脘腹胀满，舌质淡红，指纹青沉。问题：

1. 指出该患儿惊风的证型。
2. 为该患儿制定推拿治疗方案。
3. 描述该证型惊风的推拿步骤和流程，并在模拟人身体上进行操作。

（周国庆）

子任务十　夜啼的推拿治疗

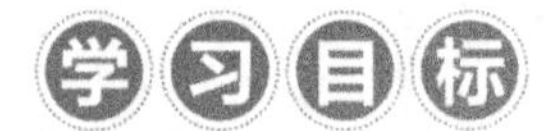
学习目标

1. 能对各种证型夜啼进行准确辨证。
2. 能针对各种证型夜啼制定推拿治疗方案。
3. 会针对各种证型夜啼开展推拿治疗。

案例引导

陈某，男，2岁半，2009年5月14日因“夜啼两月”就诊。该患儿在两月前受巨大响声刺激引起哭闹，后睡卧时面偎母怀，闭目不视，四肢时有抽动，天黑后症状加重，惊啼而不入睡。查体：体温36.5℃，啼声急且尖锐，面色青黑，双目窜视，指纹色青，拿脉不合作。问题：

1. 该患儿的夜啼是哪种证型？
2. 为该患儿制定推拿治疗计划。
3. 说出该患儿的推拿步骤。

夜啼是指白昼能安静入睡，入夜则啼哭不安，时哭时止，或每夜定时啼哭，甚则通宵达旦者，民间俗称“哭夜郎”。本病多见于新生儿及婴儿，持续时间少则数日，多则月余。

一、临床表现

（1）脾寒型　啼声沉涩不畅，喜俯卧或蜷曲，腹喜温喜按，面色青白，四肢欠温，食少，大便色绿夹有未消化的食物残渣及黏液，小便清长，唇舌淡红，苔薄白，脉沉细，指纹淡红或青红。

（2）心热型　哭声洪亮，烦躁不安，见灯火哭甚，喜仰卧，面赤唇红，身腹俱暖，便秘尿赤，不喜人抱，舌尖红苔黄，脉数有力，指纹紫滞。

（3）惊恐型　睡中时作惊惕，突然啼哭，如见异物，啼声急而尖锐，紧偎母怀，面色乍青乍白，苔多无变化，夜来脉急数，指纹色青。

（4）食积型　夜间阵发啼哭，脘腹胀满拒按，不欲吮乳，口臭，呕吐乳块，大便酸臭或秘结，苔厚腻，脉象滑，指纹紫滞。

二、治疗原则

本病以宁心安神为治疗原则。

三、推拿步骤

（1）补脾经 300 次，清肝经、捣小天心各 200 次，掐揉五指节 5 次。

（2）脾寒者加推三关、揉外劳宫各 300 次，摩腹、揉中脘、揉一窝风、揉百会各 100 次。

（3）心热者加清心经 300 次，清小肠、清天河水、揉内劳宫各 200 次。

（4）惊恐者加分阴阳、清心经、清肺经、补脾经、运内八卦各 100 次，清天河水 200 次。

（5）食积者加分腹阴阳 200 次，运内八卦、揉板门 300 次，推下七节骨 200 次，揉中脘 100 次。

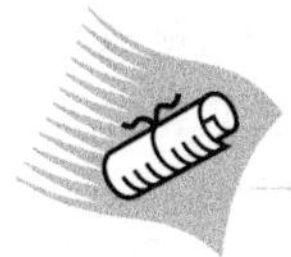

知识链接

《医宗金鉴》指出："夜啼其因有二，一曰心热，二曰脾寒。"临床上除发热、呕吐、口疮、皮肤病、佝偻病、夜间饥渴或尿布潮湿等原因引起的患儿夜间啼哭以外，常见的病因如下。

① 脾寒　小儿脾常不足，喜温恶寒，若其腹部受寒或乳母过食生冷，寒邪内侵，脾寒乃生，寒性凝滞而气机不通；夜属阴，脾为至阴，至夜重阴脾寒，寒邪凝滞，气机不畅，腹痛而啼。

② 心热　小儿心肝有余而脾肾不足，易生心热，若积热上攻，则邪热扰心；孕母恣食辛辣肥甘、焦燥炙煿动火之物，火伏热郁，胎儿受之，生后蕴有胎热，以致心经积热；心火过盛，内热烦躁而不得安寐。

③ 惊恐　小儿神气怯弱，若护理不当，卒闻异声，目触异物，神志受扰而心神不宁。

④ 食积　小儿乳食不节，内伤脾胃，脾胃运化失司，乳食积滞中焦，郁而化热，热扰心神，胃腑不和，此即"胃不和则卧不安"。

现代医学把小儿夜啼分为病理性哭闹和生理性哭闹。在本病的诊断过程中应和小儿生理性哭闹区别开。生理性哭闹主要见于以下几种原因。

（1）饥饿、口渴是婴儿哭闹中最常见的原因，多见于 3 个月以内婴儿。

(2) 冷、热、湿、痒、痛，即环境温度过冷或过热会引起婴儿不适。

(3) 环境不适应：有些孩子对自然环境不适应，黑夜白天颠倒。父母白天上班他睡觉，父母晚上休息他“工作”。若将孩子抱起和他玩，哭闹即止。对于这类孩子，可通过服用镇静剂把其休息睡眠时间调整过来，必要时需请儿童保健医生进行指导。

(4) 白天运动不足：有的孩子白天运动不足，夜间不肯入睡，哭闹不止。这些孩子白天应增加活动量，孩子累了，晚上就能安静入睡。

(5) 午睡时间安排不当：有的孩子早晨起不来，到了午后两三点才睡午觉，或者午睡时间过早，以至晚上提前入睡，半夜睡醒，没有人陪着玩就哭闹。这些孩子早晨可以早些唤醒，并适当调整其午睡时间。

一般来说“生理性”哭闹的婴儿一般情况良好，饮食正常，哭声洪亮，哭闹间隙期面色、精神正常，当消除影响因素时，即哭闹停止。

四、任务实施(表 3-5-10)

表 3-5-10　夜啼的推拿操作流程

操作程序	操作步骤	要点说明
评估	* 患儿的精神状况、体重和饮食状况等； * 患儿夜啼开始及持续时间、诱发原因、舌苔和指纹等	✓ 询问患儿的喂养情况、有无受过惊吓； ✓ 观察患儿山根处有无青筋，触摸患儿腹部有无痉挛，观察患儿臀部是否有湿疹，肛门是否有红肿等
计划 1. 治疗师的准备； 2. 用物准备； 3. 患者准备； 4. 环境准备	* 衣帽整洁，清洗双手，修剪指甲； * 准备推拿床或椅、按摩巾、按摩剂等； * 了解夜啼的病因、病机，推拿治疗的部位，并要求患儿排空大小便； * 治疗室安静、整洁、安全、光线充足，色彩应符合儿童心理	✓ 脾寒型宜温中、散寒、止痛，可运用补脾经、推三关、揉外劳宫、揉一窝风、摩腹、揉中脘等手法； ✓ 心热型宜清热宁心，可运用清肝经、捣小天心、掐揉五指节以清热镇惊、安神除烦，运用揉内劳宫以清心经积热； ✓ 惊恐型宜疏泄气血、安魂定魄，可运用分阴阳以疏泄气血，清肺经以安魂定魄； ✓ 食积型宜消食导滞，可运用分腹阴阳、运内八卦、揉板门、推下七节骨以调理气机、升清降浊、消食导滞

续表

操作程序	操作步骤	要点说明
实施 1. 穴位定位； 2. 解释及准备； 3. 手法操作	＊ 在患儿身体上标出脾经、肝经、心经、肺经、小肠、小天心、五指节、三关、内劳宫、外劳宫、一窝风、中脘、百会、天河水、内八卦、板门、七节骨等穴位的位置； ＊ 向患儿家长解释评估结果、计划内容和注意事项，同时进行体位准备； ＊ 本病推拿以宁心安神为主，如补脾经、清肝经、捣小天心、掐揉五指节等	✓ 不可将婴儿抱在怀中睡眠，不通宵开启灯具，养成良好的睡眠习惯； ✓ 及时更换尿布，加强新生儿护理，避免小儿感受寒湿； ✓ 保持居室安静，避免异声异物，养成良好的睡眠习惯，勿受惊吓； ✓ 乳贵有时，食贵有节，不要时饥时饱、过凉过热，少食油腻厚味等不易消化的食物，乳母应保持心情舒畅，不宜过食辛辣肥甘、焦燥炙煿之物； ✓ 脾寒者环境宜温暖，心热者环境不宜过暖
评价	＊ 考核证型辨证是否准确； ＊ 考核制定的方案是否合适； ＊ 检测穴位定位的准确性； ＊ 考核手法操作是否规范； ＊ 操作流程是否规范	✓ 检查学生对本病推拿治疗的操作规范性； ✓ 对手法治疗夜啼的疗效进行评价

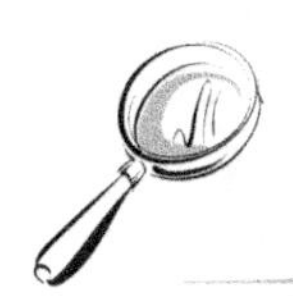

能力检测

郭某，女，2 岁，2010 年 10 月 27 日因“夜啼 3 天”就诊。该患儿于本月 24 日被小狗惊吓引起哭闹，当晚睡眠时突然惊惕啼哭，紧偎母怀而渐渐入睡；后每晚发作 3～4 次，自服小儿至宝丹疗效不佳来诊。查体：发育营养可，面色青黑，毛发竖立，苔薄白，指纹色青，拿脉不合作。问题：

1. 该患儿为夜啼的哪一种证型？
2. 为该患儿制定推拿治疗方案。
3. 描述该证型夜啼的推拿步骤和流程，并在模拟人身体上进行操作。

（周国庆）

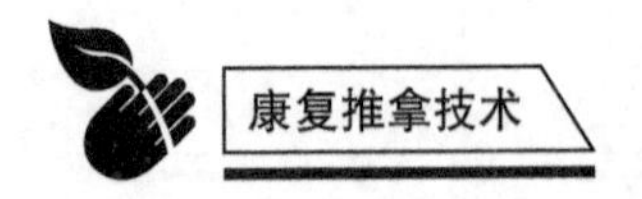

子任务十一　遗尿的推拿治疗

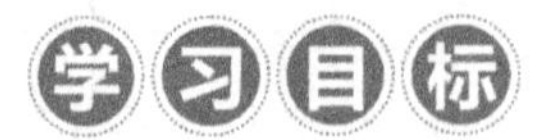

1. 能对各种证型遗尿进行准确辨证。
2. 能针对各种证型遗尿制定推拿治疗方案。
3. 会针对各种证型遗尿开展推拿治疗。

案例引导

夏某，女，7岁，2011年6月9日因“尿床七个多月”就诊。该患儿从去年11月3日开始每晚尿床1～2次，在喝水多和疲劳后尿床次数增多来诊。查体：发育营养可，神疲倦怠，面色无华，四肢乏力，食欲不振，大便清稀，舌质淡，苔薄白，脉沉细。问题：

1. 该患儿是哪种证型的遗尿？
2. 为该患儿制定推拿治疗计划。
3. 说出该患儿的推拿步骤。

遗尿俗称“尿床”，是指三岁以上的小儿在睡眠中小便自遗，醒后才能感觉到遗尿的一种病症。该症有原发和继发之分，临床上以前者为多见。3岁以下小儿，脑髓未充、智力未健、肾气未盛、排尿控制能力尚未健全或未养成正常的排尿习惯者，学龄前儿童白天贪玩过度、精神激动或疲乏、饮水过多等原因偶发尿床者，不属于病态。

一、临床表现

(1) 肾气不足型　遗尿频多，小便清长，面色无华，智力欠佳，记忆力减退，腰膝酸软，肢凉怕冷，舌淡苔少，脉沉细。

(2) 脾肺气虚型　尿频量少、色淡，神疲懒言，消瘦乏力，面色苍黄，食欲不振，大便溏薄，舌淡苔白，脉细弱。

(3) 肝经湿热型　尿频量少，尿味腥臊，色赤黄，烦躁不安，睡眠不宁，梦中咬牙，面红唇赤，口角糜烂，口苦，舌红苔黄，脉弦滑。

二、治疗原则

本病以温肾固涩为治疗原则。

三、推拿步骤

1. 下元虚冷

补肾经300次，推三关、揉外劳宫、揉丹田、揉肾俞、揉命门、按揉三阴交、擦腰骶部各200次，补脾经、补肺经各100次。

2. 脾肺气虚

(1) 补脾经、补肺经各300次，补肾经100次，揉外劳宫、按揉百会、揉中极、揉中脘、按揉膀胱俞各200次。

(2) 若兼有大便溏泻者加补大肠、揉脾俞各200次；食欲不振者加运内八卦100次。

3. 肝经湿热

(1) 清肝经、清心经、清大肠、清小肠、补肾经、揉上马、揉三阴交、捣小天心各200次。

(2) 若兼有尿频、尿色黄，加清补肾经200次。

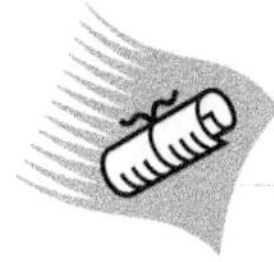

知识链接

中医学认为，遗尿为膀胱不能固摄所致，正如《诸病源候论》云："遗尿者，此由膀胱虚冷，不能约束水故也。"各种疾病引起的下元虚冷、脾肺气虚、肝经湿热等均可导致膀胱不能固摄。下元虚冷导致膀胱不能固摄是因为肾主闭藏，开窍二阴，职司二便，与膀胱互为表里。肾气不足，不能温养膀胱，膀胱气化功能失调，闭藏失职，不能制约水道而成遗尿；脾肺气虚是因肺为水之上源，有输布津液，通调水道，下输膀胱功能。脾属中土，能运化输布精微，喜燥恶湿而制水。脾虚则输布失司，肺虚则治节失司，若脾肺气虚，上虚不能制下，膀胱被下陷之气所迫，无权约束水道则小便自遗；肝经湿热是因肝主疏泄，调畅气机，通利三焦，疏通水道；肝经循绕阴器，抵少腹，若肝经郁热，热郁化火，或夹湿下注，即可迫使膀胱疏泄失常而成遗尿。《证治汇补·遗尿》曰："……又有挟热者，因膀胱火邪妄动，水不得宁，故不禁而频来。"

现代医学认为遗尿的病因比较复杂，主要见于以下因素。

(1) 遗尿与神经调节系统　即大脑皮层、脑干及脊髓初级排尿中枢与支配膀胱、尿道的阴神经、腹神经、盆神经、骶神经等。由于大脑、脑干的功能发育延迟，对脊髓初级排尿中枢的控制能力弱或脊髓及各神经传导通路障碍等而致膀胱及尿道控制失约而遗尿。

(2) 遗尿与膀胱　膀胱功能发育延迟，不能安全行使自主控制能力而出现储尿期无抑制性收缩，使膀胱容量小、敏感性高、顺应性差；膀胱充盈期和收缩期感知能力不高，对大脑皮层的刺激强度低于睡眠觉醒阈值；膀胱压力感受器功能异常，不能提供预警信息而造成未醒先尿。

(3) 遗尿与尿道　尿道的关闭功能不全，即不稳定尿道引起遗尿；尿道畸形如先天性狭窄等。

(4) 遗尿与睡眠觉醒功能障碍　睡眠觉醒功能发育迟缓、觉醒功能障碍是遗尿的主要原因之一，而功能障碍可因膀胱充盈及收缩的感知功能不全或过度疲劳而使睡眠过深引起，也可因排尿功能不全或发育迟缓而引起。

(5) 遗尿与抗利尿激素(ADH)分泌减少　正常人 ADH 分泌白天比夜间少(1∶2.5)，尿量随 ADH 的分泌而发生相反的变化(白天和夜间尿量比为 3～4∶1)，部分遗尿的孩子因夜间 ADH 的分泌不足(1∶1.4)致夜间尿量增多，产生稀释尿，从而加重膀胱的负担而遗尿。

(6) 遗尿与遗传　遗尿症患者中 30％～40％有家族史，经研究认为这是多基因遗传，其发生的概率由于种族、地域不同有一定差异。一般双亲遗尿患者，其孩子的发生率为 77％，单亲遗尿患者，其孩子的发生率为 44％，双亲均无遗尿者，其孩子的发生率仅为 15％。

(7) 遗尿与精神、心理及行为异常　突发精神刺激，如恐惧、惊吓、暴怒、悲伤、强大的心理压抑及行为异常，意识错乱等均可引起遗尿。这些因素又会成为孩子成长及成人持久的难治性遗尿的原因。

四、任务实施(表 3-5-11)

表 3-5-11　遗尿的推拿操作流程

操作程序	操作步骤	要点说明
评估	* 患儿的年龄、体重、生活及活动情况等； * 患儿遗尿持续的时间、频次、尿的色泽及气味、舌苔和指纹等	✓ 询问夜晚小便的次数及量； ✓ 观察患儿面色、精神状况、食欲、舌苔、指纹、脉象
计划 1. 治疗师的准备； 2. 用物准备； 3. 患者准备； 4. 环境准备	* 衣帽整洁，清洗双手，修剪指甲； * 准备推拿床或椅、按摩巾、按摩剂等； * 了解遗尿的病因、病机，推拿治疗的部位以及要求患儿排空大小便； * 治疗室安静、整洁、安全、光线充足	✓ 下元虚冷型宜温阳补肾、固涩小便，可运用补肾经、揉丹田、揉肾俞、按揉三阴交、揉命门、擦腰骶部的手法以温补肾气、壮命门之火、固涩下元，可运用推三关、揉外劳宫以温阳散寒、补肾壮阳、温固下元； ✓ 脾肺气虚型宜益气固摄，可运用补脾经、补肺经、揉中脘以补脾肺而益气； ✓ 肝经湿热型可运用清肝经、清心经、清大肠、清小肠、清心火以平肝，可运用补肾经、揉上马、揉三阴交以养阴清热、利尿

续表

操作程序	操作步骤	要点说明
实施 1. 穴位定位； 2. 解释及准备； 3. 手法操作	* 在患儿身体上标出肾经、脾经、肺经、肝经、心经、大肠、小肠、三关、外劳宫、丹田、肾俞、命门、三阴交、百会、中脘、膀胱俞、上马、小天心、涌泉等穴位的位置； * 向患儿家长解释评估结果、计划内容和注意事项，同时进行体位准备； * 本病推拿手法主要以固摄膀胱为主，多采用补肾经、揉丹田、揉肾俞、揉命门、按揉三阴交、按揉膀胱俞、擦腰骶部等手法	√ 家长不能用粗暴惩罚的态度对待遗尿儿童，多鼓励患儿克服遗尿习惯，尽量减少患儿紧张情绪和心理负担，帮助树立克服遗尿的信心，养成良好的卫生习惯； √ 白天尽量多饮水，加强膀胱功能训练，增大膀胱容量，培养按时排尿习惯，睡前两小时不饮水和少食流质食物，合理营养，禁食辛辣刺激食物； √ 避免过度紧张和疲劳，睡前不使其过度兴奋，睡中在其平素出现遗尿时间之前唤醒解小便； √ 对继发性遗尿，要注意诊治原发病
评价	* 考核辨证是否准确； * 考核制定的方案是否合适； * 检测穴位定位的准确性； * 考核手法操作是否规范； * 操作流程是否规范	√ 检查学生对本病推拿治疗的操作规范性； √ 对手法治疗遗尿的疗效进行评价

能力检测

庄某，女，3岁半，于2010年12月7日因“自幼尿床”就诊。该患儿自幼尿床，每晚2～4次，其在近10天来睡中遗尿更频，夜寐较深，不易唤醒，醒后方知。平时动则汗出，易感冒。曾服中药、针刺等疗效不显来诊。查体：发育、营养可，神疲乏力，面色苍白，大便时溏，小便清长，舌淡苔薄，脉细弱。问题：

1. 该患儿是遗尿的哪一种证型？
2. 为该患儿制定推拿治疗方案。
3. 描述该证型遗尿的推拿步骤和流程，并在模拟人身体上进行操作。

（周国庆　张翠芳）

子任务十二　佝偻病的推拿治疗

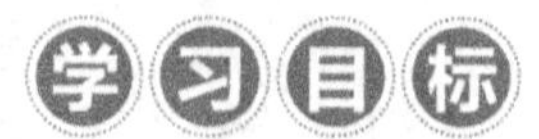

1. 能对佝偻病进行准确诊断和鉴别。
2. 能针对各种证型佝偻病制定推拿治疗方案。
3. 会针对各种证型佝偻病开展推拿治疗。

案例引导

李某，男，18个月，1999年6月初诊，生后母乳不足，采用混合喂养，4个月后，无明显诱因而大便时干时稀，近半年则大便干结，每如厕则哭闹不止，食欲不振，消瘦软弱，烦躁不安，夜啼不寐，易汗出，易感冒。查体：面色㿠白，方颅，囟门宽大，皮毛憔悴，串珠肋，舌红苔白，指纹紫沉，体重9 kg。问题：

1. 该患者是佝偻病的哪一种证型？
2. 为该患者制定推拿治疗计划。
3. 说出该患者的推拿步骤。

佝偻病(rickets)俗称缺钙，在婴儿期较为常见，是由于维生素D缺乏引起体内钙、磷代谢紊乱，而使骨骼钙化不良的一种疾病。佝偻病发病缓慢，不容易引起重视。佝偻病使小儿抵抗力降低，容易合并肺炎及腹泻等疾病，影响小儿生长发育。因此，必须积极防治。

一、临床表现

患儿早期，有易惊、好哭闹、睡眠不稳、多汗及枕秃等症状。3～6个月时重症患儿的后头部颅骨软化；8～9个月呈方形头颅，囟门大而迟闭，常在出生8个月后不闭合，出牙迟缓；10个月以后还未出或3岁以上乳齿仍未出齐，或牙间隔延长，齿序紊乱，齿列不整，胸部畸形，脊柱后凸如鱼背，下肢为“O”形腿或“X”形腿。

二、辨证分型

(1) 脾虚气弱　皮肤苍白，头部多汗，头发稀少和容易脱落，肌肉松软，四肢无力，形体消瘦或虚胖，腹部膨大，大便清稀，纳食减少，精神烦躁，夜寐不安，脉软无力，舌淡苔白。

(2) 肾气亏损　形体瘦弱，面色不华，出牙、坐立、行走等发育迟缓，骨骼畸形明显，且有囟门不闭、方颅、鸡胸、龟背、腹大如鼓及下肢弯曲等，舌淡苔少，脉迟无力，指纹淡。

三、治疗原则

本病以健脾和胃、补肾益气为治疗原则。

四、推拿步骤

(1) 患儿取仰卧位：

① 补脾土　医者一手握住患儿拇指；另一手置于拇指螺纹面，从指尖向指根旋推 1 min。

② 补肾水　医者一手固定患儿小指，另一手拇指桡侧用推法于小指螺纹面，从指尖稍偏尺侧至指根，旋推 1 min。

③ 推板门　医者一手固定患儿腕部，另一手在手掌大鱼际部的赤白肉际相接处揉运 1 min。

④ 摩腹法　医者两手交替着力，一手四指螺纹面或掌心置于腹部，沿剑突下至耻骨上缘，做有节律、轻揉顺时针方向环旋抚摩 2 min。

⑤ 按揉足三里　医者一手固定患儿小腿部，另一手拇指螺纹面置于足三里穴，做旋转按揉 1 min。

(2) 患儿俯卧位捏脊法：患儿取俯卧位，医者两手半握拳，两食指抵于背脊之上，再以两手拇指伸向食指前方，合力夹住肌肉提起，而后食指向前，拇指向后退，做翻卷动作，两手同时向前移动，自长强穴位起，一直捏到大椎，如此反复 5～8 次，但捏第 3 次时，每捏 3 把，将皮肤提起 1 次，即称之为“捏 3 提 1”。

(3) 根据肢软行立不便和骨骼畸形等症，应酌加局部和关节的按揉等手法，以矫正局部畸形。

(4) 随证操作：

① 脾虚气弱　运内八卦 2 min，揉二马 2 min，揉膊阳池 1 min。如果汗多加补肺经 2 min，分腹阴阳半分钟。夜寐不安易惊者加捣小天心 2 min，推平肝经 1 min。便稀者补大肠 1 min，上推七节骨 1 min。

② 肾气亏损　补肾 3 min，揉二马 2 min，清天河水 2 min，揉丹田 2 min，揉百会 2 min。

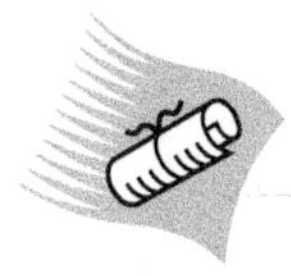

知识链接

佝偻病为婴幼儿常见的营养不良疾病，属于中医学“疳积”“鸡胸”“龟背”“五迟”等范畴，中医学认为，本病多为小儿先天禀赋不足，或后天喂养不当，而致营养不能吸收，骨髓空虚，精气不充而导致的骨骼畸形。

本病需与甲状腺功能低下、软骨营养不良、远端肾小管性酸中毒等病相鉴别，主要鉴别要点如下。

(1) 甲状腺功能低下　出生后2～3个月即出现甲状腺功能不足表现,如生长发育迟缓、出牙延迟,前囟宽大,闭合延迟,但患儿智力低下,有特殊外貌,体温低及大便秘结,血清钙、磷正常,X线检查见骨龄虽较正常同龄儿迟,但钙化正常。血清促甲状腺激素(TSH)测定可资鉴别。

(2) 软骨营养不良　头大、前额突出、长骨骺端膨出、肋骨串珠、腹隆等与佝偻病相似,但四肢及手指粗短,五指齐平,腰椎前凸,臀部后凸,血清钙、磷正常。

(3) 远端肾小管性酸中毒　可出现佝偻病表现,但患儿畸形显著,身材矮小,有代谢性酸中毒,排碱性尿,血钙、磷、钾均低,血氯高,2～3岁后仍有活动性佝偻病表现应考虑本病。

五、任务实施(表3-5-12)

表3-5-12　佝偻病的推拿操作流程

操作程序	操作步骤	要点说明
评估	* 询问患儿的年龄、出生时的一般情况、哺育情况及生长发育情况; * 检查患儿头部、枕部、全身骨骼情况,以及四肢肌容量、肌张力、肌力情况; * 化验室检查患儿血钙、磷浓度、血清碱性磷酸酶,进行X线检查	✓ 询问患儿睡眠和情绪状况,是否多汗; ✓ 检查患儿是否有枕秃,颅骨硬度,囟门情况,牙齿和下肢发育情况; ✓ 根据食欲、肌力、大便和舌苔、指纹判断患儿是脾气虚弱型还是肾气亏损型
计划 1. 治疗师的准备; 2. 用物准备; 3. 患者准备; 4. 环境准备	* 衣帽整洁,清洗双手,修剪指甲; * 准备推拿床、按摩巾、按摩油(或滑石粉); * 了解佝偻病原因及机理,推拿治疗的部位以及要求患儿家属配合; * 治疗室要安静、整洁、安全、光线充足,色调符合儿童心理	✓ 脾气虚弱型宜健脾益气,可运用补脾经、推板门、补肺经等操作手法; ✓ 肾气亏虚型宜补益肝肾,可运用补肾经、按揉足三里、揉丹田、揉百会等操作手法; ✓ 手法操作可根据兼症进行加减

续表

操作程序	操作步骤	要点说明
实施 1. 穴位定位； 2. 解释及准备； 3. 手掌部及上肢部特定穴的手法操作； 4. 腹部及背俞穴的手法操作	* 在患儿身体上找出脾经、肾经、板门、腹阴阳、膊阳池、肺经、天河水、丹田、足三里等穴位的位置； * 使患儿心情放松，准备体位，家属了解治疗过程和原理； * 进行补脾土、补肾水、推板门、揉二马、运八卦、清天河水等操作； * 进行分阴阳、摩腹、推七节骨及捏脊等操作	√ 根据小儿生理病理特点，手法强调轻快柔和、平稳着实； √ 特定穴操作时应做到重而不滞，以患儿得气即出现酸、麻、胀感为度； √ 提倡母乳喂养，及时添加富含维生素 D 及钙、磷比例适当的婴儿辅食； √ 多晒太阳，平均每日户外活动时间应在一小时以上，并多暴露皮肤； √ 对体弱儿或在冬、春季节户外活动受到限制的小儿，可补充维生素 D，每日 400～800 国际单位
评价	* 考核本病辨证是否准确； * 考核治疗方案是否合适； * 检测穴位定位是否准确； * 考核手法操作是否规范； * 操作流程是否规范	√ 检查学生对本病推拿治疗的操作规范性； √ 对手法治疗佝偻病的疗效进行评价

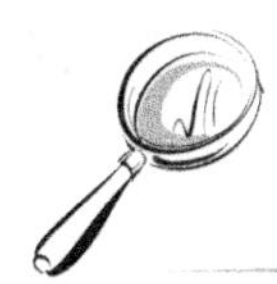

能力检测

郑某，男，7 岁，学生，患者自幼饮食睡眠不佳，自汗，动则气短，体质较差易生病，查体：皮肤苍白，头部多汗，头发稀少和容易脱落，肌肉松软，四肢无力，形体虚胖，腹部膨大，大便清稀，纳食减少，精神烦躁，夜寐不安，脉软无力，舌淡苔白。问题：

1. 该患者是佝偻病哪一种证型？
2. 为该患者制定推拿治疗方案，包括取穴处方。
3. 写出该证型佝偻病的推拿步骤和流程，并在模拟人身体上进行操作。

（姜海）

子任务十三　小儿肌性斜颈的推拿治疗

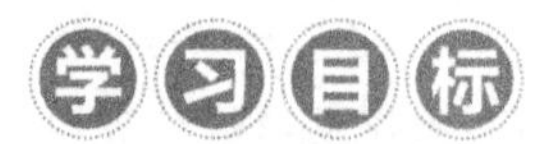

1. 能对小儿肌性斜颈进行准确诊断和鉴别。
2. 能针对各种证型小儿肌性斜颈制定推拿治疗方案。
3. 会针对各种证型小儿肌性斜颈开展推拿治疗。

案例引导

王某，男，1岁。患儿出生6个月后发现头颈倾斜，头颈姿势异常，头顶部向左侧倾斜，面部向右侧旋转，患儿左侧胸锁乳突肌上可触及肿块，颈椎正位X线摄片未见明显异常。问题：

1. 该患儿患的是什么疾病？
2. 为该患儿制定推拿治疗计划。
3. 说出该患者的推拿步骤。

小儿肌性斜颈又称小儿先天性胸锁乳突肌挛缩性斜颈。由于头倾向肌肉挛缩的一侧，下颏转向对侧，久之可致面部变形。也有极少数患儿为脊柱畸形引起的骨性斜颈，视力障碍的代偿性姿势性斜颈，颈部肌麻痹导致的神经性斜颈和习惯性斜颈。

一、临床表现

(1) 出生后，即可在一侧颈部发现有菱形肿物，其方向与胸锁乳突肌一致，多局限于中下段。以后患侧胸锁乳突肌挛缩紧张，突出如条索状。因肌肉挛缩牵拉发生斜颈畸形。

(2) 患儿常有头向患侧倾斜、前倾，面旋向健侧，患侧耳朵向下接近胸锁关节的斜颈特有的姿势。畸形如不及时矫正，患侧面部会相对萎缩而明显小于健侧，个别患者会发展为固定的脊柱侧弯。

(3) 颈部活动受限，尤其是向患侧旋转和向健侧侧屈。患侧胸锁乳突肌中下段可触及硬质条索状肿块物。

(4) 临床上一般分为挛缩型、瘀结型、套叠型，其中挛缩型表现为患侧胸锁乳突肌缩短、增粗、质地较韧；瘀结型表现为患侧胸锁乳突肌不同段位出现硬质包块；套叠型表现为患侧胸锁乳突肌中端有一质地坚硬、折叠成塔状的包块。

二、治疗原则

本病治疗原则为舒筋活血、软坚散结。

三、推拿步骤

(1) 患儿取仰卧位　医者用拇、食、中三指或食、中二指夹住患侧肿块部位或整个胸锁乳突肌,施以柔和有力的双指揉或三指揉 3 min;拿或捏患侧胸锁乳突肌(桥弓穴)3 min。

(2) 患儿取仰卧位或家长抱坐位　医者用轻柔的拿、揉法作用于斜方肌等颈项部相关肌群及健侧肌群 3 min。

(3) 患儿取仰卧位　医者用拇指指腹自上而下再次按揉胸锁乳突肌 3～5 遍;用轻柔的拿法自上而下再次作用于患侧胸锁乳突肌 3～5 遍;用缠法或振法作用于患侧胸锁乳突肌起、止点及肿块部位约 1 min;按揉风池、翳风、天柱、肩井、缺盆,每穴约半分钟。

(4) 患儿取仰卧位　医者双手扶患儿头颞侧,两手同时用力沿颈椎纵轴方向拔伸,持续 1～3 min,顺势做颈项部前屈、后伸、左右侧屈及旋转的被动运动,每侧 3～5 次;一手置患侧肩部,另一手扶患侧头部,两手向相反方向用力尽量向健侧扳动,以患儿能忍受为度;每次持续 1～3 min,连续做 3～5 次。

(5) 气滞血瘀　在基本操作的基础上,延长肿块部位的按、揉、拿、捏时间,并在肿块部位施以较重的缠法和振法。

(6) 气虚血瘀　在基本操作的基础上,延长拿、揉颈项部健侧相关肌群的时间;捏脊 3～5 遍,自上而下依次按揉颈胸段华佗夹脊穴及足太阳膀胱经第一侧线上的背俞穴 3～5 遍。年长儿可配合运用矫形固定法。

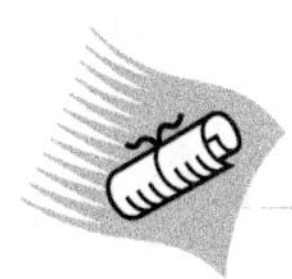

知识链接

中医学认为,本病是由于先天胎位不正或后天损伤导致气滞血瘀或气虚血瘀而发,属"项痹"范畴。本病在康复临床中应与下列疾病相鉴别,鉴别要点如下。

(1) 先天性脊柱畸形　虽可有斜颈畸形,但无颈部肿块,颈椎正、侧位 X 线摄片可发现有半椎体、楔形椎或蝴蝶椎的先天性脊柱畸形。

(2) 代偿性头位(复视伴有头位置的异常)　代偿性头位与眼外肌麻痹出现的复视有直接关系。头的左倾和右倾与上直肌、下直肌、上斜肌、下斜肌有关。

四、任务实施(表 3-5-13)

表 3-5-13　小儿肌性斜颈的推拿操作流程

操作程序	操作步骤	要点说明
评估	* 询问患儿的年龄、出生时的一般情况、哺育情况； * 检查患儿颈部包块、胸锁乳突肌、头颈的活动度	√ 主要评估患儿颈部包块情况，胸锁乳突肌的挛缩情况，头颈活动度； √ 注意与颈部淋巴结肿大、眼性斜颈相鉴别； √ 分清气虚血瘀型及气滞血瘀型
计划 1. 治疗师的准备； 2. 用物准备； 3. 患者准备； 4. 环境准备	* 衣帽整洁，清洗双手，修剪指甲； * 准备推拿床、按摩巾、按摩油(或滑石粉)； * 了解小儿肌性斜颈原因及机理，推拿治疗的部位以及要求患儿家属配合； * 治疗室要安静、整洁、安全、光线充足	√ 气滞血瘀者在基本操作的基础上，延长肿块部位的按、揉、拿、捏时间，并在肿块部位施以较重的缠法和振法； √ 气虚血瘀者在基本操作的基础上，延长拿、揉颈项部健侧相关肌群的时间，捏脊 3～5 遍，自上而下依次按揉颈胸段华佗夹脊穴及足太阳膀胱经第一侧线上的背俞穴 3～5 遍，年长儿可配合适当的矫形固定法
实施 1. 穴位定位； 2. 解释及准备； 3. 颈部手法操作； 4. 背部手法操作	* 在患者身体上找出风池、翳风、天柱、肩井、缺盆、华佗夹脊、背俞穴等穴位的位置； * 使患儿心情放松，准备体位，使家属配合； * 以胸锁乳突肌为主，对颈部肌群主要采用拿法、揉法、捏法，对颈部行摇法、拔伸法； * 以膀胱经穴位为主，采用擦法、点法和揉法，及捏脊法操作	√ 推拿治疗时，患侧胸锁乳突肌处要洒些滑石粉，以免损伤娇嫩的皮肤，有汗者，应将汗液抹干后再洒滑石粉； √ 嘱家长协助医者每日做患侧胸锁乳突肌的被动牵拉伸展运动，患儿睡眠时，可在头部两侧，各放置一个沙袋，以纠正头部姿势； √ 在日常生活中采用与头颈畸形相反方向的动作加以矫正，如喂奶、睡眠的枕垫或用玩具吸引患儿的注意力，以帮助矫正斜颈； √ 对斜颈的治疗是越早疗效越好，保守治疗 6 个月以上无明显改善者，应考虑手术矫形

续表

操作程序	操作步骤	要点说明
评价	* 考核本病证型辨证是否准确； * 考核治疗方案是否合适； * 检测穴位定位是否准确； * 考核手法操作是否规范； * 操作流程是否规范	√ 检查学生对本病推拿治疗的操作规范性； √ 对手法治疗小儿肌性斜颈的疗效进行评价

能力检测

1. 小儿肌性斜颈的鉴别诊断有哪些？
2. 为该患儿制定推拿治疗方案，包括取穴处方。
3. 写出该患儿的推拿步骤和流程，并在模拟人身体上进行操作。

（姜海　张翠芳）

子任务十四　小儿脑性瘫痪的推拿治疗

1. 能对小儿脑性瘫痪进行准确诊断和鉴别。
2. 能针对各种证型小儿脑性瘫痪制定推拿治疗方案。
3. 会针对各种证型小儿脑性瘫痪开展推拿治疗。

案例引导

刘某，女，3岁，出生后运动、智力发育落后于同龄儿，患儿只能弯腰撑手坐，不能独立独行，双手精细动作差。查体：双下肢硬直，扶站时双下肢屈曲，双脚尖着地，扶行时双下肢交叉剪刀步。腱反射亢进，肌肉张力增高，霍夫曼征阳性，巴宾斯基征阳性。问题：

1. 该患者是小儿脑性瘫痪的哪一种证型？
2. 为该患者制定推拿治疗计划。
3. 说出该患者的推拿步骤。

脑性瘫痪是指由多种因素所致的脑部损害，而在出生时即已存在的运动功能障碍。病程一般呈非进展性且有逐渐改善的倾向。

发病原因以围产期各种原因引起的脑缺氧最为常见，其次为妊娠中毒、感染、有害放射影响，以及出生时的难产、脑部挫伤、窒息等。但更多患者致病原因不明确，本病主要表现为随意肌的运动功能障碍，以痉挛性瘫痪为主要症状。

一、临床表现

(1) 本病症状轻重不一，轻者智力多正常，仅有双下肢轻度强直和无力，可随年龄增长而逐渐改善。重者多伴有智力发育不全，语言能力低下，学习困难，视、听功能障碍和严重瘫痪，患者常于儿童期死于并发感染。

(2) 由于神经系统(锥体束和锥体外系统)受累，表现为两侧对称性痉挛性瘫痪，多出现在双下肢，形成其特有的剪刀状步态(或称为痉挛性截瘫步态)，即两大腿靠近，膝关节紧贴，大腿与小腿半屈曲且稍内旋，足下垂，内旋并伴有一定程度的内翻，足尖也互相靠近，两足踵分开。如嘱患儿大腿与小腿伸直，则整个下肢都动，或躯干也随着动。站立时足尖着地，足内翻，两膝靠近，两下肢呈交叉状。

(3) 患儿智力低下，反应迟钝，行为障碍，上臂内旋贴于胸旁，前臂旋前，手、腕及手指屈曲，拇指内收。双下肢呈明显的痉挛性截瘫步态(剪刀步态)。腱反射亢进，肌肉张力增高，上肢可出现霍夫曼征阳性，下肢可出现巴宾斯基征阳性等锥体束损害的阳性体征。

二、辨证分型

(1) 脾肾不足型　患儿一般表现为多卧少动，颈部不灵活，缺乏柔韧性，坐、卧、站、行等动作发育迟缓，步态不稳，动作笨拙，多见于肢体强硬失用之痉挛性瘫痪。也有少数患儿表现为肢体弛缓之软瘫。患儿智力尚可，形体瘦削乏力，甚者稍动则汗出不止，食欲不振，口唇指甲颜色暗淡，目色不明，舌淡苔薄，脉细无力。

(2) 脾胃两虚型　患儿一般表现为关节活动不灵，肌肉萎弱瘦削，手不能举，足不能立，咀嚼乏力，口开不合，舌伸外出，涎流禁，面色萎黄，神情呆滞，智力迟钝，少气懒言。舌质淡，苔白，脉沉细等。这是因为脾有生血统血、濡润肢体的功能，若脾虚弱则气血生化乏源，故见舌质淡，苔薄白，脉沉细。

(3) 痰瘀内阻型　肢体强硬，颈部不灵活，缺乏柔韧性，伴有发作性的头向后仰，角弓反张，四肢抽搐，常出现痴呆失语，有的患儿还合并有癫痫发作。舌质淡或紫暗，苔薄白，脉偏弦。

三、治疗原则

本病以柔肝益肾、通调经脉、滑利关节为治疗原则，目的是恢复肢体功能。

四、推拿步骤

(1) 患儿取俯卧位，按揉脊柱两侧，并重点放在肺俞、脾俞、胃俞、肾俞等背俞穴上，自上而下操作 3～5 遍。

(2) 以拇指点揉脊柱两侧并向下至臀部、大腿后侧、小腿后部，以环跳、委中、承山为重点进行治疗，同时配合腰部后伸和髋关节后伸的被动活动，反复操作 3～5 min。

(3) 患儿取仰卧位，以拿揉法从肩关节起，沿上臂外侧，经肘部至腕部进行治疗，以肩、肘、腕关节为治疗重点，反复操作 1～3 min。

(4) 以擦、搓手法在肩部、上肢部、手腕部操作 3～5 遍。

(5) 以拿揉法沿大腿正面，小腿外侧面向下，同时配合手掌按揉膝关节，反复操作 3～5遍。

(6) 以拇指指端掐揉阳陵泉、足三里、三阴交各 10～15 次。

(7) 以较重力量掐揉患儿指、趾末节端各 3～5 次。

(8) 随证加减：

① 脾肾不足型：

a. 患儿取俯卧位，医者沿患儿脊椎方向，用点法或按法按顺序依次施治于至阳到命门的督脉诸穴，3～5 min。治疗时手法应柔和，以患儿能够忍受为度。

b. 患儿取俯卧位，医者从上向下依次按揉脊柱旁开 1.5 寸的眉太阳膀胱经诸穴，重点按揉脾俞、肾俞，每侧 3～5 min。

c. 患儿取仰卧位，医者用一指禅推法施于关元、气海，每个穴位 3 min。

d. 患儿取俯卧位，医者用擦法，擦患儿腰骶部，以透热为度。

② 脾胃两虚型：

a. 患儿背对医者正坐，医者点、按风池、哑门、天柱、脑户等枕部穴位，每穴 1 min，以患儿能够耐受为度。

b. 患儿取坐位，医者中指指端轻揉百会、络却、后顶、强间等头顶部穴位，每穴 1 min，以酸胀为度。

c. 患儿取仰卧位，医着用摩法在患儿腹部操作 5 min。

d. 患儿取仰卧位，医者点按患儿脾俞、胃俞、足三里各 2～3 min，手法宜缓慢。

e. 患儿取俯卧位，医者用擦法，擦患儿背部两侧膀胱经，每侧各 2 min。

③ 痰瘀内阻型：

a. 患儿取仰卧位，医者先用轻柔的点法施治于患儿两侧中府穴，每穴 1 min；然后分别拿揉两侧上臂前肌群，每侧 3 min。

b. 患儿取俯卧位，医者先用轻柔的按法在患儿两侧肩井穴操作，每穴 1 min；然后分别拿揉两侧上臂后肌群(也可以先点按曲池穴，然后分别拿揉前臂的前、后肌群)。

c. 患儿取仰卧位，医者用㨰法施治于股部(前侧、内侧、外侧)，膝周围及胫外侧，5～10 min，同时配合下肢的被动运动。

d. 患儿取俯卧位，医者用㨰法在患儿腰臀及下肢操作约 5 min，并点按阳陵泉、委中、环跳、承山、昆仑等穴。

(9) 加减手法：

① 四肢痉挛者一般先采用揉法或摩法，以使内收肌屈肌群放松，然后用力提拿四肢前、后肌群。

② 对伴有剪刀步态的患儿，可以在辨证治疗的基础上加揉两侧解剪穴(血海后 1.5 寸，上 4.5 寸)，每侧 1～3 min。

③ 四肢肌肉迟缓者，一般采用拿法、提法、按法、叩打法，在相应部位交替操作，给相关肌群以充分的刺激，从而提高肌肉的张力。

④ 消化不良的患儿，可采用补脾经 3 min，运内八卦 2 min，摩中脘 3 min，揉小横纹 2 min，点按足三里 2 min 的方法进行治疗。

⑤ 足外翻者，重点按揉太溪穴，每侧 3 min。

⑥ 足下垂者，取解溪、商丘、丘墟等穴进行按揉，每穴 1 min。

⑦ 对于伴有僵直、颤动、手足徐动及共济失调等症状的脑性瘫痪患儿，多用揉法或摩法，施治于患儿四肢内收外展各肌群，以促进患儿协调功能的恢复。

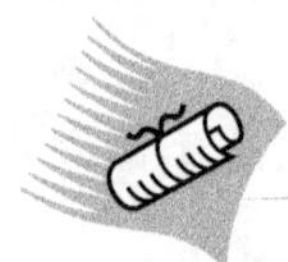

知识链接

小儿脑性瘫痪可归入中医"五软""五迟"的范畴。其发病原因与先天胎禀不足、肾阳虚衰、脑髓失养，后天乳养失调、风寒侵袭、脾气虚弱有关，以致筋骨肌肉失去濡养而不仁不用，故多属虚证，病程较长。从经络角度来看，多认为小儿脑性瘫痪是督脉受损、带脉之气运行失常所致。

在临床康复中，应和其他肢体障碍的疾病相鉴别，主要有以下两种。

(1) 先天性肌营养不良　这是一种常染色体的隐性遗传病，在出生后或者生后不久，就会发现全身无力，然后可以逐渐出现关节的挛缩。智力可以是低下或者是正常。运动发育落后比较明显，另外，腱反射是消失的，肌酶是增高的。做肌电图可以提示，可以看到有肌源性的损害，比较容易鉴别。

(2) 智力低下　对于各种各样疾病引起的智力低下，如能把握住原有疾病的特征，鉴别诊断不难；特发性单纯性智力低下，有些脑性瘫痪患儿只出现肌张力低下，运动发育延迟和智力低下，运动发育延迟和智力发育延迟三大症状，又无其他特征性所见，故尤其在婴儿期鉴别十分困难。但一般来说，智力低下儿童智力发育延迟与运动发育延迟的程度相近，而脑性瘫痪患儿运动发育延迟比较明显，尤其是出现肌张力低下的手足徐动型和共济失调型伴有智力低下者少。

五、任务实施(表 3-5-14)

表 3-5-14　小儿脑性瘫痪的推拿操作流程

操作程序	操作步骤	要点说明
评估	* 询问患儿的年龄、出生时的一般情况、哺育情况及生长发育情况； * 检查患儿头颈、四肢的活动情况，肌力及肌张力情况； * 观察患儿坐位、站立位及行走的姿态	✓ 询问患儿出生时的新生儿评分情况； ✓ 询问患儿顺产、难产情况，有无胎内缺氧、窒息等情况； ✓ 询问患儿母亲在怀孕期间有无弓形虫、疱疹病毒感染等； ✓ 检查患儿生长发育情况，功能障碍情况，同时应分清脾肾不足型、脾胃虚弱型及痰瘀内阻型
计划 1. 治疗师的准备； 2. 用物准备； 3. 患者准备； 4. 环境准备	* 衣帽整洁，清洗双手，修剪指甲； * 准备推拿床、按摩巾、按摩油(或滑石粉)； * 了解小儿脑性瘫痪原因及机理，推拿治疗的部位以及要求患儿家属配合； * 治疗室要安静、整洁、安全、光线充足	✓ 首先辨明证型和肢体障碍的程度； ✓ 根据中医理论对膀胱经背部穴位和部位进行推拿； ✓ 在督脉和任脉相关穴位和部位进行手法操作； ✓ 对四肢进行手法治疗； ✓ 根据辨证分型进行手法加减
实施 1. 穴位定位； 2. 解释及准备； 3. 手法操作	* 在患儿身体上找出肺俞、脾俞、胃俞、风池、哑门、肾俞、至阳、命门、气海、关元、曲池、合谷、环跳、承扶、风市、委中、三阴交、足三里、解析、丘墟等穴位置，及头部、四肢屈肌部分； * 使患儿心情放松，准备好体位，使家属配合； * 本病推拿既要从经络上考虑，也要从肌肉解剖和神经系统考虑，经络上主要是任、督二脉和膀胱经，酌情加胃经，肌肉主要以四肢屈肌为主，手法有按、揉、点、擦、拔伸、摇、摩等手法	✓ 推拿治疗应结合临床瘫痪肌群，给予针对性治疗，以促使瘫痪肌肉功能的恢复，或减轻肌肉痉挛； ✓ 对于痉挛型脑性瘫痪的推拿，不宜运用强刺激手法，避免加重痉挛； ✓ 对于软瘫型脑性瘫痪特别是抬头有困难者，应加大捏脊的力度； ✓ 对患儿加强心理卫生教育，鼓励患儿积极锻炼和开展力所能及的活动，避免因伤残而产生自卑、孤独、怪癖的异常心态； ✓ 对重症患儿要加强护理，注意营养，预防肺炎等并发症的发生
评价	* 考核本病证型辨证是否准确； * 考核治疗方案制定是否合适； * 检测穴位定位是否准确； * 考核手法操作是否规范； * 操作流程是否规范	✓ 检查学生对本病推拿治疗的操作规范性； ✓ 对手法治疗小儿脑性瘫痪的疗效进行评价

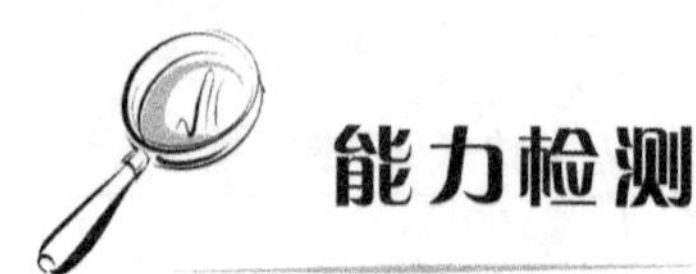

张某，男，2岁，多卧少动，颈部不灵活，缺乏柔韧性，坐、卧、站、行等动作发育迟缓，步态不稳，动作笨拙，肢体强硬失用。患儿智力尚可，形体瘦削乏力，甚者稍动则汗出不止，食欲不振，口唇、指甲颜色暗淡，目色不明，舌淡苔薄，脉细无力。问题：

1. 该患者是小儿脑性瘫痪哪一种证型？
2. 为该患者制定推拿治疗方案，包括取穴处方。
3. 写出该证型小儿脑性瘫痪的推拿步骤和流程，并在模拟人身体上进行操作。

（姜海）

子任务十五　小儿麻痹后遗症的推拿治疗

1. 能对小儿麻痹后遗症进行准确诊断和鉴别。
2. 能针对各种证型的小儿麻痹后遗症制定推拿治疗方案。
3. 会针对各种证型小儿麻痹后遗症开展推拿治疗。

案例引导

吴某，女，10岁，5岁时因发热而出现类似感冒的症状，2～3天后体温恢复正常，但突然出现左下肢活动障碍，后出现左髋关节挛缩屈曲，左下肢肌肉萎缩无力、肢体变形、下肢活动困难、关节不稳定、双侧肢体不等长，走路时左脚跟不能落地。问题：

1. 该患者是小儿麻痹后遗症的哪一种证型？
2. 为该患者制定推拿治疗计划。
3. 说出该患者的推拿步骤。

小儿麻痹后遗症，亦称脊髓灰质炎后遗症。它是脊髓灰质炎急性期所出现的瘫痪未得到积极的治疗所造成的。以受累肌群明显萎缩，肢体变形，骨骼发育受阻为主要特征。

五、任务实施(表 3-5-15)

表 3-5-15　小儿麻痹后遗症的推拿操作流程

操作程序	操作步骤	要点说明
评估	* 询问患儿的年龄、出生时的一般情况、哺育情况及生长发育情况； * 通过卧位、坐位、站立，观察患儿姿态，对患儿下肢进行徒手肌力检查	√ 询问患儿瘫痪前有无发热病史； √ 观察瘫痪肢体是否规则和对称； √ 检查患儿相关肌群的肌力，并进行步态分析，同时根据症状、舌苔、脉象分析其证型
计划 1. 治疗师的准备； 2. 用物准备； 3. 患者准备； 4. 环境准备	* 衣帽整洁，清洗双手，修剪指甲； * 准备推拿床、按摩巾、按摩油(或滑石粉)； * 了解小儿麻痹后遗症原因及机理，推拿治疗的部位以及要求患儿家属配合； * 治疗室要安静、整洁、安全、光线充足	√ 根据肢体瘫痪的肌群和程度选择治疗部位； √ 治疗部位分为面部、颈肩部、上肢部、腰部和下肢部； √ 瘫痪期宜活血化瘀，以拿法、点法为主； √ 后遗症期宜健脾养胃、补益肝肾，可采用补脾经、补肾经、指揉肾俞、指揉肝俞之法，以揉法和擦法为主
实施 1. 穴位定位； 2. 解释及准备； 3. 头面部手法操作； 4. 颈肩部手法操作； 5. 腰及下肢部手法操作； 6. 小儿特定穴的手法操作	* 在患者身体上找出外关、颊车、地仓、人中、承浆、肩髃、曲池、足三里、合谷等穴位的位置； * 使患儿放松心情，准备体位，使家属配合； * 患儿取仰卧位，医者以拇指按揉外关、颊车、地仓、人中、承浆各 1 min； * 患儿取坐位，医者以拇指和其余四指相对，拿揉颈部及双肩，反复操作 15～20 次； * 患儿取仰卧位，医者以推揉法，从腹股沿大腿前面、小腿外侧至足背，反复操作 1～3 min； * 补脾经、补肾经、揉板门、退六腑	√ 经穴按摩手法一定要轻柔、和缓，用力适度； √ 本病在手法治疗的同时，在医者指导下，应进行有计划、耐心持久的医疗体育锻炼； √ 矫正畸形，除必要时进行手术治疗外，在下肢一般可在采用小夹板固定矫正后进行功能锻炼

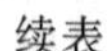

续表

操作程序	操作步骤	要点说明
评价	* 考核本病证型辨证是否准确； * 考核治疗方案是否合适； * 检测穴位定位是否准确； * 考核手法操作是否规范； * 操作流程是否规范	✓ 检查学生对本病推拿治疗的操作规范性； ✓ 对手法治疗小儿麻痹后遗症的疗效进行评价

能力检测

1. 小儿麻痹后遗症的诊断和鉴别诊断方法有哪些？
2. 为该患儿制定推拿治疗方案，包括取穴处方。

（姜海）

附录

常用自我推拿手法

自我推拿是通过用自己的双手按摩自身经络穴位或其他体表部位以强身防病的推拿方法,又称自我按摩。自我推拿有多种形式,并可配合气功和肢体运动一起进行。以下方法可根据个人情况选择应用。

一、头部推拿法

1. 操作

(1) 摩顶　用食指、中指、无名指三指指面,或掌心轻摩头顶部 3 min。

(2) 按揉百会　用中指指面,先按后揉百会 3 min。

(3) 振百会　用掌心劳宫按于百会,振百会 3 min。

(4) 点击头部　用双手四指之端做有节律的轻点头部 21 次。

(5) 栉发　用双手四指指端背部,从两侧发角处依次向头顶正中做梳发 21 遍,然后用指面按上述操作再做 21 遍。

2. 功效

上述推拿法具有清心健脑、行气活血、安神定志、通一身之阳气的功效。

[按语]　本法久行,可改善头部血液循环,令人神清气爽、精力充沛,亦可使发乌根坚、入睡安和、去头皮瘙痒,对脱发或发枯、失眠头昏或头痛亦有治疗作用。

二、眼部推拿法

1. 操作

(1) 按揉眼眶　用两手中指指面分别按揉丝竹空、瞳子髎、四白、承泣诸穴各 1 min。

(2) 点揉睛明　用拇指、食指指端先按后揉眼部睛明 3 min。

(3) 刮目　两手空握拳,虎口张开,以食指中节桡侧缘轻刮两眼眶上、下缘和眼睑各 21 次。

(4) 运眼　两眼微闭,两瞳仁先按顺时针方向,后按逆时针方向运转各 9 次。

(5) 熨目　两眼微闭,摩手令其热,以两手劳宫对抚两瞳仁熨双目。

2. 功效

上述方法具有行气血、和脏腑、培元阳之气的作用。

[按语]　本法久行,能促进眼肌和眼球运动,加速眼部血液循环,改善视神经的营养,令两目炯炯有神,亦可增进视力,防治目疾与近视。

三、面部推拿法

1. 操作

（1）摩面　用两手大鱼际或手掌，在整个颜面部做轻快柔和的按摩。

（2）浴面　将两手搓热，先擦前额部，次擦前额两侧，再擦面颊部，每个部位各擦 3 min，最后擦整个颜面部，以整个颜面透热，面呈微红为度。

2. 功效

上述方法具有行气活血、濡养肌肤的作用。

［按语］　本法可促进面部血液循环，改善面部皮肤的呼吸，消除衰老的上皮细胞、促进面部皮肤的新陈代谢，保持面部肌肤的张力与弹性。久行之，可令面色光泽，斑皱不生，是面部抗衰老的理想方法。同时本法对防止感冒、保护视力亦有较好的作用。

四、鼻部推拿法

1. 操作

（1）按揉鼻旁　用两手中指指面自鼻根至鼻翼两侧分别按揉 7 次。

（2）点揉迎香　先用两手中指指端点揉目内眦下 1 min，后点揉迎香 3 min。

（3）洗井灶　用两手中指指腹，在鼻两侧做擦法 3 min。

（4）按揉鼻翼　用两手中指指面按揉两鼻翼 3 min。

2. 功效

上述方法具有开通鼻窍、祛风散寒、宣通肺气的作用。

［按语］本法可改善鼻部血液循环，增强上呼吸道的抵抗力，久之可令嗅觉保持灵敏，鼻塞开通，亦可防治感冒，同时本法对慢性鼻炎也有较好的治疗作用。

五、耳部推拿法

1. 操作

（1）捻搓耳轮　先用两手拇指、食指同时轻轻捻揉两耳轮 1 min，然后再以两手掌同时由前向后往返搓擦两耳 14 次。

（2）引耳　用两手拇指、食指夹住两耳垂部向下牵拉 14 次；再夹住两耳轮上部，向上牵引 14 次。

（3）搅耳　两手食指插入耳道内，先按顺时针方向搅动，各 14 次；然后再按捺 14 次。

（4）鸣天鼓　两手劳宫对着耳孔，先按压两耳 14 次，然后用食指、中指叩击枕部三下后停顿片刻，再继续做 7 次。

2. 功效

上述方法具有固肾纳气、强神清脑的作用。

［按语］　本法有刺激听神经和调整中枢神经的作用，久行可令耳不聋，同时对防治

耳鸣、耳聋有较好的效果，对消除头晕、头胀也有一定的防治作用。

六、口齿推拿法

1. 操作

（1）叩齿　由轻渐重地叩齿 36 次。

（2）咬齿　每当大、小便时牙齿咬紧。

（3）按揉下关、颊车　先用两手中指指面分别按摩两侧下关与颊车各 1 min，然后用两手大鱼际按揉下关 3 min。

（4）擦颞颌部　用两手大鱼际按于两颞颌部，先做张口活动 7 次，然后做擦法，以局部透热为度。

2. 功效

上述方法具有固肾纳气、固本坚齿、强壮筋骨、舒筋活血、滑利关节的作用。

［按语］　本法可改善颞颌部的血液循环，增强咀嚼肌的韧性。久行可令牙坚齿固，颞颌关节强健有力，同时对防治牙齿松动、牙痛和某些牙病以及颞颌关节紊乱病、颞颌关节脱位、小便淋漓不尽等症有较好的效果。此外，对面瘫、口眼歪斜亦有一定的治疗效果。

七、颈部推拿法

1. 操作

（1）按揉颈项　用两手拇指或中指指面按揉风池 1 min 后，再沿颈椎两侧向下按揉 3 遍。

（2）抹颈项　先用两手食指、中指、环指三指指面，从枕后部向锁骨上窝部按抹 21 次。最后摩手令热，自双枕后颈推两侧向颈肩部用两手小鱼际抹颈部 14 次。

（3）运动颈部　两手小鱼际按于颈部，缓慢地做颈部左、右旋转，前屈后仰各 14 次；然后做顺时针和逆时针方向揉颈部 7 次。

（4）按肩井　两手中指按压肩井 1 min。

2. 功效

上述方法具有行气活血、滑利关节、强壮筋骨、缓解痉挛的作用。

［按语］　本法能改善颈部血液循环，增加颈部肌肉的力量，久行之可令头颈部活动灵活，防治颈椎病、落枕及颈肩背痛，有很好的效果。

八、上肢推拿法

1. 操作

（1）按穴位　先以左手手指分别按揉右上肢肩井、肩髃、曲池、手三里、内关、合谷诸穴各 1 min，然后用右手如前按揉左上肢诸穴各 1 min。

（2）运肩　两手叉腰，先以左、右肩一耸一沉地活动 21 次，再做左、右肩前后旋转活动 21 次。

(3) 擦上肢　左手擦右上肢,右手擦左上肢,先擦后臂后擦前臂,按外侧、前侧、内侧、后侧顺序操作,以局部透热为度。

(4) 拍上肢　左手空拳,拍击右上肢,由上到下,先外侧,然后内侧,再到后侧,最后前侧。拍 3 遍,然后以右手按前法拍击上肢,3 遍。

(5) 理五指　用左手拇指、食指、中指三指先捻、后拔伸右手五指,3 遍。然后再用右手按前法做右手治疗,3 遍。

2. 功效

上述方法具有行气活血、舒理筋骨、滑利关节、祛风散寒、解痉止痛的作用。

[按语]　本法可促进上肢及末梢的血液循环,改善上肢肌肉、韧带及关节囊的血液供给,增强上肢肌肉的活力。久行之可令上肢健壮有力,肩、肘、腕关节活动灵活,手指灵巧,对防治肩周炎、腕肘炎、风湿性关节炎神经根型、颈椎病、落枕等有较好的效果。此外,在内关、合谷两穴做较长时间的按揉,对防治心绞痛、心肌缺血性心脏病、胸胁痛、牙痛等症有较好的效果。

九、腹部推拿法

1. 操作

(1) 点穴　用中指指面点揉中脘、下脘、天枢、气海、关元诸穴各 1 min。

(2) 助运　用掌心或大鱼际分别按揉中脘、神厥、气海、关元诸穴各 1 min。

(3) 摩全腹　用手掌自左下腹部开始按顺时针方向与逆时针方向以脐为中心摩全腹,各 36 次。

(4) 摩小腹　双掌重叠,自左侧开始,以关元为中心,按顺时针方向与逆时针方向摩小腹部(即下腹部)各 36 次。

(5) 推抹任脉　用大鱼际或全掌,自胸骨柄之下沿任脉轻缓地推抹到中极 14 次。

(6) 擦腹　用单掌小鱼际自剑突下沿任脉依次擦到中极,以腹部透热为度。

(7) 双擦少腹　用两手小鱼际由两髂前上棘向耻骨联合方向,同时做擦法,以局部透热为度。

(8) 震颤培元　双掌重叠,两掌内、外劳宫相对,以内劳宫对着神阙或者关元,轻按其上,调匀呼吸后做震颤法 5 min 或更长时间。

2. 功效

上述方法具有温补元阳、补脾健胃、消食导滞、和胃安神、补益气血、理气止痛、通调二便的作用。

[按语]　本法可培补元气,调整和增强内脏功能,其中尤其对脾胃功能改善最为明显,且能增强胃肠蠕动。久行之可令胃肠功能增强,促进消化吸收而饮食大增,并可令二便通调,同时对失眠、胃痛、胃及十二指肠溃疡、胃肠功能紊乱、食欲不振、腹胀、便秘、久泄、小腹冷痛、慢性盆腔炎、痛经、闭经、月经不调、性冷淡、脱肛等症,亦有较好的防治

作用。

十、腰骶部推拿法

1. 操作

(1) 按揉腰眼　两个拇指屈曲，以指间关节突起部按住肾俞 1 min，命门 1 min，腰阳关 1 min。

(2) 运腰　两掌劳宫按于肾俞，拇指在前，以腰为轴，上身不动，先按顺时针方向，后按逆时针方向旋转臀部各 36 次。

(3) 擦腰骶　两手搓热，以两手小鱼际擦两侧腰骶部(膀胱经一侧线)，以局部透热度。

(4) 擦尾骶部　以一手小鱼际擦尾骶部，以局部透热为度。

(5) 击腰骶部　手握空拳，以拳背交替叩击腰骶部 36 次。

2. 功效

上述方法具有壮腰益肾、强筋健骨、滑利关节、解痉止痛、温经祛寒的作用。

[按语]　本法能促进腰部血液循环，消除腰肌疲劳及痉挛，久行之可令腰脊强壮，腰部活动灵活，对腰肌劳损、慢性腰痛、腰椎退变、风湿腰痛症有较好的防治作用，同时对痛经、慢性盆腔炎、前列腺炎、便秘、久泄等症亦有一定的防治作用。

十一、下肢推拿法

1. 操作

(1) 按穴位　用两手的拇指指面，分别按揉髀关、风市、伏兔、血海、阳陵泉、阴陵泉、足三里、三阴交、解溪诸穴各 1 min。

(2) 磨髌　用两手手掌分别按压两髌骨上，先顺时针方向，后逆时针方向按揉，各 81 次。

(3) 搓下肢　两手抱住一侧大腿根部向小腿踝部做搓法，3 遍。然后再做另一侧，3 遍。

(4) 擦下肢　两手搓热，同时擦下肢的外侧、前侧、内侧、后侧与足背部，以肢体透热为度。

(5) 击下肢　两手掌根轻轻叩击两下肢外侧、前侧、内侧及后侧，3 遍。

(6) 擦揉涌泉　先一手握住足踝部，一手拇指按揉涌泉 35 min，然后用小鱼际擦涌泉，以足底透热为度；最后理五趾。

2. 功效

上述方法具有舒筋活血、温经活络、滑利关节、强壮筋骨、补益肝肾、滋阴壮水、清热除烦、养心安神、理气止痛、健脾和胃的作用。

[按语]　本法能促进下肢的血液循环，增强下肢肌肉的力量，使髋、膝、踝三关节强健有力，久行之可令人步履灵活、矫健，对风湿性关节炎、下肢肌肉萎缩、半身不遂、截

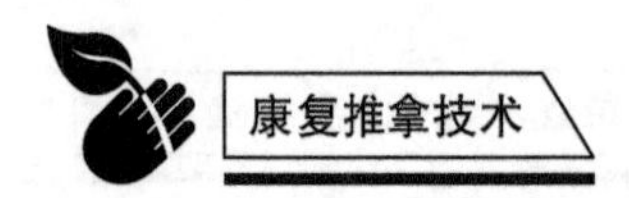

瘫、膝关节无力等症有较好的防治作用。此外，长时间按揉足三里一穴，对胃痛、消化不良、腹胀有较好的防治作用。若配合按揉阑尾穴对防治慢性阑尾炎有较好的防治作用；若配合按揉胆囊穴，对防治胆囊炎、胆石症引起的胆绞痛亦有较好的防治作用。长时间地按揉涌泉穴，对防治失眠、头晕、头昏、心悸、五心烦热有较好的防治作用，对降低血压亦有一定的作用。

（姜海）

参考文献

[1]　刘宝林.针灸治疗学[M].北京:人民卫生出版社,2006.
[2]　吕选民.推拿学[M].北京:中国中医药出版社,2010.
[3]　罗才贵.推拿学[M].上海:上海科学技术出版社,2009.
[4]　吕明.推拿学[M].北京:中国医药科技出版社,2006.
[5]　邵湘宁.推拿学[M].北京:人民卫生出版社,2006.
[6]　金宏柱.推拿学[M].北京:人民卫生出版社,2000.
[7]　金义成.海派儿科推拿图谱[M].上海:上海中医药大学出版社,2003.
[8]　王国才.推拿手法学[M].北京:中国中医药出版社,2004.
[9]　石学敏.针灸学[M].北京:中国中医药出版社,2002.
[10]　严隽陶.推拿学[M].北京:中国中医药出版社,2003.
[11]　俞大方.推拿学[M].上海:上海科技出版社,1985.
[12]　杨甲三.腧穴学[M].上海:上海科技出版社,1985.
[13]　曹仁发.中医推拿学[M].北京:人民卫生出版社,1992.
[14]　罗才贵.实用中医推拿学[M].成都:四川科学技术出版社,2004.
[15]　戴俭国.推拿学[M].济南:山东科学技术出版社,2011.